四大怀药专著系列

A Series of Monographs on Four Major Huaiqing Medicines

地 黄 专 论

A Monograph of Rehmannia

主　编　边宝林

副主编　杜明乾　刘张林

编　委　王宏洁　杨　健　司　南　李鹏跃
　　　　王占全　荆小满　吕　沛　郭艳敏
　　　　邱国明　张中朋　郭绪林　王铁军
　　　　郭宏宝

中医古籍出版社

图书在版编目（CIP）数据

地黄专论：中英文版/边宝林主编. －北京：中医古籍出版社，2010.8
（四大怀药专著系列）

ISBN 978－7－80174－881－2

Ⅰ.①地…　Ⅱ.①边…　Ⅲ.①地黄－研究－汉、英　Ⅳ.①R282.71

中国版本图书馆 CIP 数据核字（2010）第 145963 号

四大怀药专著系列
A Series of Monographs on Four Major Huaiqing Medicines

地黄专论
A Monograph of Rehmannia

边宝林　主编

责任编辑　于　峥　刘从明
封面设计　韩博玥
出版发行　中医古籍出版社
社　　址　北京东直门内南小街 16 号（100700）
印　　刷　北京金信诺印刷有限公司
开　　本　889mm×1194mm　1/16
印　　张　17.25
字　　数　490 千字
版　　次　2010 年 8 月第 1 版　2010 年 8 月第 1 次印刷
印　　数　0001～1000 册
ISBN　978－7－80174－881－2
定　　价　（中文版）46.00 元

前　　言

地黄为临床常用中药，始载于《神农本草经》，被列为上品，它在中药处方中的使用频率排名处于前10位。在杨方尧等的研究显示地黄是在《太平圣惠方》中使用次数仅次于蜂蜜（第1位）的抗衰延寿的中药。仅2005版中国药典一部收载中药成药制剂中，就有102个中成药的组方中含有地黄，占中药成分制剂近1/5（104/572 = 18.18%），其中：有51个成药制剂中使用了生地黄，58个成药方剂中使用了熟地黄（八宝坤顺丸、安坤赞育丸、更年安片、石斛夜光丸、大黄蛰虫丸、百合固金丸、补肾固齿丸等成药制剂中均为生、熟地黄并用）。在国家食品药品监督管理局（SFDA）网站上，以“地黄”为关键词进行检索，仅药名中含有地黄的中成药，就有2402条批准文号，如六味地黄丸、知柏地黄丸、桂附地黄丸等。依据海关统计，从1995～2004年我国累计出口地黄药材37983吨，累计出口金额为2706.9万美元，其中2000年出口量最高达6677吨。2008年第一季度出口数量达到2292吨。

本论著共分7个章节，分别对鲜地黄、干地黄、熟地黄进行了药材来源，本草记载，加工炮制，化学成分，成分分析（定性、定量），药理活性，临床研究的全面综述，在遵循原文献的原始数据基础上，对每一研究部分重新进行功能分类，以便于科研工作者的使用。论著共查阅了53篇古代本草文献，参考了262篇中英文学术论文，共撰写约50万字，是当今对中药地黄（包括：鲜、干、熟）研究的最为全面的综述。

目　录

第一章　地黄药材来源

本品为玄参科植物地黄 *Rehmannia glutinosa Libosch.* 的新鲜或干燥块根。秋季采挖，除去芦头、须根及泥沙，鲜用；或将地黄缓缓烘焙至约八成干。前者习称“鲜地黄”，后者习称“生地黄”。熟地黄为生地黄的炮制加工品[1]。

一、地黄产地

地黄已有数百年的栽培历史，主要产区分布于河南、山西、山东省成武县（孙寺、常桥）以及嘉样一带、辽宁、内蒙古、河北易县、北京的通州区宋庄镇北寺村及徐辛庄镇、陕西省大荔、渭南的部分地区、江苏、安徽亳州谯东镇、浙江、湖南、湖北、江苏丰县、沛县以及徐州附近的铜山一带、四川等地。其中以河南温县、武陟县、博爱县、沁阳县、孟县等地的产量最大，质量最佳，为地黄道地药材的主产区。

近几年来，有种说法是：“怀地黄不如山西绛县地黄。”山西绛县南樊镇在上个世纪 60 年代初就开始从河南引种地黄，至今没有断种。近几年来，地黄种植不断向周边扩展，规模越来越大，是山西地黄的主要种植地区。现在，运城市的苗城县、永济县及北相镇等地都有大面积种植，临汾的曲沃县、襄汾县及周边的地区也都有大面积种植，且规模迅速扩大。

另外，日本等国也用赤野地黄 *R. glutinosa var. purpurea* 的块根作地黄入药[2]。

二、地黄品种

地黄具有悠久的应用历史，为临床上常用中药，是我国大宗中药材之一，地黄至今已有数百年的栽培历史。近代崔大毛（1917 年）培育出了“四齿毛”新品种。李开寿（1920 年）培育出抗病虫、抗涝、产量高的地黄新品种“金状元”等。地黄由于品种不同，其外观性状、产量也有所不同。相关分析表明，叶片宽大的品种，其单株产量较高，梓醇含量也较高，如“国林新一代[3]”。随着种植技术的推广应用，地黄品种也在不断的革新换代。因此，中药材的质量不仅受产地因素影响，还受品种（即遗传）因素的影响。到目前为止，文献中出现的地黄品种（或品系）已多达 90 多个。

表 1－1　地黄品种名称表

1	北京一号[4]	32	大叶[8]	63	抗育 831[9]
2	北京二号[9]	33	H1[7]	64	红种[9]
3	北京四号[5]	34	H3[8]	65	北京 5 号[9]
4	大红袍[5]	35	H5[7]	66	大种[9]
5	国林新一代[4]	36	H8[7]	67	脱毒 85－5[10]
6	85－2[5]	37	H9[8]	68	组培 85－5[10]
7	85－5－0[5]	38	H10[8]	69	A－1[10]
8	85－8－2[5]	39	H12[8]	70	A－2[10]
9	85－8－1[5]	40	H13[8]	71	武－1[11]
10	829[5]	41	金地黄[9]	72	武－3[11]
11	831[5]	42	白地黄[9]	73	武－4[11]
12	93－2[5]	43	里外青[9]	74	武－5[11]
13	温县一号 1[4]	44	野葛杞[9]	75	武－6[11]

续表

14	温县一号2[5]	45	莴苣棵[9]	76	武-B-0[11]
15	晋红一号[4]	46	茎尖16号[9]	77	武-B-1[11]
16	大莱叶[5]	47	金白1号[9]	78	武-B-2[11]
17	郭里茂[5]	48	红金号[9]	79	64316[11]
18	无名氏[5]	49	新状元[9]	80	苏沛-775[12]
19	LZ	50	白状元[9]	81	杂交76-19[12]
20	LX[5]	51	四齿毛[9]	82	茎尖-16[12]
21	狮子头[5]	52	四支毛[9]	83	杂交76-19[12]
22	土城一号[4]	53	791[9]	84	钻地龙[13]
23	金状元[6]	54	叶繁829[9]	85	状元红[13]
24	151[6]	55	大青英[9]	86	四子毛[14]
25	红薯王[7]	56	金丝钓鱼[9]	87	7681[14]
26	千层叶[7]	57	穿地龙[9]	88	9104[15]
27	七顶葵[7]	58	大青叶[9]	89	A1[16]
28	邢疙瘩[7]	59	76-19[9]	90	A2[16]
29	小黑英[7]	60	沛育77-5[9]	91	A5[16]
30	似无名[7]	61	叶繁824[9]	92	A7[16]
31	小莱叶[8]	62	变异192[9]	93	A8[16]

三、地黄栽培

地黄人工栽培历史悠久，早在明朝（1590年）已有栽培[17]。

地黄为喜阳植物，喜温和气候和阳光充足的环境。性喜干燥，忌积水，能耐寒，适宜生长于微碱性的土壤，以土层深厚、疏松、透水性良好的砂质壤土为宜；瘠薄的砂质土、黏重的土质，均不适宜地黄生长。《神农本草经》云："一名地髓生川泽，名医曰：一名苄，一名芑。生咸阳黄土地者佳，二月八月采根阴干"。《本草纲目》颂曰："今处处有之，以同州者为上。二月生叶，布地便出似车前，叶上有皱文而不光，高者及尺余，低者三、四寸。其花似油麻花，而红紫色，亦有黄花者，其实作房，如连翘，中子甚细而沙褐色。根如人手指，通黄色，粗细长短不常，种之甚易，根入土即生。一说，古称种地黄宜黄土，今不然，大宜肥壤虚地，则根大而多汁"。时珍曰："今人惟怀庆地黄为上，古人种子，今惟种根"。

（一）种植方法

地黄育苗时间一般在3月中、下旬，春分前后地温12℃时进行，秋季地黄育苗时间一般在大暑至立秋之间进行。茬口最好是谷子、玉米、小麦等作物，切忌芝麻、花生、棉花、油菜、豆类，并且不能和高粱、西瓜等作物为邻[18]。

1. 选地与整地

地黄喜光、喜温、喜干燥气候。适宜在土层厚、疏松、腐殖质多、地势较高、排灌方便、中性或微碱沙质土壤中生长。栽培地黄应选向阳、无荫蔽，而且周围没有高杆作物的地块，不论春栽还是夏栽，均以高垄种植为宜。这是为了避免雨水流入其中。一般方法是：深耕细耙之后，按南北向扶高垄，一垄一沟共宽100cm，沟深20cm，垄面净宽70cm，整地时应施足底肥，每亩施圈肥3000~5000kg，饼肥150~200kg，尿素30kg，磷肥40kg，钾肥15kg[19]。

2. 良种培育

随着种植技术推广应用，地黄品种也在不断革新换代。目前，各个地区种植品种不一。有的地方品种多样，如河南有北京-1，85-5、温县-1等，其中有一村推广种植"脱毒85-5"。有的地方品种集中，如山西主要是85-5，也有少量其它品种，也有的地方品种混杂。因此，地黄的种植应严格选择良种繁殖，具体选种培育方法如：

（1）种子繁殖：当旱地黄开花时，选择健壮的单花苗株标记，加强管理，让其开花结果，收摘种子。于当年夏季或翌年春季育苗，至幼苗长到5~6片真叶时，移栽大田[20]。倒栽留种的根茎，新鲜幼嫩，生活力强，出苗和生长都较好，能表现出母本的综合性状。采用根茎芽尖育苗，于5~6月份将带根的萌苗移栽，既可防止退化，又具有根茎生长集中且粗壮的优点。选用块根繁殖，采用上一年立秋前后留种，第二年大田栽种，种苗宜选择健壮无病虫害的秧苗栽种，或于3月下旬选倒栽留种的种茎，去掉下段，取上中段，截成5cm的小段。每段含有3个以上芽眼，放在通风处晾半天，或将种茎小段两端沾上草木灰（防腐烂），以备栽种。

（2）试管苗快速繁殖：试管苗的快速繁殖，一般有两种策略。一是采用高浓度的细胞分裂素诱导丛生苗，二是培养单茎苗，然后切段扩大繁殖。前者繁殖系数较大，但试管苗生长慢，易于畸形，有发生变异的可能；后者采用激素浓度较低，试管苗质量高，生产成本低，操作方便，适于工厂生产，因此，目前生产上多采用这一方法[21]。

（3）花药培养再生植株：目前，也有地黄花药培养再生植株的研究报道。将培养材料接种到诱导培养基上，置于25℃的恒温箱中进行暗培养，9天后花药中的花粉脱分化形成淡黄色的愈伤组织，待愈伤组织长到黄豆大小时，转入分化培养基，每天用荧光灯照光10小时，培养室温度为25~27℃。二周后，从愈伤组织上陆续出现许多绿色小芽点和小根，四周后，叶芽展开，长出有根小苗，从形态学观察，苗较瘦弱，有单倍体植株的特征。小苗的根呈纤细状，具有根毛，待根长到1cm时即可转入土壤中，能成活[22]。

尚有利用诱导地黄叶片直接再生植株和试管地黄的方法培育地黄的研究报道[23-25]。

也有将茎尖培养怀地黄试管苗450株于大田中进行试验研究[26]，但国内未见已用于大规模种植的报道。

地黄在日本的栽培种有两个变种即：*Rehmannia glutinosa var*，*hueichingensis* 和 *R*，*glutinosa var*，*purpurea*。武田药品公司用这两种地黄进行杂交，选择株基部长出很多肥大的根的个体，育成了抗病性、环境适应性强的优良品种，命名为“福知山地黄”。这种新品种比原有的地黄产量高出一倍，有效成分的梓醇含量也略高。武田药品公司用茎尖培养繁殖福知山地黄，进入实际栽培已经过3年[27]。

3. 栽培方法

地黄喜光、喜温、喜干燥气候。适宜在土层厚、疏松、腐殖质多、地势较高、排灌方便、中性或微碱沙质土壤中生长。传统栽培方法是在已选择好的土地，细耕3~4遍，做一尺宽的沟，雨沟间做一畦，畦宽约4尺，并要坚固而高出地面，这是为了避免雨水流入其中。在未出苗以前的根茎，若遇有雨水，容易腐烂。4月上旬开始种植，在预先掘好的沟中，再掘3寸深的一条浅沟，取切成2寸长的根茎，每距3寸栽植一株，覆土约3寸厚，每亩需种根茎约50斤[28,33]。

利用地黄提芽栽培技术，所谓地黄提芽栽培，即先在育苗床上育苗，从种茎上掰取高7~12cm苗，立即定植于大田的栽种模式。通常可在惊蛰之后建立育苗床，苗床用200倍的代森锌消毒，将种块的小段用50或100ppm的4号ABT生根粉浸种30分钟，然后植于苗床中，覆膜，保持18~28℃，相对湿度70%~85%，分次提取种苗。植前穴中浇水，定植后三天内保持土壤湿润，其后，苗基部开始生根，约一个月后新叶长出，6月中旬后进入块根膨大期，秋后收获。此法比传统的栽培方法增产30%左右[29]。

利用地膜覆盖技术，在地黄栽培中应用了地膜覆盖新技术。提前10~15天下种，提前出苗一个月，出苗率增加20%，苗情明显优于没有覆盖的地块。苗高2~3cm时破膜放苗，地温升至26℃以上时揭膜，鲜地黄亩产量增长一倍，干燥后，一级品率提高28%，二级品率提高40%。商品规格等级显著提高[30]。

将地黄种栽切成3~4cm小段，稍晾，分别放入配制好的农药中浸泡4小时，捞出，晾至断面无水珠，及时种植。试验结果显示：农药浸泡地黄种栽后，其出苗率和成活率均高于对照组，且抗病虫害能力强于对照组（尤其是地下病虫害）[31]。

有研究报道显示：以菌毒清效果最好，甲基托布津处理效果次之，多菌灵浸泡处理的出苗率也可达 58.33%，但烂栽较处理严重。未经药剂处理的出苗率较低，烂栽现象也比较严重[32]。

（二）田间管理

地黄喜不干不湿的土壤，7 月份之前应适当浇水，7 月份之后根茎开始形成，应减少浇水，待地皮发白时再浇水，以免温度过高引起烂根，但若遇伏天雨后暴晴地温增高，亦应浇水降温，否则会引起地黄根茎腐烂，雨后应及时排水[33]。

地黄生长期一般需追肥 2 次。第 1 次于齐苗至苗高 10～15 厘米时追施，第 2 次于 8 月份地黄茎膨大增长期追施，以利根茎生长膨大。在生长中为减少养分消耗，应及时摘除花茎、早蕾、小苗、弱苗，一穴只留一棵健壮苗。对沿地表生长的“串皮根”，进行清理以集中养分，供土壤内的根状茎迅速膨大。

锄草是地黄管理中的重要措施，尤其浇水后或雨后都要中耕，一般地黄要中耕两次，第一次在植地黄栽种 20～30 天后，晚地黄在 15～20 天后进行；第二次在苗高 3cm 左右进行。未出苗前和苗高 10cm 以后不宜中耕，以后只拔除杂草。中耕深度一般在 3～5cm，不管培垄还是中耕都不要用土埋叶，如发现土埋叶，要及时将叶扒出。

（三）植物生长调节剂对地黄的影响[29,34]

1. 多效唑对地黄的影响

多效唑是一种三唑类生长延缓剂，不仅能阻断赤霉素的生物合成，同时也能抑制 IAA 的合成，因此可达到矮化植株、延缓生长、控上促下等生物效应。

经多效唑处理后地黄根茎中可溶性糖、蔗糖比对照高，而叶片中的含量降低，其根茎中转化酶的活性也显著降低，叶片中转化酶的活性在施药后 12 天内高于对照，酸性转化酶可能与蔗糖的运转有关。因此，施用多效唑之后，可能是通过提高酸性转化酶活性，从而加速蔗糖从叶片中运转到根茎中贮藏。经多效唑处理后地黄叶面积减少，各生育期单株叶鲜重也下降，而根茎的折干率却提高。

2. 赤霉素对地黄的影响

赤霉素是一类植物的内源生长调节剂，生物学效应几乎与多效唑相反。经过赤霉素 100ppm 的浓度处理后的地黄，其维生素 C、氨基酸、矿物质元素的含量显著降低，维生素 C 降低量达 34.50%，氨基酸总量降低 11.5%，矿物质元素总量比对照降低 21.6%[35]。

而地黄叶施用赤霉素后叶绿素含量和光合强度降低，但加快地黄叶片生长速度和出叶速度，使叶片增大，叶数增加，试验表明，单株叶片鲜重显著高于对照。单株根茎鲜重在根茎膨大期和枯萎期高于对照组，但根茎折干率下降[36]。

3. ABT 生根粉时地黄的影响

ABT 系列生根粉适用于不同作物的生根和增产，用 ABT 生根粉 4 号、5 号以及两者混合的样品，在浓度为 10ppm 的溶液中浸渍 30 分钟。地黄的出苗数、生根数、展叶长度和展叶数均升高，增产分别为 19.77%、13.59 和 11.11%[37]。

4. 激素对怀地黄茎尖培养的影响

PP_{333}是一种人工合成的植物生长延缓剂，可抑制茎尖的顶端分生组织的细胞伸长，使其节间缩短，但叶数和节数不变，株型紧凑。使用 PP_{333} 诱导怀地黄茎尖苗生根，茎与根直径变粗，7d 左右即可生根，发根快而多，根系粗壮，叶色浓绿，但叶片形成不受影响，说明 PP_{333} 对于怀地黄茎尖试管苗的壮苗、生根以及提高其移栽、成活十分有利。但考虑到 PP_{333} 的抑制植物生长的作用，对怀地黄移栽后的生长是否有抑制作用还有待研究[38~39]。

（四）地黄病虫害防治

在地黄生长过程中，易受多种病害侵袭，其中病毒最为严重，通常田间感染率达100%，地黄感染病毒后，其块根不能正常膨大，随着病症的加重，产量逐年下降。致使地黄品种严重退化，产量下降。地黄的病害主要有斑枯病、轮纹病、枯萎病、花叶病斑点病、黄斑病[40]。

斑枯病：是由一种真菌 *Septoriadigitalis Pass.* 引起的病害，发生普遍，危害严重。人称“青卷病”，外叶干卷，内叶仍青，布满枯斑，往往使成片植株的叶子卷缩、枯焦。被害叶部病斑成圆形、近圆形，或受叶脉限制成不规则形，褐色或深褐色。直径3~13毫米，有时有轮纹，易和轮纹病混淆。病斑上有肉眼可见的小黑点，即病原菌的分生孢子器。分生孢子器在叶而生，多聚生，呈球形或扁豆形，直径95.2~142.8微米，器孢子针形，无色透明，微弯，3~4个隔膜，基部钝圆形，顶端略尖，大小：28.6~47.6×1.5~2微米。叶部病斑较多，严重时密布全叶，后期病斑往往联成大斑，由外缘向内蔓延，最后全株叶子枯焦。分生孢子器随病叶遗落在土中越冬，来年产生大量分生孢子，借风雨传播。空气湿度大，发病重。在浙江地区6~9月发病重。

轮纹病：是由真菌 *Ascochyta molleriana Wint.* 引起的病害。被害叶部病斑成圆形、近圆形，色泽比斑枯病淡，呈淡褐色，具有明显的同心轮纹。病斑较大，直径4~18毫米。分生孢子器球形或扁豆形，器壁淡褐色，膜质，直径123.76~142.8微米。器孢子圆柱形，无色透明，两端较圆，一个隔膜，大小：6.6~9.52×2~3微米。后期病斑往往龟裂，并使病叶枯焦而死。在浙江地区6~9月发病较多，但并非每年发生，较斑枯病危害轻。病残组织是本病初次侵染的来源。

斑点病：本病也是真菌 *Phyllostictadigitalis Bell.* 引起的病害，被害叶部病斑成圆形、近圆形，灰褐色，边缘深褐色。直径1~7毫米。上生有分生孢子器，器壁褐色，膜质，直径51.00~71.25微米。器孢子单抱，卵圆或椭圆形，大小4.76~7×2~3微米。病斑很脆，易龟裂穿孔。

黄斑病：由病毒感染后，叶部变厚，全叶产生不规则形的黄白色斑，其余部分更加浓绿，叶脉隆起，致使叶凹凸不平，呈皱缩状。开始先在老叶中发病，以后全株叶片都变成花叶，在高温季节症状隐蔽，似健叶，到天气转凉后即现症状。

斑枯病和轮纹病可用波尔多液或代森锌防治。枯萎病用多菌灵和退菌特防治。花叶病毒病的防治，除及时防治蚜虫、叶蝉等害虫外，对拟豹纹蛱蝶、红蜘蛛、地老虎、蛴螬等，也可选用敌敌畏、氧化乐果、吡虫啉、甲基异硫磷等防治[41]。

地黄腐烂病：主要是土壤湿度过大所致。地黄块根茎生长较快，细胞组织细嫩，形成表皮很薄，这时若水分过大，块根表皮破裂，病菌侵入发生腐烂。应搞好清园及拔除病株，选无菌种栽，施腐熟肥料，适时适量灌水。

线虫病：发病后叶萎黄，根瘦小，有很多毛根，毛根上有许多白毛状物即是线虫，同时有棕色的胞囊，块根表面有活线虫。一般用0.1%乐果喷洒。预防措施有清理病株和残根。

红蜘蛛、地黄峡蝶、地老虎、蝼蛄和其它病虫害也是苗期主要害虫，也要及时防治。一般用稀释的敌百虫水溶液喷洒进行防治[42]。但对于烟草花叶病毒（TMV）、地黄X病毒（*RehmanniaXPo－texvirus*）等轴状病毒目前没有行之有效的防治办法。

地黄的病害防治，首先应根据地黄不同生长季节所易发生病虫害的不同进行预防，否则病害或虫害发生时，会造成部分植株枯死，再去治就会大大减产。所以必须根据不同发病生虫季节进行打药防治，以免受害。

四、地黄原植物形态

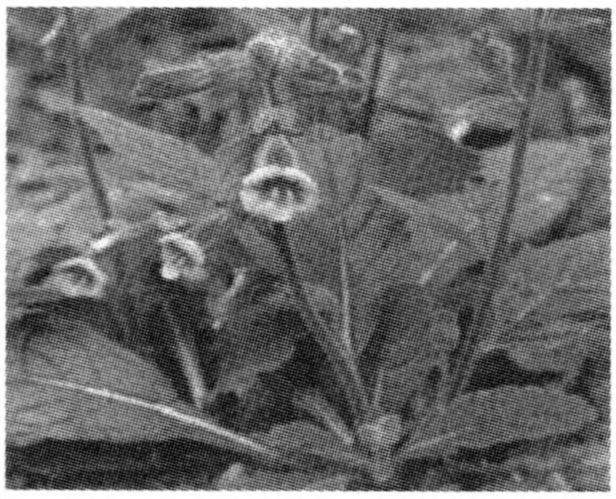

多年生草本，高10~40cm，全株被灰白色长柔毛及腺毛。根肥厚肉质，呈块状、圆柱形或纺锤形。基生叶成丛，叶片倒卵披针形，长3~10（~20）cm，先端钝，基部渐窄下延成长叶柄，叶面多皱，边缘有不整齐钝齿。花茎直立，圆柱状，单生或2~3枝；苞片叶状，1至数片；总状花序，每花小苞片发达或退化；花萼锺形，长约1.5cm，先端5裂，裂片三角形，略不整齐；花冠宽筒状，稍弯曲，长3~4cm，外面暗紫色，内面杂以黄色，有明显紫纹，先端5浅裂，略呈二唇状，裂片先端近于截形；雄蕊4，二强，着生与花冠筒的近基部处；子房上位，卵形，2室，花后渐变一室，花柱单一，柱头膨大。蒴果球形或卵圆形，先端尖，上有宿存花柱，外为宿存花萼所包。种子多数。花期4~5月，果期5~6月。主要为栽培，亦野生于海拔50~1100m的山坡及路旁荒地等处。

地黄喜温暖气候，喜阳光充足，有一定的抗旱、抗寒能力。适宜土层肥沃，深厚，疏松、中性、微碱的砂质壤土。《别录》云："生咸阳川泽，黄土地者佳，二月、八月采根。"《纲目》载："今人唯以怀庆地黄为上。亦各处随时兴废不同尔。"《本草从新》言："以怀庆把大而短，糯体细，菊花心者佳"。现全国大部分地区均可栽培。地黄被誉为四大怀药之一，据文献记载，早在公元前718年的周朝时期，"四大怀药"就已被列为贡品和馈赠亲友的珍品。

五、地黄药材性状

鲜地黄　呈纺锤形或条状，长8~24cm，直径2~9cm。外皮薄，表面浅红黄色，具弯曲的纵皱纹、芽痕、横长皮孔及不规则疤痕。肉质，易断，断面皮部淡黄白色，可见橘红色油点，木部黄白色，导管呈放射状排列。气微，味微甜、微苦。

生地黄　多呈不规则的团块状或长圆形，中间膨大，两端稍细，有的细小，长条状，稍扁而扭曲，长6~12cm，直径3~6cm。表面棕黑色或棕灰色，极皱缩，具不规则的横曲纹。体重，质较软而韧，不易折断，断面棕黑色或乌黑色，有光泽，具黏性。气微，味微甜。

熟地黄　为不规则的块片、碎块，大小、厚薄不一。表面乌黑色，有光泽，黏性大。质柔软而带韧性，不易折断，断面乌黑色，有光泽。气微，味甜。

参考文献

[1] 药典委员会．中华人民共和国药典．北京：化学工业出版社，2005版一部．
[2] 温学森，李先恩，杨世林．中草药．2001，32（7）：662~664.
[3] 李先恩，杨世林，等．地黄性状的比较与相关分析．中国医学科学院学报．2001，23（6）：560-562.
[4] 李先恩，杨世林，杨峻山．地黄不同品种及不同块根部位中梓醇含量分析．中国药学杂志．2002，37（11）：820~823.
[5] 陈京荔，黄璐琦，邵爱娟，等．地黄不同品种的RAPD分析．中国中药杂志．2002，27（7）：505~508.
[6] 杨丽军，许智宏．不同来源的怀地黄叶外植体在培养中植株再生的差异．植物生理学通讯．1985，(04)：38.
[7] 温学森，赵华英，李先恩，等．地黄病毒病在不同品种中的症状表现．中国中药杂志．2002，27（3）：225~227.
[8] 温学森，娄红祥，杨世林，等．地黄不同品种光和色素含量及其与叶色的关系．中国中药杂志．2002，27（11）：828~831.
[9] 温学森，杨世林，魏建和，等．地黄栽培历史及其品种考证．中草药．2002，33（10）：946~949.
[10] 赵素霞，樊克峰，白雁．地黄资源状况分析．中药研究与信息．2003，5（5）：25~26.
[11] 楼之岑，秦波．常用中药材品种整理和质量研究（北方编）．北京：北京医科大学、中国协和医科大学联合出版社，1995.839.

[12] 毛文岳，蒋立昶．地黄地膜育苗栽培试验初报．中药材．1985（04）：2～3.
[13] 石效富，冯旭忠，刘明娟．地黄丰产栽培技术要点．特种经济动植物．1999（05）：18.
[14] 陈金峰．地黄高产栽培技术．山西农业科学．1985（12）：20～21.
[15] 周延清，景建洲，李振勇，等．怀庆地黄遗传多样性的 ISSR 鉴定．中草药．2005，36（2）：257～261.
[16] 王文英．提高地黄自交结实率的初步研究．特产研究．1985（02）：12～14.
[17] 刘铁城，等主编．中国药用植物栽培学．北京：农业出版社，1991.
[18] 李茂青，李东明．四大怀药的栽培和加工 I 地黄．作物杂志，1985（01）：36～37.
[19] 张来起，李光胜，袁燕东，等．地黄 GAP 标准操作规程（草案）．现代中药研究与实践．2003，17（1）：8～10.
[20] 张洪海，成名战．怀地黄繁殖方法研究．时珍国医国药．1999，10（10）：V.
[21] 温学森，霍德兰，杨世林，等．地黄优良品种“85－5”脱毒苗的快速繁殖研究．中草药．2002，33（5）：452～455.
[22] 张嘉宝，周静宇，孙庆平．地黄花药培养再生植株．新乡师范学院学报．198（2）：87～88.
[23] 薛建平，王汝毅，张爱民，等．地黄叶片器官形态建成的研究．中国中药杂志．2003，28（1）：21～24.
[24] 刘清琪，毛文岳．怀庆地黄胚珠试管受精的研究．遗传学报．1983，10（2）：128－132.
[25] 薛建平，石乐义，张爱民．试管地黄诱导技术的研究．中国中药杂志．2002，27（11）：824－827.
[26] 毛文岳，余椿生，刘清琪，等．怀地黄茎尖培养的研究．植物学通报．1983（01）：44～46.
[27] 孙国凤（译）．用茎尖培养繁殖的地黄已实际栽培．《日经生物技术》．1987.
[28] 赵燏黄，马世华．地黄栽培法．中药通报．2（6）：288～290.
[29] 温学森，李允尧，陈沪宁，等．地黄栽培研究进展．中药材．2000，23（7）：427～429.
[30] 罗海潮，祁中奇．地黄地膜覆盖栽培技术及效果．中药材．1985（2）：2～3.
[31] 刘伟，农药浸种对怀地黄种苗成活的影响．中药材．1990，13（5）：8～9.
[32] 杨胜亚，崔援军，余春霞．提高怀地黄出苗率试验初报．中药材．2002，25（12）：860.
[33] 郭泽强．地黄的栽种与管理．亚太传统医药．2007（5）：41.
[34] 周成明，李丕明，何钟佩．多效唑和赤霉素对地黄生长发育的影响．中药材．1989，12（8）：3～4.
[35] 周成明，李丕明，何钟佩．多效唑和赤霉素对地黄化学成分的影响．中药材．1989，12（9）：5～7.
[36] 周成明，李丕明，何钟佩．多效唑和赤霉素对地黄茎、叶生长的影响．中药材．1989，12（4）：3～5.
[37] 徐光．ABT 生根粉在地黄栽培中的应用．中药材．1991，14（5）：8～9.
[38] 薛建平，张爱民，李明军，等．怀地黄茎尖培养和植株再生技术的研究．新乡医学院学报．2000，17（1）：18～20.
[39] 李明军，张嘉宝，刘萍．怀地黄离体培养再生植株及其生长调控．河南师范大学学报．1996，24（4）：60～63.
[40] 俞永信．地黄叶部的病害及其防治．中国中药杂志．1981（02）：2.
[41] 邢作山，杜荣轩．地黄及其栽培加工技术．河南农业科学．1998（4）：26～27.
[42] 张秀莲，王治波．地黄栽培与加工．河南科技．1985（11）：18～21.

第二章　地黄本草记载

一、《神农本草经》—［南北朝］　神农氏 撰　尚志钧 校点　皖南医学院科研处印

干地黄　味甘。寒。主折跌、绝筋、伤中。逐血痹。填骨髓。长肌肉。作汤除寒热积聚。除痹。生者尤良。久服轻身。不老。一名地髓。生川泽。

二、《本草经集注》—［梁］　陶弘景 原著　尚志钧 辑校　芜湖医学专科学校印

干地黄　味甘、苦。寒。无毒。主治折跌、绝筋、伤中。逐血痹。填骨髓。长肌肉。作汤除寒热、积聚。除痹。治男子五劳七伤。女子伤中、胞漏下血。破恶血、溺血。利大小肠。去胃中宿食。饱力断绝。补五脏内伤不足。通血脉。益气力。利耳目。生者尤良。

生地黄　大寒。治妇人崩中血不止。及产后血上薄心闷绝。伤身胎动下血。胎不落。堕坠。踠折。瘀血。留血。衄鼻。吐血。皆捣饮之。久服轻身不老。一名地髓。一名芐。一名芑。生咸阳川泽黄土地者佳。二月八月采根阴干。

得麦门冬、清酒良。恶贝母。畏芜荑。

咸阳即长安也。生渭城者乃有子实。实如小麦。淮南七精散用之。中间以彭城干地黄最好。次历阳。今用江宁板桥者为胜。作干者有法。捣汁和蒸。殊用工意。而此宜云阴干。色味乃不相似。更恐以蒸作为失乎。大贵时乃取牛膝萎蕤作之。人不能别。《仙经》亦服食。要用其华。又善生根。亦主耳暴聋重听。干者黏湿。作丸散用须烈日曝之。既燥则斤两大减。一斤才得十两散而。用之宜加量也。

三、《名医别录》—［梁］　陶弘景 原著　尚志钧 辑校　人民卫生出版社

乾地黄　味苦，无毒。主治男子五劳、七伤，女子伤中、胞漏、下血，破恶血、溺血，利大小肠，去胃中宿食，饱力断绝，補五脏内伤不足，通血脉，益气力，利耳目。

生地黄　大寒。主治妇人崩中血不止，及产后血上薄心、闷绝，伤身、胎动、下血，胎不落，堕坠，踠折，瘀血，留血，衄鼻，吐血，皆捣饮之。一名芐，一名芑，一名地脉。

生咸阳黄土地者佳。二月、八月采根，阴干。得麦门冬、清酒良，畏芜荑。

《本经》原文　干地黄，味甘，寒。主折跌绝筋，伤中，逐血痹，填骨髓，长肌肉。作汤除寒热积聚，除痹，生者尤良。久服轻身不老。一名地髓。生川泽。

四、《药性论》—［唐］　甄权 著　尚志钧 辑校　皖南医学院科研处印

干地黄　君。能补虚损。温中下气。通血脉。久服变白延年。治产后腹痛，主吐血不止。又云生地黄，忌三白，味甘，平，无毒。解诸热，破血，通利月水闭绝。不利水道，捣薄心腹，能消瘀血。病人虚而多热，加而用之。

五、《千金翼方》—［唐］　孙思邈 撰　刘更生 张瑞贤 点校　华夏出版社

干地黄　味甘苦，寒，无毒。主折跌，绝筋伤中，逐血痹，填骨髓，长肌肉。作汤，除寒热，积聚，除痹。主男子五劳七伤，女子伤中，胞漏，下血。破恶血，溺血，利大小肠，去胃中宿食，饱力断绝，补五脏内伤不足，通血脉，益气力，利耳目，生者尤良。

生地黄　大寒。主妇人崩中，血不止，及产后血上薄心闷绝，伤身胎动下血，胎不落；堕坠，踠折，瘀血，留血，衄血，吐血，皆捣饮之。久服，轻身不老。一名地髓，一名芐，一名芑。生咸阳川泽黄土地者佳，二月八月采根，阴干。

六、《雷公炮炙论》—［南北朝］　雷斅 著　王兴法 辑校《传世藏书》子库 医部　海南国际新闻出版中心

干地黄　雷公云：凡使，采生地黄，去白皮，瓷埚上柳木甑蒸之，摊令气歇，拌酒再蒸，又出令干。勿令犯铜、铁器，令人肾消，并白髭发，男损容，女损卫也。

七、《食疗本草》—［唐］　孟诜　张鼎 撰　谢海洲 等辑校　人民卫生出版社

地黄　微寒。以少蜜煎，或浸食之，或煎汤，或入酒饮，并妙。生则寒，主齿痛，唾血，折伤。叶可以羹。

八、《日华子本草》—［五代］　日华子 著　尚志钧 辑校　皖南医学院科研科

干地黄　助心胆气。安魂定魄。治惊悸。劳劣心肺损。吐血鼻衄。妇人崩中血运。助筋骨。长志。日干者。平。火干者。温。功用同前。生者水浸验。浮名者天黄。半浮半沉者名人黄。沉者名地黄。沉者力佳。半沉者次。浮者劣。煎忌铁器。

九、《开宝本草》—［宋］　卢多逊　李昉 等撰　尚志钧 辑校　安徽科学技术出版社

干地黄　味甘、苦，寒，无毒。主折跌、绝筋，伤中，逐血痹，填骨髓，长肌肉，作汤除寒热、积聚，除痹。主男子五劳七伤，女子伤中、胞漏、下血，破恶血、溺血，利大小肠，去胃中宿食，饱力断绝，补五脏内伤不足，通血脉，益气力，利耳目。生者尤良。

生地黄　大寒。主妇人崩中血不止，及产后血上薄心闷绝，伤身胎动下血，胎不落；堕坠，踠折，瘀血，留血，衄鼻，吐血，皆捣饮之。久服轻身、不老。一名地髓，一名芐，一名芑。生咸阳川泽黄土地者佳。二月、八月采根，阴干。得麦门冬、清酒良，恶贝母，畏芜荑。【陶隐居云】咸阳即长安也。生渭城者乃有子实，实如小麦。淮南七精散用之。中间以彭城干地黄最好，次历阳，今用江宁板桥者为胜。作干者有法，捣汁和蒸，殊用工意；而此直云阴干，色味乃不相似，更恐以蒸作为失乎？大贵时乃取牛膝、萎蕤作之，人不能别。《仙经》亦服食，要用其华；又善生根，亦主耳暴聋、重听。干者黏湿，作丸散用，须烈日曝之，既燥则斤两大减，一斤才得十两散耳，用之宜加量也。［今按］　陈藏器本草云：干地黄，《本经》不言生干及蒸干。方家所用物，则蒸干即温补，生干则平宣，当依此以用之。

十、《本草图经》—［宋］　苏颂 撰　尚志钧 辑校　安徽科学技术出版社

地黄，生咸阳川泽，黄土地者佳，今处处有之，以同州为上。二月生叶，布地便出，似车前，叶上有皱纹而光；高者及尺余，低者三、四寸；其花似油麻花而红紫色，亦有黄花者；其实作房如连翘，子甚细而沙褐色；根如人手指，通黄色，粗细长短不常。二月、八月采根，蒸三、二日令烂，暴干，谓之熟地黄。阴干者，是生地黄。种之甚易，根入土即生。一说：古称种地黄宜黄土。今不然，大宜肥壤虚地，则根大而多汁。其法以苇席圆编如车轮，径丈余，以壤土实苇席中为坛，坛上又以苇席实土为一级，比下坛径减一尺。如此数级，如浮屠也。乃以地黄根节多者寸断之，莳坛上，层层令满，逐日以水灌之，令茂盛。至春秋分时，自上层取之，根皆长大而不断折，折不被斸伤故也。得根暴干之。熟干地黄最上。出同州，光润而甘美。南方不复识。但以生地黄草烟熏使干黑，洗之煤尽，仍白也。今干之法：取肥地黄二、三十斤，净洗，更以捡去细根及根节瘦短者，亦得二、三十斤，捣绞取汁，投银铜器中，下肥地黄浸漉令

浃，饭上蒸三、四过，时时浸漉转蒸讫，又暴使汁尽，其地黄光黑如漆，味甘如饴糖，须瓷器内收之，以其脂柔喜暴润也。又医家欲辨精粗，初采得以水浸。有浮者名天黄，不堪用；半沉者名人黄，为次；其沉者名地黄，最佳也。神仙方服食地黄，采取根，净洗，捣绞取汁，煎令小稠，内白蜜更煎，令可丸。晨朝酒送三十丸如梧子，日三。亦入青州枣肉同丸。又煎膏入干根丸服。又四月采其实，阴干，筛末，水服钱匕，其效皆等。其花名地髓花。延年方有单服二法。又治伤折金疮为最要之药。

《肘后方》：疗踠折四肢骨破碎及筋伤蹉跌，烂捣生地黄熬之，裹所伤处，以竹简编夹之，遍急缚勿令转动，一日一夕，可以十易，则差。

崔元亮《海上方》：治一切心痛，无问新久，以生地黄一味，随人所食多少，捣绞取汁，搜面作馎饦，或冷淘食，良久当利出虫长一尺许，头似壁宫，后不复患矣，昔有人患此病，三年不差，深以为恨，临终戒其家人，吾死后当剖去病本，果得虫，置于竹节中，每所食，皆饲之，因食地黄馎饦，亦与之，随即坏烂，由此得方。

刘禹锡《传信方》：亦记其事云：贞元十年，通事舍人崔抗女。患心痛垂气绝，遂作地黄冷淘食之，便吐一物，可方一寸已来，如蛤蟆状，无目、足等，微似有口，盖为此物所食，自此遂愈。食冷淘不用著盐。

十一、《本草衍义》—［宋］ 寇宗奭 撰 商务印书馆出版

叶如甘露子，花如脂麻花，但有细斑点，北人谓之牛奶子。花、茎有微细短白毛。经只言干生二种，不言熟者。如血虚劳热，产后虚热，老人中虚燥热，须地黄者，生与生干常虑大寒，如此之类，故后世改用熟者。蒸曝之法，以细碎者洗出研取汁，将地黄蒸出曝干，投汁中，浸三二时，又曝，再蒸，如此再过为胜，亦不必多。此等与干生二种，功治殊别。陶但云捣汁和蒸，殊用工意，不显其法，不注治疗，故须悉言耳。

十二、《重修政和经史证类备用本草》—［宋］ 唐慎微 撰 尚志钧 校点 华夏出版社

干地黄 味甘、苦，寒，无毒。主折跌绝筋，伤中，逐血痹，填骨髓，长肌肉。作汤除寒热，积聚，除痹。主男子五劳七伤，女子伤中，胞漏，下血，破恶血，溺血。利大小肠，去胃中宿食，饱力断绝，补五脏内伤不足，通血脉，益气力，利耳目。生者尤良。

生地黄 大寒。主妇人崩中血不止及产后血上薄心闷绝，伤身胎动下血，胎不落，堕坠，踠折，淤血，留血，衄鼻，吐血，皆捣饮之。久服轻身不老。一名地髓，一名苄，一名芑。生咸阳川泽黄土地者佳。二月、八月采根，阴干。得麦门、冬清酒良，恶贝母，畏芜荑。

陶隐居云：咸阳，即长安也。生渭城者乃有子实，实如小麦，淮南七精散用之。中间以彭城干地黄最好，次历阳，今用江宁板桥者为胜。作干者有法，捣汁和蒸，殊用工意；而此直云阴干，色味乃不相似，更恐以蒸作为失乎？大贵时乃取牛膝、葳蕤作之，人不能别。《仙经》亦服食，要用其华；又善生根，亦主耳暴聋、重听。干者黏湿，作丸散用，须烈日暴之，既燥则斤两大减，一斤才得十两散尔，用之宜加量也。

今按陈藏器本草云：干地黄，《本经》不言生干及蒸干。方家所用二物别，蒸干即温补，生干则平宣，当依次以用之。

臣禹锡等谨按而雅云：苄，地黄。注云：一名地髓，江东呼苄。

药性论云：干地黄，君。能补虚损，温中下气，通血脉。久服变白延年。治产后腹痛，主吐血不止。又云生地黄，忌三白，味甘，平，无毒，解诸热，破血，通利月水闭绝。不利水道，捣薄心腹，能消瘀血。病人虚而多热，加而用之。

萧炳云：干、生二种，二种皆黑须发良药。

日华子云：干地黄，助心胆气，安魂定魄，治惊悸劳劣，心肺损，吐血鼻衄，妇人崩中血运，助筋

骨，长志。日干者平，火干者温，功用同前。又云生者水浸验，浮者名天黄，半浮沉者名人黄，沉者名地黄，沉者力佳，半沉者次，浮者劣。煎忌铁器。

图经曰：地黄，生咸阳川泽黄土地者佳，今处处有之，以同州为上，二月生叶，布地便出似车前，叶上有皱纹而不光。高者及尺余，低者三、四寸。其花似油麻花而红紫色，亦有黄花者。其实作房如连翘。子甚细而沙褐色。根如人手指，通黄色，粗细长短不常。二月、八采根，蒸三、二日，令烂，暴干，谓之熟地黄。阴干者是生地黄。种之甚易，根入土即生。一说：古称种地黄宜黄土，今不然，大宜肥壤虚地，则根大而多汁。其法：以苇席团编如车轮，径丈余，以壤土实苇席中为坛。坛上又以苇席实土为一级，比下坛径减一尺。如此数级如浮屠也。乃以地黄根节多者寸断之，莳坛上，层层令满，逐日以水灌之，令茂盛。至春秋分时，自上层取之，根皆长大而不被断折，不被斸伤故也。得根暴干之。熟干地黄最上出同州，光润而甘美。南方不复识，但以生地黄草烟熏使干黑，洗之煤尽仍白也。今干之法，取肥地黄三、二十斤洗净，更以拣去细根及根节瘦短者，亦得三、二十斤，捣绞取汁，投银、铜器中，下肥地黄浸滤令浃，饭上蒸三、四过，时时浸滤转蒸讫，又暴使汁尽。其地黄当光黑如漆，味甘如饴糖，须瓷器内收之，以其脂柔喜暴润也。又医家欲辨精粗，初采得以水浸，有浮者名天黄，不堪用；半沉者名人黄，为次；其沉者名地黄，最佳也。神仙方：服食地黄，采取根净洗，捣绞取汁，煎令小稠，内白蜜更煎，令可丸。晨朝酒送三十丸如梧子，日三。亦入青州枣肉同丸。又煎膏入干根末丸服。又四月采其实，阴干筛末，水服钱匕，其效皆等。其花名地髓花。延年方有单服二法。又治伤折金疮。为最要之药。《肘后方》疗踠折，四肢破碎及筋伤蹉跌，烂捣生地黄熬之，裹所伤处，以竹简编夹之遍，急勿令转动，一日一夕，可以十易，则差。崔元亮《海上方》治一切心痛，无问新久，以生地黄一味，随人所食多少，捣绞取汁，搜面作饦，或冷淘食，良久当利，出虫长一尺许，头似壁宫，后不复患矣。昔有人患此病，三年不差，深以为恨，临终戒其家人，吾死后，当剖去病本，果得虫。置于竹节中，每所食皆饲之，因食地黄饦，亦与之，随即坏烂，由此得方。

刘禹锡《传信方》亦纪其事云：正元十年。通事舍人崔抗女患心痛垂气绝，遂作地黄冷淘食之，便吐一物，可方一寸已来，如虾蟆状，无目、足等，微似有口，盖为此物所食，自此遂愈，食冷淘不用著盐。

雷公云：采生地黄去白皮，瓷锅上柳木甑蒸之，摊令气歇，拌酒再蒸，又出令干。勿令犯铜铁器，令人肾消并白须发，男损荣，女损卫也。

食疗：地黄，微寒。以少蜜煎，或浸食之，或煎汤，或入酒饮，并妙。生则寒，主齿痛，唾血，折伤。叶可以羹。

外台秘要：张文仲治骨蒸方：生地黄一升，捣取汁，三度捣绞尽，分再服。若利即减之，以身体凉为度。

千金方：治牙齿根欲动脱。生地黄细剉，绵裹着齿上咂之，渍齿根，日三、四，并咽之，十日，大佳。

肘后方：治耳中常鸣。生地黄截塞耳，数易之，以差为度。一云以纸裹微灰火中煨之用，良。

百一方：妊娠漏胎。生地黄汁一升，渍酒四合，煮三、五沸服之，不止又服。

又方：治猘犬咬人，捣地黄汁饮之并涂疮口，百度止。

梅师方：治坠损筋骨，蹉跌骨碎破。捣生地黄熨热，裹三日夜，数易。若血聚，以针刺之。

又方：治吐血神效方：生地黄汁一升二合，白胶香二两，以瓷器盛入甑蒸，令胶消服。又方：治乳痈。捣生地黄汁傅之，热即易之，无不见效也。

食疗心镜：主劳瘦骨蒸，日晚寒热，咳嗽唾血。生地黄汁二合煮白粥，临熟入地黄汁搅令匀，心空食之。

博济方：治一目臃肿未破，疼痛，令内消。以生地黄杵如泥，随肿大小，摊于布上，掺木香末与中，又再摊地黄一重，贴与肿上，不过三、五度。

孙兆方：治鼻衄及膈上盛热。干地黄、龙脑、薄荷等分为末，冷水调下。

子母秘录：小儿患虫毒痢。生地黄汁一升二合，分三、四服，立效。

产宝：妊娠下血如月信，通恐胎漏方：干地黄、干姜等分为末，用酒调方寸匕。

抱朴子：楚文子服地黄八年，夜视有光，手上车弩。

淮南子云：地黄主属骨。

衍义曰：地黄，叶如甘露子，花如脂麻花，但有细斑点，北人谓之牛奶子。花、茎有微细短白毛。《经》只言干、生二种，不言熟者。如血虚劳热，产后虚热，老人中虚燥热，须地黄者，生与生干，常虑大寒，如此之类，故后世改用熟者。蒸曝之法：以细碎者洗出，研取汁，将地黄蒸出曝干，投汁中，浸三、二时，又曝，再蒸，如此再过为胜，亦不必多。此等与干、生二种，功治殊别。陶但云捣汁和蒸，殊用工意，不显其法，不注治疗，故须悉言耳。

十三、《珍珠囊药性赋》—［元］ 李杲 撰 郑金生 张同君 校点 《金元四大家医学全书》（上、下） 天津科学技术出版社总篡 天津科学技术出版社出版

《珍珠囊》：

生地黄 味甘、苦，性寒，无毒。沉也，阴也。其用有四：凉心火之血热，泻脾土之湿热，止鼻中之衄热，除五心之烦热。

熟地黄 味甘、苦，性温，无毒。沉也，阴也。其用有四：活血气，封填骨髓；滋肾水，补益真阴；伤寒后胫股最痛，新产后脐腹难禁。

《药性赋》：

熟地黄 补血，且疗虚损；生地黄宣血，更医眼疮。

十四、《药类法象》—［元］ 李杲 撰 郑金生 辑校 《金元四大家医学全书》 天津科学技术出版社

生地黄 气寒，味苦。凉血补血，补益肾水真阴不足。此药大寒，宜斟酌用之，多服恐伤人胃气。

熟地黄 气寒，味苦。酒洒，久蒸如乌金。假酒力则微温，大补血虚，虚损，血衰之人须用之药，善黑鬓发。大忌食萝卜。

十五、《用药心法》—［元］ 李杲 撰 郑金生 辑校 《金元四大家医学全书》天津科学技术出版社

熟地黄 生则性大寒而凉血，熟则性寒而补肾。

东垣云：生地黄治手足心热及心热，入手足少阴、手足厥阴，能益肾水而治血，脉洪实者宜此；若脉虚则宜熟地黄。地黄假火力蒸九数，故能补肾中元气。仲景制八味丸，以熟地黄为诸药之首，天一所生之源也。汤液四物以治藏血之脏，亦以干地黄为君者，癸乙同归一治也。蒸捣不可犯铁，若犯铁令人消肾。

生地黄 苦甘，阴中微阳，酒浸上行、外行。生血，凉血，去热。恶贝母，畏芜荑。

十六、《汤液本草》—［元］ 王好古 原著 崔扫尘 等辑校 人民卫生出版社

熟地黄 气寒味苦，阴中之阳。甘微苦，味厚气薄，阴中阳也。无毒。入手太阴经、厥阴经。

《象》云：酒洒，蒸如乌金，假酒力则微温，大补，血衰者须用之。善黑须发，忌萝卜。

《珍》云：若治外治上酒制。

《心》云：生则性大寒而凉血，熟则性寒而消肾。

《本草》云：主折跌绝筋伤中，逐血痹，填骨髓，长肌肉。作汤，除寒热积聚，除痹，主男子五劳七

伤，女子伤中胞漏下血，破恶血，溺血。利大小肠，去胃中宿食，饱力断绝，补五脏内伤不足，通血脉，益气力，利耳目。生者尤良。得清酒、麦门冬尤良。恶贝母，畏芜荑。

东垣云：生地黄治手足心热，及心热。入手足少阴、手足厥阴，能益肾水而治血，脉洪实者宜此，若脉虚则宜熟地黄。地黄假火力蒸九数，故能补肾中元气。仲景制八味丸，以熟地黄为诸药之首，天一所之源也。汤也四物治藏血之脏，亦以干熟地黄为君者，癸乙同一治也。蒸捣不可犯铁，若犯铁令人消肾。

陈藏器云：蒸干即温补，生干即平宣。

《机要》云：熟地黄，脐下发痛者，肾经也，非地黄不能除。补肾益阴之剂，二宜丸加当归为补髓。

生地黄　气寒，味苦，阴中之阳。甘苦大寒，无毒。入手太阳经、少阴经之剂。

《象》云：凉血补血，补肾水真阴不足。此药大寒，宜斟酌用之，恐损胃气。

《珍》云：生血凉血。

《本草》云：主妇人崩中血不止，及产后血上薄心闷绝，伤身胎动下血，胎不落。堕坠踠折，瘀血留血，衄鼻吐血，皆捣饮之。

《液》云：手少阴，又为手太阳之剂，故钱氏泻丙与木通同用，以导赤也。诸经之血热。与他药相随，亦能治之，溺血便血亦治之，入四散例。

《心》云：苦甘，阴中微阳，酒浸上行、外行。生血、凉血去热。恶贝母，畏芜荑。

十七、《本草衍义补遗》—［元］　朱丹溪 撰　陶广正　刘玉玮 点校　《金元四大家医学全书》（上、下）天津科学技术出版社总纂　天津科学技术出版社出版

熟地黄　气寒味苦，阴中之阳，入手足少阴厥阴。一名苄，一名芑。大补，血衰者须用之。又能填骨髓，长肌肉，男子五劳七伤，女子伤中，胞漏下血，破恶血溺血。初采得以水浸，有浮名者天黄，不堪用。半浮半沉者名人黄，为次。其沉者名地黄，最佳也。其花，即地髓花。可单服，延年。凡蒸，以木甑砂锅，不可犯铁器。令人肾消，男子损荣，女子损卫。主地黄大寒，治妇人崩中血不止及产后血上薄心闷绝，胎动下血，胎不落，坠折伤、瘀血、衄血、吐血，皆可捣饮之。病人虚而多热者勿用，慎之！

十八、《本草发挥》—［明］　徐彦纯 著　薛铠 校　明刻清印（中国中医科学院图书馆藏书善本）

熟干地黄　味甘。苦。日乾者。平。火乾者。温。无毒。［洁古］云：熟地黄。酒洒。九蒸。假酒力则微温。补血虚不足。虚损血衰之人须用。善黑须发。忌莱菔。［主治秘诀］云：性温。味苦。甘。气薄。味厚。沉而降。阴也。我用有五：益肾水真阴。一也。和产后血气。二也。去腹脐急痛。三也。养阴退阳。四也。壮水之源。五也。外治工以酒浸之。

［东垣］云：地黄生则性大寒而凉血。熟则性微温而补肾。又云：熟地黄。当归身。牡丹皮。此三味诸经中和血。生血凉血。

［海藏］云：生地黄治手足心热及骨蒸热。入手足少阴、手足厥阴。能益肾水而凉血。其脉洪实者。宜用生地黄。若脉虚者。则宜用熟地黄。假火力蒸九次。故能补肾中元气。仲景制八味丸。以熟地黄为诸药之首者。天一所生之源也。汤液四物汤。以治藏血之脏。亦以熟地黄为君者。癸乙同归一治也。蒸捣。不可犯铁器。若犯之。令人肾消。［陈藏器］云：蒸干。则温补。生干。则平宣。［机要］云：熟地黄治脐下发热者。肾经病也。非地黄不能除。补肾也。益阴之剂。宜尤加当归为补髓煎。

生地黄　味甘。平。大寒。无毒。主妇人崩中血不止。

［洁古］云：生地黄性寒。味苦。凉血。补血。补肾水真阴不足。治少阴心热在内。此药大寒。宜斟酌用之。恐损胃气。［主治秘诀］云：性寒。味苦。气薄。味厚。沉而降。阴也。其用有三：凉血。一也。除皮肤燥。二也。去诸湿涩。三也。又云：阴中微阳。酒浸上行。［海藏］云：手少阴。手太阳之药。故钱氏泻内与木通同用。以导赤也。诸经之血热。与他药相随。亦能治之。溺血、便血亦治之。

十九、《本草品汇精要》—［明］　刘文泰 等著　人民卫生出版社

生地黄　无毒。生地黄主妇人崩中血不止。及产后血上薄心闷绝。伤身。胎动下血。胎不落。堕坠踠折。淤血、留血、衄鼻。吐血皆捣饮之。（名医所录）

【名】地髓。芐、芑。

【苗】［图经］曰：二月生叶布地似车前叶。上有皱纹而不光。高者尺余。低者三、四寸。其花似油麻花而红紫色。亦有黄花者。其实作房如连翘。子甚细而沙褐色。其根色状与南胡萝卜逼直。但粗细长短不一。［日华子］云：生者水浸有浮者。名天黄。不堪用。半沉者。名人黄。为次。其沉者。名地黄。最佳也。［衍义］曰：地黄。叶如甘露。子花如脂麻。花但有细斑点。北人谓之牛奶子花。其茎微细。短促而有白毛者是也。

【地】［图经］曰：咸阳川泽及同州。今处处有之。［陶隐居］云：渭城。彭城。历阳。江宁［地道］今怀庆者为胜。

【时】［生］春生叶。［采］二月。八月取根。

【收】阴干。

【用】根肥大者为好。

【质】类南胡萝卜而脆。

【色】黄。

【味】甘。苦。

【性】大寒。泄。

【气】味厚。气薄。阴中之阳。

【臭】香。

【主】安心神。凉血热。

【行】手太阳经。少阴经。

【助】得麦门冬。清酒良。

【反】恶贝母。畏芜荑。

【制】酒浸上行或捣汁用。

【治】［疗］［药性论］云：解诸热。破血通利。月水闭绝。不利水道。捣薄心腹能消淤血。病人虚而多热加而用之。［李杲］云：凉心火之血热。泻脾土之湿热。止鼻中之衄热。除五心之烦热。

［补］［汤液本草］云：生血。益肾真阴不足。［萧炳］云：黑须发。

【合治】与木通同用以导赤也。

【忌】萝卜。葱白。韭白。薤白。铜、铁器。

熟地黄　无毒。干熟地黄（出神农本经）主折跌绝筋。伤中。逐血痹。填骨髓。长肌肉。作汤除寒热积聚。除痹。久服轻身不老（以上朱字神农本经）。主男子五劳七伤。女子伤中。胞漏下血。破恶血、溺血。利大小肠。去胃中宿食。饱力断绝。补五脏内伤不足。通血脉。益气力。利耳目。（以上黑字名医所录）

【名】熟芐。

【苗】谨按苗叶文具生地黄条下旧本制治混。而不分考。其功用随其生熟。故表出之然蒸曝者谓之熟地黄。其制之法。以生地黄去皮。瓷锅上柳木甑。蒸之。摊晒令干。拌酒再蒸。如此九度。谓之九蒸九曝。乃平易之法耳。及据图经曰：八月取根。以水浸验。其浮者。名天黄。不堪用。半浮半沉者。名人黄。为次。唯沉水肥实者。名地黄为上。以水净洗。弃去细而根节瘦短者。取二、三十斤。曝干。又以

二、三十斤捣取汁。置银磁器中。入地黄浸。令透。先于饭上蒸三、四过。时时蒸曝。使汁尽为度。其色黑如漆。味甘如饴。脂柔而润泽。此法为至精也。

【收】磁器藏之。

【用】根肥大柔润者为好。

【质】类干黄精而细长。

【色】黑。

【味】甘。

【性】寒。缓。

【气】味厚。气薄。阴中之阳。

【臭】香。

【主】补诸虚。益肾水。

【行】手太阴经。厥阴经。足少阴经

【助】得麦门冬。清酒良。

【反】恶贝母。畏芜荑。

【治】［疗］［药性论］云：温中下气。通血脉。吐血不止。［日华子］云：止鼻衄。妇人崩中血晕。［李杲］云：伤寒后胫股最痛。新产后脐腹难禁。［补］［药性论］云：补虚损。久服变白延年。［日华子］云：助心。胆气。安魂定魄。止惊悸。劳劣。心肺损。助筋骨。长志。［李杲］云：活血气。封填骨髓。滋肾水。补益真阴。

【忌】萝卜、葱白、韭白、薤白、铜、铁器。

二十、《食物本草》—［明］　李杲 撰 郑金生　刘晖桢 等校点　中国医药科技出版社

地黄　生咸阳川泽，黄土地者佳。二月八月采根阴干。苏颂曰：地黄，今处处有之，以同州者为上。二月生叶，布地便出，似车前叶，上有皱纹而不光。高者及尺余。低者三四寸。其花似油麻花而红紫色，亦有黄花者。其实作房如连翘，中仁甚细而沙褐色。根如人手指，通黄色，粗细长短不常。种之甚易，根入土即生。大宜肥壤虚地，则根大而多汁。其法：以苇席围编如车轮，径丈余，以壤土实苇席中为坛。坛上又以苇席实土为一级，比下坛径减一尺。如此数级如浮图，乃以地黄根节多者寸断之，莳坛上，层层令满，逐日水灌令茂盛。至春、秋二分时，自上层取之，根皆长大而下断折，不被剧伤故也。得根曝干，出同州者光润甘美。李时珍曰：地黄，今人唯以怀庆者为上，亦各处随时兴废不同尔。其苗初生塌地，叶如山白菜而毛涩，叶面深青色。又似小芥叶而颇厚，不丫叉。叶中撺茎，上有细毛，茎梢开小筒子花，红黄色。结实如小麦粒。根长四五寸，细如手指，皮赤黄色，曝干乃黑。生食作土气，俗呼其苗为婆婆奶。古人种子，今唯种根。王旻《山居录》云：地黄嫩苗，摘其旁叶作菜，甚益人。本草以二月八月采根，殊未穷物性。八月残叶犹在，叶中精气未尽归根。二月前苗已生，根中精气已滋于叶，不如正月、九月采者殊好，又与蒸曝相宜。《礼记》云：羊蕨豕薇，则自古已食之矣。陈嘉谟曰：江浙壤地种者，受南方阳气，质虽光润而力微；怀庆山产者，禀北方纯阴，皮有疙瘩而力大。

干地黄（其法：用生地黄一百斤，择肥者六十斤，洗净晒令微皱。以拣下者洗净，木臼中捣绞汁尽，投酒更捣。取汁拌前地黄，日中晒干，或火焙干用。）味甘，寒，无毒。治伤中，逐血痹，填骨髓，长肌肉，除寒热积聚及痹。疗折跌绝筋。久服轻身不老，生者尤良。又治男子五劳七伤，女子伤中，胞漏下血，破恶血溺血，利大小肠，补五脏内伤不足，通血脉，益气力，利耳目。助心胆气，强筋骨，长志，安魂定魄。治惊悸劳劣，心肺损，吐血鼻衄，妇人崩中血运，产后血虚腹痛。凉血生血，补肾水真阴，除皮肤燥，去诸湿热。主心病掌中热痛，脾气痿蹶嗜卧，足下热而痛。病人虚而多热者，宜加用之。若阴微

阳强，相火炽盛，来乘阴位，日渐煎熬，为虚火之证者，宜地黄之属，以滋阴退阳。

熟地黄（近时造法：拣取沉水肥大者，以好酒入砂仁末在内，拌匀，柳木甑于瓦锅内蒸令气透，晾干。再以砂仁酒拌蒸晾。如此九蒸九晾乃止。盖以地黄性泥，得砂仁之香而窜，合和五脏冲和之气，归宿丹田故也。只以汤气炊熟者不可用。）味甘，微温，无毒。主填骨髓，长肌肉，生精补血，滋益五脏。治内损不足，通血脉，利耳目，黑须发，男子五劳七伤，女子伤中胞漏，经候不调，胎产百病。滋肾水，益真阴，去脐腹急痛。病后胫股酸痛，坐而欲起，目䀮䀮无所见。凡服地黄，忌葱蒜、萝卜、诸血，令人荣卫涩，须发白。又忌铜铁器，令人肾消。李时珍曰：姜汁浸则不泥膈，酒制则不妨，鲜用则寒，干用则凉，熟用则温。张元素曰：地黄生则大寒而凉血，血热者须用之；熟则微温而补肾，血衰者须用之。又脐下痛属肾经，非熟地黄不能除，乃通肾之药也。王好古曰：生地黄治心热，手足心热，入手足少阴厥阴，能益肾水，凉心血，其脉洪实者宜之。若脉虚者，则宜熟地黄，假火力蒸九数，故能补肾中元气。仲景六味丸，以之为诸药之首。天一所生之元也。汤液四物汤，治藏血之脏以之为君者，癸乙同归一治也。崔元亮《海上方》：治一切心痛，无问新久，以生地黄一味，随人所食多少，捣绞取汁，搜面作餺飥或冷淘食。良久，当利出虫，长一尺许，头似壁宫，后不复患矣。昔有人患此病二年，深以为恨。临卒，戒其家人：吾死后，当刮去病本。从其言，果得虫。置于竹节中，每所食，皆饲之。因食地黄餺飥，亦与之，随即坏烂，由此得方。刘禹锡《传信方》亦纪其事云：贞元十年，通事舍人崔抗女，患心痛垂绝，遂作地黄冷淘食，便吐一物，可方寸匕，状如蛤蟆，无足目，似有口，遂愈。冷淘勿着盐。

【叶】治恶疮似癞，十年者，捣烂日涂，盐汤先洗。按：《抱朴子》云：韩子治用地黄苗，喂五十岁老马，生三驹，又活一百三十岁，乃死也。《朝野佥载》云：雉被鹰伤，衔地黄叶点之；虎中药箭，食清泥解之。鸟兽犹知解毒，何况人乎？

【实】四月采，阴干，捣末，水服方寸匕，日三服，功与地黄等。

【花】为末服食，功同地黄，肾虚腰脊痛，为末，酒服方寸匕，日三。

附方

服食地黄法：用地黄根洗净，捣绞汁，煎令稠，入白蜜更煎，令可丸，丸如桐子大。每晨温酒送下三十丸，百日面如桃花，身轻不老。《抱朴子》云：楚文子服地黄八年，夜视有光。

地黄粥：大能益血生精。地黄切二合，与米同入罐中煮之，候熟，以酥二合，蜜一合，同炒香，入内再煮熟食之。

琼玉膏：常服开心益智，返老还童，辟穀延龄，及治痈疽劳瘵，咳嗽唾血等症。乃铁瓮城申先生方也。生地黄汁十六斤取汁，人参末一斤半，白茯苓末三斤，白沙蜜十斤，滤净，拌匀入瓶内，箬封，安砂锅中，桑柴火煮三昼夜。再换蜡纸重封，浸井底一夜，取起再煮一伏时。每以白汤或酒点服一匙。丹溪云：好色虚人，咳嗽唾血者，服之甚捷。国朝太医院进御服食，议加天门冬、麦门冬、枸杞子末各一斤，赐名益寿永真膏。

治骨蒸劳热：用生地黄一斤，捣三度，绞尽，分每日服一盏。

治咳嗽唾血，劳瘦骨蒸，日晚寒热：用生地黄捣汁，煮白粥临熟，入汁搅匀，空心服食之。

治鼻中出血不止：用生地黄、曲蟮、薄荷晒干，等分为末，冷水调下。

治肠风下血：用生熟地黄并酒浸，五味子等分，捣烂蜜丸梧子大，每酒下七十丸。

治小儿初生七八日，大小便出血，乃热传心肺，不可服凉药：只以生地黄汁五七匙，酒蜜各半匙，和服之。

治小便尿血及吐血、衄血：用生地黄汁半升，生姜汁半合，蜜一合，和匀服之。

治月水不止：用生地黄汁、无灰酒各一盏，煎服，日二次。

治产后百病。地黄酒：用地黄汁渍曲二升，糯米一斗，令发如常。酿之至熟，封七日，取清常服，令相续不断，一月后见效。

二十一、《本草蒙筌》—［明］　陈嘉谟 撰　王淑民 等　点校　人民卫生出版社

生干地黄（一名苄）　味苦、甘，气寒。气薄味厚，沉也，阴也，阴中之阳。无毒。秋深汁降，根实采收。日干者平，火干者温。蒸干者温补，生干者平宜。地产南北相殊，药力大小悬隔。江浙种者（多种肥壤）受南方阳气，质虽光润力微；怀庆（郡名，属河南。）生者，（多生深谷）。禀北方纯阴，皮有疙瘩力大。用试寸水，分别三名。浮者天黄，沉者地黄，半浮沉者人黄。惟地黄独优取服，余二者并劣检除。畏芜荑，恶贝母，忌三白。咀犯铁器肾消，（竹刀切碎）。食同萝卜发皓。得麦门冬善为引导，拌姜汁炒不泥膈痰。（凡饮酒人服此，必依制之，酒病多痰，恐滞膈作胀满也）。如上达补头脑虚，或外行润皮肤燥。必资酒浸，方促效臻。入手少阴及手太阳。凉心火血热，俾去眼疮；泻脾土湿热，使长肌肉。骨蒸劳热可退，五心烦热堪驱。止血溢吐衄单方，疗伤折金疮要药。又治妇人月经闭绝。产后血上攻心。妊娠下血漏胎，崩中下血不止。患人脉多洪多热，加用何妨；倘或脾胃有寒。切宜斟酌。

【花】名地髓，服可延年。

【实】研水调，效与根等。

酒润蒸黑，名熟地黄。性微温稍除寒气，入手足少厥阴经。大补血衰，倍滋肾水。增气力，明耳目，填骨髓，益真阴。伤寒后，胫股最痛者殊功；新产后，脐腹急痛者立效。乌髭黑发，悦色驻颜。仲景制八味丸为君，取天下所生之源，专补肾中元气；（天一生水，故人元气属肾主之。）东垣立四物汤作主，演癸乙同归一治，兼疗藏血之经。（癸水属肾，乙木属肝，肝为血海，故云藏血经也。）久久服之，明目益寿。（谟）按：丹溪云：气病补血，虽不中病亦无害也。读之不能无疑焉。夫补血药剂，无逾地黄、当归，若服过多，其性缠滞，每于胃气亦有亏耳。尝见胃虚气弱，不能运行，血越上窍者，用此合成四物汤，以为凉血补血之剂。多服调治，反致胸膈痞闷，饮食少进，上吐下泻，气喘呕血，日渐危迫，去死几近。此皆因血药伤其卫和胃气，安得谓无害耶？大抵血虚故不可专补其气，而气虚亦不可过补其血。所贵认证的真，量剂佐助，庶几不失于偏损也。

二十二、《本草纲目》—［明］　李时珍 著　陈贵廷 等　点校　中医古籍出版社

地黄（本经上品）

【释名】苄音户。芑音起。地髓本经［大明曰］：生者以水浸验之，浮者名天黄，半浮半沉者名人黄，沉者名地黄。入药沉者为佳，半沉者次之，浮者不堪。［时珍曰］尔雅云：苄，地黄。郭璞云：江东呼为苄。罗愿云：苄以沉下者为贵，故字从下。

【集解】［别录曰］地黄生咸阳川泽黄土地者佳，二月、八月采根阴干。［宏景曰］咸阳即长安也。生渭城者乃有子实如小麦。今以彭城干地黄最好，次历阳，近用江宁板桥者为胜。作干者有法，捣汁和蒸，殊用工意；而此云阴干，恐以蒸作为失乎？人亦以牛膝、萎蕤作之，人不能别。［颂曰］今处处有之，以同州者为上。二月生叶，布地便出似车前，叶上有皱文而不光。高者及尺余，低者三四寸。其花似油麻花而红紫色，亦有黄花者。其实作房如连翘，中子甚细而沙褐色。根如人手指，通黄色，粗细长短不常。种之甚易，根入土即生。一说：古称种地黄宜黄土。今不然，大宜肥壤虚地，则根大而多汁。其法以苇席围编如车轮，径丈余，以壤土实苇席中为坛。坛上又以苇席实土为一级，比下坛径减一尺。如此数级，如浮屠。乃以地黄根节多者寸断之，莳坛上，层层令满，逐日水灌，令茂盛。至春秋分时，自上层取之，根皆长大而不断折，不被断伤故也。得根暴干。出同州者光润甘美。［宗奭曰］地黄叶如甘露子，花如脂麻花，但有细斑点，北人谓之牛奶子花，茎有微细短白毛。［时珍曰］今人惟怀庆地黄为上，亦各处随时兴废不同尔。其苗出生塌地，叶如山白菜而毛涩，叶面深青色，又似小芥叶而颇厚，不叉丫。叶中撺茎，上有细毛。茎梢开小筒子花，红黄色。结实如小麦粒。根长，四五寸，细如手指，皮赤黄色，如羊蹄根及葫萝卜根，曝干乃黑，生食作土气。俗呼其苗为婆婆奶。古人种子，今惟种根。王旻山居录云：地黄嫩苗，摘其旁叶作菜，甚益人。本草以二月、八月采根，殊未穷物性。八月残叶犹在，叶中精气，未尽归根。二月新苗已生，根中精气已滋于叶。不如正月、九月采者殊好，又与蒸曝相宜。礼记云：羊苄豕薇，则自古已食之矣。［嘉谟曰］江浙壤地种者，受南方阳气，质虽光润而力微；怀庆府产者，禀北方纯阴，皮有疙瘩而力大。

干地黄［修治］［藏器曰］干地黄，本经不言生干及蒸干。方家所用二物各别，蒸干即温补，生干即平宣，当依此法用。［时珍曰］本经所谓干地黄者，即生地黄之干者也。其法取地黄一百斤，择肥者六十斤洗净，晒令微皱。以拣下者洗净，木臼中捣绞汁尽，投酒更捣，取汁拌前地黄，日中晒干，或火焙干用。

【气味】甘，寒，无毒。［别录曰］苦。［权曰］甘，平。［好古曰］甘、苦，寒，气薄味厚，沉而降，阴也。入手足少阴厥阴及手太阳之经。酒浸，上行外行。日干者平，火干者温，功用相同。［元素曰］生地黄大寒。胃弱者斟酌用之。恐损胃气。［之才曰］得清酒、麦门冬良。恶贝母，畏芜荑。［权曰］葱、蒜、萝卜、诸血，令人营卫涩，须发白。［敩曰］忌铜铁器，令人肾消并发白，男损营，女损卫。［时珍曰］姜汁浸则不泥膈，酒制则不妨。鲜用则寒，干用则凉。

【主治】伤中，逐血痹，填骨髓，长肌肉。作汤除寒热积聚，除痹，疗折跌绝筋。久服轻身不老，生者尤良。［本经］主男子五劳七伤，女子伤中胞漏下血，破恶血，溺血，利大小肠，去胃中宿食，饱力断绝，补五脏内伤不足，通血脉，益气力，利耳目。［别录］助心胆气。强筋骨长志，安魂定魄，治惊悸劳劣，心肺损，吐血鼻衄，妇人崩中血运。［大明］产后腹痛。久服变白延年。［甄权］凉血生血，补肾水真阴，除皮肤燥，去诸湿热。［元素］主心病掌中热痛，脾气痿蹶嗜卧，足下而痛。

【好古】治齿痛唾血。

生地黄

【主治】大寒。治妇人崩中血不止，及产后血上薄心闷绝。伤身胎动下血，胎不落，坠堕踠折。瘀血留血，鼻衄吐血，皆捣饮之。［别录］解诸热，通月水，利水道，捣贴心腹，能消瘀血。

【发明】［好古曰］生地黄入手少阴，又为手太阳之剂，故钱仲阳泻丙火与木通同用以道赤也。诸经之血热，与他药向随，亦能治之。溺血、便血皆同。［权曰］病人虚而多热者，宜加用之。［戴原礼曰］阴微阳盛，相火炽强，来乘阴位，日渐煎熬，为虚火之证者，宜地黄之属，以滋阴退阳。［宗奭曰］本经只言干、生二种，不言熟者。如血虚劳热，产后虚热，老人中虚燥热者，若与生干，当虑太寒，故后世改用蒸曝熟者。生熟之功殊别，不可不详。［时珍曰］本经所谓干地黄者，乃阴干、日干、火干者，故又云生者尤良。别录复云生地黄者，乃新掘鲜者，故其性大寒。其熟地黄乃后人复蒸晒者。诸家本草皆指干地黄为熟地黄，虽主治证同，而凉血补血之功稍异，故今别出熟地黄一条于下。

熟地黄

【修治】［颂曰］作熟地黄法：取肥地黄三二十斤净洗，别以拣下瘦短者三二十斤捣绞取汁，投石器中，浸漉令浃，甑上浸三四过，时时浸滤蒸讫，又暴使汁尽。其地黄当光黑如漆，味甘如饴。须瓷器收之，以其脂柔喜润也。［敩曰］采生地黄去皮，瓷锅上柳木蒸之，摊令气歇，拌酒再蒸，又出令干。勿犯铜铁器，令人肾消并发白，男损营，女损卫也。［时珍曰］近时造法：拣取沉水肥大者，以好酒入缩砂仁末在内，拌匀，柳木甑于瓦锅内蒸令气透，晾干。再以砂仁酒拌蒸晾。如此九蒸九晾乃止。盖地黄性泥，得砂仁之香而窜，合和五脏冲和之气，归宿丹田故也。今市中惟以酒煮熟售者，不可用。

【气味】甘、微苦，微温，无毒。［元素曰］甘、微苦、寒。假酒力洒蒸，则微温而大补。味厚气薄，阴中之阳，沉也。入手足少阴厥阴之经。治外治上，须酒制。忌萝卜、葱、蒜、诸血。得牡丹皮、当归，和血生血凉血，滋阴补髓。

【主治】填骨髓，长肌肉，生精血，补五脏内伤不足，通血脉，利耳目，黑须发，男子五劳七伤，女子伤中胞漏，经候不调，胎产百病。［时珍］补血气，滋肾水，益真阴，去脐腹急痛，病后胫股酸痛。［元素］坐而欲起，目𥆨𥆨无所见。好古。

【发明】［元素曰］地黄生则大寒而凉血，血热者须用之；熟则微温而补肾，血衰者须用之。又脐下痛属肾经，非熟地黄不能除，乃通肾之药也。［好古曰］生地黄治心热、手足心热，入手足少阴厥阴，能益肾水，凉心血，其脉洪实者宜之。若脉虚者，则宜熟地黄，假火力蒸九数，故能补肾中元气。仲景六味丸以之为诸药之首，天一所生之源也。汤液四物汤治藏血之脏，以之为君者，癸乙同归一治也。

［时珍曰］按王硕易简方云：男子多阴虚，宜用熟地黄；女子多血热，宜用生地黄。又云：生地黄能生精血，天门冬引入所生之处；熟地黄能补精血，用麦门冬引入所补之处。虞搏医学正传云：生地黄生血，而胃气弱者服之，恐妨食；熟地黄补血，而痰饮多者服之，恐泥膈。或云：生地黄酒炒则不妨胃，熟地黄姜汁炒则不泥膈。此皆得用地黄之精微者也。［颂曰］崔元亮海上方：治一切所能的痛，无问新久。以生地黄一味，随入所食多少，捣绞取汁，溲面作餺飥或冷淘食，良久当利出虫，长一尺许，头似壁宫，后不复患矣。昔有人患此病二年，深以为恨，临终戒其家人，吾死后当剖取病本。从其言果得虫，置于竹节中，每所食皆饲之。因食地黄餺飥亦于之，随节坏烂。由此得方。刘禹锡传信方亦纪其事云：贞元十年，通事舍人崔抗女，患新痛垂绝，遂作地黄冷淘食，便吐一物，可方寸匕，状如蛤蟆，无足目，似有口，遂愈。冷淘勿著盐。

【附方】旧十三，新五十一。

服食法　地黄根净洗，捣绞汁，煎令稠，入白蜜更煎，令可丸，丸如梧子大。每晨温酒送下三十丸，日三服。亦可以青州枣和丸。或别以干地黄末入膏，丸服亦可。百日面如桃花，三年身轻不老。抱朴子云：楚文子服地黄八年，夜视有光。

地黄煎　补虚除热，治吐血唾血，取乳石，去痈疖等疾。生地黄不拘多少，三捣三压，取汁令尽，以瓦器盛之，密盖勿泄气，汤上煮减半，绞去滓，再煎如饧，丸弹子大。每温酒服一丸，日二服。千金方。

地髓煎　生地黄十斤，洗净，捣压取汁，鹿角胶一斤半，生姜半斤，绞取汁，蜜二升，一酒四升。文武火煮地黄汁数沸，即以酒研紫苏子四两，取汁入煎一二十沸，下胶，胶化，下姜汁、蜜再煎，候稠，瓦器盛之。每空心酒化一匕服，大补益。同上。

地黄粥　大能利血生精。地黄切二合，与米同入罐中煮之，候熟，以酥二合，蜜一合，同炒香入内，再煮熟食。臞仙神隐。

地黄酒　见谷部酒下。

琼玉膏　常服开心益智，发白返黑，齿落更生，辟谷延年。治痈疽劳瘵。咳嗽唾血等病，乃铁瓮城申先生方也。生地黄汁十六斤取汁，人参末一斤半，白茯苓末三斤，白沙蜜十斤，滤净拌匀，入瓶内，箬封，安砂锅中，桑柴火煮三日夜。再换蜡纸重封，浸井底一夜，取起，再煮一伏时。每以白汤或酒点服一匙。丹溪云：好色虚人，咳嗽唾血者，服之甚捷。国朝太医院进御服食，议加天门冬、麦门冬、枸杞子末各一斤，赐名益寿求真膏。臞仙方：加琥珀、沉香半两。

明目补肾　生苄、熟苄各二两，川椒红一两，为末，蜜丸梧桐子大，每空心盐汤下三十丸。普济方。

固齿乌须　一治齿痛，二生津液，三变白须，其功极妙。地黄五斤，柳木甑内，以土盖上，蒸熟晒干。如此三次，捣为小饼。每噙咽一枚。御药院方。

男女虚损　或大病后，或积劳后，四体沉滞，骨肉酸痛，及吸少气，或小腹拘急，腰背强痛，咽干唇燥，或饮食无味，多卧少起，久者积年，轻者百日，渐至瘦削。用生地黄二斤，面一斤，捣烂，炒干为末。每空心酒服方寸匕，日三服。忌如法。肘后方。

虚劳困乏　地黄一石，取汁，酒三斗，搅匀煎收，日服。必效方。

病后虚汗　口干心躁。熟地黄五两，水三盏，煎一盏半，分三服，一日尽，圣惠方。

骨蒸劳热　张文仲方：用生地黄一升，捣三度，绞尽，分再服。若利即减之，以凉为度。外台秘要。

妇人发热　欲成劳病，肌瘦食减，经候不调。地髓煎：用干地黄一斤，为末，炼蜜丸梧子大，每酒服五十丸。保庆集。

妇人劳热　心忪。地黄煎：用生干地黄、熟干地黄等分，为末，生姜自然汁，入水相和，打糊先梧子大，每服三十丸，用地黄汤下，或酒醋茶汤下亦可，日三服。觉脏腑虚冷，则晨服入味丸，地黄性冷坏脾。阴虚则发热，地黄补阴血故也。妇人良方。

咳嗽唾血　劳瘦骨蒸，日晚寒热。生地黄汁三合，煮白粥临熟，入地黄汁搅匀，空心食之，食医心镜。

吐血咳嗽　熟地黄末，酒服一钱，日三。圣惠方。

吐血不止　生地黄汁一升二合，白胶香二两，以瓷器盛，入甑蒸，令胶消，服之。梅师。

肺损吐血　或舌上有孔出血。生地黄八两取汁，童便五合同煎热，入鹿角胶炒研一两，分三服。

心热吐衄　脉洪数者。全苄汁半升，熬至一合，入大黄末一两，待成膏，丸梧子大，每熟水下五丸至十丸。并圣惠方。

鼻出衄血　干地黄、地龙、薄荷等分，为末，冷水调下。孙兆秘宝方。

吐血便血　地黄汁六合，铜器煎沸，入牛皮胶一两，待化入姜汁半杯，分三服，便止。或微转一行，不妨。圣惠方。

肠风下血　生地黄、熟地黄并酒浸，五味子等分，为末，以炼蜜丸梧子大，每酒下七十丸。百一选方。

初生便血　小儿初生七八日，大小便血出，乃热传心肺。不可服凉药，只以生地黄汁五七匙，酒半匙，蜜半匙，和服之。全幼心鉴。

小便尿血　吐血，及耳鼻出血。生地黄汁半斤，生姜汁半合。蜜一合，和服。圣惠方。

小便血淋　生地黄汁、车前叶汁各三合，和煎服。圣惠方。

小儿蛊痢　生苄汁一升二合，分三四服，立效。子母秘录。

月水不止　生地黄汁，每服一盏，酒一盏，煎服，日二次。千金方。

月经不调　久而无子，乃冲任伏热也。熟地黄半斤，当归二两，黄连一两，并酒浸一夜，焙研为末，炼蜜丸梧子大。每服七十丸，米饮温酒任下。禹讲师方。

妊娠漏胎　下血不止。百一方：用生地黄汁一升，渍酒四合，煮三五沸服之。不止又服。崔氏方：用生地黄为末，酒服方寸匕，日一夜一。经心录：加干姜为末。保命集：二黄丸：用生地黄、熟地黄等分，为末。每服半两，白术、枳壳煎汤，空心调下，日二服。

妊娠胎痛　妊妇冲任脉虚，惟宜抑阳助阴。内补丸：用熟地黄二两，当归一两，微炒为末，梧子大，每温酒下三十丸。许学士本事方。

妊娠胎动　生地黄捣汁，煎沸，入鸡子白一枚，搅服。圣惠方。

产后血痛　有块，并经脉行后，腹痛不调。黑神散：用熟地黄一斤，陈生姜半斤，同炒干为末。每服二钱，温酒调下。妇人良方。

产后恶血　不止。干地黄捣末，每食前热酒服一钱，连进三服。瑞竹堂方。

产后中风　胁不得转。交加散：用生地黄五两研汁，生姜五两取汁，交互相浸一夕，次日各炒黄，浸汁干，乃焙为末。每酒服一方寸匕。济生方。

产后烦闷　乃血气上冲。生地黄汁、清酒各一升，相和煎沸，分二服。集验方。

产后百病　地黄酒：用地黄汁渍曲二斤，净秫米二斗，令发，如常酿之。至熟，封七日取清，常服令相接。忌生冷鲜蒜鸡猪肉一切毒物。未产先一月酿成。夏月不可造。千金翼方。

胞衣不出　生地黄汁一升，苦酒三合，相和暖服。必效方。

寒病绞痛　来去。用乌鸡一只，治如常法。生地黄七斤，锉细，甑中同蒸，下以铜器承取汁，清旦服，至日晡令尽。其间当下诸寒澼讫，作白粥食之。久疝者作三剂。肘后方。

小儿阴肿　以葱椒汤暖处洗之，唾调地黄末傅之。外肾热者，鸡子清调。或加牡蛎少许。危氏方。

小儿热病　壮热烦渴，头痛。生地黄汁三合，蜜半合，和匀，时时与服。普济方。

热暍昏沉　地黄汁一盏服之。

热瘴昏迷　烦闷，饮水不止，至危者，一服见效。生地黄根、生薄荷叶等分，擂烂，取自然汁，入麝香少许，井花水调下，觉心下顿凉，勿再服。普济方。

温毒发斑　黑膏：治温毒发斑呕逆。生地黄二两六钱二字半，好豆豉一两六钱二字半，以猪膏十两合之，露一夜，煎减三分之一，绞去滓，入雄黄、麝香如豆大，搅匀，分作三服，毒从皮中出则愈。忌芜荑。千金方。

血热生癣　地黄汁频服之。千金方。

疔肿乳痈　地黄捣敷之，热即易。性凉消肿，无不效。梅师方。

痈疖恶肉　地黄三斤，水一斗，煮取三升，去滓煎稠，涂纸上贴之，日三易。鬼遗方。

一切痈疽及打扑伤损，未破疼痛者。以生地黄杵如泥，摊在上，掺木香末于中，又摊地黄泥一重贴之，不过三五度即内消也，王衮博济方。

打扑损伤骨碎及筋伤烂。用生地黄熬膏裹之。以竹简编夹急缚，勿令转动，一日一夕，可十易之，则瘥。类说云：许元公过桥堕马，右臂臼脱，左右急挼入臼中，昏迷不和痛苦。急召田录事视之，曰：尚可救。乃以药封肿处，中夜方苏，达旦痛止，痛处已白。日日换贴，其瘀肿移至肩背，乃以药下去黑血三升而愈。即上方也。出肘后方中。损伤打扑瘀血在腹者。用生地黄汁三升，酒一升半，煮二升半，分三服。出千金方。

物伤睛突　轻者睑胞肿痛，重者目睛突出，但目系未断者。即纳入，急捣生地黄，绵裹傅之。仍以避风膏药，护其四边。圣济总录。

睡起目赤　肿起，良久如常者，血热也。卧则归于肝，故热则目赤肿，良久血散，故如常也。用生地黄汁，浸粳米半升，晒干，三浸三晒。每夜以米煮粥食一盏，数日即愈。有人病此，用之得效。医余。

眼暴赤痛　水洗生地黄、黑豆各二两，捣膏。卧时以盐汤洗目，闭目以药厚罨目上，至晓，水润取下。圣济总录。

薄内赤目　生地黄薄切，温水浸贴。小品方。

牙疳宣露　脓血口气。生地黄一斤，盐二合，末，自捣和团，以面包煨令烟断，去面入麝一分，研匀，日夜贴之。圣济总录。

牙齿挺长　出一分者，常咋生地黄，甚妙。张文仲备急方。

牙动欲脱　生地黄绵裹咂之，令汁渍根，并咽之，日五六次。千金方。

食蟹龈肿　肉弩出者。生地黄汁一碗，牙皂角数条火炙，蘸尽地黄汁，为末傅之。永类方。

耳中常鸣　生地黄截，塞耳中，日数易之。或煨熟，尤妙。肘后方。

须发黄赤　生地黄一斤，生姜半斤，各洗，研自然汁，留滓。用不蛀皂角十条，去皮弦，蘸汁，炙至汁尽为度。同滓入罐内泥固，煅存性，为末，用铁器盛。末三钱汤调，停二日，临卧刷染须发上，即黑。本事方。

竹木入肉　生地黄嚼烂罨之。救急方。

毒箭入肉　煎生地黄汁作丸服，至百日，箭出。千金方。

猘犬咬伤 地黄捣汁，饮，并涂之，百度愈。百一方。

【叶】［主治］恶疮似癞，十年者，捣烂日涂，盐汤先洗。千金方［时珍曰］按抱朴子云：韩子治用地黄苗喂五十岁老马，生三驹，又一百三十岁乃死也。张鹜朝野佥载云：雉被鹰伤。衔地黄叶点之；虎中药箭，食清泥解之。鸟兽犹知解毒，何况人乎？

【实】［主治］四月采，阴干捣末，水服方寸匕，日三服，功与地黄等。苏颂［弘景曰］出渭城者有子，淮南七精丸用之。

【花】［主治］为末服食，功同地黄。苏颂肾虚腰脊痛，为末，酒服方寸匕，日三。时珍。［附方］新一。内障青盲风赤生翳，及坠眼日久，瞳损失明。地黄花晒、黑豆花晒、槐花晒各一两，为末。猪肝一具，同以水二斗，煮至上有凝脂，掠尽瓶收。每点少许，三四次。圣惠方。

【附录】胡面莽拾遗。［藏器］味甘，温，无毒。主去痃癖及冷气，止腹痛，煮服。生岭南，叶如地黄。

二十三、《本草炮制药性赋》—［明］ 龚信 增补 中国中医科学院图书馆藏书善本

熟地黄 味甘。苦。寒。无毒。

生地黄 大寒。主妇人崩中不止。及产后血上薄心闷绝。［又云］：干地黄。君。能补虚损。温中下气。通血脉。久服变白延年。治产后腹痛。主吐血不止。

［雷公云］采生地黄。去白皮。瓷锅上柳木甑蒸之。摊令其歇。拌酒再蒸。又出令干。勿令犯铜。铁器。令人肾消并白发。男损荣。女损卫也。

［附千金方］治吐血神方 生地黄汁一升二合。白胶香二两。以磁器盛。入甑蒸。令胶消服。

［经验方］妊娠漏胎 生地黄汁二升。渍酒四合。煮三五沸服之。不止又服。

［产宝方］妊娠下血如月信通。恐胎漏方 干地黄。干姜等分为末。用酒调服寸匕。

二十四、《药鉴》—［明］ 杜文燮 著 焦耿芳 校 人民卫生出版社

熟地黄 气寒，味甘苦，无毒，气薄味厚，沉也，阴中阳也。惟其性寒泥滞，故用醇酒洗过，或姜汁炒过，或同附子用，不惟行滞，且能导引入肾，下元血虚者，必须用之。又能填骨髓、长肌肉。尺脉微者，桂附相宜。尺脉旺者，宜用黄柏知母，则滋阴降火补肾。善黑须发。佐鹿角胶极能补血。但此剂泥膈，不宜独用。若犯铁器，令人消肾。忌莱菔子，恐耗诸血。痘家匀气药中用之，便泄则禁。

生地黄 气寒，味甘苦，无毒，气薄味厚，沉也，阴中阳也。性虽大寒，较熟地则犹宣通而不泥膈，故能凉心火之血热，泻脾土之湿热，止鼻中之衄热，除五心之烦热。其或虚而生热者，不可多用，以性大寒故也。惟劳倦伤脾热者当用，以脾经大络之血损也。女人崩中血不止，产后血上攻心，胎动下血，老人津液枯绝，大肠燥结不润者，皆当用之。又实脾药中用二三分，以固脾气，使脾家永不受邪，但不可多用，以大寒恐倒脾气也。或用姜汁炒，或用醇酒洗，或用砂仁酒浸，皆制其寒性，免泥滞也。忌铁器。痘家血热之症，宜用之以凉血解毒，便滑者禁用。

二十五、《太乙仙制本草药性大全》—［明］ 王文洁 汇校 中国中医科学院图书馆藏书

（一）《仙制药性》

生地黄 一名地髓。一名苄。一名芑。生咸阳川泽黄土地者佳。二月。八月采根。阴干。秋深汁降根实采收。日干者平。火干者温。蒸干者温补。生干者平宣。地产南北相殊。药力大小悬隔。江浙种者受南方阳气质。虽光润力微。怀庆生者。禀北方纯阴。皮有疙瘩力大。用试寸水分别三名。浮者天黄。沉者地黄。半浮沉者人黄。惟地黄独优取服。余二者并劣捡除。畏无夷。恶贝母。忌三白咀。犯铁器。肾消。食同罗卜发皓。得麦门冬。清酒善为引导。拌姜汁炒。下胸隔痰。如上达补头脑虚。或外行润皮肤燥。必资酒浸。方促效。臻花名地髓。服可延年。实研水调效与根苎。酒润蒸黑名熟地黄。性微温。稍除寒气。入手足少厥阴经。大补血衰。倍滋肾水。增气力。利耳目。填骨髓。益真阴。伤寒后胫股最痛者殊功。新产后脐腹急痛者立效。乌须黑发。悦色驻颜。仲景制八味丸为取。天一所生之源。专补肾中元气。

【赋云】活血气。封填骨髓。滋肾水。补益真阴。治伤寒胫骨之最痛。疗新产后跻腹之难禁。补血且疗虚损。助心胆气。安魂定魄止惊。

（二）《本草精义》

干地黄　君。味甘。苦。气寒。味厚。气薄沉也。阴中之阳。无毒。得麦门冬、清酒良。

【主治】疗折跌绝筋伤中。逐血痹。填骨髓。长肌肉。作汤。除寒热积聚。除痹。久服轻身不老。酒洒蒸熟则微温。入手足少阴经厥阴经。大补血衰须用之。滋肾阴。益气力。利耳目。主血虚劳热。老人中虚燥热。男子五劳七伤。女子伤中胞漏下血。破恶血、溺血。产后血虚。脐腹痛。

【补注】机要云脐痛者。肾经也。非熟地黄不能除。补肾益阴之剂。匕宜丸加当归为补髓。象先云假酒力则微温。大补血衰者必用之。药善黑须发。

【太乙曰】采生地黄。去白皮。瓷锅上柳木甑蒸之。摊令气歇。拌酒再蒸。又出令干。勿令犯铜、铁器。令人肾消并白发。男损荣。女损卫也。

生地黄　味苦。甘。气寒。气薄。味厚。沉也。阴也。阴中之阳。无毒。大寒。入手太阳经、少阴经。

【主治】疗凉血生血。补肾水真阴不足。泻脾中温热及血热。生妇人崩中不止。及产后血上薄心。伤身胎动下血。胎不落。坠堕折伤瘀血、衄血、吐血。皆捣饮之。患人虚而多热加用之。

【补注】熟则补肾。生则凉血。胃寒者斟酌用之。恐损胃府。有痰膈不利者。姜汁炒用之。恐泥膈也。妊娠下血漏胎。

二十六、《本草真诠》—［明］　杨崇魁 撰　（中国中医科学院图书馆藏书线装本）

地黄　得麦文冬、清酒良。畏芜荑。恶贝母。忌三白咀。犯铁器。肾消。食同萝卜发皓。

味苦。其气寒。味厚。气薄。沉也。阴中之阳。无毒。入手少阴、太阳经。江浙者质虽光润力微。怀庆生者皮有疙瘩力大。脉洪多热。加用无妨。脾胃有寒最宜。斟酌。上达补头脑虚。外形润皮肤燥。必资酒浸。有痰膈不利及酒。病人服必姜汁炒用。恐滞膈作胀满也。酒蒸黑名熟地。性微温。入手、足少阴经、厥阴经。伤寒后胫胀最痛殊功。产后脐腹急痛立效。机要云：脐下痛者。肾经也。非熟地黄不能除。补肾益阴宜丸。加当归为补髓。

二十七、《本草原始》—［明］　李中立 撰绘　郑金生 汪惟刚 等整理　人民卫生出版社

生地黄　始生咸阳黄土地者佳。二月生叶布地，便出似车前叶，上有波纹而不光，高者尺余，低者三四寸。其叶似油麻花而红紫色，亦有黄花者。其实作房如连翘子，甚细而沙，褐色。根如人手指，黄色。二月、八月采根阴干。以水浸试之，浮者名天黄，半浮半沉者名人黄，沉者名地黄。以沉者为良，故以地为名。《尔雅》云：苄，地黄。“苄”字从下，亦趋下之义也。《本经》所谓干地黄者，即生地黄之干者也。

【气味】甘寒，无毒。

【主治】伤中，逐血痹，填骨髓，长肌肉，作汤，除寒热积聚，除痹，疗折跌绝筋。久服轻身不老，鲜者优良。主男子五劳七伤，女子伤中，胞漏下血，破恶血，溺血，利大小肠，去胃中宿食，饱力断绝。补五脏内伤不足，通血脉，益气力，利耳目。助心胆气，强筋骨，长志，安魂定魄。治惊悸劳劣，心肺

损，吐血鼻衄。妇人崩中血运，产后腹痛。久服变白延年。凉血生血，补肾水真阴，除皮肤燥，去诸湿热。主心病掌中热痛，脾气，痿厥嗜卧，足下热而痛。治齿痛唾血。

鲜地黄 大寒。

【主治】妇人崩中血不止，及产后血上薄心闷绝。伤身胎痛下血，胎不落。坠堕踠折，瘀血留血，衄鼻吐血，皆捣饮之。解诸热，通月水，利水道。捣贴心腹，能消瘀血。

生地黄 《本经》上品

产杭地者质虽光润，力微；出怀庆者皮有疙瘩，力大，凡资入药，宜用怀庆。

有一种山地黄，干枯轻浮，不宜入剂。

【修治】拣择沉水者，酒洗晒干，或火烘干用。亦有以姜汁炒者，各依方法。酒浸上行，姜制不泥膈，日干者平，火干者温。

生地黄味厚气薄，阴中之阳，入手足少阴、厥阴及手大肠经。得清酒、麦门冬良。恶贝母；畏芜荑；葱、蒜、莱菔。勿犯铜铁器，令人肾消并发白。

《千金方》：治吐血唾血，补虚除热，取乳石，去痈疖等疾，鲜地黄不拘多少，三捣三压，取汁令尽，以磁器盛之，密盖勿泄气，汤上煮，减半，绞去滓，再煎如饧，丸弹子大。每温酒服一丸，日二服，良。

生地黄君。

熟地黄 系缩砂酒拌蒸熟者。

【气味】甘、微苦，微温，无毒。

【主治】填骨髓，长肌肉，生精血，补五脏内伤不足，通血脉，利耳目，黑须发，男子五劳七伤，女子伤中胞漏，经后不调，胎产百病。补血气，滋肾水，益真阴，去脐腹急痛，病后就胫骨酸痛。坐而欲起，目𥆨𥆨无所见。

怀熟地黄，《本经》上品。

入药惟怀庆熟地黄最优，杭地黄及山地黄不堪用。今市家或以酒煮，或以黑豆汤拌蒸，或用铁锅煮熟售者，勿用。

【修治】拣取沉水肥大者，以好黄酒入缩砂仁在内拌匀，用木甑与瓦锅内蒸令气透，晾干，再以砂仁酒拌蒸晾，如此九蒸九晾乃止。盖地黄性泥，得砂仁之香而窜，合和五脏冲和之气，归宿丹田故也。

熟地黄味厚气薄，阴中之阳，沉也。入手足少阴、厥阴经。忌葱、蒜、莱菔、诸血。

《圣惠方》：治病后虚汗，口干心燥，熟地黄五两，水三盏，煎一盏半，分三服，一日尽。

熟地黄君。

二十八、《炮炙大法》—［明］ 缪希雍 撰 中国中医科学院图书馆藏书

生地黄 大如大指。坚实者佳。酒洗。晒干。以手擎之有声为度。好酒拌匀。置瓷瓮内。包固重汤煮一昼夜。胜於蒸者。名熟地黄。生者。酒洗用。得酒麦门冬、姜汁、缩砂良。恶贝母。畏芜荑。忌葱、蒜、萝卜、诸血。制地黄勿犯铁、铜器。令人肾消。并白发。男损营。女损卫也。

二十九、《雷公炮制药性解》—［明］ 王肯堂 撰 中国中医科学院图书馆藏书

生地黄 味甘、苦。性寒。无毒。入心、肝、脾、肺四经。凉心火之烦热。泻脾土之湿热。止肺金之衄热。除肝木之血热。忌见铁器。当归为使。得麦门冬。酒良。恶贝母。畏芜荑、莱菔及子。

按：生地黄 总是凉血之剂。故入四经以清诸热。老人津枯便结。妇人崩漏及产后血攻心者。尤为要药。实脾药中用二。三分。使脾家永不受邪。血虚寒者忌之。

熟地黄 味甘，苦。性温。无毒。入心、肝、肾三经。活血气。封填骨髓。滋肾水。补益真阴。伤寒后胫股最痛。新产后脐腹难禁。利耳目。乌须发。治五劳七伤。能安魂定魄。使忌畏恶俱同生地。性尤泥

滞。姜酒浸用。

按：熟地黄为补血上剂。而心与肝藏血。主血者也。故能入焉。其色黑。其性沉阴重浊。经曰：浊中浊者。坚强骨髓。肾主骨。故入之。精血既足。则胫股脐腹之症自愈。耳目须发必受其益。而劳伤惊悸并可痊矣。

三十、《本草汇言》—［明］　倪朱谟 撰　戴慎 等点校　上海科学技术出版社

生地黄　味甘，气寒，无毒。气薄，味厚，沉而降，阴也。入手足少阴、厥阴及手太阳经。酒浸上行外行，日干者平，火干者温，功用相同。蒸熟者，温平而补，少滞气，泥膈，惟和砂仁、酒再蒸，乃佳。

陈藏器曰：地黄，出江南怀庆及浙杭，今咸阳、渭城亦有，以江南者为上。二月生苗，高者不及尺余，低者仅四五寸，叶似车前，叶上有皱纹而毛涩。又似小芥叶而颇厚，中心皱纹如撮。茎上有细毛，茎稍开小筒子。花红、黄色。亦有紫色、白色者。结实如小麦粒甚细而色沙褐。根长四五寸，如人手指，通黄色，粗细长短不一，间有枝重一两外者汁液最多，虽暴焙极燥，顷则转润。古人种子，今惟种根，入土即生。种宜肥壤宽地，则根大而多汁液。其法以苇席围编如车轮，径丈余，以土实苇席，中为坛、坛上又以苇席实土为一级，比下坛径收一尺，如此数级，乃以地黄根，节寸断之，莳坛上层层令满，逐日水灌，令茂盛。至春秋分时，自上层取之，根皆长大两不断折，不被垦伤故也。本草以二月、八月采根，殊未穷物性。八月残叶犹在茎中，精气未尽归根，二月新苗已生，根中精气以上滋于叶，不如正月、九月菜者气全也。又日：江浙种者，受南方阳气，质虽光润而力微；怀庆山崖种者，禀北方纯阴，皮有疙瘩，中有花心而力大也。李时珍日：鲜地黄捣汁，治吐血热疹及伤寒阳毒热极。其性凉，日曝干者为生地黄，其性平，蒸熟色纯黑，其性温补。蒸熟地法；取地黄百斤，择肥大者六十斤，洗净土气，曝令微皱，以拣下者四十斤，亦洗净，木石臼中捣烂绞汁，拌前曝干地黄，日中再曝干，甑上蒸半日，即成熟地黄矣。生干地黄与熟地黄，惟取粗大者为佳。如细小者，恐能滑脾胃，惟入疮疡煎药料中，解热凉血，常用之。

地黄　凉血补血（张元素）之药也。生则入手少阴（陈赤葵集），凉血而生血，熟则入足少阴，补血而滋阴，所以呕、吐、咯、衄、唾血之证，非此不除，惊悸怔忡，烦热之证，非此不效，盖心肾之要药也。复入厥阴肝经，生则凉血而明目，熟则补肝而益胆。但入少阴心与太阳小肠经，为阳分之药，宜生而不宜熟，是以崩漏、淋带、吐血、衄血、溺血、便血、疮疥热血，或胎动下血，或小便赤涩，大便闭结诸证，当以凉血解热，降火润燥之剂，生地黄足以治之。入少阴肾经，为阴分之药，宜熟而不宜生，是以阴虚不足，血气有亏，情欲斫丧精髓耗竭，肾水干涸，或血虚劳热，或产后血分亏损，或大病之后，足膝乏力诸证，当以补血滋阴，益肾填精之剂，熟地黄足以补之。

又按：生地，禀仲冬之气，得土之正色，合地之坚凝，为补肾要药，益阴上品，故凉血补血有功。血得补，则筋受荣，肾得之而骨强力壮。又胎产劳伤，皆血之愆，血得其养，则胎产获安。又肾开窍于二阴，而血主濡之，二便所以润也。熟地稍温，其功更溥，六味丸以之为首，天一所生之木也；四物汤以之为君，乙癸同源之义也。久病阴伤，新产血败，在所必需者也。但二地之性，凉而泥膈，凡产后恶食作泻，虽见发热，恶露作痛，不可用，误用则泄不止。胃气者，后天元气之本也，胃困则饮食不运，精血不生，虚热何自而退？凡见此证，宜多用炮姜、桂心、人参、白术，必自愈也。凡阴虚咳嗽，内热骨蒸，或吐血等候，一见脾胃薄弱，大便不实，或天明溏泄，产后泄泻，产后不食，久病不食，俱禁用地黄。凡胸膈多痰，气道不利，升降窒塞，药宜通而不宜滞，汤丸中亦禁入地黄。设有气证当用而不可无者，则以桂心少佐可也。痰证当用而不可少者，则以姜汁拌炒可也。

卢不远先生曰：地黄，别名地髓。苗不能高，生意在根。味甘色黄，沉重多汁，当入脾，为脾之肾药。熟之则色黑，能入肾填髓，反为肾之脾药，形如血脉。《本经》用主伤中，填骨髓，长肌肉，疗折跌绝伤诸疾，思其命名地髓，质润膏肥可知矣。又谓逐血痹，除寒热积聚者何耶。盖血者，取中焦水谷之

液，变化赤色，以行经隧，如水、如汁、如经隧皆象其形。痹者，闭而不通，随其血之不通而为病，如在目则赤，在齿则痛，在肉理则痈肿，在心则昏烦，在肺则咳血，壅遏而为身热，枯耗而为燥涩痿软，泛滥而为吐衄崩漏。血痹颇广，各以类推。逐者，俾其流通之义也，观其入土易生可知矣。须发为血脉之余。血痹，则黄赤易见，可使之黑者，痹去而血华也。性惟润下，功力到时，二便通利，以为外征。如血中有痹，则骨髓不满，肌肉不长，筋脉断绝均谓伤中。若填满，若生长，若接续，皆克成血液之流通者也。所云寒热积聚，惟从痹字中生，第加一转语耳，因彼不通，所以积聚。若作五积六聚，用地黄以除之，未有不反益其积聚者。如寒中阳虚胃弱之证，在所必忌，否则腻膈滑肠，中满减食矣。

陈廷采先生曰：按丹溪方云，气病补血虽不中病，亦无害也，读之不能无疑焉。夫补血药剂，无逾地黄、当归。若服过多，其性缠滞，每于胃气，亦有亏尔，尝见胃虚气弱，不能运行，血越上窍者，用此合成四物汤，以为凉血补血之剂。多服调治，反致胸膈痞闷，饮食少进，上吐下泻，气喘呕血，日渐危迫，去死几近。此皆因血药，伤其冲和，胃气安得谓无害耶？大抵血虚，固不可专补其气，而气虚，亦不可过补其血，所贵认证的真，量剂佐助，庶几不产于偏损也。

集方

《方脉正宗》四方：治血崩、血漏、血淋、血滞，不拘新久。用地黄三斤，煎浓汁数碗，再加川黄连、真阿胶、丹参、牡丹皮、人参各一两，同汁煎稠，滤去渣，缓火慢煎。熬成膏。每早晚各服十余匙。白汤下。如久病虚极，本方再加鹿胶四两，如法服。

治吐血不止。用生地黄，捣汁一升二合，入真鹿角胶三两，砂锅内煎，以胶化尽为度，每服一二杯。

治心热吐衄，以脉数能食者。用生地黄汁一升，入酒煮，大黄膏一两，同熬将稠，滤去大黄，以生地膏汁，频频饮。

治鼻出衄血不止。用生地黄和地龙，共熬成膏，以薄荷汤调服。每次半盏，徐徐饮即止。

《圣惠方》：治吐血、便血。以生地黄汁一升，铜器煎沸，入牛皮胶一两，待化，再入姜汁半盏，分五服即止，或微转一次不妨。

治胎动下血。用生熟地黄四两。甘草五钱，鸡子清十个。共煎汁，徐徐饮。

《百一选方》：治肠风下血。用生地黄酒浸。捣膏三两，北五味子、姜炭各一两，苍术二两。共为末。捣和地黄膏，为丸。每早晚各服三钱。

《董延玉家抄方》：治小便血。以生地黄三两，建莲肉二两，麦门冬（去心）一两。水五碗煎一碗，徐徐服。

《外科小品》：治诸疮热血痛痒。用生地黄、土茯苓各三两，金银花、紫花地丁一两，枸杞子四两。用水十碗，煎四碗，徐徐饮。

《马瑞云传》：治小便赤涩癃闭。用生地黄一两，茯苓、车前子各五钱，灯心百枝，水煎，如热甚，加川黄连一钱。

治大肠血热血燥，虚闭不通。以生地黄八两，酒水各四碗，煎汁饮。

以下十方出方龙潭《本草纂要》：治产后血分亏损。精神衰惫。用熟地黄、杜仲、当归、白术、白芍、丹参、黄耆、枸杞子、阿胶。

治阴虚不足，肾水干涸。用熟地黄、山茱萸、枸杞子、白茯苓、麦门冬、龟甲胶、龟板胶、人参、知母。

治大病后足膝乏力，精神困倦。用熟地黄、于白术、黄耆、麦门冬、石斛、枸杞子、山药、山茱萸。

治心虚惊悸，怔忡健忘。用熟地黄、人参、远志、麦门冬、酸枣仁、柏子仁、茯神、甘草。

治产后一切血虚发热。用熟地、当归、川芎、蒲黄、炒黑豆、炮姜、泽兰、益母草、牛膝、续断、杜仲、鹿角胶。

治须发黄白不黑。用熟地黄、何首乌、桑椹子、甘菊花、蜀椒。

治小儿齿牙不生。用熟地黄、鹿茸、五味子、人参、人乳粉、白茯苓。

治妇人经事不调。用熟地黄、白芍药、当归身、川芎、阿胶、蕲艾、香附子。

治男妇子嗣虚少。用熟地黄、人参、枸杞、五味子、麦门冬、鹿茸、车前、覆盆子、菟丝子。

治男妇精血不足。用熟地黄、沙苑蒺藜、肉苁蓉、鹿茸、山茱萸、北五味子。

二地入琼玉膏。为阴阳两补之剂。

《广笔记》：治肝肾二经目疾。用怀庆大生地一斤（酒洗净），真甘州枸杞一斤。用淡水砂锅内煎汁，以渣无味为度，去渣将清汁装大瓶内，重汤煮，以汁十耗其九，入炼蜜六两，收入净磁瓶内，早晚白汤调服十余茶匙。

治多思谋虑，心神不宁，不能眠者。用怀生地、麦门冬俱酒煮、捣膏。枣仁、茯神、丹参、沙参各二两，竹茹、远志、甘草、北五味子各二钱，俱炒过，共为末，和入麦冬地黄膏内，炼蜜为丸，如弹子大。每早晚各服一丸。此药安养心神，滋阴补肾，有水火既济之妙。

六味丸：治形体虚弱，五脏齐损，肾气久虚，寝汗发热，无力多困，眩晕眼花，耳聋咽燥，腰腿痿软等证，及肾虚发热，自汗盗汗，衄血、便血，阴虚津液不降，水泛为痰，血虚发热或为咳逆，败浊为痿。又治小便不禁，淋沥涩浊。败精气之虚脱，定妄火之攻冲，使机关利而脾土健实。用熟地黄八两，酒煮，捣膏。山茱萸肉、山药、白茯苓各四两，牡丹皮、泽泻各一两，俱为细末，和入地黄膏内，炼蜜丸，梧子大。每早服五钱，白汤下。

加肉桂、便制附子各一两，名八味丸，治命门火衰，不能生土，以致脾肾虚寒，饮食少思，大便不实，或下元冷惫，脐腹疼痛。

加牛膝、车前子，名金匮肾气丸，治脾肾虚，腰重脚肿，肚腹胀满，四肢浮肿，小便不利，或喘急痰壅。已成水肿胀蛊之证，非此药不能救。

三十一、《本草经疏》—［明］　缪希雍 撰　郑金生 校注　中医古籍出版社

干地黄　味甘、苦，寒，无毒。主折跌绝筋，伤中，逐血痹，填骨髓，长肌肉。作汤除寒热积聚，除痹。主男子五劳七伤，女子伤中，胞漏下血，破恶血，溺血，血利大小肠，去胃中宿食，饱力断绝，补五脏内伤不足，通血脉，益气力，利耳目。生者犹良。

生地黄　大寒。主妇人崩中血不止，及产后血上薄心闷绝，伤身胎动下血，胎不落，堕坠踠折，瘀血留血，鼻衄吐血，皆捣饮之。久服轻身不老。采得即用者为生，晒干收者干，以法制过为熟。

【疏】干地黄，禀仲冬之气以生。黄者，土之正色，兼禀地之和气，故味甘气寒而无毒。《别录》又云苦者，以其兼入心脾也。此乃补肾家之要药，益阴血之上品。《本经》主折跌绝筋伤中，逐血痹者，肝藏血而主筋，补肝则荣血调，荣血调则伤中自去。痹者血分之病，因虚而风寒湿邪客之，故筋拘挛而痛。养血和肝，痹必瘳矣。作汤除寒热积聚、除痹者、血和则结散，故诸证自除也。其曰填骨髓，长肌肉，主男子五劳七伤者，地黄为至阴之药，正补肾水真阴而益血，血王则髓满，阴足则肌肉自长。五劳七伤皆阴虚内热，真阴不足之候。甘寒能除内热而益精髓，故劳伤自除也。女子伤中、胞漏下血者，阴虚则火炽而血热，火能销物，造化自然之道也。凉血益血则胞漏自止矣。下血者，血热也，凉血则下血自愈。荣血滞则为恶血，生地黄能行血，故破恶血。溺血者，肾与小肠热也，益阴凉血则溺血自止，二便自利矣，胃为足阳明，胃家湿热盛则食不消，生地黄能泻脾胃中湿热，湿热去而脾胃安，则宿食自去。饱而努力，则肠胃筋脉有绝伤之患。形属血，故行血益血则诸伤自理矣。五脏咸属阴，阴即精血，补精血则五脏内伤不足自愈矣。通血脉，益气力，利耳目者，皆脏安之验也。又主妇人崩中血不止，及产后血上薄心闷绝，伤身胎动下血，胎不落，堕坠踠折，瘀血留血，衄血吐血，生者捣汁饮之，皆凉血行血之功也。久服轻身不

老，则益阴填髓补五脏之能事毕矣。又按日华子云：助心胆气，强筋骨，长志，安魂定魄，除惊悸者，胆为五脏六腑之首，行春升之气，故十一脏皆取决于胆，为中正之官。地黄入手足少阴，亦入足厥阴。心与肝为子母之脏。胆为肝之腑，肝主筋，肾主骨。肾藏精与志，肝藏魂，肺藏魄，心胆二经虚则病惊悸。生地黄为手少阴之要药，能凉心助胆补肝，心凉则热不薄肺，肝肺清宁则魂魄自定，胆气壮则惊自除，肝肾足则筋骨自强，心肾交济则志自长矣。

【简误】生地黄，性大寒，凡产后恶食作泻，虽见发热、恶露作痛，不可误用。误用则泄不止。胃气者，后天元气之本也。胃困则饮食不运，精血不生，虚热何自而退？故并当归忌之。凡见此证，宜多加炮姜、桂心、人参，必自愈。凡阴虚咳嗽，内热骨蒸，或吐血等候，一见脾胃薄弱，大便不实，或天明肾泄，产后泄泻，产后不食，俱禁用生地黄、当归。误则同于前辙，慎之！凡胸膈多痰，气道不利，升降窒塞，药宜通而不宜滞，汤液中禁入地黄。

三十二、《本草乘雅半偈》—［明］　卢之颐　覈参 冷方南 王齐南 点校　人民卫生出版社

干地黄（本经上品）

【气味】甘寒，无毒。

【主治】主伤中，逐血痹，填骨髓，长肌肉，作汤除寒热积聚，除痹，疗折跌绝筋，久服轻身不老，生者尤良。

【覈】曰：地黄，一名苄，名芑，又名地髓。罗愿曰：苄以沉下者为珍，故字从下，先人云：天玄而地黄，天上而地下，阳戊而阴已，阳浮而阴沉，则地黄、地髓、苄、芑之义。与情性为用之方，可以想见。古取咸阳川泽，及渭城彭城，同州诸处，今唯怀庆者为上。诸处随时兴废不同耳。江浙壤地者，受南方阳气，质虽光润而力微，不及怀庆山产者，禀北方纯阴，皮有磊砢而力大也。古人种子，今唯种根。二月生苗，初生塌地，高者不及尺许，叶如山白菜而毛澁，又似小芥叶而皮厚，中心皱文如撮，茎上有细毛，梢头开花，如小筒子而色红紫。亦有黄色白色者，结实作房如连翘，中子甚细而色沙褐。根如人指，长短粗细不尝。甚有一支重数两者。汁液最多，虽暴焙极燥，顷则转润。二月八月采者，未穷物性，八月残叶犹在茎中，精气未尽归根。二月新苗已生，根中精气已滋于叶。不如正月九月，采者气全也。种植甚易，入土即生，大宜肥壤，根肥多汁，法以土壤作壇，如浮屠数级，寸段莳灌，根长滋盛也。但种植之后，其土便苦，次年止可种牛膝。再二年，可种山药。足十年，土味转甜，始可复种地黄。否则味苦形瘦，不堪入药也。作干地黄法，去皮，入柳木甑内，置瓷锅上蒸之。蒸透取出，摊令气歇，拌酒再蒸。又出令干，勿犯铜铁器，恐令人肾消发白，男损营，女损卫也。作熟地黄法，取肥大者三十斤，洗净晒干，更以三十斤捣汁相拌蒸之。又暴又蒸，汁尽为度，则光黑如漆，味甘如饴者始佳。若入丸散，止可入砂盆内，隔汤荡燥，勿用火焙，以伤药力。

先人博议云：地黄别名地髓，又名苄，名芑。苗不能高，生意在根，味甘色黄，沉重多汁，当入脾，为脾之肾药，以名髓多汁而气寒也，熟之则色黑，能入肾填髓，反为肾之脾药，以名苄名芑，味甘色黄，而填为土入之象，然土为水之用神，似土堤所以防水也。形如血脉，本经用逐血痹。盖血者，取中焦水谷之汁，变化赤色以行经隧，如中，如汁，如经隧，皆象其形。痹者，闭而不通，随其血之不通而为病。如在目则赤，在齿则痛，在肉理则痈肿，在心则昏烦，在肺则咳血。壅遏而为身热，枯耗而为燥涩痿软，泛滥而为吐衄崩漏。血痹颇广，各以类推。逐者，俾其流通之义也，观其入土易生可知矣，须发为血脉之馀，血痹则黄赤易见，可使之黑者。痹去而血华也，性惟润下，功力到时，二便通利，以为外徵。千金方黑膏，用治热积所成之斑。肘后方拌鸡蒸汁，用治寒积所成之疝，咸从血痹之所生耳，血中有痹，则骨髓不满，肌肉不长，筋脉断绝，均谓伤中。若填满，若生长，若接续，皆克成血液之流通者也。所云寒热积聚，惟从痹字中生，第加一转语耳。因彼不通，所以积聚，若作五积六聚，用地黄以除之，未有不反益其积聚者。如寒中虚人，在所必忌。否则腻膈滑肠，中满减食矣。

如此看血痹，可称遍周根身四大矣。即以此法，类推五痹，及六极、五劳之形病。更合八风、五运、六气、四是之气病，与不内，不外因之似形似气者，视根身若见垣，亦若掌中䶢庵摩萝果。

【参】曰：苗叶布地，高不及尺，髓地透迤，生机偏向根核者也。根截入土，横穿直竖，绝不以坚碍妨活泼，真得色空者耳。其汁深黄，染手不落。其味甘美，着舌不散。吮拔地髓，性颇贪狼，故种植之地，土便憔苦，十年后方得转甜，功德力量，可望而知矣。先人判干者为脾之肾药，熟者为肾之脾药，明显的确。及释《本经》、《别录》，精详深邃，读之可比类旁通，颐不更参。

三十三、《本草经解》—［清］　叶天士 撰　上海卫生出版社

地黄　气寒。味甘。无毒。主伤中。逐血痹。填骨髓。长肌肉。作汤除寒热积聚。除痹。疗折跌绝筋。久服轻身不老。生者尤良。

地黄气寒。禀天冬寒之水气。入足少阴肾经。味甘无毒。得地中正之土味。入足太阴脾经。气味重浊。阴也。阴者中之守也。伤中者。守中真阴伤也。地黄甘寒。所以主之。痹者血虚不运。而风寒湿凑之。所以麻木也。地黄味甘益脾。脾血润则运动不滞。气寒益肾。肾气充则开合如式。血和邪解而痹瘳矣。肾主骨。气寒益肾。则水足而骨髓充。脾主肌肉。味甘润脾。则土滋而肌肉丰也。作汤除寒热积聚者。汤者荡也。或寒或热之积聚。汤能荡之也。盖味甘可以缓急。性滑可以去着也。其除痹者。血和则结者散。阴润则闭者通。皆补脾之功也。其疗折跌绝筋者。筋虽属肝。而养筋者脾血也。味甘益脾。脾血充足。则筋得养而自续也。久服气寒益肾。肾气充所以身轻。味甘益脾。脾血旺则华面。所以不老。且先后二天交接。元气与谷气俱纳也。

三十四、《本草汇》—［清］　郭佩兰 纂辑　中国中医科学院图书馆藏书

生地黄　甘苦。寒。气薄味厚。沉而降。阴也。入手足少阴厥及手太阳足太阴经。凉心火之烦热。补肾水之真阴。止肺金之衄血。理脾气之痿躄。外行润皮肤干燥。内行跂热喝昏沉。骨蒸劳热可奏神功。五心热闷。并堪主治。又治妇人月经闭绝而不行。产后血上攻心而作晕。应施于脉洪多热。不宜于脾胃有寒。日华云：助心胆气。强筋骨。安魂魄。定惊悸者。胆为五脏六府之首。行春升之气。故十一藏皆取决与胆。为中正之官。地黄入手足少阴亦入足厥阴。心与肝为子母之脏。胆为肝之府。肝主筋。肾主骨。肾藏精与志。肝藏魂。肺藏魄。心胆二经虚。则病惊悸。此能凉心助胆补肝。心凉则热不薄肺。肝肺清宁。则魂魄自定。胆气壮。则惊自除。肝肾足则筋骨自强。心肾交则志自长矣。

按：生地黄治心热。手足心热之要药也。形质沉重。当入脾胃。为脾之肾药。虽能益肾水生精血。必脉洪实而血热者。为宜。钱仲阳泻丙火。于木通同用。以道赤也。东垣言其能泻脾土之湿热。然太寒能倒脾气。亦不可多用。当使实脾药中用二三分。俾脾家不受邪可耳。惟阴微阳盛相火炽强。来乘阴位。日渐煎熬为虚火之证者。宜斟酌用以滋阴退阳。凡产后恶食作泻。虽见发热恶露作痛不可用。误用。则泄不止。胃气者。后天元气之本也。胃困。则饮食不运。精血不生。虚热何自而退。故并当归忌之。后天火甚。先天阴虚。症见关格蝨扰。大有功也。但不利于久虚气滞。凡见此。宜多加炮姜桂心人参。若阴虚咳嗽。内热骨蒸或吐血等侯。一见脾胃薄弱。大便不实。或天明肾泄。产后泄泻不食。俱禁用归地。又凡痰凝其郁。升降室塞者。宜通而不宜滞。禁用地黄。惟劳倦伤脾而热。及老人津液枯竭。大肠结燥便不润者。皆当用之。

浙江种者。受南方丙丁阳火之气。质虽光润而力微。怀庆生者。禀北方壬癸。濡润纯阴。皮有疙瘩而力大。选沉水者。用酒浸则上行。外行。姜汁浸。则不腻膈。忌铜铁器。令人肾消发白。男损营。女损卫。得清酒门冬良。恶贝母。畏芜荑。葱蒜萝卜俱忌。

熟地黄　甘苦。微温。味厚气薄。阴中之阳。沉也。入手足少阴厥阴之经。大补血衰。倍滋肾水。增气力。利耳目。填骨髓。益真阴。生地能生精血。用天门冬引入所生之处。熟地能补精血。用麦门冬引入所补之处。治伤寒后胫股之痠痛。疗新产后。脐痛之难禁。退虚热而润燥。补精血而调经。本经治痹病者。痹为血分之病。因虚而风寒湿邪客之。故筋拘挛而痛。养血和肝。痹必瘳矣。其曰填骨髓。长肌肉。主男子五劳七伤者。地黄为至阴之药。正补肾水真阴而益血。血旺。则髓满。阴足。则肌肉自长。五劳七伤。皆阴虚内热。真阴不足之侯。甘寒。能除内热而益精髓。故劳伤自除也。又治。溺血。溺血者。肾于小肠热也。益阴凉血。则溺血自止。二便自利。

按：熟地黄。肾之脾药也。虽补五脏内伤。要惟补肾之功居多。血衰者须用之。血热者。宜用生地。脉洪实亦宜生。时珍云：男子多阴虚。宜用熟地。女子多血热。宜用生地。脐下痛发热者。肾经病也。非此不能除。脉虚软者。亦宜用之。最补肾中元气。仲景六味丸。以之为诸药之首。天一所生之源也。汤液四物汤。治藏血之藏。以之为君者。癸乙同归一治也。然此剂腻膈。或醇酒浸。或姜汁炒。或同附子用。不惟行滞。乃能引道入肾。更须佐以砂仁沉香。二味皆纳气归肾。故下元衰者。须用之。若尺脉微者桂附相宜。尺脉旺者。以黄檗知母兼用。愚按丹溪云。气病补血。虽不中病。亦无害也。而不知害已伏其中矣。夫血药属阴。其性凝滞。凝滞之物。每于气病不宜。常见胃虚气弱之人而施之当归地黄等剂。反致胸膈痞闷。饮食减少。以至变症百出。至死不悟。此皆因阴滞之性。损其中〇之气也。大抵血虚固不可专补其气。而气虚亦不可逐补其血。认证用药。随机应变。当无偏损之害矣。

同沙苑、蒺藜、肉苁蓉、鹿茸、山萸、五味。能益男子精。

同人参、远志、麦冬、酸枣仁、柏子仁、茯神、甘草。治心虚惊悸怔忡健忘。

同女贞、甘菊、枸杞、白蒺藜。能明目益精。

同黄连、连翘、薄荷、甘草、甘菊、木通。治暴眼赤痛。九蒸九晒方熟。市中。每一煮透。便以为熟。误矣。禀北方纯阴之性而生。非太阳与烈火交炼。则不熟也。所以固本膏。虽终日煎熬。必生熟各半用之。即此可知地黄非一煮便熟者矣。酒炒。上行。不妨胃。姜汁炒。不腻膈。忌萝卜葱蒜。得丹皮当归良。

三十五、《本草述》—［清］ 刘若金 著 郑怀林 等校注 中医古籍出版社

地黄 核曰：地黄一名苄（音虎），名芑（音起），名地髓。罗愿曰：苄以沈下者为珍贵，故字从下。又云：天玄而地黄，天上而地下，阳戊而阴己，阳浮而阴沈，则地黄、地髓、苄、芑之义与情性为用之方，可以想见。古取咸阳川泽及渭城、彭城、同州诸处，今唯怀庆者为上，诸处随时兴废不同耳。江浙壤地者受南方阳气，质虽光润而力微，不及怀庆山产者禀北方纯阴，皮有磊砢而力大也。古人种子，今唯种根。二月生苗，初生塌地，高者不及尺许，叶如山白菜而毛涩．又似小芥叶而颇厚，中心皱文如撮，茎上有细毛，梢头开花如小筒子而色红紫，亦有黄色、白色者，结实作房，如连翘中子，甚细而色沙褐，根如人指，长短粗细不常，甚有一枝重数两者，汁液最多，虽曝焙极燥，顷则转润。二月八月采者未穷物性，八月残叶犹在，叶中精气未尽归根，二月新苗已生，根中精气已滋于叶，不如正月九月采者气全也。种植甚易，人土即生，大宜肥壤，根肥多汁，法以土壤作坛。如浮屠数级，寸段莳灌，根长滋盛也。但种植之后，其土便苦，次年止可种牛膝，再二年可种山药，足十年土味转甜，始可复种地黄，否则味苦形瘦，不堪入药也。按《本经》，地黄有干有生，盖采得即用者为生，晒干收者为干，是干地黄即生地黄之干者也。后人复蒸晒九次，然后用之，是为熟地黄。其生熟不同，而凉血补血之异大为悬殊，故分注之，以便分证投治。至诸家本草辄以干者即为熟，几何不令临病之工失所据也?

生地

【气味】甘，寒，无毒。《别录》曰：平。权曰：甘，平。海藏曰：甘苦，寒，气薄味厚，沉而降，阴也，入手足少阴、厥阴及手太阳之经。

【主治】伤中，逐血痹，填骨髓，长肌肉，作汤除寒热积聚，除痹，疗折跌绝筋，生者尤良。（《本经》）又主凉血生血，补肾水真阴不足，劳瘦骨蒸，日晡寒热，唾血耳鸣，凉心火血热，五心潮烦，惊悸，掌中热痛，清肺热，咳嗽鼻衄，泻脾胃湿热，吐血，牙痛欲脱，脾气痿蹶，嗜卧，足下热而痛，便血尿血皆治，疗虚清热，通血脉，强筋骨，利二便，理胎产，通经闭。（《别录》云：生地补五脏内伤不足，脏属阴，唯此味天一之真阴，能补五脏也，而亦入手太阳腑者，正见火中有水，乃阳育乎阴，具足生化之妙也。）

洁古曰：补肾水真阴不足，治少阴心热在内。原礼曰：阴微阳盛，相火炽强，来乘阴位，日渐煎熬，为虚火之证者，宜地黄之属以滋阴退阳。宗奭曰：《本经》只言干、生二种，不言熟者。如血虚劳热，产后虚热，老人中虚燥热者，若与生、干，当虑大寒，故后世改用蒸曝熟者，生熟之功殊别，不可不详。复曰：《本经》主治首伤中，逐血痹，即继以填骨髓，长肌肉，续绝筋等语。夫痹者，闭而不通，随其血之不通而为病，如在目则赤，在齿则痛，在肉里则痈肿，在心则昏烦，在肺则咳血，壅遏而为身热，枯耗而为燥涩痿软，泛滥而为吐衄崩漏。血痹颇广，各以类推。逐者，俾其流通之义也。性惟润下，功力到时，二便通利以为外征。《千金方》黑膏用治热积所成之斑，《肘后方》拌鸡蒸汁用治寒积所成之疝，咸从血痹之所生耳。血中有痹，则骨髓不满，肌肉不长，筋脉断绝，均谓伤中，若填满，若生长，若接续，皆克成血液之注者也。希雍曰：干地黄禀天一之阴气，兼禀中五之和气，故味甘气寒而无毒。《别录》又云苦者，以其兼入心脾也。此乃补肾家之要药，益阴血之上品。（此论未分生熟者也）生地黄同大小蓟各半，俱捣取自然汁，和童便饮，治一切血热妄行，吐血齿鼻衄，神效；取汁和面，作馎饦冷淘，治虫心痛；入琼玉膏，为阴阳两补之要剂；得青蒿子、鳖甲、银柴胡、沙参、天麦二冬、黄檗、甘草、地骨皮、牡丹皮、白芍药、牛膝，能治骨蒸劳热；同人参、远志、麦门冬、酸枣仁、柏子仁、茯神、甘草，治心虚惊悸，怔忡健忘；（熟亦用）得麦门冬、五味子、牛膝、枸杞子、车前子、阿胶、天门冬，治溺血；（熟亦用）同青蒿、地骨皮、麦门冬、白芍药、山茱萸、枇杷叶，治妇人月事先期；同苎麻根捣汁碗许，加炒砂仁末三钱，治胎动下血；同黄连、连翘、薄荷、甘草、甘菊、木通，治目暴赤痛；同当归、赤芍药、乳香、没药、肉桂、炒黄荆子末，治一切跌打折伤，瘀血作痛。

【愚按】地黄之用，在《本经》即首归其功于血，盖察于天一之真阴，诚如李东垣所云而更资乎中五之冲气也。故其气寒者，天一之真阴也；其味甘者，中五之冲气也；甘而微有苦者，归于主血之心也。夫血原于水而成于火，乃水火之所以体物而不遗者土也，故经曰营出于中焦，夫万物莫不资生化于土，而唯此味之取精于土者最专且酷，故种植之地土便憔苦，十年后方得转甜焉，得谓此味非专主中焦之营哉？（地黄汁液最多，虽极曝焙而旋即转润，合于大夺土味，十年乃复者，则真为水土合德以立地。曰地曰黄，固不诬也。此味至阴，正以疗水不济火之病，在生者其功如是。第烹炼极熟，从阴发阳，阳昌于阴中而阴乃化，其益阴尤胜，于老人更宜也）夫既即资冲气以化生，而独以凉血归之者谓何？盖水寒土湿，皆为阴，其性就下，故以沉为贵。《本经》名曰苄、地髓，皆此义耳。经曰至阳盛则地气不足，必用此味之地气精专而未经烹炼者以对待之矣。观先哲所云凉血生血，补肾水真阴不足，除诸湿热者，则其义可明矣。第在经云寒泣血，而此之血痹更以寒水真阴疗之何哉？盖因于阴虚而阳乃亢，阳亢而阴愈泣，用此益真阴之味以为责其本之治耳。或曰：此固藉至阴以抑亢阳也，如女子产后血逆及胎动下血，亦得取责于阳亢乎？说：当以《本经》及《别录》所云伤中之义明之。夫所谓中，即中气之谓也。如《本经》首主治伤中，即云逐血痹，而《别录》首主男子五劳七伤，女子伤中，即云胞漏下血，皆以中气有伤而病于血也。第伤其中气者，其义云何？盖下而肾肝有阴中之阳，上而心肺有阳中之阴，阴阳互为其根，然化原却先在阴，乃中土握升降之枢而行化育，亦本于由阴生阳之元，并畅其由阳归阴之用。在时贤言气因上下而有阴气阳气之分，可谓精辨矣。夫血乃真阴之化醇也，如《本经》血痹为血不得气以化，《别录》胞漏下血为血不得阴气以固，是则人身之病于血者，莫不病于血中之阴气，而病于阴气者，又宁独一热足以伤之乎？故病于阴气阴热而气不得化血者，如生地固为宣剂，如《本经》所谓逐血痹及逐寒热积聚是也。若病于阴气不因热而气不得固血者，又岂得以生地为补剂？若寇宗奭所谓如血虚劳热，产后虚热，老人中虚燥热，概与生地，当虑大寒是也。盖甄权所云解诸热者，即阴虚而相火乘于阴位耳。若然，则宜补阴以静相火，又不得宣阴而损真元也。唯张洁古去诸湿热之义，是可参也。盖阳盛而阴虚者，则阳不得阴以化，气之不得化者，则反病于湿而更滋热。在经曰阴者藏精而起亟，时贤释为起气，是则所云气不得血以化而反病于湿者，不可取证乎哉？虽然，又如《日华子》云治吐血鼻衄，妇人崩中血晕，又《别录》主女子产后血上薄心闷绝等证，又岂得遽然以妄投补剂？则用生地而不伤中气，以为真阴化原之地，投剂者应有斟酌。即甄权曰此味虚而有热者宜加用之，乃丹溪又曰虚而有热者慎勿用之，夫二贤之言何以参差？盖因虚而得实，甄权之说是也；原其病本在虚，丹溪之说是也。方书治虚劳有黄芩汤，云主治心劳实热，小甘露饮治脾劳实热，地黄汤治肾劳实热，麦门冬汤治脉实极为病，玄参汤治骨实极为病，石斛汤治精实极为病，夫既病于虚劳，而云实者谓何？盖经曰：精气夺则虚，邪气盛则实。因精气之虚，以致邪气之实，因邪气之实，而益致精气之虚，故用生地先泻其实在邪者，救其虚在精者，如补劳劣之味乃在其后，何先哲制方甚中肯綮而有节次乃如斯也。是以虚劳方中有生地同熟地用者，唯如前数方之证言实者则止用生地，而熟地不得与之同，可以明于一宣一补，顿以生熟异其用。此际微义，临病之工不可以细察而像其得当乎哉？

【附方】

咳嗽唾血，劳瘦骨蒸，日晚寒热：生地黄汁三合，煮白粥，临熟入地黄汁搅匀，空心食之。

吐血不止：生地黄一升二合，白胶香二两，以磁器盛，入甑令胶消，服之。

肺损吐血，或舌上有孔出血：生地黄八两取汁，童便五合同煎热，入鹿角胶炒研一两，分三服。

鼻出衄血：干地黄、地龙、薄荷等分，为末，冷水调下。

吐血便血：生地汁六合，铜器煎沸，入牛皮胶一两，待化入姜汁半杯，分三服便止，或微转一行不妨。

小便血淋：生地黄汁、车前叶汁，各三合，和煎服。

妊娠胎动：生地黄捣汁煎服，入鸡子白一枚搅服。

产后中风，胁不得转，交加散：用生地黄五两研汁，生姜五两取汁，交互相浸一夕，次日各炒黄，浸汁干，乃焙为末，每酒服一方寸匕。

温毒发斑，黑膏治温毒发斑呕逆：生地黄二两六钱二字半，好豆豉一两六钱二字半，以猪膏十两合之，露一夜，煎减三分之一，绞去滓，入雄黄、麝香如豆大搅匀，分作三服，毒从虚中出则愈。忌芜荑。

疗肿乳痈：地黄捣敷之，热即易。性凉，消肿无不效。

牙疮宣露，脓血口气：生地黄一斤盐二合，末，自捣和团，以面包，煨令烟断，去面，入麝一分研匀，日夜贴之。

希雍曰：生地黄性大寒，凡产后恶食作泻，虽见发热，恶露作痛，不可用，误用则泻不止。胃者，后天元气之本也，胃困则饮食不运，精血不生，虚热何自而退？故并当归忌之。凡见此证，宜多加炮姜、桂心、人参，必自愈。凡阴虚咳嗽，内热骨蒸，或吐血等候，一见脾胃薄弱，大便不实，或天明肾泄，产后泄泻，产后不食，俱禁用生地黄、当归，误则同于前辙，慎之。

［修治］生采者大寒，日干者微寒，火干者微温。脉洪实热者，生采捣汁服之。脉虚血热者，用姜汁拌炒，免致泥隔。如上达补头脑虚，或外行润皮肤燥，必资酒浸。生地掐成节，酒洗，将木棍槌匾极薄，晒干，隔纸焙用。《王龟龄集》曰：生地长而直者能生血，用乳汁浸一宿，晒干为末。生、熟俱忌犯铁。地髓煎：生地黄十斤洗净，捣压取汁，鹿角胶一斤半，生姜半斤，绞取汁，蜜二升，酒四升，文武火煮地黄汁数沸，即以酒研紫苏子四两取汁，入煎一二十沸下胶，胶化，下姜汁、蜜再煎，候稠，瓦器盛之，每空心化一匕服，大益。

熟地黄

按：陈藏器曰：干地黄，《本经》不言生干及蒸干，方家所用二物各别，蒸干即温补，生干即平宣，当依此法用，即是以尽其用之法。虽分生熟，而所人之经一也。然已移其性味，俾一宣一补之顿殊，岂得谓一经火制便谓熟地黄乎？是必烹炼至久，透出阴中之阳，乃得收功于补肾气也，如李东璧氏制法庶几近之，录入修治条于左。

【气味】甘，微苦，微温，无毒。《本经》洁古曰：甘微苦寒，假酒力酒蒸则微温而大补，味厚气薄，阴中之阳，沉也，入手足少阴、厥阴经。又曰：得牡丹皮、当归，和血生血凉血，滋阴补髓。

【主治】填骨髓，长肌肉，生精血，补五脏内伤不足，通血脉，利耳目，黑须发，男子五劳七伤，女子伤中胞漏，经候不调，胎产百病（时珍），补血气，滋肾水，益真阴，去脐腹急痛，病后胫股酸痛（元素），坐而欲起，目无所见（好古）。

洁古曰：地黄生则大寒而凉血，血热者须用之；熟则微温而补肾，血衰者须用之。又脐下痛属肾经，非熟地黄不能除，乃通肾之药也。东垣曰：生地黄能益肾水，凉心血，其脉洪实者宜之。若脉虚者则宜熟地黄，假火力蒸九数，故能补肾中元气。仲景六味丸以之为诸药之首，天一所生之源也。《汤液》四物汤治藏血之脏以之为君者，癸乙同归一治也。宗奭曰：如血虚劳热，产后虚热，老人中虚燥热者，若与生、干，当虑太寒，故后世改用熟者。《龟龄集》曰：熟地黄用粗而直者，能生精。《机要》曰：熟地、当归合用，名补髓煎。王硕云，生地黄能生精血，天门冬引入所生之处，熟地黄能补精血，用麦门冬引入所补之处。希雍曰：熟地黄同沙苑蒺藜、肉从蓉、鹿茸、山茱萸、五味子，能益男子精；同人参、枸杞、五味子、麦门冬、鹿茸、车前子、覆盆子、菟丝子，多服令人有子；同黄芪、黄连、黄檗、酸枣仁、五味子、白芍药、麦门冬、龙眼肉、牡蛎粉，治盗汗久不止；同砂仁，治胎动下血，腰痛；同当归、川芎、蒲黄、黑豆炒、炮姜、泽兰、益母、牛膝、续断、杜仲、鹿角胶，治一切产后血虚热；同甘菊、女贞实、枸杞子、白蒺藜，能明目益称同何首乌、桑堪、甘菊，鳢肠、蜀椒，能乌须发。

【愚按】地黄本天一寒水之精，阴中原含有阳，然不假烹炼功深，则无以发阴中之阳，而令其上通天气，唯火候足而天气通，真阴乃得随阳以上，而尽其普益脏腑之功。先哲谓熟地黄能补肾中元气，旨哉其言之也。是从阴发阳，从阳达阴，诚为补肾之第一品。《内经》曰：通天者生之本，然非本于天一所生之源，又乌能如坤元资生而宏其利益哉？抑《本经》于干地黄下，其主治谓逐血痹，即继以填骨髓，长肌肉，疗绝筋等语，此固不化则不生之微义，卢氏亦有发明矣。第如血痹阻其化机，实藉生者平宣。若功归实际，定以补益，责之熟者耳。时珍以填骨髓等功移于熟地下，其亦有所见也夫。希雍曰：凡胸隔多痰，气道不利，升降窒塞，药宜通而不宜滞，汤液中禁入地黄。

古方多以生地黄、熟地黄并用，为其兼补心肾也。但生地未经制者性寒，而熟地又多泥隔，若以砂仁制成熟者，则引之径下，然同于生者用之，犹未免于滞也。愚意凉血补血，似不可同用。熟者入丸，生者入煎剂，各兼和气行气之剂，则不滞也。

【修治】拣取沉水肥大者，以好酒入缩砂仁末在内拌匀，柳木甑于瓦锅内蒸令气透，晾（音浪）干，再以砂仁酒拌蒸，如此九蒸九晒乃止。盖地黄性泥，得砂仁之香而窜合和，五脏冲和之气归宿丹田，故也今市中惟以酒煮熟售者不可用。中梓曰；地黄九蒸九晒方熟，每见世人一煮透便以为熟地，误矣。禀北纯阴之性而生，非太阳与烈火交炼则不熟也，所以固本膏虽经日煎熬，必生熟各半用之，即此可以知地黄非一煮便熟者矣。

【附方】

月经不调，久而无子，乃冲任伏热也：熟地黄半斤、当归二两、黄连一两，并酒浸一夜，焙研为末，炼蜜丸梧子大，每服七十丸，米饮、温酒任下。每见治经不调者，或纯用寒剂，或多用补气。夫苦寒过剂，固致亡阴，即补气而只用参、芪，则所治又失血中阴气之义。此方冲任伏热一语，大为中肯、而处方亦简而切当也。

产后血痛有块，并经脉行后腹痛不调，黑神散用：熟地黄一斤，陈生姜半斤，同炒干，为末，每服二钱，温酒调下。按：熟地烹制如法，乃补真阴之虚者，属第一味，方书于诸证用之殊为不少，以真阴即生身之元，而兹味固要药也。不及备录，聊附二方于此。

【总论益阴】

【愚按】阴固贵于益，而益阴之中亦即有动静衡胜之微。如丹溪之治阴虚发热者，于四物汤亦分阴阳。血之痛者为阳，芎、归主之；血之静者为阴，生地黄、芍药主之。若血之阴不足，虽芎、归辛温亦在所不用；若血之阳不足，虽姜、桂辛热而亦用之。固唯变所适也。又海藏云如用血药，当于四物中择其一二可也，可谓不谋而合者矣。故如行血，则用芎、归以行春夏之令，如欲止血，则用地、芍以行秋冬之令，此又升沉之道也。

三十六、《本草备要》—［清］ 汪昂 撰 李国坤 校注 《本草名著集成》张瑞贤 主编 华夏出版社

生地黄 大泻火。甘苦大寒。入心肾，泻丙火，小肠为丙火，心与小肠相表里，道赤散与木通同用。清燥金。胃、大肠火。消瘀通经。平诸血逆。治吐衄崩中，唾血者，血随唾出；咯血者，随痰咯出，或带血丝，出肾经及肺经。自两胁逆上吐出者，属肝经。衄血者，血溢于脑，从鼻而出；咳血者，咳出痰内有血，并属肺经，吐出呕出成盆成碗者，属胃经。经漏不止曰崩，血热则妄行，宜以此凉之。虚人忌用，干地黄可也。伤寒阳强，痘证大热。痘证用之甚多，《本草》未载。多服损胃。生掘鲜者，捣汁饮之。或用酒制，则不伤胃。生则寒，干则凉，熟则温。故分为三条，以便施用。

干地黄 补阴凉血。甘苦而寒，沉阴而降。入手足少阴、心、肾。厥阴，心包、肝。及手太阳经。小肠。滋阴退阳，生血凉血。治血虚发热，经曰：阴虚生内热。劳伤咳嗽，咳嗽阴虚者，地黄丸为要药，亦能除痰。朱丹溪曰：久病阴火上升，津液生痰不生血，宜补血以制相火，其痰自除。痿痹惊悸，有触而心动曰惊，无惊而自动曰悸，即怔忡也。有因心虚火动者，有因肝虚胆怯者，有因水停心下者，火畏水故悸也。地黄能交心肾而益肝胆，亦能行水，故治之。吐衄尿血，痛为血淋，不痛为尿血。由心肾气结，或忧思房劳所致，多属虚寒，不可专作热治。血运崩中，经曰：阴虚阳搏谓之崩，足下热痛，折跌绝筋。生地一斤，瓜姜糟一斤，生姜四两，炒熟，罨伤折处，冷则易之。又生地汁三升，酒一升半，煮服，下扑损瘀血。填骨髓，长肌肉，利大小便，调经安胎。又能杀虫，治心腹急痛。《海上方》：捣汁和面作饦食，能利出虫，忌用盐。《本草汇》曰：丹溪云气病补血，虽不中病，亦无害也。不知血药属阴，其性凝滞，若胃虚气弱之人，过服归、地等剂，反致痞闷，饮食减少，变证百出，至死不悟，岂不惜哉！大抵血虚，固不可专补其气；而气虚亦不可徒补其血也。凡劳病，阳虚宜四君补气；阴虚以四物补血；阴阳俱虚者，宜合用，名八珍汤。江浙生者，南方阳气力微；北方生者，纯阴力大，以怀庆肥大菊花心者良。酒制则上行外行，姜制则不泥膈。恶贝母，畏芜荑，忌莱菔、葱、蒜、铜、铁器，得酒、门冬、丹皮、当归良。

熟地黄 平补肝肾，养血滋阴。甘而微温。入手足少阴、厥阴经。滋肾水，补真阴，填骨髓，生精血，聪耳明目，耳为肾窍，目为肝窍，目得血而能视，耳得血而能聪。黑发乌髭。治劳伤风痹，胎产百病，为补血之上剂。丹溪曰：产前当清热养血为主，产后宜大补气血为主，虽有杂证，从末治之。昂按：丹溪产后大补气血一语，诚至当不易之论，后人不善用之，多有风寒未解，瘀血未尽，妄施峻补，反致大害者，不可不察。王硕曰：男子多阴虚，宜熟地；女子多血热，宜生地。以好酒拌炒砂仁末，浸蒸晒九次用。地黄性寒，得酒与火与日则温；性泥，得砂仁则和气，且能引入丹田。六味丸用之为君，尺脉弱者加桂附，所谓益火之原，以消阴翳也；尺脉旺者加知柏，所谓壮水之主，以制阳光也。

三十七、《本经逢原》—［清］ 张璐 撰 黄斌 郭丽珠 先静 校注 《本草名著集成》张瑞贤 主编 华夏出版社

生地黄 《本经》名地髓，又名芐，音户甘苦寒，无毒，禁犯铁，忌莱菔、诸血。采得鲜者即用，为生地黄；炙焙干收者，为干地黄；以法制过者，为熟地黄。

《本经》主伤中，逐血痹，填骨髓，长肌肉。作汤除寒热积聚，疗折跌伤筋，久服轻身不老。生者尤良。

【发明】生地黄性禀至阴，功专散血，入手、足少阴、厥阴，兼行足太阴、手太阳。钱仲阳导赤散与木通同用，泻丙丁之火。《别录》治妇人崩中血不止，及产后血上薄心，胎动下血，鼻衄吐血，皆捣汁饮之，以其能散血消瘀解烦也。其治跌扑损伤，面目青肿，以生地黄捣烂掩之即消。此即《本经》治伤中血痹，折跌筋伤等证之义。盖肝藏血而主筋，肝无留滞，则营血调而伤中自愈；筋无邪着，则三气通而血痹自除。作汤除寒热积聚者，血和则结散，而诸证平矣。其曰填骨髓，长肌肉者，邪无着，而形神自复也。昔人治心痛，以生地黄汁作冷淘食之取吐，不吐则利出长虫如辟宫而安。此即《本经》除寒热积聚之验。其于服食方中用之，取以辅助诸药，辟除三虫，使从幽门化出也。因思《千金》灵飞散中，生地黄急不可得鲜者，咸取干者应用，乃知《本经》末后续出"生者尤良"一语，见古圣之苦心，无所不用其极也。愚按：生地黄与干地黄，功用不同，岂可混论！按许之才《别录》云，生地黄乃新掘之鲜者，为散血之专药。观《本经》主治，皆指鲜者而言，只缘诸家本草，从未明言，且产处辽远，药肆仅有干者，鲜者绝不可得，是不能无混用之失。曷知干地黄既经炙焙，力能止血，安有伤中血痹、折跌筋伤等治乎？至于伤中日久，积聚内形，寒热外显，并宜鲜者作汤，统领他药，共襄破宿生新之功。设混用干者，则瘀伤愈结，安望其有髓充肉长之绩乎？予尝综览诸方，凡药之未经火者，性皆行散；已经炙焙，性皆守中。不独地黄为然也。

干地黄　苦微甘寒，无毒，产怀庆者，丁头鼠尾，皮粗质坚，每株重七八钱者力优。产亳州者，头尾俱粗，皮细质柔，形虽长大而力薄；产江浙者，细软无力，仅可清热，不入补剂。无问产于何地，但枯槁质轻者，谓之天黄，不堪入汤药。

【发明】干地黄心紫通心，中黄入脾，皮黑归肾，味厚气薄，内专凉血滋阴，外润皮肤荣泽，病人虚而有热者，宜加用之。戴原礼曰：阴微阳盛，相火炽强，来乘阴位，日渐煎熬，阴虚火旺之证，宜生地黄以滋阴退阳。同人参、茯苓、石蜜名琼玉膏，治虚劳咳嗽唾血。同天麦、门冬、熟地、人参，名固本丸，治老人精血枯槁。于固本丸中，加枸杞熬膏，名集灵膏，治虚羸喘嗽乏力。其琼玉膏虽用鲜者，捣汁桑火熬膏，散中寓止，与干者无异。固本丸、集灵膏，并用干者，而集灵变丸作膏，较之固本差胜。《易简方》曰：男子多阴虚，宜熟地黄；女子多血热，宜生地黄。虞搏云：生地黄生血，而胃气弱者恐妨食；熟地黄补血，而痰饮多者恐泥膈。或言生地黄酒炒，则不妨胃；熟地黄姜制，则不泥膈。然须详病人元气、病气之浅深而用之。若产后恶食泄泻，小腹结痛，虚劳脾胃薄弱，大便不实，胸腹多痰，气道不利，升降窒塞者，咸须远之。浙产者专于凉血润燥，病人元气本亏，因热邪闭结，而舌干焦黑，大小便秘，不胜攻下者，用此于清热药中通其秘结最妙，以其有润燥之功，而无滋润之患也。愚按：《本经》地黄虽列上品，而实性禀阴柔，与乡愿不异。譬诸宵人，内藏隐隙，外示优容。是以举世名家，靡不藉为滋阴上药，止血神丹。虽或用非其宜，得以稍清旺气，服之仍得暂安。非若人参之性禀阳明，象类君子，苟有过，人皆知之。是以师家敛手不敢用，病家缄口不敢尝，甚至濒危，不得已而用之，每至下咽即毙。是以左右之人，靡不交口归咎于人参，曷知其为从前误药所致？夫药之遗患于病，比比有之，莫如地黄、门冬之属，阴柔最甚，至死不觉其非，故不惮琐屑，特表而出之。

熟地黄　甘温，无毒。制地黄法：择取原株重六七钱者，以好酒浸，入缩砂仁末拌，木甑瓦锅，九蒸九晒，得太阳真火，入剂方始得力。盖地黄性泥，得砂仁之香窜，而通调五脏冲和之气，归宿丹田也。

【发明】熟地黄假火力蒸晒，转苦为甘，为阴中之阳，故能补肾中元气。必须蒸晒多次，得太阳真火，确有坎离交济之妙用。若但煮熟，不加蒸曝，虽服奚益！好古曰：生地黄治心热手心热，益肾水，凉心血，其脉洪实者宜之。若脉虚者，则宜熟地黄。钱氏六味丸以之为君。天一所生之源也。若命门真火素弱者，必须崔氏八味丸，得桂、附共襄之力，方得阴阳兼济之功。汤液四物汤，以之为主，乙癸同源之治也。其功专于填骨髓长肌肉生精血，补五脏。内伤不足，通血脉，利耳目。黑须发，男子五劳七伤，女子伤中胞漏下血，经候不调，胎产百病，滋肾水真阴，疗脐腹急痛，病后胫骨酸痛，坐而欲起，目如无所见。盖脐下痛，属肾藏精伤；胫骨酸系，下元不足，目䀮䀮如无所见，乃水亏不能鉴物。皆肾所主之病，非熟地黄不除。今人治目翳内障，往往用六味丸配磁朱丸服。良非所宜。地黄禁铁。磁为铁之母，安得不忌？予尝用当归代地黄，借其辛温，以助焮发之势。火盛则用芍药代山茱萸，借其酸寒，以收耗散之阴。药虽与功不殊也。愚按：地黄本手少阴经药，功专清热散血。非经蒸曝，不能入足少阴经。得水火既济之功，转苦成甘，变紫为黑，故直入肾脏，填补真阴，兼培黄庭后土，土厚载物，诸脏皆受其荫。是以崔氏八味、钱氏六味，为培养真阴、真阳之总司。后人籍此，各随所禀之偏，而为增减，无往非受其益。如阴气不固，则加鳔胶蒺藜；阳气不充，则加鹿茸、河车；中气不舒，则加沉香、缩砂；下气不吸，则加牛膝、车前；上气不津，则加门冬、五味；肝气内盛，则减萸倍泽；精气下脱，则减泽倍萸，各得补偏救弊之妙用。其阴火旺者，加知、柏于六味方中，此与鸩酒止渴无异。他如四物汤中之芎、归，既六味丸中山、萸之义；十全大补中之芪、桂，则八味丸中桂、附之义，方得阴阳相济之妙用。须知八味、十全，平调血气，且汤液性味易过，地黄与参并用，略无妨碍。六味丸中，切不可杂一味中焦药，如人参、白术、甘草之类，咸非所宜。昔人有以六味丸加参而服，下咽少许顷，辄作迷迷不爽；或令增麦冬、五味功力倍常，深得金水相生之妙用，非专工药性者之可与讨论也。

三十八、《本草崇原》—［清］ 张志聪 撰 巴恩荣 常章富 点校 《本草名著集成》张瑞贤 主编 华夏出版社

干地黄，气味甘，寒，无毒。主伤中。逐血痹，填骨髓，长肌肉，作汤，除寒热积聚，除痹，疗折跌绝筋。久服轻身不老。生者尤良。

地黄，《本经》名地髓。《尔雅》名苄，又名芑。始出咸阳川泽黄土地者佳。今处处有之，近以怀庆者为上。根色通黄，干则微黑，古时种子，今时种根。以根节多者，寸断而莳植之。制干地黄法，以细小者捣烂取汁，拌肥大者，晒干。

地黄色黄，味甘性寒，禀太阴中土之专精，兼少阴寒水之气化。主治伤中者，味甘质润，补中焦之精汁也。血痹，犹脉痹。逐血痹者，横纹似络脉，通周身之经络也。得少阴寒水之精，故填骨髓。得太阴中土之精，故长肌肉。地黄性唯下行，故字从苄。藉汤饮，则上行外达，故曰作汤，除寒热积聚。除积聚，上行也。除寒热，外达也。又曰除痹，言不但逐血痹，更除皮肉筋骨之痹也。除皮肉筋骨之痹，则折跌绝筋，亦可疗矣。久服则精血充足。故轻身不老。生者尤良，谓生时多津汁而尤良，惜不能久贮远市也。后人蒸熟合丸，始有生地、熟地之分。熟地黄功力与生地黄相等，寒性稍减，补肾相宜，所以然者，蒸熟，则甘中之苦味尽除，故寒性稍减，蒸熟则黑，故补肾相宜。

愚按：地黄入土最深，性惟下行，作汤则助其上达。《日华子》有天黄、地黄、人黄之分，谬矣。

三十九、《炮炙全书》—［清］ 稻生宣义（日本）撰 中国中医科学院图书馆藏书

地黄 甘，苦，寒，选沉水者用酒浸，则上行外行。姜汁浸，则不腻膈。忌铜铁器，令人肾消发白，男损营，女损卫。得清酒、麦门冬良。恶贝母，畏芜荑，忌葱、蒜、莱菔。采得即用者为生，晒干收者为干，以法制过者为熟。

熟地黄 甘，苦，微温。用砂锅柳甑衬以荷叶，将生地黄酒润，用缩砂仁粗末，拌蒸盖覆极密。文武火蒸半日取起，晒极干。如前又蒸九次为度。令中心透熟纯黑乃佳。一法地黄坚实者。晒干以手掰之有声为度，好酒拌匀，置此瓷瓮内包固重，汤煮一昼夜名熟地黄。然终不及前法。

地黄掘出洗净肥大沉水者。正堪简用。宜用新根。其宿根当年朽腐。虽肥大而，生气将尽之物不宜药市。人掘采裹之草席中，或置之锅内。沃热水复以灰拌晒惟较增秤两。不顾药性之有伤也。其不犯铁和灰

者皮肉俱黄白色。市中名之白干。然不必是选沉水者也。地黄干后皆能沉水。但鲜时有沉水者极少。按物理小识云。地黄酒九蒸捣烂以山药末和为饼。再暴之一碾即末矣。

四十、《修事指南》—［清］　张睿 撰　中国中医科学院图书馆藏书

制地黄　雷敩曰：凡使生地黄去皮，瓷锅上柳木甑蒸之。摊令气歇，拌酒再蒸又出令干。勿犯铜、铁器。令人肾消，并发白。男损营，女损卫也。李时珍曰：近时造法，捡取沉水肥大者，以好酒入缩砂仁末，在内拌匀，柳木甑于瓦锅内，蒸令气透，晒干。再以砂仁酒拌蒸晒，如此九蒸九晒，乃止。盖地黄性泥，得砂仁之香而窜。会和五脏冲和之气，归宿丹田，故也。今市中惟以酒煮熟售者不可用。

四十一、《神农本草经百种录》—［清］　徐灵胎 撰　任春梅 点校　《本草名著集成》张瑞贤 主编　华夏出版社

干地黄　味甘，寒。主折跌绝筋，伤中，逐血痹，行血之功。填骨髓，血足能化精，而色黑归肾也。长肌肉。脾统血，血充则肌肉人亦满矣。作汤，除寒热积聚，血充足则邪气散，血流动则凝滞消。除痹。血和利则经脉畅。生者尤良。血贵流行，不贵滋腻，故中古以前用熟地者甚少。久服轻身不老。补血气之功。

地黄色与质皆类血，故入人身则专于补血。血补则阴气得和，而无枯燥拘牵之疾矣。

古方只有干地黄、生地黄，从无用熟地黄者。熟地黄乃唐以后制法，以之加入温补肾经药中颇为得宜。若于汤剂及养血、凉血等方，甚属不合。盖地黄专取其性凉而滑利流通，熟则腻滞不凉全失其本性矣。

又仲景《伤寒》一百十三方，惟复脉用地黄。盖伤寒之病，邪从外入，最忌滋滞。即使用补，必兼疏拓之性者方可入剂。否则邪气向里，必有遗害。今人一见所现之证，稍涉虚象，便以六味汤为常用之品，杀人如麻，可胜长叹。

四十二、《本草丛新》—［清］　吴仪洛 撰　朱建平 等校　中医古籍出版社

生地黄　大泻火，平血逆　味苦微甘，大寒。入心肾，泻丙火（小肠为丙火与小肠相为表里）。清燥金（胃肠，大火）。平诸血逆，消瘀通经。治吐衄崩中（唾血者，血随唾出。咯血者，随痰咯出或带血丝，出肾经及肺经；自两胁逆上吐出者，属肝经；吐出、呕出盆成碗者，属胃经。咳血者，咳出痰内有血；衄血者，血溢于脑，从鼻而出，并属肺经。经漏不止曰崩。血热妄行，宜以此清之。）热毒痢疾，肠胃如焚，伤寒瘟疫痘症（血热红紫）。诸大热，大渴引饮，折跌绝筋（生地一斤，瓜姜糟一斤，生姜四两，炒热，罨伤折处，冷则易之。又生地汁三升，酒升半，煮服，下扑损瘀血）。利大小便，又能杀虫，治心腹急痛（《海上方》捣汁和面，作餺饦食，能利出虫。忌用盐）。必燥结有实者，方可用。生掘鲜者，捣汁饮之（热喝昏沉，地黄汁一盏服之）。

干地黄　养阴凉血　苦，甘而寒，沉阴而降，入手、足少阴（心、肾）、厥阴（心胞，肝）。及手太阳经（小肠）。养阴退阳，凉血生血。治血虚发热，常觉饥馁，五心烦热（《经》曰：阴虚生内热），痿痹惊悸（有触而心动曰惊，无惊而自动曰悸，即怔忡也，有因心虚火动者，有因肝虚胆怯者，有因水停心下者，火畏水，故悸也。地黄能交心肾而益肝胆，亦能行水，故治也）。倦怠嗜卧（肝火藏于胃中，同归身用），胸膈痞闷（肝胆燥火，闭伏胃中，亦须同归身用），吐衄尿血（痛为血淋，不痛为尿血），血晕崩中（《经》曰：阴虚阳搏，谓之崩）。调经安胎，利大小便。性寒而润，脾虚泄泻，胃虚食少，均在禁例。以怀庆肥大而短，糯体细皮，菊花心者佳。用沉水者，浮者不用。恶贝母。畏蕪荑。忌莱菔、葱、蒜、铜铁器，得门冬、丹皮、当归良。

熟地黄　平补肝肾，养血滋阴。甘而微温，入足三阴经。滋肾水，封填骨髓，利血脉。补益真阴，聪耳明目（耳为肾窍，目为肝窍，目得血能视，耳得血而能听），黑发乌须，又能补脾阴，止久泻（《经》云：肾司二便。久泻多属肾虚，且下多亡阴，自宜补肾，不可专责脾也）。治劳伤风痹，阴亏发热，干咳痰嗽（咳嗽阴亏者，地黄丸为要药，亦能除痰。丹溪曰：久病阴火上升，津液生痰不生血，宜补血以制相火，其痰自除。喻嘉言曰：凡咳嗽渐至气高汗渍，不补其下，但清其上，必至气脱猝亡，医之罪也），气喘短促（熟地一两，归身三钱，炙甘草一钱，名贞元饮，治气短似喘，呼吸急促，提下不能升，咽不能降，气道噎塞，势极垂危者，常人但知气急，其病在上，而不知元海无根，肝肾亏损，此子午不交，气脱症也，尤惟妇人血海常亏者，最多此证，宜以此饮济之缓之。倪庸众不知，妄云痰逆气滞，用牛黄苏合及青陈枳壳破气等剂，则速其危）。胃中空虚觉馁，痘证血虚无脓，病后胫股痠痛，产后脐腹急痛（丹溪曰：产前当清热养血为主，产后宜大补气血。虽有杂证，从末治之），感证阴亏，无汗便闭（阴气外溢则得汗，阴血下润则便通）。诸种动血，一切肝肾阴亏，虚损百病，为壮水之主药。

按：熟地黄，性滞，痰多气郁之人，能窒碍胸膈，用宜斟酌（郭佩兰《本草汇》曰：丹溪云：气病补血，虽不中病，亦无害也。不知血药属阴，其性凝滞，胃虚气弱之人，过服归地等剂，必致痞闷食减，病安能愈耶？《景岳全书》曰：地黄产于中州沃土之乡，得土气之最厚者也。其色黄，土之色也；其味甘，土之味也。而谓非脾胃中州之药，吾不信也。但脾胃喜温而恶寒，生干地黄性寒，自非脾胃所喜。蒸晒极熟，则甘温正与脾胃相宜耳。殊不知熟地黄乃阴滞不行之药，大为脾胃之病所不宜也）。

作熟地黄法：拣取肥地黄沉水者数十斤，洗去沙土，略晒干，别以拣下瘦小者数十斤，捣绞取汁，投石器中，浸漉令浃，入柳木甑，放瓦锅上蒸一日，晒几日，令极干，又蒸又晒，如是九次，锅内倘有淋下地黄余汁，亦必拌晒，使汁尽而干。其地黄光黑如漆，味甘如饴，须瓷器收之，以其脂柔喜润也。（按地黄取其纯阴静重，近时多拌以好酒及砂仁末而蒸晒之，是反以散动香燥，乱其性矣。其法甚为不善，有用姜汁拌炒者，尤不合法。今市中惟以一煮而售，害有不可胜言者。盖禀北方纯阴至寒之性，非太阳与烈火频频交炼则不温，所以固本膏虽经日煎熬，必生熟各半而用之，设以生地一煮便作熟地，投用归肾，右归七味八味等剂中，则寒凉之性未除，心肾之经各别，以心经寒凉之药为君主，以肾经温暖之药为臣佐。岂徒无益，反引寒性下损真阳。微虚者，暂堪抵受。大虚挟寒者，气力孤危，制治乖方，而为害甚烈，斯其罪也。市医当将熟地、枸杞等炒作炭用，是甘润养阴之品，变而为苦燥伤阴之物，非徒无益，而又有害之矣）。

四十三、《得配本草》—［清］ 严西亭、施澹宁、洪缉庵 撰 袁秀荣 等校注《本草名著集成》张瑞贤 主编 华夏出版社

生地 得酒、麦门冬、姜汁、缩砂良。畏芜荑、莱菔子。恶贝母。忌葱、蒜、萝卜、诸血。

甘，凉，微苦。入手足少阴、厥阴及手太阳经血分。其生血以清阴火，举世皆知。能生气以行阳分，人多不晓。血足气得所归，所谓藉精生气。一切惊悸经枯，掌中热，劳劣痿厥，吐衄、崩漏、便闭等症。均此治之。消谷食，大便下，则中气动而食自化。实脾胃，湿热去，肠胃自实。亦奏其功。

得玄参，定精意；得竹茹，息惊气。麦冬为佐，复脉内之阴；当归为佐，和少阳之血。配地龙，治鼻衄交流。佐天门冬，引肺气入生精之处；使羚羊角，起阴气固封蛰之本；使通草，导小肠郁热；调鸡子白，治胎动；调蜜、酒，治热传心肺；君茯苓，除湿热伤脾；和车前汁，治血淋。生地通血脉之源。

鲜用则寒，干用则凉。上升，酒炒；痰膈，姜汁炒；入肾，青盐水炒；阴火咳嗽，童便拌炒。

犯铜铁器，令人肾消。

胃气虚寒，阳气衰少，胸腹痞闷，三者禁用。

世人动云生地妨胃，其能开胃，人实不晓。惟胃中阳气不足者，服之则胃气不运，而饮食减。若胃阴虚，而胃土干燥，致胃气不运者，生地滋其阴以清其火，而胃气从此运行，饮食自然渐进。不知者妄加议论，真不啻胶柱鼓瑟也。至时行热证，生地尤为切要，邪火郁于胃，胃阴干涸，势难救药，若胃中阴血未干，断无不可救药之理，惟生地实所以滋胃阴也。阴汁上充，则涌于肌表而经邪解，阴血下润，则秽泄于二便而腑邪出，所谓金令一行，酷热顿消也。故火邪溢于阳明经，冲生地汁于白虎汤中，战汗而顿解。邪热入于阳明腑，冲生地汁于陷胸汤中，便通而自退。更有火生痰、痰生火，交结于中，和生地汁于竹油、

姜汁中，则谵语直视等症即除。如无生地，可用干地黄，滚水浸透，绞汁冲服，防其泥滞，加枳壳或川贝疏之，且气道通，邪气外达，而病自霍然。近人多以生地为补剂，又疑妨胃，畏不敢用，即用之亦一二钱而止，五六钱而止，入诸药同煎，半成熟地，使邪滞于内而莫出，泥于膈而胃闭，遂视此为害人之品，禁不入方，致令胃阴枯涸，多有不可救药者，亦由用之不善也。

熟地黄 畏、恶、忌与生地同。

甘，微温。微苦。入手足少阴、厥阴经血分。补真阴，填骨髓。凡阴虚火炎，水泛为痰。津枯无汗，烦躁不宁，耳目聋瞶，神气散失，脂膏残薄，小水不利，大便不实，痿痹不仁，宿滞不化，真阳不回等症，非此不疗。

得乌梅，引入骨髓；得砂仁；纳气归阴；得炒干姜，治产后血块；得丹皮，滋阴凉血。使玄参，消阴火；合当归，治胎痛；加牛膝，治胫股腹痛；血不足也。合牡蛎，消阴火之痰。

痰多，姜汁炒；行血，酒炒；润肠，人乳炒；纳气、理气，砂仁炒；降火，童便煮；摄精，金樱子汁煮；补脾胃，炒炭存性。如煮熟未经蒸晒九次，寒凉之性未除，只算得心经凉剂，损胃阳，伤胃气，不可妄用。若阴虚火动者，半生半熟之品，适得其宜。

熟地味甘而滞，甘为脾之所悦，虽滋肾实大益于土。《经》云：味过于甘，肾气为土所掩，而不上交于心，心亦不得下交于肾，肾气不冲而独沉，是有权而无衡也。人之忽然死者，正惟生气不交，而独绝于内故尔。宜用辛凉者为之使，甘合辛而发散，则内气常通，心肾交结，自无喘满之患。且肾气动而不滞，精升而化气，金气亦从水中生矣。肺气亦归于肾，补敛之剂，何妨略加理气之味一二分，或五六分，俾补剂更为有力耶。

四十四、《本草求真》—［清］ 黄宫绣 著 陈冰欧 张丽华 先静 点校 常章富 审校 《本草名著集成》张瑞贤 主编 华夏出版社

干地黄 即生地黄之干者也。专入肾，并入心、脾。味苦而甘，性阴而寒。考诸长洲张璐谓其心紫入心，中黄入脾，皮黑归肾，味厚气薄，内专凉血滋阴，外润皮肤索泽，病人虚而有热者，咸宜用之。无热须用熟地。戴原礼曰：阴微阳盛，相火炽强，来乘阴位，日渐煎熬，阴虚火旺之症，宜地黄以滋阴退阳。同人参、茯苓、石蜜，名琼玉膏，治虚劳咳嗽唾血；专补肺阴。同天、麦门冬、熟地、人参，名固本丸，治老人精血枯槁；兼固肾本。于固本丸中加枸杞煎膏，名集灵膏，治喘咳乏力；诸脏兼固。其琼玉膏须用鲜者捣汁，桑火熬膏，散中寓止，与干者无异。固本丸、集灵膏并用干者，而集灵变丸作膏，较之固本差胜。《易简方》曰：男子多阴虚，宜熟地黄；女子多血热，宜生地黄。因人酌施。虞博云：生地黄凉血，而胃气弱者恐妨食；熟地黄补血，而痰饮多者恐泥膈，妨食、泥膈两症，最宜计较，何后人临症，全不于此问及。或言生地黄酒炒则不妨胃，熟地黄姜制则不泥膈，然须详病人元气病气之浅深而用之。治病须明脏器为要。若产后恶食泄泻，小腹结痛，虚劳、脾胃薄弱，大便不实，胸腹多痰，气道不利，升降窒塞者，咸须远之。以其有损胃气故耳。浙产者，专于凉血润燥，病人元气本亏，因热邪闭结而舌干焦黑，大小便秘，不胜攻下者，用此于清热药中，通其秘结最佳，以其有润燥之功而无滋润之患也。愚按《本经》地黄虽列上品，而实性禀阴柔，与乡愿不异。譬诸宵人内藏隐隙，外示优容，描画阴药形势殆尽。是以举世名家，靡不藉为滋阴上品。止血神丹。历今弊仍不改。虽或用非其宜。得以稍清旺气，服之仍得暂安，非若人参之性禀阳明，像类君子，有过必知，阳药性劣，于病不合便知。是以师家敛手不敢用，病家缄口不敢尝。故宁用以地黄、门冬阴柔最甚之属，以至于死不觉。用阴药杀人，人多不觉，故宁以阴为主。张璐所论如此，然非深究病情，通达世故，洞悉药品，亦安有时论而如斯乎。

生于江浙者阳气力微，生于北方者纯阴力大，生于怀庆肥大菊花心者良。酒制则上行外行，姜制则不泥膈。恶贝母。畏芜荑。忌莱菔、葱、蒜、铜铁器。得酒、门冬、丹皮、当归良。

熟地黄 五十八、阴草［批］能滋肾水。专入肾，兼入肝。甘而微温，味厚气薄，专补肾脏真水，

兼培黄庭后土，土厚载物，诸脏皆受其阴，故又曰能补五脏之真阴。熟地功力甚巨，在景岳谓其真阴亏损，有为发热、为头痛、为焦渴、为喉痹、为咳痰、为喘气，或脾肾寒逆为呕吐，亦有不宜用地黄者。或火虚载血于口鼻，或水泛于皮肤，或阴虚而泄痢，阳浮而狂躁，或阴脱而仆地，阴虚而神散者，非熟地之守不足以聚之；守以制散。阴虚而火升者，非熟地之重不足以降之；重以制升。阴虚而躁动者，非熟地之静不足以镇之；静以制动。阴虚而刚急者，非熟地之甘不足以缓之；缓以制急。阴虚而水邪上沸者，舍熟地何以自制，水以引水。舍熟地何以归元；阴虚而精血俱损，膏脂残薄者，舍熟地何以厚肠胃。厚以滋薄。且犹有最玄最妙者，则熟地兼散剂能发汗，以汗化于血，阴以化阳。而无阴不作汗也；熟地兼湿剂能回阳，以阳生于下，引阳归阴。而无阴不回也。然而阳性速，故人参少用亦可成功；阴性缓，熟地非多难以奏效。而今人有畏其滞腻者，则崔氏何以用于肾气丸而治痰浮；痰本于肾。有畏其滑湿者，则仲景何以用于八味丸而医滑泄。泄因肾气不固。故为肾泄。有谓阳能生阴、阴不能生阳者。则阴阳之理原自互根，无阴则阳无以化。彼此相须，缺一不可，无阳则阴无以生，无阴则阳无以化。《内经》曰：精化为气，得非阴亦生阳乎。景岳尚论熟地，最为明确，独中所论脾胃寒逆为呕，可用地黄以治，是亦千虑之一失耳。夫既脾胃虚寒，则脾与胃已受寒累，正宜用以辛热以为扫除。如太阳既至，坚冰自解，乃复坠以霜雪，投以阴剂，不更使寒滋甚乎。余读《景岳全书》，见其所论，语语透辟。字字箴规，可为法守。独于所论地黄有宜脾肾虚寒，尚有未及，虽曰地黄性温，寒从温散，然寒至上逆为呕，则寒已甚，岂有熟地之温可令寒外散乎。但或阳胜阴微，阳藉阴化，偶有感冒，用此杂于温散之中，或有见效。若真纯阴无火，厥气上逆而呕，则此又为深忌。至于制用地黄，宜用好酒、砂仁末同入，久蒸久曝，使其转苦为甘，变紫微黑，方能直入肾经耳。汪昂云：地黄性寒，得酒与火与日则温，性滞得砂仁则利气，且能引入丹田，六味丸用之为君，尺脉弱者加桂、附，所谓益火之原以消阴翳也；尺脉旺者加知、柏，所谓壮水之主以制阳光也。

出怀庆肥大者佳。

生地黄 三百六十三，阴草［批］凉血解热。专入心、肝、肾，兼入小肠。性未蒸焙，掘起即用，甘苦大寒，故书皆载其性鲜补。但入手少阴心、足少阴肾、足厥阴肝，并足太阴脾、手太阳小肠。力专清热泻火。凉血消瘀。钱仲阳导赤散：生地与木通同用，能泻丙丁之火。《别录》治妇人崩中血不止，及产后血上薄心，胎动下血，鼻衄吐血，皆倒汁饮之。故凡吐血咯血衄血，蓄血溺血，崩中带下，审其症果因于热成者，无不用此调治。血出于鼻，是由清道；血出于口，是出浊道。血出于咳衄，是由于肺；血见于呕，是出于肝；血见于吐，是出于胃；血由痰涎而带，是出于脾；血见于咯，是出于心；血见于唾，是出于肾；血出于耳，其名曰衈；血由鼻出，其名曰衄；血由肌肤而出，其名曰血汗；血由口鼻俱出，其名曰大衄。皆当详其虚实以治。并或伤寒阳强，痘症毒盛血躁，与折跌伤筋而见血瘀血痹之症者，无不采其同入，以为活血生新之用。第书有言，服此长肉生肌，止是热除血活以后长养之语；久服轻身不老，止是病去身安力健之词，未可因此认为辟谷成仙属实也。若使血因寒滞，而犹用以生地，不更使寒益甚，而血愈出不返乎！

掘生肥大者，洗净捣汁以引，或用酒制，以免伤胃。忌铁。

四十五、《神农本草经读》—［清］ 陈修园 撰 肖钦朗 校注 福建科学技术出版社

地黄 气味甘、寒，无毒。主折跌绝筋，伤中，逐血痹，填骨髓，长肌肉。作汤除寒热积，除痹。生者尤良。久服轻身不老。

地黄气寒，入足少阴肾经；味甘无毒，入足太阴脾经。气味重浊，阴也；阴者，中之守也。伤中者，守中真阴伤也。地黄甘寒，补中焦之精汁，所以主之。血痹者，血虚闭而不运也。地黄味甘以滋脾血，气寒以益肾气，气血行而闲者开矣。肾主骨，益肾则水足而骨髓充；脾主肌肉，润脾则上滋而肌肉丰也。作汤除寒热积聚者，汤者荡也，或寒或热之积聚，汤能荡之也。盖来甘可以缓急，性滑可以去著也。又曰：

除痹者，言不但逐血痹，更除皮肉筋骨之痹也。除皮肉筋骨之痹，则折跌筋绝亦可疗矣。久服轻身不老，以先后二天交接，元气与谷气俱纳也。生者尤良。谓者本性俱在也。

陈修园曰：地黄，《本经》名地髓，《尔雅》名苄，又名芑。唐以后九蒸九晒为熟地黄，苦味尽除，入于温补肾经丸剂，颇为相宜；若入汤剂及养血凉血等方，甚属不合。盖地黄专取其性凉而滑利流通，熟则腻滞不凉，全失其本性矣。徐灵胎辨之甚详，无何若辈执迷不悟也。

又曰：百病之极，穷必及肾。及肾，危症也。有大承气汤之急下法，有桃花汤之温固，有四逆汤、白通汤之回阳法，有猪苓汤、黄连鸡子黄汤之救阴法，有真武汤之行水法，有附子汤之温补法，皆所以救其危也。张景岳自创邪说，以百病之生，俱从肾治。误以《神农本经》上品服食之地黄，认为治病之药。滋润胶黏，反引邪气欲存于手少阴而无出路，以后虽服姜、附不热，服芩、连不寒，服参、术不补，服硝、黄不下，其故何哉？盖以熟地黄之胶黏善著。女人有孕服四物汤主，随症加入攻破之药而不伤，以四物汤中之熟地黄能护胎也，知其护胎之功，便可悟其护邪之害，胶黏之性最善著物，如油入面，一著逐不能去也。凡遇有邪而误用此药者，百药不效。病家不咎其用熟地黄之害，反以为曾用熟地黄而犹不效者，定为败症，岂非景岳之造其孽哉？

四十六、《本经疏证》—［清］　邹澍 撰　上海卫生出版社

干地黄　味甘，苦，寒。无毒。主折跌绝筋伤中。逐血痹。填骨髓。长肌肉。作汤除寒热积聚。除痹。主男子五劳七伤。女子伤中胞漏下血。破恶血。溺血。利大小肠。去胃中宿食。饱力断绝。补五脏内伤不足。痛血脉。益气力。利耳目。生者尤良。

生地黄　大寒。主妇人崩中血不止。及产后血上薄心闷绝伤身。胎动下血。胎不落。堕坠。踠折，瘀血。留血。衄鼻吐血。皆捣饮之。久服轻身不老。一名地髓。一名苄。一名芑。生咸阳、川泽黄土地者佳。二月、八月。采根阴干。(得麦门冬清酒良。恶贝母。畏芜荑)。

地黄二月生叶。布地便出似车前。叶上有皱纹而不光。高者及尺余。低者三、四寸。其花似油麻花。而红紫色。有黄花者。其实作房如连翘。中子甚细而沙褐色。根如人手指色黄。

卢芷园曰：地黄本经主治。首举伤中逐血痹。即继填骨髓。长肌肉。续绝筋。夫痹者。闭而不通也。随其血之不通而为病。如在目则赤。在齿则痛。在肉里则痈肿。在心则昏烦。在肺则咳血。壅遏而为身热。枯耗而为燥涩痿软。泛滥而为吐衄崩漏。血痹颇广。当各以类推之。逐者俾其流通者也。性惟润下。功力到时。得二便通利。以为外候。《千金方》黑膏用治热积所成之斑。《肘后方》拌鸡蒸汁。用治寒积所成之疝。咸从血痹所生耳。血中有痹。则骨髓不满。肌肉不长。筋脉断绝。均谓伤中。若填满。若生长。若接续。皆克成血液之流通者也。

刘潜江云：地黄之用。在《本经》即首归其功于血。夫血本天一之真阴。资中五之土气以生者也。夫万物莫不资生化于土。惟此味之取精于土者最专且酷。故种植之地。土便焦苦。十年后方得转甜。得谓此味不专主中焦之营气哉。乘雅云。种地黄一年其土便苦。次年止可种牛膝。再二年可种山药。足十年土味转甜。始可复种地黄。否则味苦形瘦。不堪入药矣。

夫既资冲气以化生。独以凉血归之者何。盖脾统血。其为脏也。体柔用升。升为阳。血属阴。设其所统之阴不断。不足以柔其体。而其用之升者自升。于是阳益盛。阴益虚。驯至其脾为约。经曰。至阳盛则地气不足。此之谓也。于斯时也。不以得地气之最精且专者。裕其所统。又何以柔其体而善其后耶。第所谓伤中者。义又云何。夫中者。阴阳之会也。无阳则阴何则而升。无阴则阳无所从而降。升降之枢。生气生血之源也。血乃真阴之化醇。阳能化则血何自而痹。阴能固则血无缘而漏。故凡病于阴不济阳。阳气不能化血者。用地黄则为宣剂。即本经所谓逐血痹除寒热积聚是也。凡病于阴不胜阳。阳迫血而阴不固者。用地黄又为摄剂。即别录所谓治胞漏下血崩中血不止是也。方书治虚劳。有云实热实极者。均用地黄。既

云虚劳矣。又何以云实也。经曰。精气夺则虚。邪气盛则实。因精气之虚。以致邪气之实。因邪气之实。益致精气之虚。故用地黄泻其实在邪者。即救其虚在精者。如补劳劣之味乃在其后。是不可悟填骨髓长肌肉疗跌折绝筋之义耶。

古人服药。皆有法律。故为丸为散为汤。当各得其宜而效始著。如本经此条。宜作两层读：主伤中。逐血痹。填骨髓。长肌肉。疗跌折绝筋。丸散之功也。除寒热积聚除痹。汤饮之功也。不然。若茺蔚之可作浴汤。葡萄之可作酒。当归之煮汁饮。何以皆署于简末。而此作汤二字独间于中耶。故仲景两书。用地黄者八方。为丸者三。为汤者五。炙甘草汤之续绝伤。防己地黄汤、百合地黄汤之除寒热积聚。黄土汤、芎归胶艾汤之除痹。薯蓣丸之治伤中。长肌肉。大黄䗪虫丸之逐血痹。肾气丸之填骨髓。俱若合符节。

予尝治地黄醴饮先君。醴尽而地黄枵然如故也。暴之令干。则其质轻虚。剔而破之。则其中脂液已尽。在外层者。悬空包裹。如栝蒌之壳。其在内者。纵横牵引。如丝瓜之筋。因是悟地黄之用。在其脂液。能荣养筋骸血络。干者枯者。能使之润泽矣。进乎此。则因干枯而断者。得润泽而仍能续。故地黄之用。不在能通而在能养。盖经脉筋络干则收引。润则弛长。是养之即所以续之。本经疗跌折绝筋。仲景治脉结代。胥是意也。地黄分数。独甲于炙甘草汤。而伤寒金匮所主。绝无血病。盖是汤所主。重在复脉。故亦名复脉汤。脉者源于肾而主于心。心血枯槁。则脉道泣涩。此伤寒论所以脉结代与心动悸并称。金匮要略又以脉结悸与汗出而闷并述。至肺痿之心中温温液液。涎唾多。则阴皆将尽之孤注。阳仅膏覆之残焰。乃炙甘草汤者非他。即桂枝汤去芍药。加地黄麦冬人参阿胶麻仁也。行血之功虽大。列于行气通营剂中。则犹之地黄之滓。增其壳内络外之脂液耳。然地黄之用。不仅此也。其妙尤在血液被迫。不能不去。乃不禁其去。而惟生且长之。使夫受病之故者。不留。方生之新者。不去。斯则有病遂为无病。此黄土汤芎归胶艾汤一治脾不统血。一治肝不藏血。佐使虽殊。用地黄之理则一也。

四十七、《本草分经》—［清］ 姚澜 撰 张瑞贤 孙怡 校注 《本草名著集成》张瑞贤 主编 华夏出版社

熟地 甘，微温。入足三阴经。滋肾补肝，封填骨髓，亦补脾阴，利血脉，益真阴，除痰退热，止泻，治一切肝肾阴亏、虚损百病。为壮水之主药。兼散剂亦能发汗，兼温剂又能回阳。按：制熟地宜九蒸九晒，盖多蒸则不滞，多晒则气温，水里阳生之义也。若一蒸便用，绝不见日，则与煎剂用生地何异？

生地 苦、甘，寒。沉阴下降。入心、肾肝、心包、小肠。养阴退阳，凉血生血。治血虚内热，能交心肾而益肝胆，兼能行水。佐归身解火郁，

鲜生地 苦、微甘，大寒，入心肾。泻小肠丙火，亦清胃、大肠火，平诸血逆。治热毒痢疾，肠胃如焚，瘟疫痘症诸大热。

四十八、《本草述钩元》—［清］ 杨时泰 辑 科技卫生出版社

地黄 一名苄。沉下者贵也。一名芑。阴土己也。又名地髓。产怀庆者。皮有磊砢而力大。江浙壤地者。质虽光润力微不及。古人种子。今唯种根。入土即生。大宜肥壤。法以土作壇。如浮屠数级。寸段莳灌。根长滋盛也。但种植之后。其土便苦。次年止。可种牛膝。再二年可种山药。足十年土味转甜。始可复种地黄。否则味苦形瘦不堪入药。二八月采者。不如正九月气全。盖八月残叶犹在。叶中精气未尽归根。二月新苗已生。根中精气已滋于叶也。覈。按本经有干有生。以采得即用者为生。晒干收者为干。后人复蒸晒九次用之。是为熟地黄。其生熟不同。而凉血补血悬异。故分注之。

生地黄 味甘苦。气寒。气薄。味厚沉而降阴也。入手足少阴厥阴及手太阳经。本经主治。伤中逐血痹。填骨髓。长肌肉。除寒热积聚。疗折跌绝筋。凉血生血。疗虚清热。补肾水真阴不足。治少阴心热在内。通血脉。强筋骨。利二便。理胎产。通经闭。凡劳瘦骨蒸。日晡寒热。五心潮烦。惊悸。掌中热痛。足下热而痛。清肺热咳嗽。泻脾胃湿热。痿蹷嗜卧。唾血吐血。鼻衄耳鸣。牙痛欲脱。便血尿血皆治。脏

属阴。此味天一之真阴。能补五脏。而亦入手太阳腑者。正见火中有水。乃阳育乎阴。具足生化之妙也。凡阴微阳盛。相火炽强。来乘阴位。日渐煎熬。为虚火之证者。宜地黄之属。以滋阴退阳。原礼。

本经首主伤中逐血痹。即继以填骨髓长肌肉续绝筋等语。夫痹者随其血之不通而为痛。如在目则赤。在齿则痛。在肉里则痈肿。在心则昏烦。在肺则咳血壅遏。而为身热枯耗。而为燥涩痿软。泛滥而为吐衄崩漏。各可类推。千金方黑膏。治热积成斑。肘后方拌鸡蒸汁。治寒积成疝。咸从血痹所生。盖血中有痹。则骨髓不满。肌肉不长。筋脉断绝。均谓伤中。若由填满生长而接续。皆克成血液之流通。是以逐者。即俾其流通之义也。不远。性唯润下。功力到时。当以二便通利为外正。又。

论地黄禀天一之真阴。更资中五之冲气。故气寒味甘。甘而有微苦者。归于主血之心也。夫营出中焦。而万物咸资生化于土。此味取精于土者最专。观种植之地。其土便苦。十年后方转甜。焉得谓非专主中焦之营哉。唯水寒土湿皆为阴。其性就下。故入营而独以凉血归之。正以疗水不济火之病。经曰。至阳盛则地气不足。必用此地气精专之味。未经烹炼者以对待之。第经云。寒泣血。此复以寒水之真阴。疗血痹何哉。盖阴虚则阳亢。阳亢则阴愈泣。用此以益真阴。乃为责其本耳。至有不得取责于阳亢者。如产后血逆。及胎动下血。当以本经别录所主伤中之义明之。中即中气。中气者下而肾肝。有阴中之阳。上而心肺。有阳中之阴。阴阳互为其根。然化原却先在阴。至于中土。握升降之枢而行化育。亦本于由阴生阳之元。并畅其由阳归阴之用。所以时贤言气有阴气阳气之分也。即如本经之血痹。为血不得气以化。别錄言胞漏下血。为血不得气以固。是则人之为病于血者。莫不病于血中之阴气。而病于阴气者。又非独一热足以伤之。故虽同病于阴气。其因于热而气不化血者。生地故为宣剂。若不因于热而气不固血者。此宜补阳气。生地却非补剂。又不得宣阴而损真元也。寇氏谓血虚劳热。产后虚热。老人中虚燥热。用地黄须炼熟。若槩与生者。当虑大寒是也。

至洁古。去诸湿热之义谓何。盖阳盛阴虚。则阳不得阴以化。气之不化者。反病于湿而滋热。生地益真阴之不足。凉血生血。而俾气得以化。自不病于湿矣。抑甄氏谓虚而有热者宜加用之。丹溪何又谓虚而有热者慎弗用之。要知因虚而得实（如黄芩汤治心劳实热。小甘露饮治脾劳实热。地黄汤治肾劳实热。麦门冬汤治脉实极为病。元参汤治骨实极为病。石斛汤治精实极为病。夫病于虚劳而云实者。精气夺邪气盛也）。甄权之说是也。原其病本在虚。丹溪之说亦是也。唯因精气之虚。以致邪气之实。故用生地先泻其实在邪者。而救其虚在精者。如补劳之味。即继其后也。（诸方有止用生地者。有生地同熟地用者。可知一宣一补。生熟顿殊。而用有节次也。）

凡阴虚咳嗽内热。骨蒸吐血等候。及产后恶露作痛发热。一见脾胃薄弱。大便不实。或天明肾泄。俱禁用生地当归。（仲淳）

【修治】脉洪实热者。生采捣汁服（即鲜地黄）。脉虚血热者。用姜汁拌炒。免致泥膈。如上达外行。必资酒浸。掐成节。酒洗将木棍槌匾。晒干。隔纸焙用。长而直者。能生血。乳汁浸一宿。晒干用。生熟俱忌铁。

熟地黄　本经只言干生二种。第如血虚劳热。产后虚热。老人中虚燥热者。若与生干。当虑大寒。故后世改用蒸曝极熟者（宗奭）。生甘平宣。蒸熟温补。必烹炼至久。透出阴中之阳。方能补肾气。

味甘微苦。气微温。味厚气薄。阴中之阳。沉也。入手足少阴厥阴经。生地能生精血。用天冬引入所生之处。熟地能补精血。用用麦冬引入所补之处。主填骨髓。长肌肉。生精血。补五脏内伤不足。通血脉。利耳目。黑须发。治男子五劳七伤。女子伤中胞漏。经侯不调。胎产百病。去脐腹急痛。（脐下痛属肾经。非此味通肾不除）。病后胫股酸痛。坐而欲起。目恍恍无所见。血衰者须用之。又能补肾中元气（洁古东垣）。脉洪实者。宜生地（凉心血。益肾水）。若脉虚者。则宜熟地（东垣）。熟地黄粗而直者。能生精（龟龄集）……

论地黄本寒水之精。阴中原含有阳。第未久经烹炼。则无以发阴中之阳。而令其上通天气。唯火候足而天气通。真阴乃得随阳以上。而尽其普益脏腑之功。先哲谓熟地能补肾中元气。旨哉其言之也。经曰。通天者。生之本。然非本于天一所生之源。又乌能如坤元资生而宏其利益哉。是物从阴发阳。从阳达阴。阳昌于阴中而阴乃化。故益阴尤胜。本经于干地黄下。首主逐血痹。而继以填骨髓。长肌肉。疗绝筋等语。此故不化则不生之微义。但化机阻痹。则宜生者平宜。若功归实际。定以补益。责之熟者耳。古方二地多并用。为其兼补心肾也。但生者性寒。而制熟又泥膈。熟地即与生地同用。犹未免于滞也。惟以砂仁制成。则引之径下矣。

附论益阴

阴固贵于益。而益阴之中。亦有动静衡胜之微。如丹溪治阴虚发热。于四物汤分阴阳。血之动者为阳。芎归主之。血之静者为阴。地芍主之。若血之阴不足。虽芎归辛温。亦在所不用。血之阳不足。虽姜桂辛热。而亦用之。唯变所适也。又如行血则用芎归。以行春夏之令。止血则用地芍。以行秋冬之令。此升沉之道也。

凡胸膈多痰。气道不利。升降窒塞。药宜宣通者。汤液中禁用熟地（仲淳）。熟者宜入丸。生者宜入煎剂。各兼行气之剂始不滞。

【修治】拣取沉水肥大者。以好酒入砂仁末拌匀。置柳木甑于瓦锅内。蒸令气透。晒干。再以砂仁酒拌蒸晒如前。九次乃止。观固本膏虽经臼煎熬。必生熟各半用之。可知地黄非一煮便熟者矣。其性滞泥。得砂仁之香窜。乃能合和五脏冲气。归宿丹田也。市中惟以酒水煮熟者。不可用。

四十九、《药性蒙求》—［清］　张仁锡　据清刻本复印本　上海古籍书店

生地　甘，寒。养阴涵木，凉血。用鲜能医衄血。勿犯铁。干地黄苦，甘而寒。沉阴而降。治血虚发热，五心烦热。采得即用者为生地黄。晒干收得者为干地黄。以法制用者为熟地黄。以怀庆肥大而短，糯体细皮，菊花心者佳。《从新》曰：生地黄，大泻火，平血逆，泻心清肺。治吐血崩中，大热大渴之证。今肆中所用鲜生地是另一种，出杭州笕桥，其形亦细长不同。其治亦大热之证。干地黄，入心、肾、心包肝及手太阳小肠经。养阴退阳，凉血生血品也。

熟地黄

温。滋阴补血，益髓填精，乌须黑发。勿犯铁。苦，甘，微温中寒兼呕用姜汁拌炒，胀满不行用砂仁炒，经络壅滞用酒炒，兼能上行下行。李士材又姜汁酒拌炒，生者不妨胃，熟者不泥膈。痰多者亦宜姜汁炒之，又有冬米杂拌炒，沉香末拌炒，青盐炒，炒松等法。张路玉云：熟地假火力，蒸晒，转苦为甘。为阴中之阳。补肾中元气，必蒸晒多次。确有坎离交济之妙用。但煮熟不加蒸晒曝，虽服无益。

五十、《本草新编》—［清］　陈士铎 著　柳长华 徐春波 校注　中国中医药出版社

熟地

味甘，性温，沉也，阴中之阳，无毒。入肝肾二经。生血益精，长骨中脑中之髓。真阴之气非此不生，虚火之焰非此不降。洵夺命之神品，延龄之妙味也。世人以其腻滞，弃而不用，亦未知其功效耳。夫肾有补而无泻，是肾必宜补矣。然而补肾之药，正苦无多。山茱萸、牛膝、杜仲、北五味之外，舍熟地又用何药哉。况山茱萸、牛膝不可为君，而杜仲又性过于温，可以补肾火之衰，而不可补肾水之乏。此熟地之必宜用也。熟地系君药，可由一两以用至八两。盖补阴之药与补阳之药，用之实有不同。补阳之药，可少用以奏功，而补阴之药。必多用以取效。以阳主升而阴主降。阳升，少用阳药而气易上腾；阴降，少用阴药而味难下达。熟地至阴之药，尤与他阴药有殊，非多用之，奚以取胜。或谓熟地至阴之药，但其性甚滞，多用之而腻膈生痰，万一助痰以生喘，亦甚可危也。此正不知熟地之功力也。自神农尝草之后，将此味失谈，遂使后世不知其故。虽历代名医多有发明，而亦未尝言其秘奥。夫熟地岂特不生痰，且能消痰，岂特不滞气，且善行气，顾人用之何如耳。夫痰有五脏之异。痰出脾、肺者，用熟地则助其湿，用之似乎

不宜。倘痰出于心、肝、肾者，舍熟地又何以逐之耶。故人有吐痰如清水者，用二陈消痰化痰之药，百无成功，乃服八味汤，而痰气之汹涌者顷刻即定，非心、肝、肾之痰用熟地之明验乎。【批】心火郁、肝气逆、肾水衰，皆能生痰，非熟地不能化也。

更有一种，朝夕之间，所吐皆白沫，日轻而夜重，甚则卧不能倒。用六味汤，大加熟地、山茱萸，一连数服，而痰即大减，再服数十剂，白沫尽消而卧亦甚安，又非熟地消痰之明验乎。熟地消痰而不生痰，又何疑哉。至于气之滞也，服地黄汤而消痰于顷刻，犹谓气之不行也可乎。【批】熟地行气而不滞气，论实创开。

人生饮食，脾肾之气行，水谷入腹，不变痰而变精矣。为惟其脾肾之虚也，水谷入腹，不化痰而化精矣。用地黄汤而痰消者，往往多能健饭，是熟地乃开胃之圣品也。其所以能开胃者何也？胃为肾之关，肾水旺而胃中之津液自润，故肾气足而胃气亦足，肾气升而胃气亦升也。然则熟地行气而非滞气，不又可共信哉。气行痰消，乌能作喘，尤所不必疑者矣。【批】阴虚之人胃气不开，用熟地反易饥而嗜食，胃中阴邪散而正气伸，故开胃。

或问熟地既是君药，亦可单用一味以奏功乎？夫熟地虽是君药，不可独用之以取胜。盖阳药可以奇用，而阴药必须耦用也。况熟地乃至阴之品，性又至纯，非佐之偏胜之药，断断不能成功，此四物汤补血所以必益之当归、白芍、川芎也。推之而与人参同用，可以补心肾之既济；与白术同用，可以补脾肾之有亏；与麦冬、五味同用，可以滋肺肾之将枯；与白芍同用，可以益肝肾之将绝；与肉桂同用，可以助命门之火衰。与枣仁同用，可以安膻中之火沸；与地榆同用，可以清大肠之血；与沙参同用，可以凉胃中之炎；与元参同用，可以泻阳明之焰。然必用至一两、二两为君，而加所佐之味，或五钱或八钱，自易取胜于万全也。倘熟地少用，其力不全，又何以取胜哉。内惟肉桂止可用一二钱，不可用至三钱之外，余则可与熟地多用而无忌者也。

或问产前必用熟地以补血，不识产后亦可重用乎？曰：产后正宜重用也。产妇血大亏，不用熟地以生新血，用何药乎？虽佛手散乃产后圣药，然能加入熟地，则生血尤奇。凡产后血晕诸病，同人参、当归并用，必建殊功，不特产后脐腹急痛者始可用之也。夫肾中元气，为后天之祖，熟地禀先天之气而生，产妇亏损血室，元气大耗，后天之血既不能速生，正藉先天之气以生之。用熟地以助后天，实有妙理，非泛论也，或问熟地腻膈生痰，世人以姜汁、砂仁制之可乎？顾熟地何尝腻膈也。熟地味甘而性温，味甘为脾胃所喜，性温为脾胃所宜，脾胃既不相忤，又何所忌而腻膈哉。况熟地乃阴分之药，不留胃中，即留肾中。胃为肾之关门，胃见肾经之味，有不引导至肾者乎。腻膈之说，起于不知医理之人，而不可惑深知医理之士也。虽姜汁开胃，砂仁苏脾，无碍于熟地，而终不可谓熟地之腻膈生痰耳。【批】自腻膈生痰之说出，世人谓熟地而不敢用，今得远公阐发，可以破惑矣。

或谓熟地既不腻膈，何以六味地黄丸中加茯苓、山药、泽泻，非因其腻膈而用之乎？是以茯苓、山药、泽泻，为制熟地之品，亦何其轻视茯苓、山药、泽泻哉。肾宜补而不宜泻，既用熟地以补肾，岂可复用利药以泻肾，况又用利药以制补肾之药，使之有泻而无补乎，是熟地之不宜制也明矣。熟地既不宜制，用茯苓、山药、泽泻之三味，非因制熟地也，亦明矣。熟地既不宜制，用茯苓、山药、泽泻之三味，非因熟地之腻膈也，抑又明矣。然则用三味之意谓何？因熟地但能滋阴而不能去湿，但能补水而不能生阳，用三味以助其成功，非用三味而掣其手足也。

或问熟地既不腻膈，何以生痰，前人言之，岂无见而云然乎？曰：熟地实消痰圣药，而世反没其功，此余所以坚欲辨之也。凡痰之生也，起于肾气之虚，而痰之成也，因于胃气之弱。肾气不虚，则胃气亦不弱。肾不虚则痰无从生，胃不弱则痰无由成也。然则欲痰之不成，必须补胃，而欲痰之不生，必须补肾。肾气足而胃气亦足，肾无痰而胃亦无痰。熟地虽是补肾之药，实亦补胃之药也，胃中津液原本于肾，补肾以生胃中之津液，是真水升于胃矣。真水升于胃，则胃中邪水自然难存，积滞化而痰涎消，有不知其然而然之妙。熟地消痰不信然乎，而可谓其腻膈而生痰乎。

或问熟地补肾中之水，何必又用山药、山萸以相佐。盖肾水非得酸不能生，山茱萸味酸而性又温，佐熟地实有水乳之合。然而山茱萸味过于酸，非得熟地之甘温，山茱萸亦不能独生肾水也。配合相宜，如夫妇之好合，以成既济之功也。

或问熟地入于八味地黄丸中，何独为君？盖八味丸补肾中之火也。然火不可以独补，必须于水中补之。补火既须补水，则补水之药必宜为君矣。方中诸药，惟熟地乃补水之圣药，故以之为君。有君则有臣，而山药、山茱佐之；有臣则有佐使，而丹皮、泽泻、茯苓从之。至于桂、附，反似宾客之象。盖桂附欲补火而无能自主，不得不推让熟地为君，补水以补火也。

或问熟地可独用以治病乎？熟地亦可以独用者也。凡遇心肾不交之病，只消熟地二两，煎汤饥服，而心肾交于眉睫。人以为熟地乃肾经之药，谁知其能上通于心乎。夫心肾不交之病，多是心火太过而肾水大亏也。用熟地以滋其肾中之枯干，肾得水之滋，而肾之津即上济于心，心得肾之济，而心之气即下交于肾，又何黄连、肉桂之多事哉。

或问熟地既可单用以成功，凡遇心肾不交之病，竟用熟地一味为丸，朝夕吞服之得乎？此则又不宜也。熟地单用，止可偶尔出奇，要必须辅之以茯神、山药，佐之以山茱、枣仁，始可久用以成功耳。

或问熟地宜多用以奏功，抑宜少用以取效乎？熟地宜多不宜少也。然而用之得宜，虽重用数两不见多；用之失宜，虽止用数钱未见少。用之于肾水大亏之日，多用犹觉少；用之于脾土大崩之时，少用亦觉多；用之于肾火沸腾之病，用多而殊欠其多；用之于胃土喘胀之症，用少而殊憎其少。全在用之得宜，而多与不多，不必计也。

或疑熟地腻滞，补阴过多，终有相碍，未可单用一味以取胜，然前人亦有用一味以成功者何也？愚谓熟地单用以出奇，实偶然权宜之法，不若佐之他味，使两味以建功之更胜。如治心肾之亏也，加入龙眼肉；如肝肾之亏也，加入白芍；如治肺肾之亏也，加入麦冬；如治脾肾之亏也，加入人参，或加白芍。既无腻膈，更多捷效，是在人之权变耳。【批】又开无数法门。

或疑肾虚者，宜用熟地，以阴补阴也，何以补胃者亦用之，补胆者亦用之耶？此固古人权宜之法，然亦至当之法也。夫胃为肾之关门，肾虚则胃亦虚，补肾正所以补胃也。胆虽附于肝，而胆之汁必得肾之液渗入，始无枯涸之忧。肾虚则胆亦虚，补肾正所以补胆也。倘见胃之虚而徒用补胃之药，则香燥之品，愈烁其肾水之干；见胆之虚而止用补胆之味，则酸涩之剂，愈耗其肾水之竭。肾水既虚，而胃胆愈弱矣。惟用熟地以补肾，而胃与胆取给于肾而有余，自然燥者不燥，而枯者不枯，谁谓阳症不宜补阴哉。

或疑熟地至阴之药，多用之以滋肾宜也。然何以至阳之病，古人亦用以奏效，岂熟地亦阳分药乎？熟地非阳分药也。非阳分之药而偏用之以治阳病者，阳得阴而平也。阳非阴不伏，用熟地以摄至阳之气，则水升火降，阴阳有既济之美矣。

或疑熟地滋阴而不能开胃，孰知熟地正开胃之神药也。胃为肾之关门，肾中枯槁，全藉胃之关门，搬运水谷以济其困乏，岂有肾中所喜之物，而胃反拒绝之理。况肾虚无水，则胃中无非火气，亦望真阴之水以急救其干涸也。然则熟地正胃之所喜，不独肾之所喜也。安有所喜者投之，不亟为开关以延入者乎，所以肾虚之人，必用熟地以开胃耳。至于肾水不亏，胃中无火，一旦遽用熟地，未免少加胀闷，是不善用熟地也。谁谓熟地尽闭胃之物哉。

生地

味苦甘，气寒，沉也，阴也。入手少阴及手太阴。凉头面之火，清肺肝之热，亦君药也。其功专于凉血止血，又善疗金疮，安胎气，通经，止漏崩，俱有神功。但性寒，脾胃冷者不宜多用。夫生地既善凉血，热血妄行，或吐血、或衄血、或下血，宜用之为君，而加入荆芥以归其经，加入三七根末以止其路，又何热之不除而血之不止哉。然而此味可多用而不可频用，可暂用而不可久用也。当血之来也，其势甚急，不得已重用生地，以凉血而止血。若血一止，即宜改用温补之剂，不当仍以生地再进也。今人不知其故，惊生地止血之神，视为灵丹妙药，日日煎服，久则脾胃太凉，必至泄泻，元气困顿，而血又重来。不悟生地用多，反疑生地用少，仍然更进，且有增其分两，至死而不悟者，亦可悲也夫。

或问生地与熟地同是一物，而寒温各别，入汤煎服，非生地变为熟地耶？曰：生地不先制为熟，则味苦，苦则凉。生地已制为熟，则味甘，甘则温，何可同日而语。譬如一人，先未陶淑，其性刚，后加涵养，其性柔，生熟地何独不然。

或问生地凉血以止血，是生地实救死妙药也。吾见世人服生地以止血，不敢再用，改用他药，而仍然吐血，一服生地而血又即止，安在生地之不宜久服乎？曰：服生地止血之后，改用他药，而仍吐血者，非不用生地之故，乃改用他药，不得其宜之故耳。夫止血之后，不可不补血，然而补血实难。补血之药，未有不温者，而吐血之后，又最忌温，恐温热之性引沸其血也。补血之药，又未有不动者，而吐血之后，又最忌动，恐浮动之气又催迫其血也。然则用生地止血，当用何药以善其后乎？六味地黄汤加五味、麦冬，则平而不热，静而不动，服之则水升火降，永无再犯之忧，又安在生地之必宜服哉。

或疑生地虽凉，要亦不甚，以治虚热之病，似应相宜，何禁用甚严也？不知生地之凉，不特沁入于胃，且沁入于脾，不特沁入于脾，又沁入于肾。故久服则脾肾俱伤，往往致大瘕之泻，不可不慎用也。

或疑生地止血甚神，而泻中有补，似亦与元参之类可齐驱而并驾也。然而元参尚可重用，而生地断宜轻用也。盖生地沉阴之性，凉血是其所长，退火是其所短，不比元参既退浮游之火，而又滋枯涸之水也。生地凉血，则血虽止而不行。生地不能退火，则火欲炎而难静，久则火上腾而血亦随沸矣。

或疑生地寒凉，可以止血，以血得寒而止乎，抑血得补而止乎？夫生地凉中有补，血得凉而止，亦得补而止也。盖血非凉则无以遏其上炎之势，非补亦无以投其既济之欢，故生地止血建功实神者，正以凉中有补也。

或疑生地清肺肝之热，肺肝俱属阴，补阴即不能奏功之速，自宜久服之为得，安在生地止可暂用而不可常服耶？曰：生地清肺肝之热，亦止清一时之热耳。肺肝之火，初起多实，久病多虚。生地清初起之热，则热变为寒；清久病之热，则热愈增热。盖实火得寒而势解，虚火得寒而焰起也。故生地止可一时暂用，而断断不可长用耳。

五十一、《本草便读》—［清］　张秉成 著　上海卫生出版社

地黄。生者甘寒入肾。凉血补阴。熟则温厚培元。填精益髓。细生地。柔细和营。在外证可以养阴不腻。鲜生地。新鲜散血。虽壮水实则清胃偏长。地黄出怀庆者佳。今河南河内等处皆种之。其根长四五寸。外赤内黄。得土之正气。壮如胡萝卜之形。晒之则干而黑。今之所用生地黄已得丙火煅炼。其寒性已退。养阴益血之功。不寒不腻。洵为上品。细者即旁生小枝。功虽相似。而无腻滞之性。有流动之机。故一切痘疹疮疡皆用之。生地未经蒸晒。即今之所为鲜生地。色黄味甘性寒。专入脾胃。散血清热。凡热邪内干营分。胃阴告竭者。颇属相宜。熟地即生地蒸晒极熟。色黑如漆。味甘如饴。寒转为温。自能独入肾家。填精补血。为培助下元之首药。如脾虚有湿者。不宜用耳。

五十二、《医学入门》—［明］李梴 著　金嫣莉 注　中国中医药出版社

生地黄　寒甘苦味，滋肾凉心清肺胃，调脾养肝润二肠，妇人崩漏胎产治。

水试浮者为天黄，半沉者为人黄，俱不用，沉重者为地黄，最胜。无毒。沉而降，阴也。入手太阳、少阴，足少阴本药也。滋肾水，真阴不足，劳瘦骨蒸，日哺寒热，唾血，耳鸣，凉心火血热，五心潮烦，惊悸。清肺热咳嗽，鼻衄，泻脾胃湿热，吐血，牙痛欲脱。丹溪云：生地较之熟地更宣通不滞。劳倦伤脾者，以实脾药中用二三分，以固脾气，使脾家永不受邪，盖湿热去而脾胃自固。所以本草曰：除寒热积聚，去胃中宿食，养肝血，益胆气。主折伤绝筋伤中，逐血痹，明眼目，利大小二肠，治便血溺血。老人津枯便燥者必用之。女子崩中血不止，胎动胎漏；产后血上泊心闷绝。大抵补五脏，通血脉，益气力，虚而多热加而用之。多用恐倒脾胃，中虚寒者禁用。生采者大寒，日干者微寒，火干者微温。脉洪实热者，生采捣汁服之；脉虚血热者，用姜汁拌炒，免致泥隔痰。得门冬、清酒良，恶贝母，畏芜荑。若犯铜铁器，令消肾白发，男伤荣，女损卫。又合萝卜食，则能耗诸血。

熟地黄 甘苦温平，补血填髓滋肾精，疗伤寒后腰股痛，除新产罢腹脐疼。

无毒。沉而降，阴也。入手足少阴、厥阴经：东垣云：熟地黄补血，且疗虚损。又曰：活血气．填骨髓，滋肾水，补真阴，治伤寒后血衰、腰股酸疼，除新产后血虚脐痛难禁。丹溪云：下元血衰者须用之，尺脉微者，佐以桂、附则填精补髓；尺脉旺者，佐以知、柏则滋阴降火。独用则泥隔，故中满痰盛者慎用。余治与生地悉同。盖本经只言干生二种，后世改用熟者，生寒熟滞，中寒有痞易泄者全禁。怀庆者佳。水洗，用生地捣汁九蒸九晒，或酒或姜汁俱好。畏忌同生地。

五十三、《景岳全书》—［明］ 张介宾 撰 上海科学技术出版社

生地黄 味苦，甘。气凉，气薄味厚，沉也，阴也。鲜者更凉，干者微凉，能生血、补血，凉心火，退血热。去烦躁骨蒸，热痢下血，止呕血、衄血、脾中湿热，或妇人血热而经枯，或上下三焦而热渴。总之，其性颇凉。若脾胃有寒者，用宜斟酌。

熟地黄 味甘，微苦。味厚气薄，沉也，阴中有阳，本草言其入手足厥、少阴经。大补血衰，滋养肾水，填骨髓，益真阴。专补肾中元气，兼疗藏血之经。此虽泛得其概，亦岂足以尽是之妙夫。地黄产于中州沃土之乡，味也得土气之最厚者也，其色黄土之色也，其味甘土之味也，得土之气而曰非太阴阳明之药。吾弗信也，惟是生者性凉，脾胃喜暖，故脾阳不足者，所当慎用。至若熟则性平，禀至阴之德，气味纯静，故能补五脏之真阴，而又于多血之脏为最要，得非脾胃经药耶？且夫人之所以有生者，气与血耳，气主阳而动，血主阴而静。补气以人参为主，而术但可为之佐；补血以熟地为主，而芎、归但可为之佐。然在、术、芎、归，则又有所当避，而人参、熟地，则气血之必不可无。故凡诸经之阳气虚者，非人参不可；诸经之阴血虚者，非熟地不可。人参有健运之功，熟地禀静顺之德。此熟地之与人参，一阴一阳，相为表里，一形一气，互主生成，性味中正，无逾于此，诚有不可假借而更代者矣。凡诸真阴亏损者，有为发热，为头疼，为焦渴，为喉痹，为嗽痰，为喘气，或脾肾寒逆为呕吐，或虚火载血于口鼻，或水泛于皮肤，或阴虚而泄利，或阳浮而狂躁，或阴脱而仆地。阴虚而神散者，非熟地之守不足以聚之；阴虚而火升者，非熟地之重不足以降之；阴虚而躁动者，非熟地之静不足以镇之；阴虚而刚急者，非熟地之甘不足以缓之。阴虚而水邪泛滥者，舍熟地何以自制？阴虚而真气散失者，舍熟地何以归源？阴虚而精血俱损，脂膏残薄者，舍熟地何以厚肠胃？且犹有最玄最妙者，则熟地兼散剂方能发汗，何也？以汗化于血，而无阴不作汗也。熟地兼温剂始能回阳，何也？以阳生于下，而无复不成干也。然而阳性速，故人参少用亦可成功；阴性缓，熟地非多难以奏效。而今人有畏其滞腻者，则崔氏何以用肾气丸而治痰浮？有畏其滑泽者，则仲景何以用八味丸而医肾泄？有谓阳能生阴，阴不能生阳者，则阴阳之理，原自互根，彼此相须，缺一不可，无阳则阴无以生，无阴则阳无以化，故《内经》曰：精化为气，得非阴亦生阳乎？孰谓阳之能生，而阴之不能长也。又若制用之法，有用姜汁拌炒者，则必有中寒兼呕而后可；有用砂仁制者，则必有胀满不行而后可；有用酒拌炒者，则必有经络壅滞而后可。使无此数者，而必欲强用制法，是不知用熟地者正欲用其静重之妙，而反为散动以乱其性，何异画蛇而添足。今之人即欲用之补阴，而必兼以渗利，则焉知补阴不利水，利水不补阴，而补阴之法不宜渗。即有用之补血，而复疑其滞腻，则焉知血虚如燥土，旱极望云霓，而枯渴之肠极喜滋。设不明此，则少用之尚欲兼之以利，又孰敢单用之而任之以多？单用而多且不敢，又孰敢再助以甘而尽其所长？是又何异因咽而废食也。嗟，嗟！熟地之功，其不申于时用者久矣，其有不可以笔楮尽者尚多也，予今特表而出之，尚祈明者之自悟焉。

第三章　地黄加工炮制

中药地黄为玄参科植物地黄 *Rehmannia glutinosa Libosch.* 的新鲜或干燥块根。后年9~11月采挖根部，野生品春季亦可采挖，除去茎叶、芦头及须根，洗净泥土。鲜用者习称"鲜地黄"，将鲜地黄缓缓烘焙至八成干时，捏成团块，习称"生地"或"生地黄"[37]，生地黄的加工炮制品称为"熟地黄"。

鲜地黄，甘、苦、寒，归心、肝、肾经，清热生津、凉血止血，用于热病伤阴，舌绛烦渴，发斑发疹，吐血衄血，咽喉肿痛；生地黄，甘、寒，归心、肝、肾经，清热凉血，养阴，生津，用于热病舌绛烦渴，阴虚内热，骨蒸劳热，内热消渴，吐血，衄血，发斑发疹；熟地黄，甘、微温，归肝、肾经，滋阴补血，益精填髓，用于肝肾阴虚，腰膝酸软，骨蒸潮热，盗汗遗精，内热消渴，血虚萎黄，心悸怔忡，月经不调，崩漏下血，眩晕，耳鸣，须发早白[1]。

地黄是大宗常用中药材，具有悠久的历史，广泛应用于中医药领域。地黄经过加工炮制可作为不同的药材入药。由于药效的差异，分为鲜地黄、生地黄及熟地黄入药，生熟之品药性迥异应当归因于加工炮制。另外，全国还有不少地区应用地黄炭，因此我们还将对地黄炭进行论述。

地黄加工炮制的历史久远，方法众多，各地方使用较为混乱，药效差异较大。本章节对地黄加工炮制的历史沿革、制法沿革以及炮制方法的现代应用进行着重的介绍，从而增强读者对地黄及其炮制品的了解，以便更加正确的将其运用于人民群众的健康事业。

一、地黄加工炮制的历史沿革[2,11]

（一）名称源流及运用

地黄，最早载于《神农本草经》[3]（以下称《本经》），名干地黄，制法未述。陈藏器曰："干地黄，《本经》不言生干及阴干"可资佐证[4]。《本经》又曰"生者尤良"，相对于干地黄，此说应指鲜品，可见当时地黄应有2个炮制品入药，即现今所谓"鲜地黄"与"生地黄"。《名医别录》中干地黄的制法是"采根阴干"[4]（以下称《别录》）。张仲景[5]在其《金匮要略方论》中有蒸制品的应用，如"蒸之如斗米饭久。"因此，至少从汉晋时起，地黄入药以制法分有3种：鲜品、阴干品和蒸干品，这可以理解为后世地黄不同炮制品形成的开始。至唐，孙思邈[6]在其《千金要方》、《千金翼方》中，较前代更详细记述了炮制地黄的方法。如《千金要方·卷二十七》[7]载有"作熟干地黄法"，《千金翼方·卷十四》载有"造生干地黄法"和"造熟干地黄法"，《千金要方·卷十二、卷二十七》[6]还有生地黄捣之绞汁入药的记载，如"治吐血方"、"治虚劳吐血方"、"服地黄方"、"去三虫方"等。表明在唐代所谓熟地黄、生地黄、鲜地黄等品种的炮制工艺已经基本成熟，并且分别有不同的名称："生地黄"、"生干地黄"、"熟干地黄"。明确提出地黄炮制品现代称谓的应是宋代《图经本草》[4]曰："地黄……二月、八月采根阴干，蒸二三日，令烂，暴干，谓之熟地黄，阴干者是生地黄"。由此看出，熟地黄应该是由古代蒸干地黄、熟干地黄演变而来的。此生地黄与《本经》干地黄对应，《本草纲目》[8]记载："本经所谓干地黄者，即生地黄之干者也"，也即《千金方》中的生干地黄。此处虽未提及鲜地黄，但从古本草继承性来看，并不否定该品种的存在。应该说宋时起，地黄鲜、生、熟3个炮制品从名到实已臻成熟。可见，地黄一源三药始分于汉晋，制法成熟于唐·孙思邈《千金方》，成名于宋《图经本草》。

至现代，对地黄的名称有鲜地黄、生地黄、干地黄、熟地黄之称，鲜用者习称"鲜地黄"，将鲜地黄缓缓烘焙至八成干时，捏成团块，习称"生地"或"生地黄"现也有称"干地黄"者，生地黄经过蒸制的加工炮制品称为“熟地黄”。

（二）药用品种的分化

《本经》时期，地黄生（鲜）、干并存。生（鲜）品的应用可能更受重视，从《本经》“生者尤良”可见一斑。以当时的技术条件，生（鲜）品的使用受到季节、地域的严重制约，广大地区对生（鲜）品的使用应该是比较困难的。干品地黄克服了上述缺点，因此，作为生（鲜）品的替代物，干品具有更加广阔的使用空间，成为临床用药的主流品种。《本经》记载地黄时，以干地黄为条目，并不忘强调“生者尤良”，应该是当时用药现状的客观反映。另外也表明，《本经》是将生（鲜）、干地黄同视之（即生、干品不分），认为二者均具有“味甘、寒。主折跌绝筋，伤中，逐血痹，填骨髓，长肌肉。作汤除寒热，积聚，除痹……久服轻身不老”之性能。如果说二者有所不同的话，按《本经》的观点，也仅仅是生（鲜）品优于干品。

《本经》的观点，在其后的《别录》中被修正。《别录》明确提出“生地黄，大寒”，说明当时已经认识到生（鲜）地黄与干地黄在药性上有“大寒”与“寒”的区别；同时《别录》也补充了生（鲜）地黄的应用：“主妇人崩中血不止，及产后血上薄心闷绝，伤身胎动下血，胎不落；堕坠，瘀血，留血，鼻衄，吐血，皆捣饮之。”从文献看，《别录》应该是最早记载鲜地黄与干地黄差异性的本草著作。而后，陶弘景在记载蒸干地黄时，对前代本草地黄阴干、蒸干不分表示出疑问，他指出“作干者有法，捣汁和蒸，殊用工意；而此直云阴干，色味乃不相似，更恐以蒸为失乎?”，显然陶氏注意到地黄阴干、蒸干“色味”有异，而且蒸干法“殊用工意”，即有更多人为的、有意识干预因素存在。然而，陶氏对此没有更明确的记载，把他的疑问留给了后人。

《别录》和陶弘景的观点受到其后医药学家的重视。通过长期的实践和观察，不仅鲜地黄与干地黄药性与临床应用的差异性得到确认，而且干地黄不同加工方法的制品，其药性与临床应用的差异性也逐渐清晰起来。如唐·陈藏器[4]指出，地黄“蒸干即温补，生干则平宣”，宋·寇宗奭[9]曰：“《经》只言干、生二种，不言熟者。如血虚劳热，产后虚热，老人中虚燥热，需地黄者，生与生干，常虑太寒，如此之类，故后世改用熟者”；《本草纲目》[12]载：“地黄生则大寒而凉血，血热者需用之；熟则微温而补肾，血衰者需用之”；李时珍[8]曰：“男子多阴虚，宜用熟地黄；女子多血热，宜用生地黄”；张景岳[10]在《景岳全书·本草正》中指出：“生地黄味苦甘气凉，气薄味厚，阴也；鲜者更凉，干者微凉。能生血补血，凉心火退血热，去烦躁骨蒸，热痢下血，止呕血衄血，脾中湿热，或妇人血热而经枯，或上下三消而热渴，总之其性颇凉，若脾胃有寒者用宜斟酌”。“熟地黄，味甘微苦，味厚气薄，沉也，阴中有阳。本草言其入手足厥阴少阴经，大补血衰，滋培肾水，填骨髓，宜真阴，补肾中元气兼疗藏血之经。……秉至阴之德，气味纯净，故能补五脏之真阴而又于多血之藏为最要，……诸经之阴血虚者非熟地不可”。

至此，地黄3个炮制品作为相对独立的药用品种从药性、功效到临床应用的认识已经完备。即鲜地黄“大寒而凉血，血热者需用之”；生地黄“寒”或“凉”，“能生血补血，凉心火退血热，去烦躁骨蒸”；熟地黄“温补”，“大补血衰，滋培肾水，填肾髓，宜真阴，……诸经之阴血虚者非熟地不可。”

2005版《中国药典》中记载：鲜地黄，甘、苦、寒，归心、肝、肾经，清热生津、凉血止血，用于热病伤阴，舌绛烦渴，发癍发疹，吐血衄血，咽喉肿痛；生地黄，甘、寒，归心、肝、肾经，清热凉血，养阴，生津，用于热病舌绛烦渴，阴虚内热，骨蒸劳热，内热消渴，吐血，衄血，发癍发疹；熟地黄，甘、微温，归肝、肾经，滋阴补血，益精填髓，用于肝肾阴虚，腰膝酸软，骨蒸潮热，盗汗遗精，内热消渴，血虚萎黄，心悸怔忡，月经不调，崩漏下血，眩晕，耳鸣，须发早白。

（三）炮制方法的沿革与变迁

历代医药学认为鲜地黄性寒，干地黄性凉，损脾胃之气，经炮制后改变药性，削其寒凉之性，增强

"和血生血，滋阴补髓"之功，或制成地黄炭以增强凉血止血之力，历代均很重视地黄的炮制。以下我们就从地黄炮制方法的历史研究和现代研究两个方面对鲜、生（干）、熟地黄的加工炮制方法进行论述。

有关地黄的炮制记载，最早见于公元420～479年南北朝编撰的《雷公炮制论》[12]，文载"熟地黄，去白皮，蒸气歇拌酒再蒸，又出令干…"。明朝公元1578年李时珍[13]编撰的《本草纲目》更完善了地黄的炮制方法"沉水肥大者，以好酒入缩砂仁末在内，拌匀，入柳木甑子瓦锅内蒸，令气透，晾干，再以缩砂仁酒拌蒸晾，如此九蒸九晾乃止"。并指出"地黄性泥，得砂仁之香而窜，合和五脏中合之气"。从而可知地黄炮制早在南北朝时便有较完整方法与理论，以后逐步完善形成地黄炮制的理论基础[11]。

历代对地黄的炮制均有差异，具体差别（见表3－1）：

表3－1　历代地黄炮制沿革简况表[14]

年代	文献出处	创新方法	沿用方法
汉代	《金匮要略方论》	蒸制（取汁）	
南北朝	《雷公炮制论》	酒蒸制	蒸焙
唐代	《千金翼方》	熬制	蒸制、酒蒸制
宋代	《太平圣惠方》 《博济方》 《太平惠民和剂局方》	制炭 醋制 姜汁制	九蒸、酒蒸制
元代	《得效方》	盐水制	九蒸、酒煮
明代	《本草纲目》 《普济方》 《明医杂录》 《证治准绳》 《景岳全书》 《本草通玄》	砂仁制 煮制 蜜拌制 黄连拌制 茯苓制 沉香制	九蒸、酒燉、制炭 姜汁制、炒制、盐制
清代	《本草述钩元》 《得配本草》 《本草述》 《医醇剩义》 《医醇剩义》	乳制 童便制 煨制 红花制 蛤粉制	九蒸、酒九蒸、制炭 姜汁制、炒制、青盐制 砂仁制

1. 不加辅料制[15,16]

①净制："去其须叶及细根"（唐·《千金翼方》）；"净选，更以拣去细根及根节短瘦者"（宋·《重修政和经史证类备用本草》）；"去苗土"（宋·《小儿卫生总微方论》）；"去芦"（元·《瑞竹堂经验方》）；"洗去土"（明·《普济方》）；"温水洗"（明·《医学纲目》）；"去枝梢"（清·《女科要旨》）。

②切制：《刘涓子鬼遗方》地黄膏方项下，首次记载生地黄"切"。宋《太平圣惠方》最早记载，切制地黄要"以竹刀子切"。明《普济方》记载地黄"以铜竹刀切。"洗去土、细切"（唐·《外台秘要》）；"以竹刀子切"（宋·《太平圣惠方》）；"水洗三五遍，细切晒干"（宋·《博济方》）；"洗净，薄切焙干"（清·《增广验方新编》）。"[16]

③蒸制："㕮咀，蒸之如斗米饭久，以铜器盛以汁，更绞地黄汁"（汉·《金匮要略方论》）；"候好晴日便早蒸之，即暴于日中，夜置汁中以物盖之，明朝又蒸，古法九遍止，今但看汁尽色黑熟，蒸二五遍亦得"（唐·《备急千金要方》）；"投银、铜器中，下肥地黄浸漉令浃，饭上蒸三、四过，时时浸漉转，蒸讫又曝，使汁尽，起地黄当光黑如漆，味甘如饴糖"（宋·《重修政和经始证类备用本草》）；"锅上蒸一日，晒干，再蒸再晒，九次为度"（清·《成方切用》）。

④煮制："数煮如黑锡，研焙"（明·《普济方》）。

⑤炒制："炒焦"（清·《外科大成》）。

2. 加辅料制

①酒制：酒蒸“采生地黄，去白皮，瓷锅上柳木甑蒸之，摊令气歇，拌酒再蒸，又出令干”（宋·《证类·雷公》）；“亦可直切（地黄）蒸半日，数以酒洒之使周匝，至夕出暴干”（唐·《千金翼方》）；“洒酒九蒸九曝,焙干”(宋·《普济本事方》)。

酒浸（渍）：“渍三日暴干”（唐·《外台秘要》）；“好酒渍之，昼曝夜渍，酒尽则止，曝干捣筛”（明·《普济方》）。

酒煮：“酒煮”（元·《世医得效方》）；“酒洗锅内煮烂”(明·《景岳全书》)；“酒煮到饴”(清·《良朋汇集》)；“砂罐内酒煮一夜,其色如漆”(清·《医宗说约》)。

酒炖（罐炖）：“酒洗晒干，以手辟之有声为度，好酒拌匀置瓷瓮内包固重汤煮一昼夜，胜于蒸者名熟地黄”（明·《寿世保元》）。

②醋制：“醋微炒”（宋·《博济方》）。

③姜制：“姜汁炒地黄渣”（宋·《太平惠民和剂局方》）；“用生姜一两切同炒黄干”（宋·《传信适用方》）；“先酒蒸再加生姜汁慢火焙干”（明·《鲁府禁方》）；“姜汁浸”（清·《本草汇》）。

④盐制：“盐水炒”（元·《世医得效方》）；“盐煨浸炒”（明·《普济方》）；“青盐水炒”（清·《玉楸药解》）。

⑤砂仁制：砂仁、酒制：“酒、砂仁九蒸九曝”（明·《本草纲日》）；“酒、砂仁砂锅柳甑九蒸九曝至透熟纯黑”（明·《医宗必读》）；“酒浸三日加砂仁拌蒸九次”（清·《药品辨义》）；“水煮至中心透黑，然后每斤入滚陈酒半斤，炒砂仁末一钱再煮至汁尽，晒干”（清·《外科证治全生集》）。

砂仁、酒、茯苓制：“用酒拌炒，蒸熟，用砂仁、茯苓、酒浸后慢火煮干，去砂、茯二味不用”（明·《鲁府禁方》）。

砂仁、茯苓制：“地黄与茯苓砂仁同煮，去茯砂不用”（明·《景岳全书》）。

砂仁炒：“以砂仁水湿同生地黄炒”（明·《医宗粹言》）。

砂仁、酒、姜制：“砂仁、酒、姜三味拌蒸，九晒收再以瓦焙为末”（清·《本草纲目拾遗》）。

砂仁拌：“砂仁拌”（清·《笔花医镜》）。

⑥药汁制：黄连制：“研取汁连滓拌黄连末和匀，晒干用”（明·《证治准绳》）。

乳制：“乳汁浸一宿晒干”（清·《本草述钩元》）；“人乳炒”（清·《得配本草》）；“人乳山药拌蒸”（清·《高崖尊生全书》）。

童便制：“童便煮”（清·《得配本草》）；“童便拌炒”（清·《得配本草》）。

二、鲜、生（干）、熟地黄现代加工与炮制

（一）鲜地黄

鲜地黄为鲜根采集后可直接埋入沙土中，随用随取，此法已不多用。目前，河南产区有鲜地黄汁加工的成品，入药、保存、运输更便利，不失为传统鲜地黄较为理想的代用品。

杨桦、郝近大等[17]应用现代科学技术手段对鲜地黄新鲜中药汁的保鲜技术进行了研究，方法为将鲜药榨汁后，分别应用冷藏、速冻、$^{60}Co-\gamma$射线辐照灭菌、冷冻干燥、喷雾干燥等方法进行保鲜实验，结果显示：鲜药汁分装后速冻冷藏保鲜方法简便、成本低廉，具有应用价值。

（二）生地黄（干地黄）

生地黄，为地黄干燥根，历史上有阴干、蒸干、日干、火干等多种制法。《千金翼方·卷十四》详载有制生干地黄法：“地黄一百斤，拣择肥好者六十斤，有须者去之，然后洗净漉干，曝三数日令微皱，乃

取拣退四十斤者。洗净漉干，于柏木臼中熟捣，绞取汁，汁如尽，以酒投之更捣。绞，即引得余汁尽。用拌前六十斤，干者于日中曝干，如“天阴即于通风处薄摊之，夜亦如此，以干为限”。目前主流制法一般采集鲜根，用无烟火烘炕至干。

1. 传统操作方法[18]

鲜地黄极易腐烂变质，收挖后应及时加工。收挖鲜地黄时要非常小心防止破皮。加工时，先去掉茎、叶、须根和泥沙杂质（切记不要用水洗），排放在坑上，上席盖被，用微火烘炼当焙至大部分“出汗”(约需2天)时，再逐渐加大火力，为防止崩裂，烘焙中应常翻动，直到全身柔软，外皮变硬(约需3天)时取出，即成为中药生地。

2. 立体烘干法[19,20]

鲜地黄收获后需及时加工成生地。传统的加工方法是火焙烘干法。火焙烘干法存在加工量小，耗煤多，出干率低，焦糊率高等问题。地黄立体烘干法可解决以上问题。

（1）建造烘房：选择土质坚硬的空旷地，建造长 3.7m，宽 2.9m，高 3.5m 的烘房，内墙用黄泥抹平，再涂石灰浆。烘房墙用二四砖墙或打土墙。设一个封闭式门，门的大小以进出货方便为宜。四个墙角底部各开 10×10cm 进气孔 11 个，在房顶设 12×12cm 排气孔 6 个。内墙上端每隔 50cm 留一深、宽各 5cm 的横凹槽线，用于对放横杆。在房内地下深挖 50cm，夯平，以安置火道。在外墙中心靠紧墙挖深 2m，宽 1m，长 3m 的壕沟，并修建龛形地炉，炉宽 40cm，深 80cm，连接房内主火道。主火道以直径 35cm 为宜，通至房另一端，分两股侧火道，沿前后墙脚，直通炉端烟囱。主火道的坡度长 1m，升高 3cm；侧火道升高 2cm。修建火道以散热均匀为原则。修建完毕即可试炉。以每 24 小时最大燃烧 240kg 标准煤为标准。示意图如下：

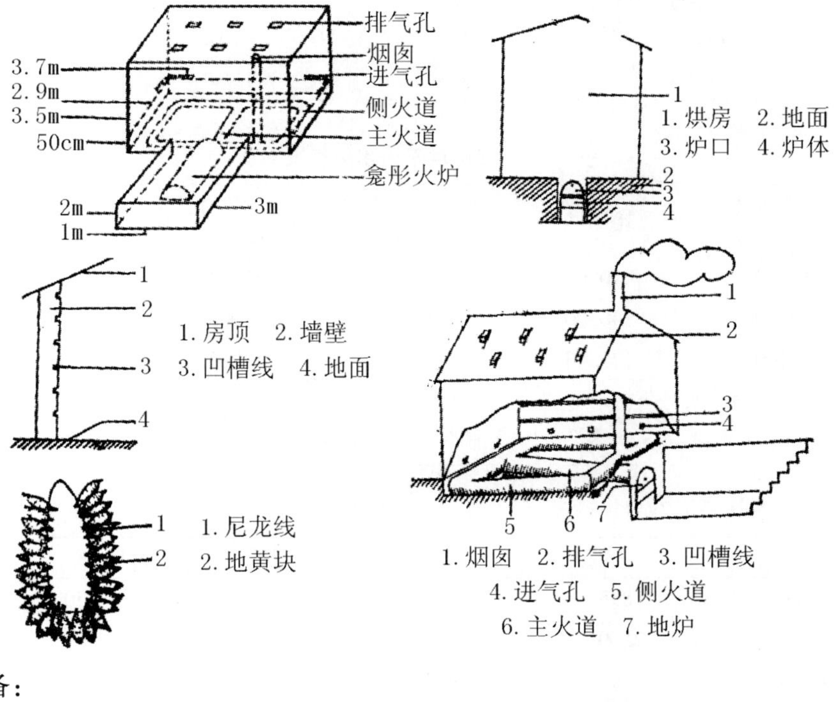

（2）烘前准备：

地黄以大小分档，用 1m 左右的旧细尼龙线将之分别串起，平均每串 2kg，然后穿在备好的木棍上，每根 10～20 串，平均间隔 10～20cm 摆一杆，下部挂吊个头大的。把干湿温度计挂在内墙上。$40m^2$ 烘房一般可烘鲜地黄 11400 公斤。

（3）操作程序：

开始要用大火，为了尽快升温，可适当把底部进气孔关闭一部分，但要注意不能全部关闭，以防出现升温后水蒸汽充盈，使地黄熟化脱落。一般 6 小时内温度升至 40～50℃，湿球温度升到 30℃左右，即开始陆续打开关闭的进气孔，继续用大火升温，使水分充分蒸发、逸散。4 天后，温度升到 70℃，湿球温度升至 40℃，地黄内部的水分开始大量蒸出，保持 70℃昼夜。此时要特别注意进气孔与排气孔的通畅，地黄串内外空气湿度是否一致，如不一致可通过进气孔调节。过 1～2 天后，房内湿度迅速下降，地黄内部水分已基本蒸发掉，这时应逐渐降温，检查地黄干燥情况，如断面已无白心或稍有白心时，即关闭进气孔，保持 60℃约 12 小时，地黄断面已无白心，手握顶手，内心柔软，干至七、八成为适度，放通风处晾一小时即全干，按个头大小分级包装即可出售。在整个烘干过程中，温度不能超过 80℃，以免发生焦糊、空心现象。

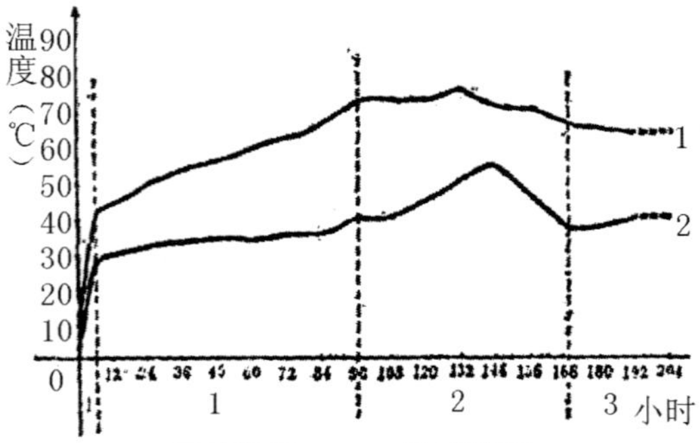

1. 干球温度　　2. 湿球温度

立体烘干法，是一次性致干，受热均匀，干燥快，所得产品质量一致，成分破坏少，较传统的土焙烘干法（平面烘干法）的出干率提高 2～3%，节煤 75%，总耗减少 50%～90%，有效药份含量提高 3 倍，无焦糊率，勿需多次翻焙，一次合格达 95%以上，值得人力推广。

3. 生地黄加工方法数据统计

表 3－2　立体烘干法用煤批量统计表（kg）

批号 \ 项目	每炉装鲜地黄	每炉干地黄	用标准煤	每吨鲜货用标准煤
1	9100	1895	755	82.96
2	12000	2300	905	82.92
3	13100	2730	1070	81.68
平均	11400	2375	940	82.52

表 3－3　三种烘干法用热情况对比

方法 \ 项目	平均每炉装鲜货(kg)	总耗煤(kg)	平均每吨鲜货用煤(kg)	平均每吨耗热量(千卡)	实际吨需热量(千卡)	热利率(%)
立体烘干法	11400	940.00	82.52	577640	427500	74.00
平面烘干法	2850	940.00	330.00	2310000	433080	18.75
土焙灶法	500	171.43	342.86	2400020	438624	78.28

表 3－4　三种烘干法干量统计（kg）

产量 \ 方法	立体烘干法		平面烘干法		土焙烘干法	
批号	鲜	干	鲜	干	鲜	干
1	9100	1895	3000	594	450	84.6
2	12000	2500	2500	495	500	94.0
3	13100	2730	3050	604	550	103.0
总计	34200	7125	8550	1693	1500	281.6
出干率	20.83%		19.80%		18.77%	

表 3-5 三种烘干法质量对比（%）

项目＼方法	立体烘干法	平面烘干法	土焙烘干法
生心率	5.00	2.50	15.00
空心率	2.00	3.00	5.00
焦糊率	0.00	4.00	10.00
糖化率	3.00	3.50	10.00
一次合格率	90.00	87.00	60.00
水浸出物	81.03	未测	74.63
梓醇含量	1.25	未测	0.38
性状	灰黑色或灰棕色，体重实，断面乌黑或棕黑色，有油润光泽，无空心，味微甜。	灰黑色或灰棕色部分有空心，有油状物流出，油润性差，不均匀。	生心率较高，大部分出现阴阳面，部分有油状物流出或空心，油润性差，质量极不均匀。

由山东省医药总公司组织的地黄立体烘干技术研究于 1988 年 12 月 11 日在山东省淄博市通过鉴定。该项研究比传统的地黄烘干法出干率可提高 2%，烘干节约用煤 75%，人工节省 93%，每吨耗资减少 50%~90%，有效成分梓醇含量提高 3 倍以上。有明显的经济效益和社会效益。[21]

（三）熟地黄[2,14,22]

地黄炮制在继承古代经验与方法的基础上又有新的发展，北方多采用黄酒作辅料用炖法或蒸法制熟地黄，南方多采用白酒，并加入砂仁、陈皮、蜂蜜等辅料，多用炖法制熟地黄。如王昭明等[23]试验用白酒、米酒来替代黄酒，结果认为白酒与米酒混合蒸制熟地黄质量较好。上官贤等报道[24]：江西樟树“建昌帮”用制法制熟地黄，取大生地洗净，水浸 15~24h，连同水液装入酒坛，分层次加 1.5% 陈皮，水面应低坛口 3 寸左右，加盖，以干谷壳为热源簸 24h 左右，停火，待冷后倒出原汁水另存放，将地黄晒至半干，用原汁加 2.5% 米酒、1% 砂仁末拌匀使其缓缓闷润吸干，上木甑蒸 1 次，再晒或打扁用竹刀切成片，晒干。廖乾坤报道[25]：福建龙岩老药工将辅料品种增 5 种：将 2% 的生姜、陈皮、小茴香，生姜与洗净后生地同煮 12h，内心黑透后捞起晒干，再加 20% 黄酒及煮后余汁吸尽后蒸约 4h，取出晒干。云南省的炮制规范[26]也用白酒取代黄酒，取生地净选，浸泡 4~6h，先蒸 12~16h，加入 5% 蜂蜜拌匀，晒至六成干，再蒸 2h，再加入 5% 白酒、2% 陈皮、砂仁吸润 1~2h，取出晒干，切片或用炖法，以浸泡后生地及浸泡澄清水，煮约 12~16h，水干后，加上法比例的各种辅料，拌匀，吸润，晒干。在饮片生产试验中，廖乾坤等[25]曾加入白酒（包谷酒）用量使之达到 20%，加入 5% 蜂蜜，按省炮制规范蒸法炮制[26]，所得熟地黄色黑，质软，气清香，外观质量优于省外购入品。并且应用后未发现任何不良反映。

熟地黄外观质量标准各地规定不一，如《中国药典》2005 年版规定为不规则的碎块，大小，厚薄不一。表面乌黑色，有光泽，黏性大，质柔软而带韧性，不易折断，断面乌黑，有光泽、气微、味甜。云南省《炮制规范》规定为色黑，有光泽，质软，有干荔枝的清香气，味甜。河北省《祁州中药材加下炮制工艺》一书采用炖法，并认为内外漆黑，中央发空为度。教科书更是描述不一，如徐国钧先生主编《生药学》认为熟地黄呈团块状，内外均显乌黑色，质柔，黏性大，气微香，味甜，略带苦味。凌一揆先生主编的《中药学》认为地黄以酒、砂仁、陈皮为辅料，经反复蒸晒至内外色黑，油润质地柔软，黏腻。

熟地黄的现代炮制方法多沿用传统的清蒸法和酒蒸法，《中国药典》2000 年版收载了清蒸法和酒蒸法，《全国中药炮制规范》收载了清蒸法、酒蒸法和砂仁酒制法[27]，部分省市地方炮制规范除上述方法外还收载有砂仁陈皮酒制；陈皮砂仁白酒蜂蜜制；白酒生姜汁砂仁粉制等，具体见表 3-6：

表 3－6 熟地黄全国各地炮制概况[14]

应用地区	炮制方法	辅料品种	每 100kg 药材 辅料用量(kg)
北京	清蒸 加辅料燉	黄酒	50
天津	清蒸 加辅料蒸	黄酒	30～50
上海	清蒸 加辅料蒸	砂仁	10
河南	清蒸 加辅料蒸	黄酒∶砂仁	5∶0.9
湖北	清蒸 加辅料蒸	黄酒∶砂仁	1∶2
湖南	加辅料蒸	生姜(＋水)∶砂仁∶白酒∶熟地汁	3(＋5)∶1∶2∶10
福建	加辅料蒸	黄酒	50
安徽	清蒸		
内蒙古	加辅料蒸	黄酒	适量
山东	清蒸 加辅料蒸	黄酒 砂仁∶黄酒	30～50 1∶25～30(笼蒸) 1∶50(罐蒸)
河北	加辅料蒸	黄酒	
陕西	清蒸 加辅料蒸	黄酒	50
浙江	清蒸		
辽宁	加辅料蒸	黄酒	30
山西	加辅料蒸 加辅料炒	黄酒 黄酒	约 50 20～30
南京	加辅料煮	黄酒	60～80
厦门	加辅料蒸	黄酒 梨汁	适量 50(梨子)
江苏	清蒸 加辅料蒸	黄酒	50
江西	清蒸(九江、吉安) 加辅料蒸(南城)	砂仁∶陈皮	10∶3
四川	加辅料蒸	生姜∶陈皮∶白酒	3∶5∶3
贵州	清蒸 加辅料蒸	黄酒∶砂仁∶陈皮	1∶0.12∶0.12
云南	加辅料煮	白酒∶陈皮末∶砂仁末∶蜂蜜	5∶2∶1∶10

续表

应用地区		炮制方法	辅料品种	每100kg药材辅料用量（kg）
中国药典	1963年版	清蒸 酒燉	黄酒	50
	1977年版	燉法 清蒸	黄酒	50
	1985年版	清蒸 酒燉	黄酒	30～50
	1990年版	清蒸 酒炖	黄酒	30～50
	1995年版	清蒸 酒炖	黄酒	30～50
	2000年版	清蒸 加辅料蒸	黄酒	30～50
	2005年版	清蒸 酒炖	黄酒	30～50
全国规范 1988年版		清蒸 加辅料蒸 加辅料蒸	 黄酒 黄酒：砂仁	 30～50 30～50：1

近年来又出现了采用高压蒸制法制备熟地黄的炮制工艺[28]，具有生产周期短、燃料消耗少、节约时间、污染少、效率高等优点。“热压”对药物穿透力强，受热快，药材质量可达到传统的“黑如漆、亮如油，甜如饴”的标准。

综上所述，熟地黄的炮制应用已有1500年以上历史，熟地黄炮制过程中主要用砂仁、陈皮、蜂蜜、酒等为辅料，以蒸或炖加工方法为主，从外观质量上为内外色乌黑，有光泽，质软，有黏性，气微香，味甜，是熟地黄质量的客观反映。

1. 蒸法　取洗净的生地黄加入适宜的容器内。隔水蒸至墨润，取出，晒至八成干，切厚片，再晒干。

2. 炖法　将洗净的生地黄，加入黄酒拌匀，置罐内或适当的容器内，密闭，隔水炖至酒服尽，显乌黑色光泽，味转甜，取出干燥，剩余的药汁再拌入制品中晒至八成干，切厚片，晒干。（每100kg生地黄用黄酒30kg）。

《中国药典》2005年版收载了清蒸法和酒蒸法，《全国中药炮制规范》收载了清蒸法、酒蒸法和砂仁酒制法，部分省市地方炮制规范除上述方法外还，收载有砂仁陈皮酒制；陈皮砂仁白酒蜂蜜制；白酒生姜汁砂仁粉制等（见表3－6）。

古时熟地黄炮制品质量标准是“光黑如漆，味甘如饴糖。”尽管这一质量标准较为粗略，但简便易用，故沿用至今。参照这一质量标准，现今熟地黄炮制方法有了很大改进[29]。刘永林[30]采用提取罐炮制熟地黄，刘美丽等[31]报道采用加压（140kp）蒸制，4h即能达到传统质量标准，不仅缩短炮制时间，而且熟地黄特征性成分5－羟甲基糠醛（5－HMF）稳定在0.2%～0.3%之间，王福卿[32]采用热压灭菌器炮制熟地黄等。

三、地黄的另一种炮制品——地黄炭[33,34]

（一）地黄炭入药的历史记载

宋代《太平圣惠方》、《圣济总录》有地黄炭；明代《济阴纲目》、清代《得配本草》有熟地黄炭；清代叶天士《临证指南医案》生地炭，熟地炭用的较多。现代全国各地炮制规范有生地炭、熟地炭规定的有上海、山东、北京、浙江、云南、重庆、河南、贵州等，明确指出炭增强止血作用的有北京、河南、山东、重庆、贵州省市等。《中国药典》1963 版也收载生地炭、熟地炭；1977 版则只收载了生地炭。总之，从汉代到清代的历史过程中以地黄炭入药是不多的。

地黄炭的用途：宋《太平圣惠方》用地黄“烧炭”治疗“心神狂乱”；用地黄“烧断烟”“贴于齿根上”治疗“牙齿宣露”。《圣济总录》用有地黄的“乌金散”“入罐子内……烧赤，冷取出，研末和匀调贴齿上”治疗“齿断肿”。明代《济阴纲目》用有熟地黄的“黑龙丹”，“纸筋盐泥固，火煅过”用于治疗“难产胞衣不下”。清代《得配本草》用熟地黄炭“补脾胃炒炭存性”。清代叶天士在其《临证指南医案》中，曾多次运用生地炭、熟地炭，多用于治疗虚劳，大小便失禁，湿热多痰，泻痢，痉厥，脱肛等的方剂中。陈修园（见《十药神书》陈修园按语）评论叶天士所以用地黄炭、金银花炭、枸杞炭、菊花炭、白术炭等的意图是用于“久病虚人”。再则“叶天士居江苏，该处人腠理较薄，外邪易入而亦易出，不用仲景正法”。清代《本草从新》曾说“市医尝将熟地、枸杞炒作炭用，是甘润养阴之品变而为苦燥伤阴之物，非徒无益，而又害之矣！”《女科要旨》中评论叶天士用炭药不当说“时行《临证指南》其药惯用生姜滓，泡淡附子，地黄炭……及一切药炭，皆为无气无味之类”。

（二）炮制方法

1. 古代方法　“烧灰”（宋·《太平圣惠方》）；“烧令黑”（宋·《太平圣惠方》）；“挫碎，泥固济入罐子内用瓦一片盖口炭火十斤烧赤放冷取出”（宋·《圣济总录》）；“姜汁浸焙，挫碎，入砂锅内纸筋盐泥固济，火锻过”（明·《济阴纲目》）；“纸包烧存性”（清·《本草述》）。

2. 现代方法　地黄炭的制法有炒炭法也有煅炭法，一般要求“存性”，但存性程度往往随操作者经验不同而质量不一。

全国不少地区有用生、熟地黄炭的，并有制炭可增强止血作用的说法。古人对地黄是否应制炭用有不同看法，且制炭因方法、经验不同其质量亦不一。冯宝麟等[33]为此进行了地黄炭的历史考证工作。结果认为，用地黄制炭以加强止血作用是不对的，用于止血不宜制炭用。

四、其他

除常规用药之外，现在有些地区还将地黄作为食品进行加工。如地黄脯、地黄蜜钱、地黄饮料等[35,36]。

参考文献

[1] 药典委员会．中华人民共和国药典．北京：化学工业出版社，2005 版一部，82~83.
[2] 刘丽娜，崔瑛，李寅超，等．地黄制用源流．中医研究，2006，9（19）：20~22.
[3] 孙星衍，孙冯翼．神农本草经．北京：人民卫生出版社，1963. 13.
[4] 唐慎微．重修政和经史证类各用本草．北京：人民卫生出版社 1957. 149.
[5] 张仲景．金匮要略方论．北京：人民卫生出版社，1963. 15.
[6] 孙思邈．备急千金要方．北京：人民卫生出版社，1955. 312，48 今 485.
[7] 李景荣．千金翼方校注．北京：人民卫生出版社，1998. 221－222.
[8] 李时珍．本草纲目（校点本）．北京：人民卫生出版社，1982. 1019.
[9] 寇宗奭．本草衍义．上海：商务印书馆，1957. 43.
[10] 张介宾．景岳全书．上海：上海科学技术出版社，1959. 916.
[11] 冯建明，曹云霞，赵仁．地黄炮制、功效的研究探讨．云南中医中药杂志，1998，19（4）：26~27
[12] 李时珍．本草纲目，中国书店，影印张绍棠本，1988
[13] 江苏新医学院．中药大辞典，下册．上海：上海科学版社，1986. 2626.

[14] 张丽萍，李军，张振凌，等．熟地黄炮制方法的历史沿革．河南中医学院学报，2005，2（20）：69~71.
[15] 蔡瑞利，刘高胜，龚千锋．地黄炮制的历史沿革及现代研究．江西中医学院学报，2006，3（18）：40~41.
[16] 徐萍．地黄炮制的渊源和存在的问题．河南中医药学刊，1998，13（1）：24~26.
[17] 杨桦，郝近大等．生姜、地黄鲜榨汁保鲜技术研究．中国中药杂志，2003，28（12）：1145~1148.
[18] 地黄加工法．河南农业．1993，（01）：3.
[19] 郝统锋．地黄立体烘干法．1997，（04）：29.
[20] 李统育，于百功．地黄立体烘干方法．1989，12（10）：27~29.
[21] 李统育，地黄立体烘干技术通过省级鉴定．中药材，1989，12（3）：35.
[22] 宋晓静，佟斌．熟地黄的炮制古今谈．中国冶金工业医学杂志．2004，21（3）.
[23] 王昭明．白酒、米酒制熟地的探讨．中成药，1995，17（5）：18.
[24] 上官贤．“建昌帮”四味中药的传统炮制法．中成药，1985（4）：19~20.
[25] 廖乾坤．又一种熟地的制法．中成药，1984（5）：43.
[26] 云南省卫生厅编．云南省中药饮片炮制规范．昆明：云南科技出版社．1986. 70.
[27] 卫生部药政管理局．全国中药炮制规范．北京：人民卫生出版社．1988. 47－49.
[28] 刑安之．熟地黄的高压蒸制法．中药材，1985，（4）：37.
[29] 李红娅．熟地黄的炮制古今谈．河南中医，2007，27（8）：76.
[30] 刘永林．提取罐炮制熟地黄的体会．中医研究，1994，7（3）：49.
[31] 刘美丽，白玫，白荣枝，等．熟地黄的炮制研究Ⅰ：熟地黄中5－羟甲基糠醛的提取分离及含量测定．中草药，1995，26（1）：13.
[32] 王福卿．利用热压灭菌器蒸制热地黄．时珍国医国药，1998，9（1）：34.
[33] 冯宝麟，赵小桐，任遵华等．地黄炭的研究．中成药研究，1984，（01）：14~15.
[34] 周树凡，地黄炭的炮制方法．中医函授通讯，1991，（03）：38~39.
[35] 贾生平．地黄的加工技术．中国农村科技，2004（12）：14~15.
[36] 贾生平，周宇梅．地黄蜜饯的加工技术．企业技术开发，2001（02）：39~40.
[37] 肖培根．《新编中药志》．化学工业出版社：390~395.

第四章　地黄化学成分

一、总论

中药地黄为玄参科植物地黄 Rehmannia glutinosa Libosch. 的新鲜或干燥的块根，是药用价值很高的“四大怀药”之一，2005 版《中国药典》的成方制剂中有百余品种中选用了地黄。临床应用中根据加工炮制方法以及功能主治的不同有鲜用、干用和熟用之分。多年以来，尤其是上世纪 80 年代以来，国内外学者对地黄的化学成分进行了系统的研究，取得了很大的进展。目前已经从地黄中分离得到的化学成分主要有环烯醚萜苷类、环烯醚萜类、紫罗兰酮类、苯乙醇苷类、糖类、氨基酸类、有机酸类以及多种无机元素和微量元素等多种类型的化合物，为了便于较为全面的了解有关地黄化学成分的研究现状，为中药国际化奠定坚实的基础，现将目前已从鲜地黄、生地黄和干地黄中分离得到的各类化学成分概述如下。

（一）鲜地黄

鲜地黄的化学成分主要包括环烯醚萜苷类、糖类、氨基酸类等，目前已有文献中报道的各类化学成分主要有：

环烯醚萜苷类：益母草苷（leonuride）/筋骨草醇（ajugol）、桃叶珊瑚苷（aucubin）、梓醇（catalpol）、地黄苷（rehmannioside）A、地黄苷（rehmannioside）B、地黄苷（rehmannioside）C、地黄苷（rehmannioside）D、美利妥双苷/密力特苷（melittosede）、6－O－E－阿魏酸筋骨草醇（6－O－E－feruloyl ajugol）、6－O－Z－阿魏酰筋骨草醇（6－O－Z－Feruloyl ajugol）、6－O－香草酰基筋骨草醇（6－O－vanilloyl ajugol）、6－O－对香豆酰基筋骨草醇（6－O－ρ－coumaroyl ajugol）、6－O－（4″－O－α－L－吡喃鼠李糖基）香草酰基筋骨草醇［6－O－（4″－O－α－L－rhamnopyranosyl）vanilloyl ajugol］、焦地黄苷（jioglutoside）A、焦地黄苷（jioglutoside B）、都桷子苷（geniposide）、8－表马钱子苷酸（8－epiloganic acid）、筋骨草苷（ajugoside）。

糖类：D－葡萄糖（D－glucose）、D－半乳糖（D－galactose）、D－果糖（D－fructose）、蔗糖（sucrose）、棉子糖（raffinose）、水苏糖（stachyose）、甘露三糖（manninotriose）、毛蕊花糖（verbascose）。

氨基酸类：赖氨酸（lysine）、组氨酸（histidine）、精氨酸（arginine）、天冬氨酸（aspartic acid）、谷氨酸（glutamic acid）、苏氨酸（threonine）、丝氨酸（serine）、甘氨酸（glycine）、丙氨酸（alanine）、缬氨酸（valine）、异亮氨酸（isoleucine）、亮氨酸（leucine）、酪氨酸（tyrosine）、苯丙氨酸（phenylalanine）、γ－氨基丁酸（γ－aminobutyric acid）、葡萄糖胺（Glucosamine）。

其它：1－乙基－β－D－半乳糖苷（1－ethyl－β－D－galactoside）、腺苷（adensine）、β－谷甾醇（β－sitosterol）、D－甘露醇（D－mannitol）、磷酸、胡萝卜苷（daucosterol）及无机元素。

（二）干地黄

干地黄的化学成分主要包括环烯醚萜及其苷类、紫罗兰酮类、苯乙醇苷类、糖类、氨基酸类等，目前已有文献报道的各类化学成分有：

环烯醚萜苷类：益母草苷（leonuride）/筋骨草醇（ajugol）、桃叶珊瑚苷（aucubin）、梓醇（catalpol）、地黄苷（rehmannioside）A、地黄苷（rehmannioside）B、地黄苷（rehmannioside）C、地黄苷（rehmannioside）D、美利妥双苷/密力特苷（melittosede）、6，8－二羟基草苁蓉内酯（6，8－dihydroxyboschnialactone），美利妥单苷/单密力特苷（monometittoside）、6－O－E－阿魏酸筋骨草醇（6－O－E－feruloyl ajugol）、焦地黄苷（jioglutoside）A、地黄氯化臭蚁醛苷（glutinoside）、都桷子苷（geniposide）、筋骨草苷（ajugoside）、格拉多苷（grardoside）、米欧波罗苷元（mioporosidegenin）、梓醇苷元（cataepolgenn）。

环烯醚萜类：焦地黄素（jioglutin）D、焦地黄素（jioglutin）E、地黄素（rehmaglutin）A、地黄素（rehmaglutin）B、地黄素（rehmaglutin）C、地黄素（rehmaglutin）D、焦地黄内酯（jioglutolide）。

紫罗兰酮类：地黄紫罗兰苷（rehmaionoside）A、地黄紫罗兰苷（rehmaionoside）B、地黄紫罗兰苷（rehmaionoside）C、地黄苦苷（rehmapicroside）。

苯乙醇苷类：洋地黄叶苷（purpureaside）C、焦地黄苯乙醇苷 A1（jionoside A1）、焦地黄苯乙醇苷 B1（jionoside B1）、毛蕊花糖苷（acteoside）、异毛蕊花糖苷（isoacteoside）、海胆苷（echinacoside）、肉苁蓉苷（cistanoside）A、肉苁蓉苷（cistanoside）F。

糖类：D－葡萄糖（D－glucose）、D－半乳糖（D－galactose）、D－果糖（D－fructose）、蔗糖（sucrose）、棉子糖（raffinose）、水苏糖（stachyose）、甘露三糖（manninotriose）、毛蕊花糖（verbascose）。Masashi Tomoda[17]等人的研究结果表明：在已经报道的鲜地黄、干地黄水溶性成分中，水苏糖的含量最高，且鲜地黄中水苏糖的含量远远高于干地黄。研究还发现，干地黄中己糖类、蔗糖以及三糖类成分的含量较鲜地黄中丰富。由于单糖和寡糖是水苏糖的组成部分，据此可以推断干地黄中存在的大量碳水化合物是水苏糖的次生降解产物。

氨基酸类：赖氨酸（lysine）、组氨酸（histidine）、精氨酸（arginine）、天冬氨酸（aspartic acid）、谷氨酸（glutamic acid）、苏氨酸（threonine）、丝氨酸（serine）、甘氨酸（glycine）、丙氨酸（alanine）、缬氨酸（valine）、异亮氨酸（isoleucine）、亮氨酸（leucine）、酪氨酸（tyrosine）、苯丙氨酸（phenylalanine）、γ－氨基丁酸（γ－aminobutyric acid）、葡萄糖胺（Glucosamine）。

有机酸类：苯甲酸（benzoic acid）、辛酸（caprylic acid）、苯乙酸（phenylacetic acid）、壬酸（pelargonic acid）、亚油酸（linoleic acid）、棕榈酸（palmitic acid）、硬脂酸（stearic acid）、花生酸（arachidic acid）、山嵛酸（behenic acid）、十五碳酸（pentadecanoix acid）、十七碳酸（margaric acid）、十九碳酸（nonadecanoic acid）、二十一碳酸（heneicosanoic acid）、肉豆蔻酸（myristic acid）、癸酸（capric acid）、桂皮酸（cinnamic acid）、3－甲氧基－4－羟基苯甲酸（3－menthoxy－4－hydroxybenzoic）、月桂酸（lauric acid）、肉豆蔻酸（myristic acid）、棕榈油酸（palmitoleic acid）、琥珀酸（succinic acid）。

无机元素：铁、锌、锰、锶、镁、铜、铝、硼、锶。

其它：腺苷（adensine）、β－谷甾醇（β－sitosterol）、5－羟甲基糠醛（5－hydroxymethylfurfrual）、1－（4－甲基－2－呋喃基）－2－（5－甲基－5－乙烯基－2－四氢呋喃基）－1－丙酮［1－（4－methly－2－fruanyl）－2－（5－methyl－5－ehenyl－2－tetrahydrofuranyl）－propan－1－one］、4－（1β，2α，5α－三羟基－2β，6，6－三甲基环己基）－3－丁烯－2－酮［4－（1β，2α，5α－trihydroxy－2β，6，6－trimethyl－cyclohexanyl）－3－buten－2－one］、5－（1β，2α－二羟基－2β－甲基－2－O－β－D－吡喃异鼠李糖基－6β－羟甲基）环己基－3－甲基－2，4－戊二烯酸［5－（1β，2α－dihydroxy－2β－methyl－2－O－β－D－quinovopyranosyl－6β－hydroxymethyl）cyclohexanyl－3－methyl－2，4－pentadienoic acid］、胡萝卜苷（daucosterol）。

（三）熟地黄

熟地黄的化学成分主要包括环烯醚萜苷类、有机酸类、氨基酸类等，目前已有文献中报道的各类化学成分主要有：

环烯醚萜苷类：益母草苷（leonuride）/筋骨草醇（ajugol）、桃叶珊瑚苷（aucubin）、梓醇（catalpol）、地黄苷（rehmannioside）A、地黄苷（rehmannioside）B、地黄苷（rehmannioside）C、地黄苷（rehmannioside）D、美利妥双苷/密力特苷（melittosede）、地黄氯化臭蚁醛苷（glutinoside）。

环烯醚萜类：焦地黄素（jioglutin）A、焦地黄素（jioglutin）B、焦地黄素（jioglutin）C、地黄素（rehmaglutin）A、地黄素（rehmaglutin）D、焦地黄内酯（jioglutolide）、焦地黄呋喃（jiofuran）。

紫罗兰酮类：地黄苦苷元（rehmapicrogenin）、二羟基－β－紫罗兰酮（Dihydroxy－β－ionon）、三羟基－β－紫罗兰酮（trihydroxy－β－ionon）、5－羟基野菰酸（sec－hydoxyaeginetic）、野菰酸（aeginetic acid）。

糖类：D－葡萄糖（D－glucose）、D－半乳糖（D－galactose）、D－果糖（D－fructose）、蔗糖（sucrose）、棉子糖（raffinose）、水苏糖（stachyose）、甘露三糖（manninotriose）、毛蕊花糖（verbascose）。

氨基酸类：组氨酸（histidine）、精氨酸（arginine）、天冬氨酸（aspartic acid）、谷氨酸（glutamic acid）、苏氨酸（threonine）、丝氨酸（serine）、甘氨酸（glycine）、丙氨酸（alanine）、缬氨酸（valine）、异亮氨酸（isoleucine）、亮氨酸（leucine）、酪氨酸（tyrosine）、苯丙氨酸（phenylalanine）、γ－氨基丁酸（γ－aminobutyric acid）、葡萄糖胺（Glucosamine）。

有机酸类：亚油酸（linoleic acid）、棕榈酸（palmitic acid）、硬脂酸（stearic acid）、花生酸（arachidic acid）、山嵛酸（behenic acid）、十五碳酸（pentadecanoix acid）、十七碳酸（margaric acid）、十九碳酸（nonadecanoic acid）、二十一碳酸（heneicosanoic acid）、肉豆蔻酸（myristic acid）、棕榈油酸（palmitoleic acid）、琥珀酸（succinic acid）。

其它：5－羟甲基糠酸（5－hydroxymethylfuroic acid）、5－氧脯氨酸（5－oxoproline）、尿嘧啶（uracil）、尿核苷（uridine）。

二、地黄化学成分定性分析

（一）环烯醚萜苷类

1－01 益母草苷（leonuride）[1,2]

别名：筋骨草醇（ajugol）

结构式：

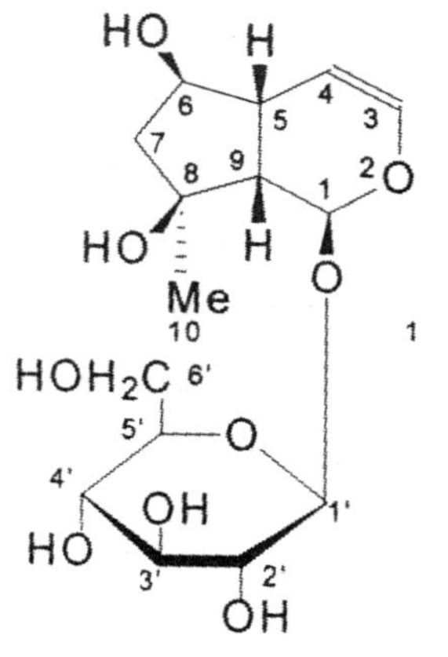

益母草苷（leonuride）

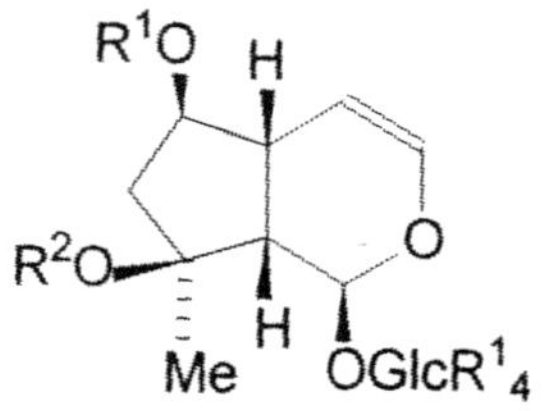

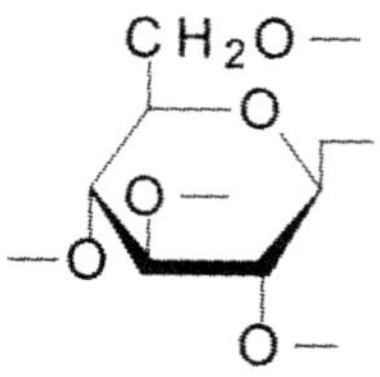

1－01 R^1 ＝ R^2 ＝H

1－01a R^1 ＝Ac，R^2 ＝H

1－01b R^1 ＝ R^2 ＝ Ac

Glc

物理性质[2]：白色无定型粉末，$[\alpha]_D^{28}$ −172.1°（MeOH；c=0.53）。

光谱数据：

IR ν_{max}^{KBr} cm^{-1}[2]：3404（OH），1658（C=C）。

^1H NMR（500MHz，CD_3OD）[2]：δ1.31（3H，*s*，H−10），1.79（1H，*dd*，*J*=13.4，4.7Hz，H−7），2.04（1H，*dd*，*J*=13.4，5.7 Hz，H−7），2.54（1H，*dd*，*J*=9.6，2.3Hz，H−9），2.72（1H，*m*，H−5），3.20（1H，*dd*，*J*=9.2，8.0Hz，H−2′），3.27（1H，*dd*，*J*=9.7，8.3Hz，H−4′），3.30（1H，*m*，H−5′），3.37（1H，*dd*，*J*=9.2，8.0Hz，H−3′），3.66（1H，*dd*，*J*=11.9，5.7Hz，H−6′），3.89（1H，*dd*，*J*=11.9，2.0Hz，H−6′），3.92（1H，*dt*，*J*=5.2，2.9Hz，H−6），4.54（1H，*d*，*J*=7.9 Hz，H−1′），4.85（1H，*ddd*，*J*=6.3，3.2，0.7Hz，H−4），5.46（1H，*d*，*J*=2.3Hz，H−1），6.16（1H，*ddd*，*J*=6.3，2.1，0.5Hz，H−3）。

^{13}C NMR（50.1MHz，CD_3OD）[2]：93.8（C−1），140.4（C−3），105.9（C−4），41.3（C−5），78.2（C−6），50.0（C−7），79.5（C−8），51.8（C−9），25.2（C−10），99.4（glc−1′），74.8（glc−2′），77.8（glc−3′），71.7（glc−4′），78.0（glc−5′），62.9（glc−6′）。

^{13}C NMR（50MHz，D_2O）[1]：见表4−1。

衍生物分析[1]：

（1）五乙酰化：

前处理：益母草苷置于醋酸酐吡啶溶液（Ac_2O−pyridine）中，1°，过夜。产物上硅胶色谱柱，乙醚洗脱，乙醇中重结晶即得。

产物：益母草苷五乙酸酯（Leonuride pentaacetate）（1−01a）

分子式：$C_{25}H_{34}O_{14}$

结构式：

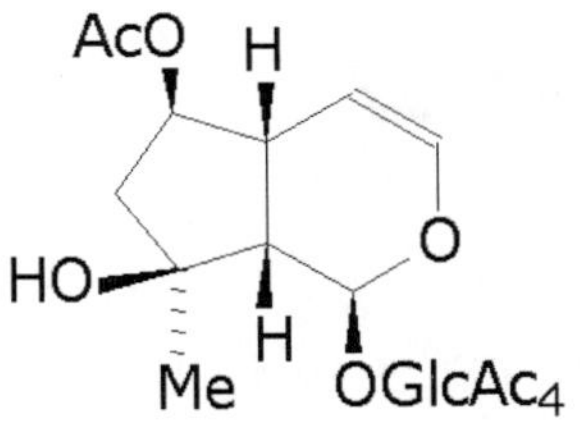

物理性质：无色针晶，mp 126℃，$[\alpha]_D^{22}$ −68.6°（$CHCl_3$，c=0.5），R_f 0.52（Et_2O）。

（2）六乙酰化：

前处理：益母草苷五乙酸酯置于醋酸酐−吡啶溶液（Ac_2O−pyridine）中，50°，反应48小时。生成物乙醇中重结晶即得。

产物：益母草苷六乙酸酯（leonuride hexaacetate）（1−01b）

分子式：$C_{27}H_{36}O_{15}$

结构式：

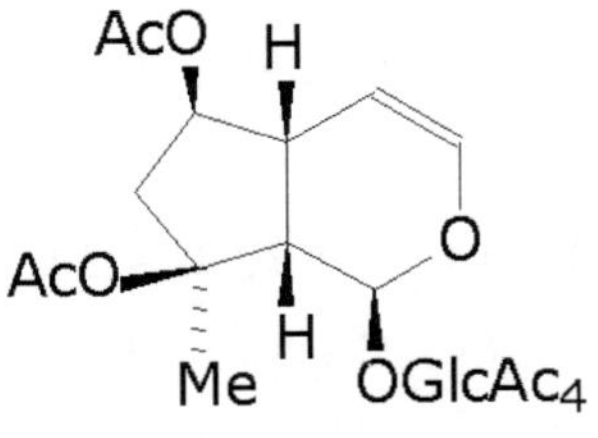

物理性质：无色针晶，mp 171−172℃，$[\alpha]_D^{22}$ −147.7°（$CHCl_3$ c=0.5），R_f 0.85（Et_2O）。

1－02 **桃叶珊瑚苷**（aucubin）[1]

结构式：

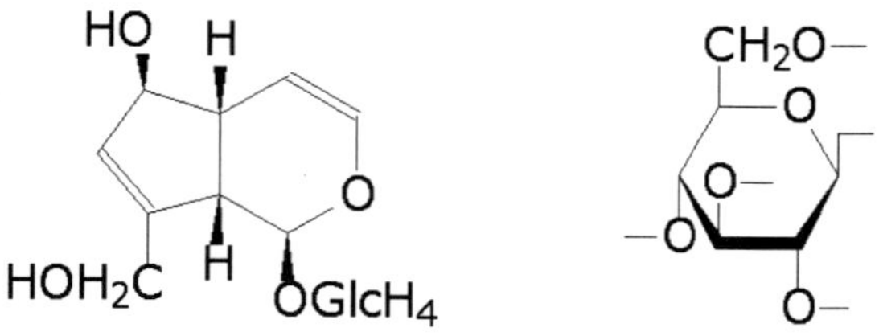

Glc

衍生物分析：乙酰化

前处理：醋酸酐吡啶溶液（Ac_2O－pyridine）中，1°，过夜。反应生成物上硅胶色谱柱，乙醚洗脱物于乙醇中重结晶即得。

产物：桃叶珊瑚苷六乙酸酯（aucubin hexaacetate）

分子式：$C_{27}H_{34}O_{15}$

物理性质：无色针晶，mp 128－129℃，$[\alpha]_D^{22}$ －157.0°（$CHCl_3$，c＝0.5），R_f 0.85（Et_2O）。

1－03 **梓醇**（catalpol）[1]

分子式：$C_{15}H_{22}O_{10}$

结构式：

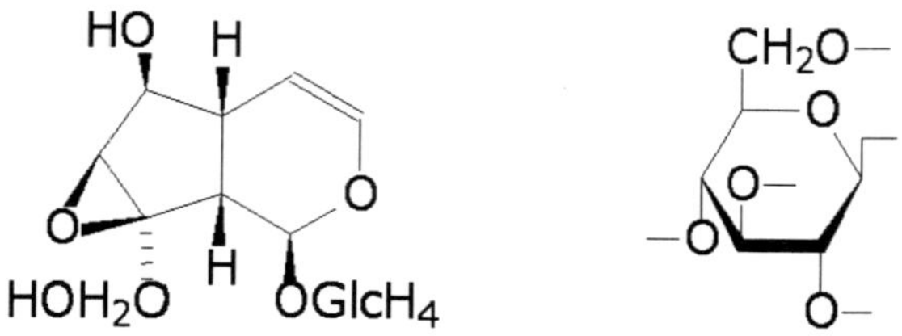

Glc

物理性质：无色针结晶，mp 210－211℃，$[\alpha]_D^{20}$ －102.2°（MeOH；c＝0.85）[3]；mp 206－208℃，$[\alpha]_D^{25}$ －103.8°（MeOH，c＝0.5）[1]。

光谱数据：

^{1}H NMR（500MHz，CD_3OD）[3]：δ2.27（1H，*dddd*，*J*＝8.2，7.6，4.5，1.9Hz，H－5），2.53（1H，br *dd*，*J*＝9.8，7.6Hz，H－9），3.25（1H，*dd*，*J*＝9.3，7.9Hz，H－2′），3.26（1H，*dd*，*J*＝9.8，8.5Hz，H－4′），3.31（1H，*m*，H－5′），3.39（1H，*dd*，*J*＝9.3，8.5Hz，H－3′），3.44（1H，*br d*，*J*＝1.2Hz，H－7），3.63（1H，*dd*，*J*＝11.9，6.4Hz，H－6′），3.78（1H，*d*，*J*＝13.1Hz，H－10），3.90（1H，*dd*，*J*＝8.2，1.2Hz，H－6），3.90（1H，*dd*，*J*＝11.9，2.1Hz，H－6′），4.13（1H，*d*，*J*＝13.1，Hz，H－10），4.76（1H，*d*，*J*＝7.9Hz，H－1′），5.03（1H，*dd*，*J*＝9.8，0.4Hz，H－1），5.06（1H，*ddd*，*J*＝6.0，4.5，0.5Hz，H－4），6.34（1H，*ddd*，*J*＝6.0，1.9，0.4Hz，H－3）。

^{1}H NMR（500MHz，CD_3OD）[4]：见表4－9。

^{13}C NMR（50MHz，CD_3OD）[3]：95.4（*d*，C－1），141.8（*d*，C－3），104.1（*d*，C－4），39.2（*d*，C－5），79.6（*d*，C－6），62.6（*d*，C－7），66.3（*s*，C－8），43.7（*d*，C－9），63.0（*t*，C－10），99.8（*d*，glc－1′），74.9（*d*，glc－2′），77.8（*d*，glc－3′），71.8（*d*，glc－4′），78.6（*d*，glc－5′），61.6（*t*，glc－6′）。

^{13}C NMR (50MHz, D_2O)[1]：见表4－1。

^{13}C NMR (50MHz, CD_3OD)：见表4－8。

FD－MS m/z[3]：362 [M]$^+$，385 [M＋Na]$^+$. (Found：C，49.81；H，6.09. Calc. for $C_{15}H_{22}O_{10}$：C49.72；H，6.12)[5].

衍生物分析[1]：乙酰化

前处理：醋酸酐－吡啶溶液（Ac_2O－pyridine）中，1°，过夜。反应生成物上硅胶色谱柱，乙醚洗脱物于乙醇中重结晶即得。

产物：六乙酸梓醇酯（catalpol hexaacetate）

分子式：$C_{27}H_{34}O_{16}$

物理性质：无色针晶，mp 140－141℃，$[\alpha]_D^{22}$ －88.3°（$CHCl_3$ c ＝ 0.5），R_f 0.76。

1－04　**地黄苷** A（rehmannioside A）[1]

分子式：$C_{21}H_{32}O_{15}$

结构式：

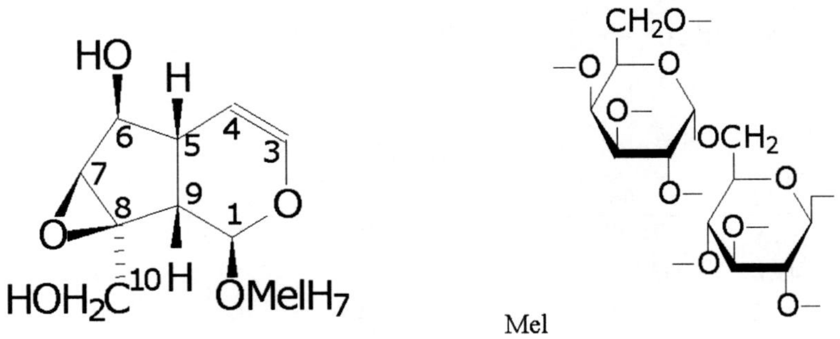

Mel

物理性质：白色粉末，$[\alpha]_D^{25}$ －0.1°（MeOH，c＝0.5）：

光谱数据：

IR $\nu_{max}^{KBr}cm^{-1}$：3390，1648（sh），1570，1418；

^1H NMR (D_2O)：δ5.11（1H，s，H－1），5.27（1H，q，J＝6，1Hz，H－4），5.56（1H，q，J＝6，1 Hz，H－3）

^{13}C NMR (50MHz，D_2O)：见表4－1。

衍生物分析：

（1）乙酰化：

前处理：醋酸酐－吡啶溶液（Ac_2O－pyridine）中，室温，过夜。反应生成物上硅胶色谱柱，乙醚洗脱物于乙醇中重结晶即得。

产物：地黄苷 A 九乙酸酯（Rehmannioside A nonaacetate）

分子式：$C_{39}H_{50}O_{24}$

结构式：

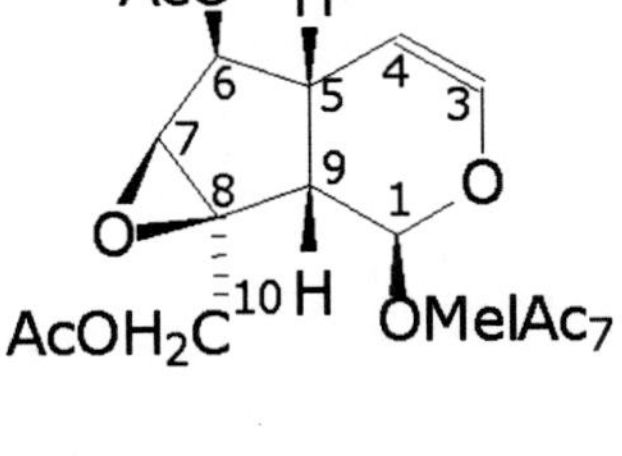

物理性质：无色针晶，mp 196℃，$[\alpha]_D^{22}$ +2.2°（$CHCl_3$，c =0.5）；R_f 0.65。

光谱数据：

IR $\nu_{max}^{KBr}cm^{-1}$：1740，1643

^{1}H NMR（$CDCl_3$）：δ1.95 – 2.08（9 × OCOMe），2.40 – 2.72（2H，*m*，H – 5，H – 9），5.39（1H，br s，H – 1），6.27（1H，q，*J* =6，2Hz，H – 3）。

（2）水解：

水解反应：100mg rehmannioside A 与 0.2ml α – 葡萄糖苷酶（α – galactosidase）在 5ml 0.1M 的醋酸盐缓冲用溶液（pH 5.5）中，32°条件下培养 4 天；氨水中和后真空浓缩干燥，所得干膏上硅胶（20g）色谱柱，以 $CHCl_3$ – MeOH – H_2O（6 ∶ 4 ∶ 1）为洗脱剂，得两种产物：其中洗脱物量多的部分在乙醇中重结晶后可得到无色针晶，熔程为 206 ~ 208℃，经鉴定为梓醇；洗脱物量少的部分经鉴定为半乳糖。

（3）甲酸（HCO_2H）水解：

酸水解反应：100mg rehmannioside A 于 10ml 10% HCO_2H 中回流一个半小时，滤出褐色沉淀，滤液用 200ml Amberlite IR45 中和后真空浓缩干燥，所得物上硅胶（50g）色谱柱，以 $CHCl_3$ – MeOH – H_2O（6 ∶ 4 ∶ 1）为洗脱剂，前一部分的洗脱液中经薄层 TLC 鉴定含有少量的葡萄糖和半乳糖，随后的洗脱液合并浓缩干燥，干膏溶于少量水中用 20 倍体积的乙醇重结晶可得到一种白色粉末，经鉴定为密二糖（melibiose）[$C_{12}H_{22}O_{11}$ · H_2O，$[\alpha]_D^{25}$ +132.0°（H_2O，c = 0.5）]。

表 4 – 1　化合物及其衍生物的^{13}C NMR 谱：[1]

	1 – 04	1 – 05	1 – 06	1 – 07	1 – 03	1 – 01	1 – 08	1 – 06a	1 – 07a
C – 1	95.7	95.5	94.1	96.5	95.5	93.8	96.0	92.2	95.7
3	141.4	141.4	139.6	145.4	141.3	139.4	145.5	139.5	143.9
4	104.0	104.2	105.8	104.9	104.0	105.8	105.6	103.9	106.6
5	38.1	36.8	39.7	82.0	38.2	39.6	81.5	37.6	80.3
6	78.5	86.5	77.0[a]	81.0[a]	78.4	77.1	80.7	77.6	82.6
7	62.8	62.0	45.8	128.5	62.9	49.0	128.5	44.9	131.2
8	66.6	66.4	86.2	144.6	66.6	79.3	144.2	84.8	138.3
9	42.6	41.8	49.1	52.1	42.7	50.4	51.5	47.0	53.0
10	61.0	60.9	24.1	60.5	60.9	25.1	60.5	23.6	61.7[a]
1′	99.5[a]	99.4	98.7	99.0	99.3	98.8	98.9	95.4	96.6
2′	73.5	73.6	73.6	73.7	73.7	73.5	73.7[a]	70.6	70.5[b]
3′	76.6	77.1	76.9[a]	77.1[b]	77.1	76.7	77.1	72.6	72.6[c]
4′	70.4	70.1	70.5	70.2[c]	70.4	70.5	70.2[b]	68.3	68.0[d]
5′	75.6	76.5	76.5	76.5[d]	76.5	76.5	76.6[c]	72.0	72.3[c]
6′	66.8	61.5	61.6	61.3[e]	61.7	61.6	61.4	61.8[a]	61.5[a]
1″	99.1[a]	100.9	94.6	97.2			98.6	91.5	97.5
2″	69.2	69.2	69.3	80.8[a]			74.0[a]	66.6	78.1
3″	70.4	70.4	70.5	76.8[d]			76.6	68.1	72.9[c]
4″	70.0	70.1	70.2	70.2[c]			70.3[b]	67.5	68.8[d]
5″	71.9	72.0	71.8	76.4[d]			76.3[c]	68.1	71.1[c]
6″	61.9	62.4	62.1	61.7[e]			61.4	61.6[a]	62.0[a]
1‴				103.8					101.1
2‴				74.8					71.1[b]
3‴				77.2[b]					74.5[c]
4‴				70.5[c]					68.3[d]
5‴				76.4[d]					72.7[c]
6‴				61.4[e]					62.0[a]

1－05　**地黄苷** B（rehmannioside B）[1]

分子式：$C_{21}H_{32}O_{15}$

结构式：

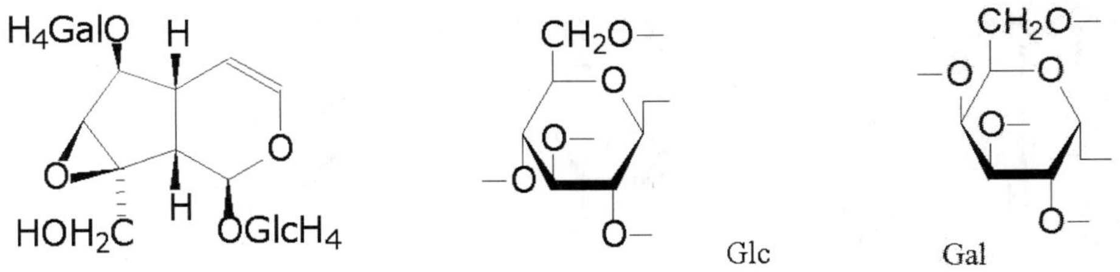

物理性质：白色粉末，$[\alpha]_D^{25}$ －8.8°（MeOH，c＝0.5）；

光谱数据：

IR $\nu_{max}^{KBr}cm^{-1}$：3400，1650，1558，1416；

^1H NMR（D_2O）：δ6.53（1H，q，J ＝ 6，1Hz，3－H）。

^{13}C NMR（50MHz，D_2O）[1]：见表4－1。

衍生物分析：

（1）乙酰化：

前处理：醋酸酐－吡啶溶液（Ac_2O－pyridine）中，室温，过夜。反应生成物上硅胶色谱柱，乙醚洗脱物于乙醇中重结晶即得。

产物：地黄苷 B 九乙酸酯（Rehmannioside B nonaacetate）

分子式：$C_{39}H_{50}O_{24}$

结构式：

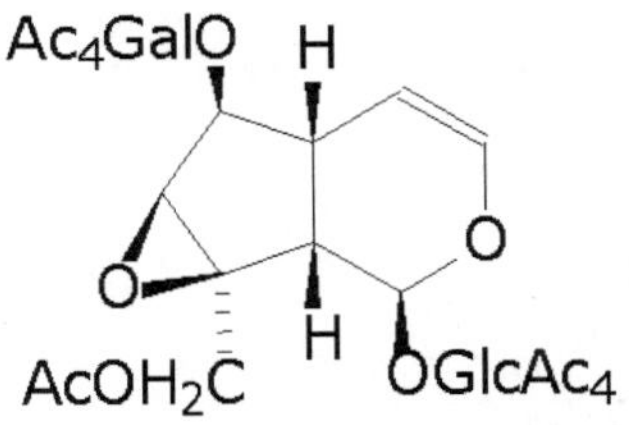

物理性质：无色针晶，mp 170－172℃，$[\alpha]_D^{22}$ ＋23.8°（$CHCl_3$，c＝ 0.5），R_f0.53（Et_2O）。

光谱数据：

IR ν_{max}^{KBr} cm^{-1}：1752，1740，1655；

^1H NMR（$CDCl_3$）：δ1.96－2.11（9 × OCOMe）2.41－2.77（2H，m，H－5，H－9），5.44（1H，br s，H－1），6.27（1H，q. J ＝ 6，2Hz，H－3）。

（2）水解：

水解反应：反应条件同 rehmannioside A 项，反应时间为 24 小时，产物经鉴定为梓醇和半乳糖。若水解反应是在 β－葡萄糖苷酶（β－galactosidase）作用下进行则不能生成任何水解产物。

产物：梓醇和半乳糖

（3）甲酸（HCO_2H）水解：

酸水解反应：50mg 地黄苷 B 于 10ml 10％的 HCO_2H 中回流 3 小时，其余操作同上，经鉴定酸水解产物中有 α 和 β 葡萄糖以及半乳糖。

1－06 **地黄苷** C（rehmannioside C）[1]

分子式：$C_{21}H_{34}O_{14}$

结构式：

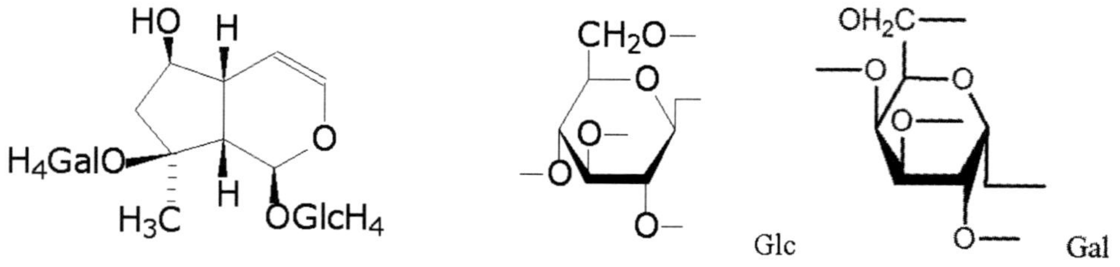

物理性质：白色粉末，$[\alpha]_D^{25}$ －11.3°（MeOH. c＝0.5）；

光谱数据：

IR $\nu_{max}^{KBr}cm^{-1}$：3390，1640，1560，1410。

^{1}H NMR（90MHz，D_2O）：δ1.56（3H，s，H－10），5.71（1H，brs，H－1），6.38（1H，q，J＝6，1Hz，H－3）。

^{13}C NMR（50MHz，D_2O）：见表4－1。

衍生物分析：

（1）乙酰化：

前处理：醋酸酐吡啶溶液（Ac_2O－pyridine）中，室温，过夜。反应生成物上硅胶色谱柱，乙醚洗脱物于乙醇中重结晶即得。

产物：地黄苷C九乙酸酯（Rehmaonioside C nonaacetate）（1－06a）

分子式：$C_{39}H_{52}O_{23}$

结构式：

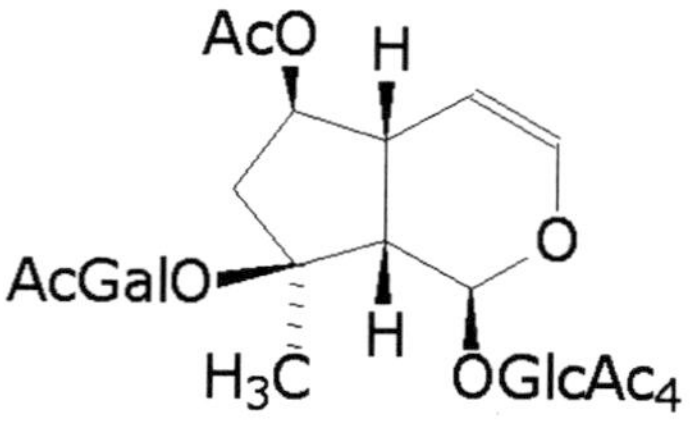

物理性质：无色片状结晶，mp156－157℃，$[\alpha]_D^{22}$ －10.8°（$CHCl_3$，c＝0.5），R_f0.65（Et_2O）。

光谱数据：

IR $\nu_{max}^{KBr}cm^{-1}$：1742，1645；

^{1}H NMR（90MHz，$CDCl_3$）：δ1.33（3H，s，H－10），1.97－2.12（9×OCOMe），2.69（2H，br s，5－H，H－9），5.42（1H，d，J＝1.8Hz，H－1），6.11（1H，q. J＝6，1 Hz，H－3）。

^{13}C NMR（50MHz，$CDCl_3$）：见表4－1。

（2）水解：

水解反应：反应条件同rehmannioside A项，反应时间为5天，反应生成物上硅胶柱后得两种产物：洗脱物量多的部分在乙醇中重结晶后可得到白色粉末，熔程为206～208°，经鉴定为益母草苷（leonuride）；洗脱物量少的部分经鉴定为半乳糖。若水解反应是在β－galactosidase作用下进行则不能生成任何水解产物。

（3）甲酸（HCO_2H）解：

酸水解反应：同 rehmannioside B 项下。
产物：葡萄糖以及半乳糖

1－07 **地黄苷** D（rehmannioside D）[1]

分子式：$C_{27}H_{42}O_{20}$
结构式：

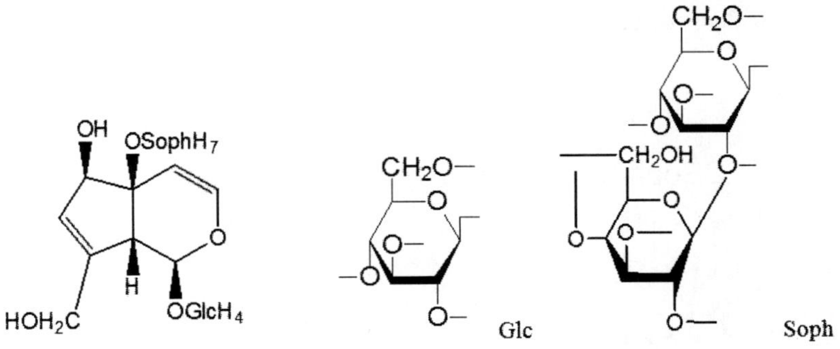

物理性质：白色粉末，$[a]_D^{27}$ －27.1°（H_2O，c＝0.5）[1]；$[\alpha]_D^{22}$ －26.7°（H_2O，c＝1.0）[5]。
光谱数据：
IR ν_{max}^{KBr} cm^{-1}[1]：3370，1645
negative FAB－MS m/z[5]：685［M－H］⁻。
^{1}H NMR（90MHz，D_2O）[1]：δ5.30（1H，d，J＝6Hz，H－1），5.43（1H，d，J＝6Hz，H－4），5.90（1H，br s，H－7），6.57（1 H，d，J＝6Hz，H－3）。
^{1}H NMR（D_2O）[5]：3.77（2H，m，H－10），4.22（1H，br s，H－6），5.21（1H，d，J＝6Hz，H－4），5.36（1H，d，J＝5Hz，H－1），5.81（1H，br s，H－7），6.48（1H，d，J＝6Hz，H－3）；
^{13}C NMR（50MHz，D_2O）[1]：见表4－1。
^{13}C NMR（D_2O）[5]：54.0（C－9），62.4（C－10），63.2（glc－6′），63.3（glc－6‴），63.7（glc－6″），72.1（glc－4″），72.2（glc－4′），72.4（glc－4‴），75.6（glc－2′），76.7（glc－2‴），78.3（glc－5″，5‴），78.4（glc－5′），78.8（glc－3″），79.0（glc－3′），79.1（glc－3‴），82.7（glc－2″），83.0（C－6），83.9（C－5），98.5（C－1），99.1（glc－1″），100.9（glc－1′），105.7（glc－1‴），106.9（C－4），130.5（C－7），146.5（C－8），147.3（C－3）。
衍生物分析[1]：
（1）乙酰化：
前处理：酸酐－吡啶溶液（Ac_2O－pyridine）中，室温，过夜。产物上硅胶色谱柱，乙醚洗脱即得十三乙酰化产物（tridecaacetate）（1－07b）和十二乙酰化产物（dodecaacelate）（1－07a）。若乙酰化处理是在1°overnight，过夜的条件下进行则生成物中十二乙酰化产物14 占90%以上。
产物1：十二乙酰化产物 dodecaacelate（1－07a）：甲醇中重结晶可得晶体
分子式：$C_{51}H_{66}O_{32}$
结构式：

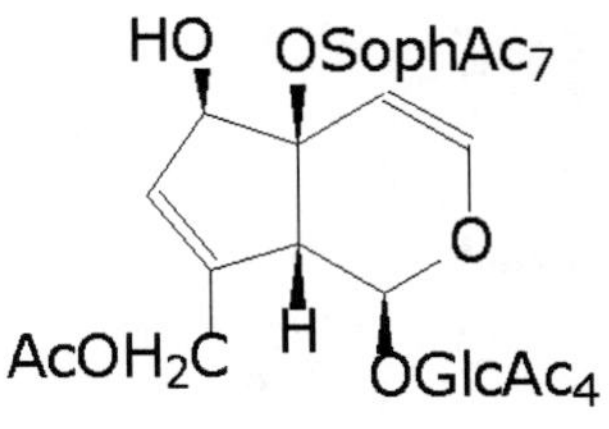

物理性质：无色针晶，mp 236℃，$[\alpha]_D^{22}$ −9.3°（$CHCl_3$ c = 0.5）；R_f 0.08（Et_2O）。

光谱数据：

IR $\nu_{max}^{KBr}cm^{-1}$：1738，1630；

^1H NMR（90MHz，$CDCl_3$）：δ1.97 − 2.08（12 × OCOMe），5.80（1H，d，J = 1Hz，H − 7），6.40（1H，d，J = 6Hz，H − 3）。

^{13}C NMR（50MHz，$CDCl_3$）[1]：见表4 − 1。

产物2：十三乙酰化产物（tridecaacetate，1 − 07b）乙醇中重结晶

分子式：$C_{53}H_{68}O_{33}$

结构式：

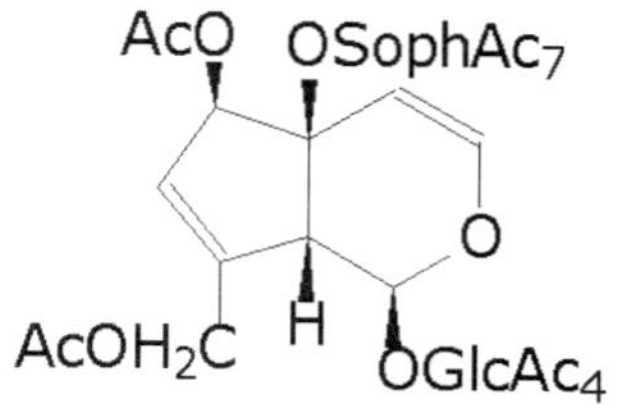

物理性质：白色粉末，$[\alpha]_D^{22}$ −45.6°（$CHCl_3$，c = 0.5），R_f 0.23（Et_2O）。

光谱数据：

IR $\nu_{max}^{KBr}cm^{-1}$：1755，1738，1650；

^1H NMR（$CDCl_3$）：δ1.95 − 2.14（13 × OCOMe），5.80（1H，d，J = 1Hz，H − 7），6.33（1H，d，J = 6Hz，H − 3）。

（2）甲酸（HCO_2H）水解产物：

酸水解反应：600mg rehmannioside D 于 100ml 10% HCO_2H 中回流 8 小时，以下操作同 rehmannioside A 项，最终产物经硅胶色谱柱分离可得到两种糖，经薄层 TLC 和 GC 鉴定其中之一为葡萄糖另一种经乙醇 − 水重结晶可得到无色针晶，经鉴定为槐二糖（sophorose）[$C_{12}H_{22}O_{11}$ · H_2O，$[\alpha]_D^{25}$ −19.8°（H_2O，c = 0.5）]。

（3）酶（β − glucosidose）水解：

酶水解反应：200 mg rehmanonnioside D 与 β − glucosidase 置于 20ml 0.1 M 的醋酸盐缓冲溶液（pH5.1）中，32°条件下培养 3 周，产物溶于 30ml 甲醇中，滤去沉淀，滤液真空浓缩干燥，所得物上硅胶（160g）色谱柱，以 $CHCl_3$ − MeOH − H_2O（6 : 4 : 1）为洗脱剂。产物经薄层 TLC 、GC 鉴定为葡萄糖、密力特苷（melittoside）。

1 − 08 密力特苷/美利妥双苷（melittoside）

分子式：$C_{21}H_{32}O_{15}$

结构式：

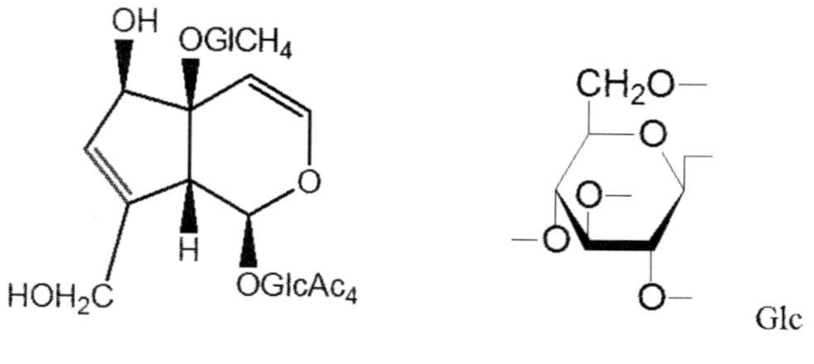

理化性质：无定型粉末，$[\alpha]_D^{25}$ -30.7°（H_2O；c=0.49）[4]；白色粉末，$[\alpha]_D^{27}$ -31.0°（H_2O，c=1.0）[1]；白色粉末，mp 176-177℃；$[\alpha]_D^{22}$ -28.9°（H_2O，c=1.1）[5]。

光谱数据：

$IR\nu_{max}^{KBr}$ cm^{-1}[4]：3382（OH）。

FAB-MS m/z[4]：525 $[M+H]^+$；FAB-MS m/z[5]：547 $[M+Na]^+$；

^1H NMR（200MHz，D_2O）[4]：δ3.2-3.5（9H，m，H-9，2′-5′，2″-5″），3.6-3.9（4H，m，H-6′，6″），4.21（2H，br s，H-10），4.54（1H，br s，H-6），4.75（2H；H-1′，1″，overlapped in solvent signal），5.12（1H，d，J=6.4 Hz，H-4），5.39（1H，d，J=5.1 Hz，H-1），5.81（1H，br s，H-7），6.46（1H，d，J=6.4 Hz，H-3）

^1H NMR（D_2O）[5]：4.23（2H，m，H-10），4.57（1H，br s，H-6），5.15（1H，d，J=6.3Hz，H-4），5.40（1H，d，J=5.3Hz，H-1），5.83（1H，br a H-7），6.49（1H，d，J=6.3Hz，H-3）

^{13}C NMR（50 MHz，D_2O）[4]：δ51.5（d，C-9），60.5（t，C-10），61.4（2C，t，C-6′，6″），70.2，70.3（each d，C-4′，4″），73.7，74.0（each d，C-2′，2″），76.3，76.6（2C，each d，C-5′，5″，3″），77.1（d，C-3′），80.6（d，C-6），81.4（s，C-5），95.9（d，C-1），98.7，98.9（each d，C-1′，1″），105.6（d，C-4），128.5（d，C-7），144.2（d，C-3），145.5（s，C-8）

^{13}C NMR（D_2O）[5]：53.3（C-9），62.3（C-10），63.2（glc-6′，6″），72.1（glc-4′），75.5（glc-2′），75.8（glc-2″），78.1（glc-5″），78.4（glc-3″，5′），78.9（glc-3′），82.5（C-6），83.4（C-5），97.8（C-1），100.5（glc-1″），100.7（glc-1′），107.4（C-4），130.3（C-7），146.1（C-8），147.3（C-3）。

^{13}C NMR（50MHz，D_2O）：见表4-1。

衍生物分析[1]：乙酰化

前处理：醋酸酐-吡啶溶液（Ac_2O-pyridine）中，1℃，过夜。反应生成物上硅胶色谱柱，乙醚洗脱物于乙醇中重结晶即得。

产物：密力特苷十乙酸酯（Melittoside decaacetate）

分子式：$C_{41}H_{52}O_{25}$

物理性质：无色针晶，mp 149℃，$[\alpha]_D^{22}$ -39.8°（$CHCl_3$，c=0.5），R_f 0.42（Et_2O）。

1-09　**地黄氯化臭蚁醛苷**（glutinoside）[6]

结构式：

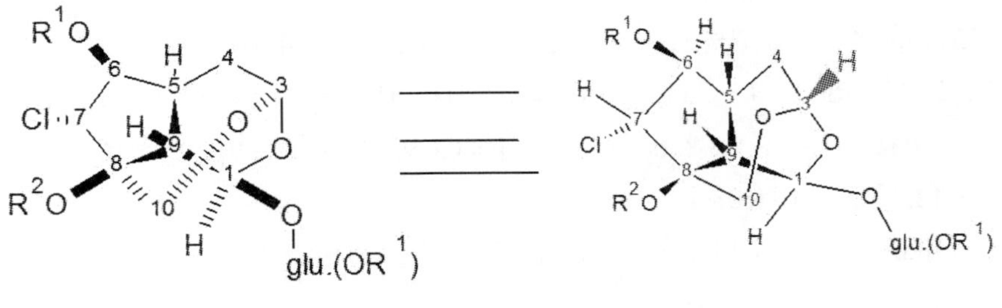

1-09：R^1 = R^2 = H，（glutinoside）

1-09a：R^1 = Ac，R^2 = H

1-09b：R^1 = R^2 = Ac

理化性质：一种易潮湿的白色粉末，$[\alpha]_D^{20}$ -79.2°（MeOH）[6]；白色无定型粉末，$[\alpha]_D^{20}$ -50.8°

(MeOH, c = 0.52)[7]。

光谱数据:

IR υ (KBr) cm^{-1}[6]: 3388, 2922, 1047; IR v_{max}^{KBr} cm^{-1}[7]: 3388 (OH)

二次离子质谱 (SIMS Xe^+, 甘油基质, m/z)[6]: 399, 401 $(M+H)^+$, 421, 423 $(M+Na)^+$, 491, 493 $(M+H+甘油)^+$。分子中有氯原子故有同位素离子峰。

^1H NMR (200MHz, CD_3OD)[7]: δ1.65 (1H, dd, J = 13.4, 3.2Hz, H-4), 2.2-2.6 (3H, m, H-4, 5, 9), 3.1-4.1 (10H, m, H-6, 7, 10, 2′, 3′, 4′, 5′, 6′), 4.69 (1H, d, J = 7.8Hz, H-1′), 5.25 (1H, d, J = 3.2Hz, H-3), 5.62 (1H, d, J = 2.2Hz, H-1)。

^{13}C NMR (22.5 MHz, d 5-pyridine)[6]: 见表4-2。

^{13}C NMR (50MHz, pyridine-d_5)[7]: δ34.0 (t, C-4), 36.2 (d, C-5), 48.1 (d, C-9), 62.3, 62.5 (each t, C-10, 6′), 71.3 (d, C-4′), 74.9 (d, C-2′), 76.4 (d, C-7), 78.7 (2C, d, C-3′, 5′), 79.8 (s, C-8), 84.7 (d, C-6), 93.1 (d, C-3), 95.1 (d, C-1), 99.8 (d, C-1′)。

FD-MS m/z[7]: 421 $[M+Na]^+$, 437 $[M+K]^+$。

化学鉴别: Beilstein 反应呈阳性。

衍生物分析[6]:

(1) 乙酰化:

产物1: 五乙酸酯 (1-09a):

分子式: $C_{25}H_{33}O_{15}Cl$

结构式:

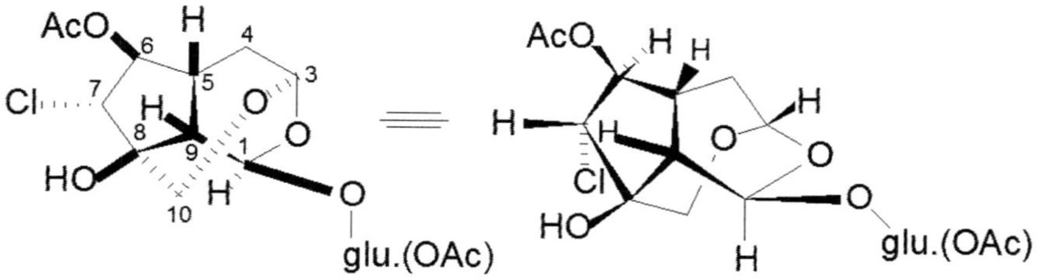

理化性质: 无色棱状结晶, mp 185-186℃, $[\alpha]_D^{20}$ -18.5° ($CHCl_3$)

光谱数据:

IR υ (CCl_4) cm^{-1}: 3483, 2940, 1755, 1224, 1036

^1H-NMR (500MHz, $CDCl_3$): δ: 2.01 (3H), 2.03 (6H), 2.10, 2.11 (3H, each) (all s, $OCOCH_3 \times 5$), 5.55 (d, J = 1.8 Hz; H-1α), 5.33 (d, J = 3.4 Hz; H-3β), 2.16 (dd, J = 3.4, 14.7 Hz; H-4α), 2.22 (ddd, J = 3.1, 9.8, 10.3 Hz; H-5β), 4.98 (dd, J = 3.1, 7.9 Hz; H-6α), 4.28 (d, J = 7.9Hz; H-7β), 2.66 (br d, J = ca. 9.8Hz; H-9β), 3.67 (d, J = 12.2 Hz; H-10β), 4.07 (d, J = 12.2Hz; H-10α)

^{13}C NMR (22.5 MHz, d 5-pyridine): 见表4-2。

表 4-2　地黄氯化臭蚁醛苷及其衍生物的^{13}C NMR（22.5 MHz）谱[6]

	1-09	1-09*a*	1-09*b*	1-09*c*	1-09*d*	1-09*e*	1-09*f*
C-1	94.6	94.8	94.8	94.3	104.9	104.6	104.7
3	92.6	93.5	93.1	93.1	107.8	107.5	107.5
4	33.9	33.5	33.8	29.4	32.8	32.4	32.5
5	35.5	33.5	33.8	29.8	40.1	38.6	38.4
6	84.3	86.4	86.2	61.8	75.3	79.3	80.0
7	75.6	70.3	64.5	58.6	79.9	71.6	67.0
8	79.3	79.1	86.0	79.3	86.1	85.9	91.0
9	47.5	47.4	43.1	47.5	57.8	57.7	55.8
10	61.9	62.1	59.9	64.4	73.9	73.5	71.9
1′	98.6	96.5	96.3	98.5			
2′	74.2	71.5	71.8	74.2			
3′	77.9	73.2	73.3	77.8 d)			
4′	70.9	68.9	69.0	70.9			
5′	77.9	72.3	72.5	77.9 d)			
6′	61.9	62.1	62.0	61.5			

注：1-09、1-09a、1-09b、1-09c 的测定溶液为 d 5-pyridine；1-09d、1-09e、1-09f 的测定溶液为 d_6-acetone。

产物 2：六乙酸酯（1-09b）

分子式：$C_{27}H_{35}O_{16}Cl$

结构式：

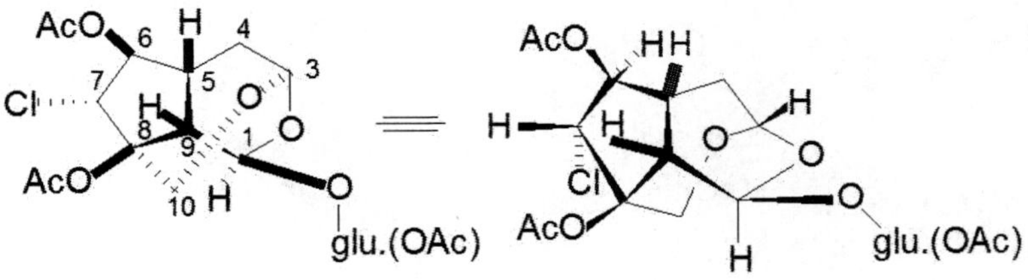

理化性质：无色棱状结晶，mp 150-153℃，$[\alpha]_D^{20}$ -34.4°（$CHCl_3$）

光谱数据：

IR υ（CCl_4）cm^{-1}：2942，1750，1222，1036，红外光谱显示无羟基峰。

^1H-NMR（500Hz，$CDCl_3$）δ：2.01（3H），2.03（6H），2.08（3H），2.11（6H）（all s，$OCOCH_3$ × 6），5.55（d，J=2.2 Hz；H-1α），5.34（d，J=3.1 Hz；H-3β），2.17（dd，J=3.1，14.0 Hz；H-4α），12) 2.26（ddd，J=2.7，10.4，10.4 Hz；H-5β），4.91（dd，J=2.7，7.9 Hz；H-6α），5.31（dd，J=1.5，7.9Hz；H-7β），3.51（br d，J=ca. 10.4Hz；H-9β），3.87（dd，J=1.5，12.5 Hz；H-10β），4.26（d，J=12.5Hz；H-10α）。

^{13}C NMR（22.5 MHz，d_5-pyridine）：见表 4-2。

（2）甲醇解：

甲醇解反应：地黄氯化臭乙醛苷在 9% HCl-dry 甲醇溶液中室温静置 4 小时即得。

产物：乙缩醛（9d）

分子式：$C_{12}H_{21}O_6Cl$

结构式：

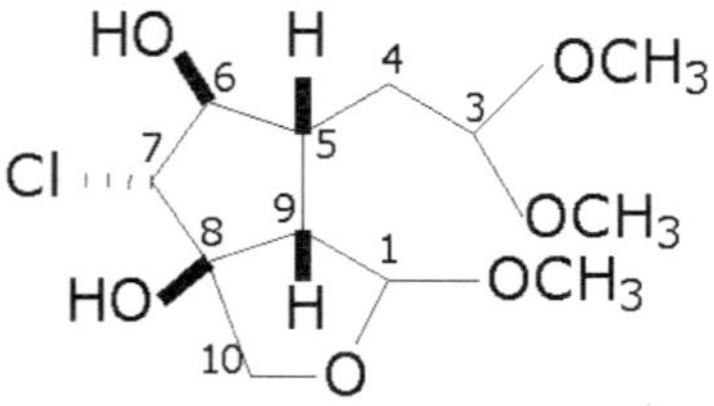

理化性质：无色油状物，$[\alpha]_D^{20}$ +31.8°（MeOH）

光谱数据：

IR υ（$CHCl_3$）cm^{-1}：3411，2929，1100

CI－MS m/z（%）：97（3），299（1）$(M+H)^+$；265（100），267（34）$(M+H-OCH_3)^+$；233（98），235（34）$(M+H-OCH_3-CH_3OH)^+$

^1H－NMR（90 MHz，d_6－acetone）：δ：1.62－2.09（m，H－4），2.38－2.55（m，H－5β & H－9β），3.29（6H），3.31（3H）（both s，$OCH_3\times3$），3.72（dd，J＝1.5，9.5Hz，H－10β），4.25（d，J＝9.5Hz，H－10α），4.08（dd，J＝1.5，9.9 Hz；H－7β），4.48（t，J＝5.9 Hz；H－3），4.93（br s，H－1）

^{13}C NMR（22.5 MHz，d_6－acetone）：见表4－2。

乙缩醛（9d）乙酰化

反应条件：乙酸酐－吡啶溶液，室温，5h。

产物：单乙酸酯（1－09e）、双乙酸酯（1－09f）。

结构式：

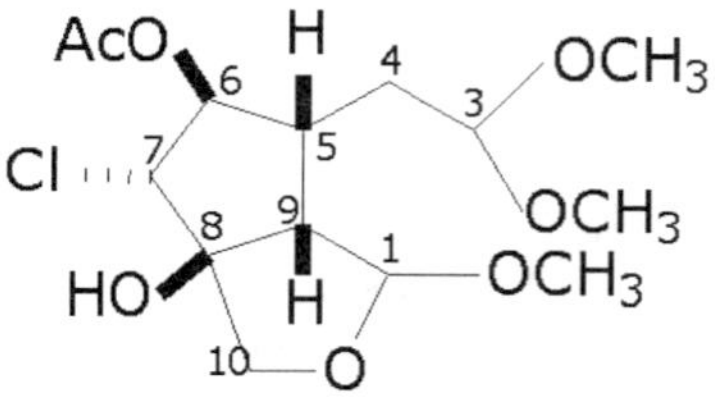

1－09e

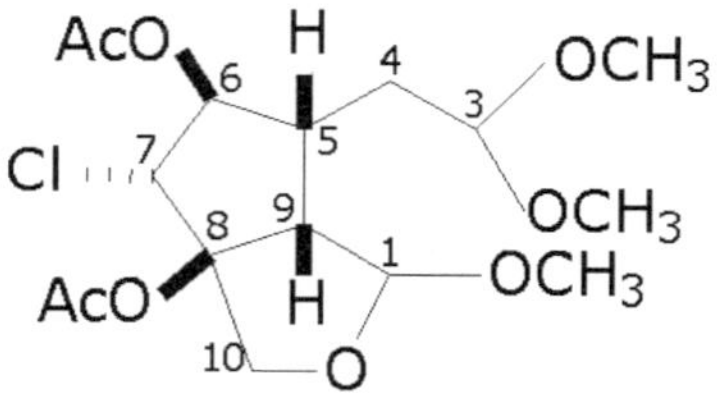

1－09f

光谱数据：^{13}C NMR（22.5 MHz，d_6－acetone）：见表4－2。

（3）环氧化：

环氧化：地黄氯化臭乙醛苷在10% KOH水溶液中回流2.5 h后得6β，7β－环氧化物（1－09c）

分子式：$C_{15}H_{22}O_{10}\cdot2H_2O$

结构式：

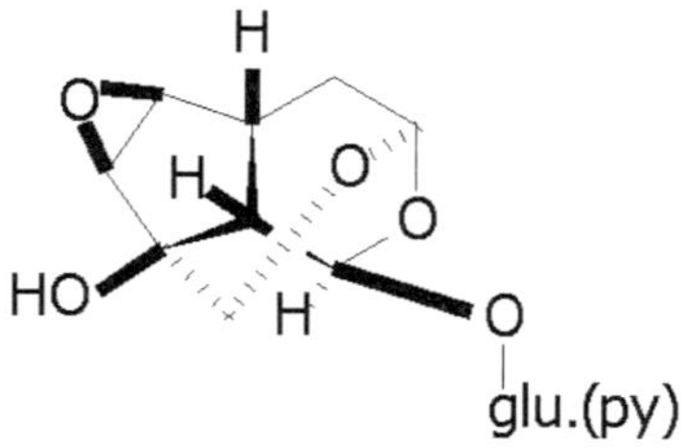

理化性质：无色棱状结晶，mp 139－140℃，$[\alpha]_D^{20}$ －46.2°（MeOH）

光谱数据：

IR υ（KBr）cm^{-1}：3400，2920，1073。

^{13}C NMR（22.5 MHz，d_5－pyridine）：见表4－2。

1－10 **单密力特苷/美利妥单苷**（monometittoside）[4]

理化性质：无定型粉末，$[\alpha]_D^{25}$ －149.1°（H_2O，c＝0.24）。

光谱数据：

IRν_{max}^{KBr} cm^{-1}：3382（OH）

^{1}H NMR（200 MHz，CD_3OD）：δ3.1－3.5（5H，m，H－9，2′－5′），3.65（1H，dd，J＝12.0，6.0 Hz，H－6′），3.89（1H，br d，J＝12.0 Hz，H－6′），4.07（1H，br s，H－6），4.17（2H，br s，H－10），4.57（1H，d，J＝7.8 Hz，H－1′），4.89（1H，d，J＝6.4 Hz，H－4），5.66（1H，d，J＝2.7 Hz，H－1），5.76（1H，br s，H－7），6.26（1H，d，J＝6.4Hz，H－3）

^{13}CNMR（50 MHz，D_2O）：δ52.7（d，C－9），60.2（t，C－10），61.6（t，C－6′），70.5（d，C－4′），72.3（s，C－5），73.4（d，C－2′），76.2（d，C－5′），77.1（d，C－3′），79.5（d，C－6），3.8（d，C－1），99.2（d，C－1′），107.9（d，C－4），127.7（d，C－7），141.8（d，C－3），147.2（s，C－8）

FD－MS m/z：363 $[M+H]^+$，385 $[M+Na]^+$

1－11 6－O－E－**阿魏酰基筋骨草醇**（6－O－E－feruloyl ajugol）：[2]

结构式：

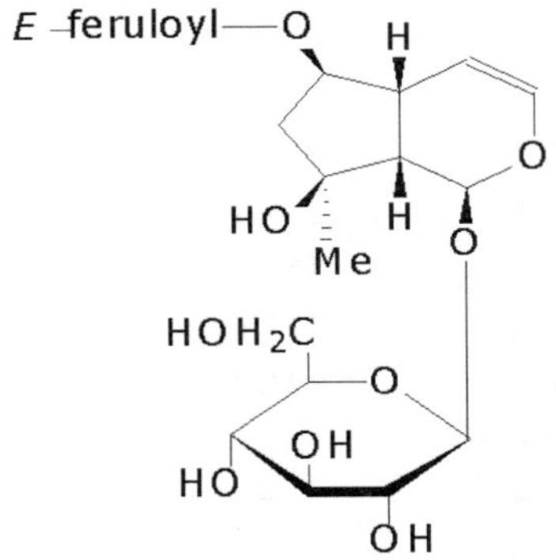

物理性质：白色无定型粉末，$[\alpha]_D^{28}$ －147.0°（MeOH，c＝0.33）。

光谱数据：

IR ν_{mar}^{KBr} cm^{-1}：3416（OH），1690（C＝O）；1660（C＝C），1598（arom）

^{1}H NMR（200 MHz，CD_3OD）：δ1.39（3H，*s*，H－10）2.01（1H，*dd*，*J*＝14.2，3.9Hz，H－7），2.24（1H，*dd*，*J*＝14.2，6.3Hz，H－7），2.60（1H，*dd*，*J*＝9.3，2.2Hz，H－9），2.94（1H，*dd*，*J*＝9.3，2.2Hz，H－5），3.2－4.0（6H，*m*），3.88（3H，*s*，OMe），4.70（1H，*d*，*J*＝7.6，H－1′），4.95（2H，*m*，H－4，6），5.52（1H，*d*，*J*＝2.2，H－1），6.22（1H，*dd*，*J*＝6.3，2.2Hz，H－3），7.61，6.36（each 1H，d，J＝16.0Hz，H－β，γ），6.82（1H，*d*，*J*＝8.1，H－5″），7.05（1H，*dd*，*J*＝8.1，1.7Hz，H－6″），7.15（1H，*d*，*J*＝1.7，H－2″），1H NMR（aetone－d_6）：δ1.38（3H，*s*，H－10），2.00（1H，*dd*，*J*＝14.2，4.4Hz，H－7），2.23（1H，*dd*，*J*＝14.2，6.5Hz，H－7），2.57（1H，*dd*，*J*＝9.3，2.4Hz，H－9），2.86（1H，*dd*，*J*＝9.3，2.4Hz，H－5），3.2－4.2（6H，intotal. *m*，H－2′，3′，4′，5′，6′），3.92（3H，*s*，OMe），4.68（1H，*d*，*J*＝7.8 Hz，H－1′），4.91（1H，*m*，H－6），4.97（1H，*dd*，*J*＝6.3，2.4Hz，H－4），7.62，6.42（each 1H，*d*，*J*＝15.9Hz，H－β，γ），6.87（1H，*d*，*J*＝8.1，H－5″），7.14（1H，*dd*，*J*＝8.1，2.0Hz，H－6″），7.35（1H，*d*，*J*＝2.0 Hz，H－2″）

^{13}C NMR（50.1MHz，CD_3OD）：见表4－3。

FD MSm/z：524 [M]$^+$.（Found：C，54.89；H，6.36. $C_{25}H_{32}O_{12}$ · 3/2H_2O requires：C，55.44；H，6.40%）。

表4－3 化合物的^{13}C NMR（50.1 MHz，CD_3OD）谱[2]

	1－11	*1－12*	*1－14*	*1－15*	*1－16*	*1－13*
C－1	93.4	93.4	93.5	93.5	93.5	93.5
3	140.9	140.9	141.0	141.1	141.1	141.1
4	104.5	104.7	104.6	104.5	104.6	104.6
5	39.2	39.1	39.3	39.4	39.4	39.4
6	80.2	80.1	80.3	80.9	80.5	80.7
7	47.7	47.9	47.9	47.8	47.9	47.9
8	79.0	79.0	79.1	79.1	79.1	79.2
9	51.5	51.5	51.6	51.7	51.7	51.7
10	26.0	25.8	26.0	26.2	26.1	26.2
Glucose						
1′	99.3	99.4	99.4	99.4	99.4	99.5
2′	74.6	74.8	74.8	74.7	74.8	74.8
3′	77.8	78.0	78.0	77.9	78.0	78.0
4′	71.6	71.7	71.7	71.7*	71.7	71.7
5′	78.0	78.2	78.1	78.1	78.2	78.2
6′	62.8	62.9	62.9	62.9	62.9	62.9
Acyl moiety						
1″	127.6	128.2	127.2	125.9	122.5	122.9
2″	111.7	115.1	131.1	117.5	116.1	113.8
3″	150.4	148.3	116.8	151.1	132.8	152.9
4″	149.2	149.4	161.2	151.2	163.5	148.7
5″	116.4	117.0	116.8	114.4	132.8	115.9
6″	124.0	126.5	131.1	124.4	116.1	125.2
α(COO)	168.8	168.0	169.0	167.5	168.0	168.0
β	115.6	115.7	115.4	—	—	—
γ	146.7	145.4	146.6	—	—	—
－oMe	56.4	56.5	—	56.6	—	56.5
Rhamnose						
1‴				100.5		
2‴				71.8*		
3‴				72.2*		
4‴				73.7		
5‴				71.0		
6‴				18.0		

1－12　6－O－Z－**阿魏酰基筋骨草醇**（6－O－Z－Feruloyl ajugol）[2]

结构式：

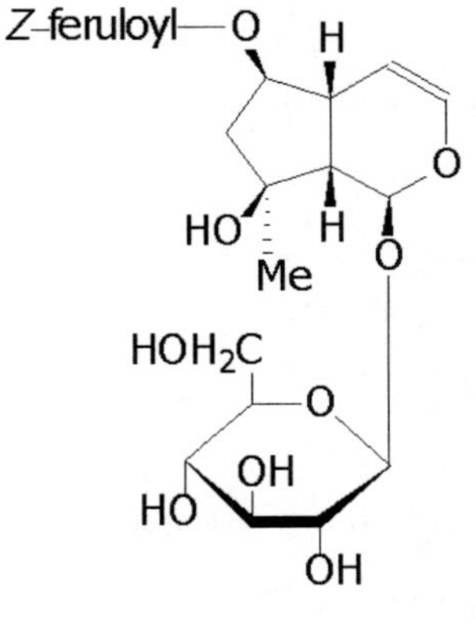

物理性质：白色无定型粉末，$[\alpha]_D^{28}$ －84.5°（MeOH，c＝0.11）。

光谱数据：

IR ν_{mar}^{KBr} cm^{-1}：3408（OH），1708（C＝O）；1660（C＝C），1628（C＝C），1594（arom）

^{1}H NMR（200 MHz，CD_3OD）：δ1.37（3H，*s*，H－10）1.94（1H，*dd*，*J*＝13.9，4.6Hz，H－7），2.23（1H，*dd*，*J*＝13.9，6.6Hz，H－7），2.52（1H，*dd*，*J*＝9.3，2.4Hz，H－9），2.87（1H，*dd*，*J*＝9.3，2.4Hz，H－5），3.2－4.0（7H，m），3.87（3H，*s*，OMe），4.66（1H，*d*，*J*＝7.8，H－1′），4.9－5.0（1H，*m*，H－6），4.98（1H，*dd*，*J*＝6.4，2.4Hz，H－4），5.48（1H，*d*，*J*＝2.4Hz，H－1），6.85，5.81（each 1H，*d*，*J*＝13.1Hz，H－β，γ），6.20（1H，*dd*，*J*＝6.4，2.2 Hz，H－3），6.77（1H，*d*，*J*＝8.3Hz，H－5″），7.13（1H，*dd*，*J*＝8.3，2.0 Hz，H－6″），7.76（1H，*d*，*J*＝2.0 Hz，H－2″）

^{13}C NMR（50.1MHz，CD_3OD）：见表4－3

FD－MS *m/z*：524［M］$^+$。

1－13　6－O－**香草酰基筋骨草醇**（6－O－vanilloyl ajugol）[2]

分子式：$C_{23}H_{30}O_{12}\cdot H_2O$

结构式：

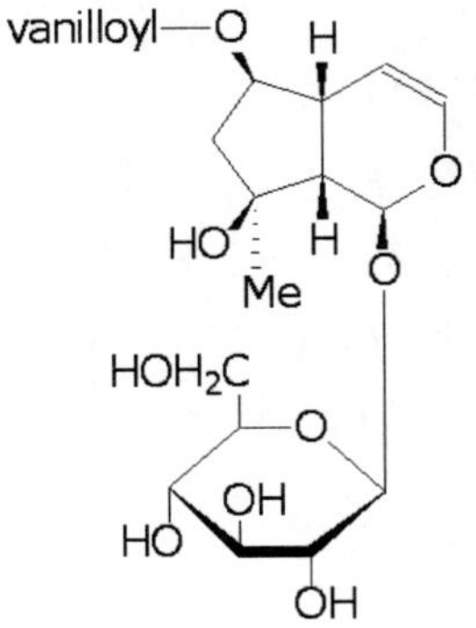

物理性质：白色无定型粉末，$[\alpha]_D^{29}$ －135.2°（MeOH；c0.13）。

光谱数据：

IR ν_{max}^{KBr} cm^{-1}：3416（OH），1692（C＝O）；1660（C＝C），1600（arom）；

^{1}H NMR（200 MHz，CD_3OD）：δ1.41（3H，*s*，H－10），2.06（1H，*dd*，*J*＝14.2，3.9Hz，H－7），2.28（1H，*dd*，*J*＝14.2，6.4Hz，H－7），2.62（1H，*dd*，*J*＝9.3，2.4Hz，H－9），2.99（1H，*dd*，*J*＝9.3，2.2Hz，H－5），3.2－4.0（6H，*m*），3.89（3H，*s*，OMe），4.68（1H，*d*，*J*＝7.8，H－1′），5.02（2H，*m*，H－4，6），5.52（1H，*d*，*J*＝2.4，H－1），6.23（1H，*dd*，*J*＝6.2，2.3Hz，H－3），6.84（1H，*d*，*J*＝8.8Hz，H－5″），7.57（1H，*d*，*J*＝2.0Hz，H－2″），7.58（1H，*dd*，*J*＝8.8，2.0Hz，H－6″），

^{13}C NMR（50.1MHz，CD_3OD）：见表4－3

FAB－MS *m/z*：499［M］$^+$.（Found：C，53.43；H，6.00・$C_{23}H_{30}O_{12}$・H_2O requires：C，53.48；H，6.24%）。

衍生物分析：碱水解

碱水解反应：取2 mg6－O－香草酰基筋骨草醇溶于0.5ml 2% NaOH－MeOH溶液中，室温反应30分钟后，用Amberlite IR 120B（H^+－form）树脂中和，经TLC鉴别证实：6－O－香草酰基筋骨草醇分子中应有香子兰酸甲酯和筋骨草醇分子的结构。

1－14　6－O－**对香豆酰基筋骨草醇**（6－O－p－coumaroyl ajugol）[2]

结构式：

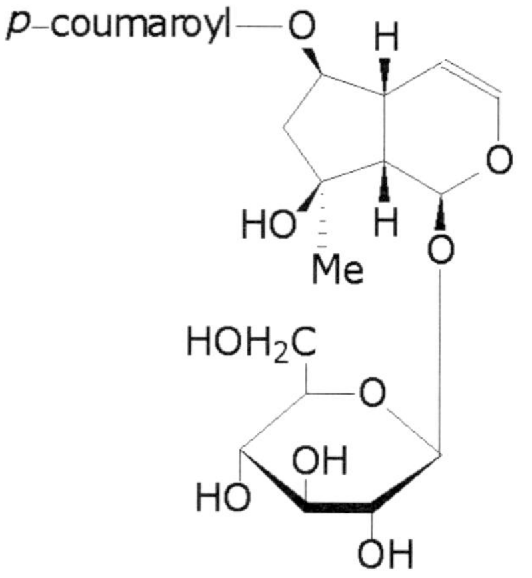

物理性质：白色无定型粉末，$[\alpha]_D^{29}$－144.9°（MeOH，c＝0.14）。

光谱数据：

IR ν_{ma}^{KBr} cm^{-1}：3400（OH），1688（C＝O）；1632（C＝C），1606（arom）

^{1}H NMR（200 MHz，CD_3OD）：δ1.39（3H，*s*，H－10）1.99（1H，*dd*，*J*＝14.2，3.9Hz，H－7），2.24（1H，*dd*，*J*＝14.2，6.4Hz，H－7），2.58（1H，*dd*，*J*＝9.3，2.4Hz，H－9），2.93（1H，*dd*，*J*＝9.3，2.4Hz，H－5），3.2－4.0（6H，m），4.67（1H，*d*，*J*＝7.8，H－1′），4.95（2H，*m*，H－4，6），5.50（1H，*d*，*J*＝2.4Hz，H－1），6.22（1H，*dd*，*J*＝6.4，2.2Hz，H－3），7.63，6.34（each 1H，*d*，*J*＝15.9Hz，H－β，γ），6.81（2H，*d*，*J*＝8.7，H－3″，5″），7.45（2H，*d*，*J*＝8.7Hz，H－2″，6″）

^{13}C NMR（50.1MHz，CD_3OD）：见表4－3。

FAB－MS *m/z*：495［M＋H］$^+$.（Found：C，57.07；H，6.28. $C_{24}H_{30}O_{11}$・1/2H_2O requires：C，57.25；H，6.21%）。

衍生物分析：碱水解

水解反应：取2 mg 6－O－对香豆酰基筋骨草醇溶于0.5ml 2% NaOH－MeOH溶液中，室温反应30

分钟后，用 Amberlite IR 120B（H^+ –form）树脂中和，经 TLC 鉴别证实：6 – O – 对香豆酰基筋骨草醇分子中应有对香豆酸甲酯（methyl p – coumarate）和筋骨草醇分子的结构。

1 – 15　6 – O –（4″ – O – α – L – 吡喃鼠李糖基）香草酰基筋骨草醇［6 – O –（4″ – O – α – L – rhamnopyranosyl）vanilloyl ajugol］[2]

结构式：

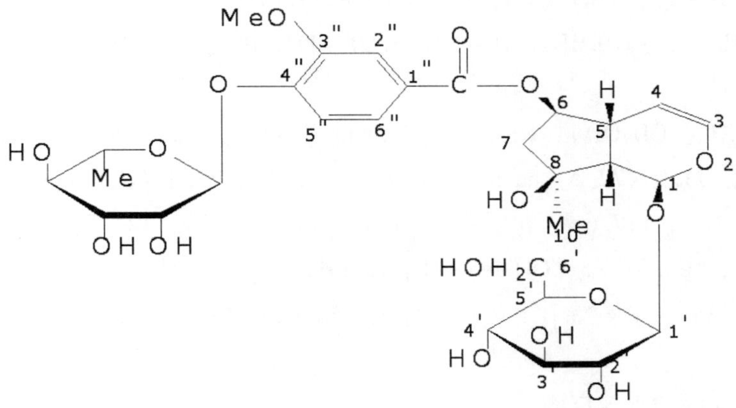

物理性质：白色无定型粉末，$[\alpha]_D^{28}$ – 156.0°（MeOH，c = 0.25）。

光谱数据：

IR ν_{ma}^{KBr} cm^{-1}：3408（OH），1704（C = O）；1658（C = C），1600（arom）

^1H NMR（200 MHz，CD_3OD）：δ1.22（3H，*d*，*J* = 6.1Hz，rham H – 6），1.41（3H，*s*，H – 10），2.07（1H，*dd*，*J* = 14.2，3.7Hz，H – 7），2.29（1H，*dd*，*J* = 14.2，6.1Hz，H – 7），2.63（1H，*dd*，*J* = 9.2，2.4Hz，H – 9），3.01（1H，*dd*，*J* = 9.2，2.2Hz，H – 5），3.2 – 4.1（10H，*m*），3.88（3H，*s*，OMe），4.69（1H，*d*，*J* = 7.6，H – 1′），5.01（2H，*m*，H – 4，6），5.51（1H，*d*，*J* = 1.7Hz，rhamH – 1），5.53（1H，*d*，*J* = 2.4Hz，H – 1），6.24（1H，*dd*，*J* = 6.3，2.2Hz，H – 3），7.19（1H，*d*，*J* = 8.6Hz，H – 5″），7.61（1H，*d*，*J* = 2.0Hz，H – 2″），7.63（1H，*dd*，*J* = 8.6，2.0Hz，H – 6″）

^{13}C NMR（50.1MHz，CD_3OD）：见表 4 – 3。

FAB – MS *m/z*：645［M + H］$^+$.（Found：C，51.83；H，6.15. $C_{29}H_{40}O_{16}$ · 3/2H_2O requires：C，51.86；H，6.45%）。

衍生物分析：

（1）碱水解：

碱水解反应：30mg 6 – O（4″ – α – L – 吡喃鼠李糖基）香草酰基筋骨草醇溶于 2% 的 NaOH – MeOH 溶液中，室温，过夜；用 Amberlite IR 120B（H^+）树脂中和后，上硅胶色谱柱，以 EtOAc – MeOH – H_2O（40 : 2 : 1）为洗脱剂，收集馏分得化合物筋骨草醇（Ajugol）（18mg）和 1 – 15a（14mg）。

1 – 15a 有关分析数据：

分子式：$C_{15}H_{20}O_8$

结构式：

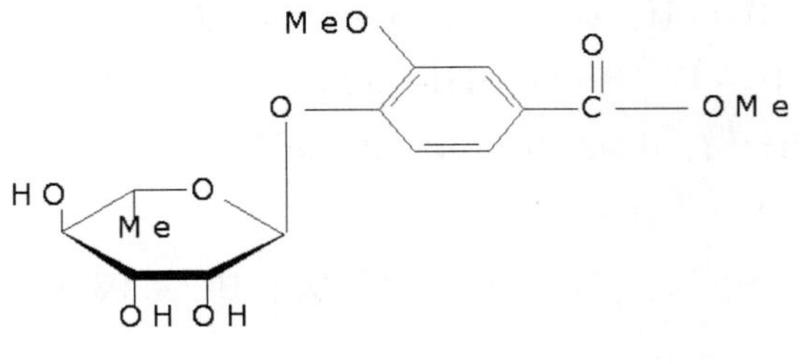

物理性质：无色针晶，mp 174－176℃，$[\alpha]_D^{26}$ －118.0°（MeOH，c＝0.21）。

光谱数据：

IR ν_{ma}^{KBr} cm^{-1}：3500（OH），1708（C＝O）；1658（C＝C），1600（arom）；

^{1}H NMR（200 MHz，CD_3OD）：δ1.21（3H，*d*，*J*＝6.4Hz，rham H－6），3.46（3H，*t*，*J*＝9.5Hz，rham H－4），3.70（1H，*m*，rham H－5），3.87，3.88（each 3H，*s*，OMe，COOMe），3.89（1H，*dd*，*J*＝9.5，3.4Hz，rham H－3），4.07（1H，*dd*，*J*＝3.4，2.0Hz，rham H－2），5.49（1H，*d*，*J*＝2.0Hz，rham H－1），7.21（1H，*d*，*J*＝9.0Hz，H－5），7.60（1H，*d*，*J*＝2.0Hz，H－2），7.62（1H，*dd*，*J*＝9.0，2.0Hz，H－6）；

^{13}C NMR（50.1MHz，CD_3OD）：δ18.0（*q*，rham C－6），52.6（*q*，COOMe），56.6（*q*，OMe），71.1（*d*，rham C－4），71.9，72.2（each d，rham C－2，3），73.3（*d*，rham C－5），100.6（*d*，rham C－1），114.3（*d*，C－2），117.6（*d*，C－5），124.2（*d*，C－6），125.7（*s*，C－1），151.2（*s*，C－3），151.4（*s*，C－4），168.3（*s*，COOMe）；$^1J_{C1-H1}$（rham）：171.5Hz。

（FAB－MS）*m/z*：351［M＋Na］$^+$.（Found：C，54.62；H，6.20. $C_{15}H_{20}O_8$ requires：C，54.87；H，6.14%）。

（2）化合物1－15a的酸水解反应：

水解反应：取2mg 6a溶于0.5ml 2 M盐酸溶液中，加热至70°持续5分钟，反应物乙酸乙酯萃取，结果经co－TLC鉴定并与标准品对照后发现：乙酸乙酯层中含有香子兰酸甲酯（methyl vanillate），水层含有鼠李糖。

1－16　6－O－**对羟基苯甲酰基筋骨草醇**（6－O－p－*Hydroxybenzoyl ajugol*）[2]

分子式：$C_{24}H_{28}O_{11}\cdot 1/2H_2O$

结构式：

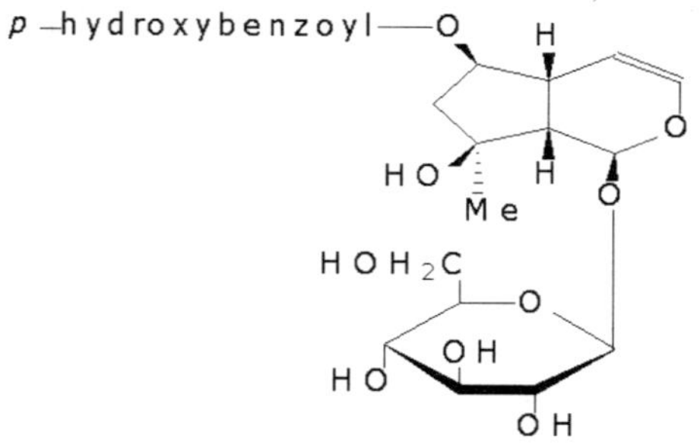

物理性质：白色无定型粉末，$[\alpha]_D^{29}$ －138.8°（MeOH；c＝0.10）。

光谱数据：

IR ν_{max}^{KBr} cm^{-1}：3416（OH），1690（C＝O）；1610（arom）；

^{1}H NMR（200 MHz，CD_3OD）：δ1.40（3H，*s*，H－10）2.05（1H，*dd*，*J*＝14.2，4.0Hz，H－7），2.28（1H，*dd*，*J*＝14.2，6.4Hz，H－7），2.61（1H，*dd*，*J*＝9.2，2.4Hz，H－9），2.98（1H，*dd*，*J*＝9.2，2.2Hz，H－5），3.2－4.0（6H，*m*），4.67（1H，*d*，*J*＝7.8，H－1′），5.02（2H，*m*，H－4，6），5.51（1H，*d*，*J*＝2.4，H－1），6.23（1H，*dd*，*J*＝6.2，2.3Hz，H－3），6.82（2H，*d*，*J*＝9.0Hz，H－3″，5″），7.90（2H，*d*，*J*＝9.0Hz，H－2″，6″）

^{13}C NMR（50.1MHz，CD_3OD）：见表4－2

FAB－MS *m/z*：469［M＋H］$^+$.（Found：C，55.00；H，6.08 · $C_{24}H_{28}O_{11}\cdot 1/2H_2O$ requires：C，55.34；H，6.12%）。

衍生物分析：碱水解

水解反应：取 2mg 6 - O - 对羟基苯甲酰基筋骨草醇溶于 0.5ml 2% NaOH - MeOH 溶液中，室温反应 30 分钟后，用 Amberlite IR 120B（H^+ - form）树脂中和，经 TLC 鉴别证实：6 - O - 对羟基苯甲酰基筋骨草醇分子中应有对羟基苯甲酸甲酯和筋骨草醇分子的结构。

1 - 17　8 - **表番木鳖酸**（8 - epilogantic acid）[2]

结构式：

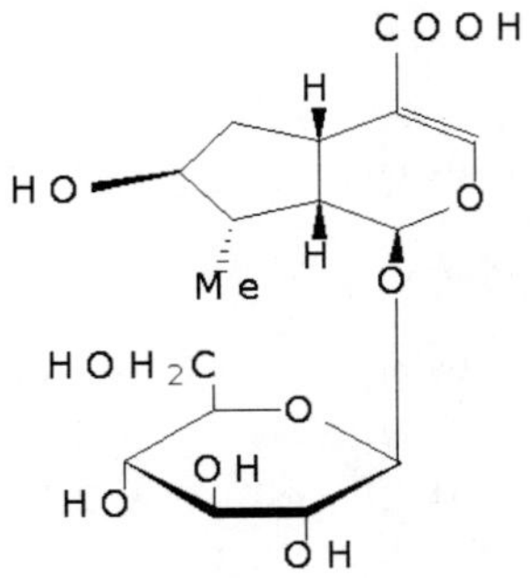

物理性质：无色针状结晶，mp 211 - 213℃，$[\alpha]_D^{28}$ -63.7°（pyridine，c = 0.21）。

光谱数据：

IR ν_{ma}^{KBr} cm^{-1}：3436（OH），1680（C = O），1644（C = C）；

^{1}H NMR（200 MHz，pyridine - d_5）：δ1.18（3H，d，J = 7.0 Hz，H - 10），2.2 - 2.4（2H，m，H - 6，8），2.62（1H，ddd，J = 13.8，8.8，4.4 Hz，H - 6），3.05（1H，dt，J = 8.5，3.2 Hz，H - 9），3.56（1H，m，H - 5），4.0 - 4.3（4H intotal，m，H - 2′，3′，4′，5′）4.37（1H，dd，J = 11.7，5.4 Hz，H - 6′），4.55（1H，dd，J = 11.7，2.4 Hz，H - 6′），5.39（1H，d，J = 7.8 Hz，H - 1′），5.91（1H，d，J = 3.2Hz，H - 1），7.91（1H，brs，H - 3）。

^{13}C NMR（50.1MHz，pyridine - d 5）：δ14.2（q，C - 10），30.4（d，C - 5），41.1（t，C - 8），42.2（d，C - 6），44.5（d，C - 9），62.5（t，C - 6′），71.3（d，C - 4′），74.4（d，C - 2′），78.1（2C，each d，C - 7，5′），78.3（d，C - 3′），95.6（d，C - 1），100（d，C - 1′），114.2（s，C - 4），150.6（d，C - 3），169.3（s，C - 11）。

FD - MS m/s：337 $[M + H]^+$。

1 - 18　**焦地黄苷** A（jioglutoside A）[3]

结构式：

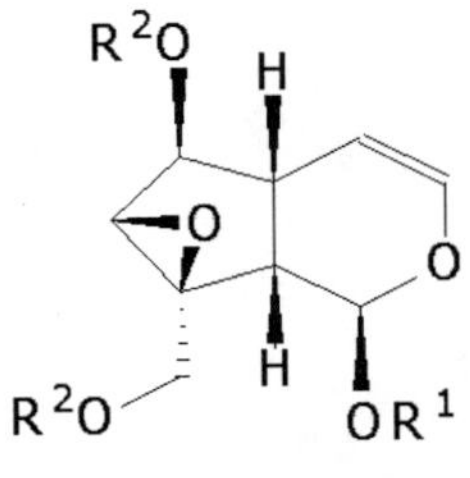

18　R^1= ara H_3　R^2=H

18a　R^1=ara Ac_3　R^2=Ac

ara=α-L-Arabinofuranose

理化性质：白色无定型粉末，旋光度 $[\alpha]_D^{20}$：-158.8°（MeOH，c = 1.65）。

光谱数据：

IR ν_{ma}^{KBr} cm^{-1}：3380（OH），1654（C = C）。

^{1}H NMR（500MHz，CD_3OD）：见表4－4。

^{13}C NMR（125 MHz，CD_3OD，D_2O）：见表4－5。

表4－4　化合物的^{1}HMR（500MHz*）数据[3]

H	1－18	1－18 a	1－19	1－19 a	1－19 b
1	4.83 d	4.81 d	5.92 d	5.31 d	5.31 d
	9.7	9.5	5.3	4.0	5.9
3	6.34 dd	6.32 dd	7.46 d	7.39 d	7.34 brs
	6.0,1.9	6.0,1.9	1.2	1.0	
4	5.07 dd	4.95 dd			
	6.0,4.5	6.0,4.4			
	2.25 dddd	2.59 dddd	3.01 brq	2.99 m	2.90 m
5	8.2,7.7, 4.5,1.9	8.2,7.6, 4.4,1.9	ca 7.0		
6	3.87 dd	4.84 dd	1.69 m	1.81 m	1.69 m
	8.2,1.2	8.2,1.2	2.06 m	2.05 m	2.08 m
7	3.39 d	3.73 d	2.34(2H) m	2.30(2H) m	2.20(2H) m
	1.2	1.2			
8					1.35 m
9	2.53 dd	2.65 dd	2.77 t－like	2.84 m	1.83 m
	9.7,7.7	9.5,7.6			
10	3.57 d	4.43 d	5.11(2H) brdq	5.06 brs	1.11 d
	13.2	13.0	ca 7.3,2.1	5.08 brs	6.6
	4.18 d	4.56 d			
	13.2	13.0			
COO Me			3.67 s	3.70 s	3.69 s
sugar moiety					
	ara	ara	glc	glc	glc
1	5.44 d	5.63 s	4.65 d	4.88 d	4.68 d
	1.1		7.9	8.1	7.6
2	4.08 dd	5.24 dd	3.20 dd	4.99 dd	3.19 dd
	2.3,1.1	1.8,0.8	9.1,7.9	9.7,8.1	9.1,7.6
3	3.95 dd	5.07 dd	3.36 t	5.23 t	3.1－3.5 m
	3.8,2.3	4.3,1.8	ca 9.0	ca 9.5	
	4.11 dt	4.48 dt	3.29 dd	5.06 t	3.1～3.5 m
4	5.5,3.9	5.7,4.0	9.7,9.0	ca 9.9	
5	3.65 dd	4.21 dd	3.43 ddd	3.76 ddd	3.1～3.5 m
	11.6,5.5	11.9,5.7	9.7,6.2,1.9	9.8,6.5,2.9	
	3.71 dd	4.42 dd			
	11.6,4.1	11.9,3.8			
			3.63 dd	3.67 dd	3.6～3.8 m
6			11.3,6.2	11.8,6.5	
			3.97 dd	3.72 dd	3.98 dd
			11.3,1.9	11.8,2.9	ca 11.0,2.0
rham					
1			4.37 d	4.78 d	4.73 brs
			1.7	1.4	
2			3.81 dd	5.23 dd	3.80 dd
			3.4,1.7	3.5,1.4	3.4,1.7

续表

H	1－18	1－18 a	1－19	1－19 a	1－19 b
3			3. 65 dd	5. 27 dd	3. 6～3. 8 m
			9. 5,3. 4	10. 0 3. 5	
4			3. 36 t	4. 98 t	3. 1～3. 5 m
			9. 5	9. 7	
5			3. 64 dq	3. 87 dq	3. 6～3. 8 m
			9. 5,6. 3	9. 7,6. 3	
6			1. 25 d	1. 22 d	1. 25 d
			6. 3	6. 3	6. 3
OAc		2. 07,2. 10, 2. 12		1. 93,1. 99, 2. 00	
		2. 13,2. 14		2. 04,2. 06, 2. 13	

注：1. ara = α－L－Arabinofuranose；glc = β－D－glucopuranose

rham = α－L－rhamnopyranose。

2. 苷类成分的测定溶液为：CD_3OD，酯类成分的测定溶液为：$CDCl_3$。

3. 19b 的^{1}HMR 是 200MHz

^{13}C NMR（125MHz，pyridine－d_5）：δ38. 9（d，C－5），42. 9（d，C－9），61. 7（t，C－10），62. 1（t，C－7），63. 2（t，ara C－5），66. 0（s，C－8），78. 5（d，ara C－3），79. 1（d，C－6），82. 2（d，ara C－2），89. 6（d，ara C－4），95. 4（d，C－1），104. 3（d，C－4），160. 4（d，ara C－1），140. 9（d，C－3）。

FD－MS m/z：332［M］$^+$。

衍生物分析：

（1）乙酰化产物：焦地黄苷 A 五乙酸酯（1－18a）

结构式：

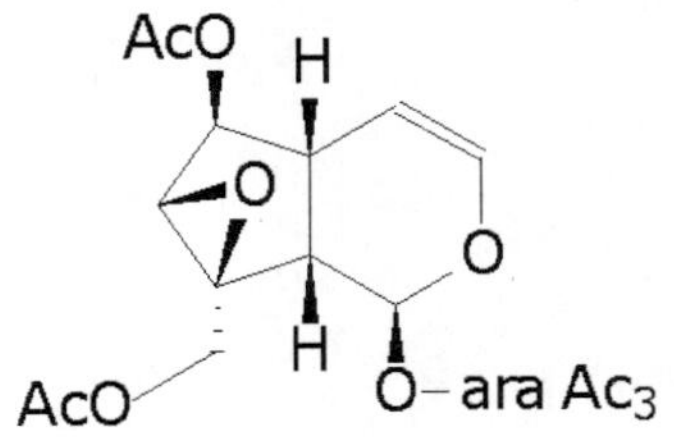

理化性质：白色无定型粉末，旋光度［α］$^{26}_{D}$：－117. 6°（$CHCl_3$，c = 1. 00）。

光谱数据：

^{1}H NMR（500MHz，$CDCl_3$）：见表 4－4。

^{13}C NMR（125MHz，$CDCl_3$）：δ20. 6（2C，q，OAc × 2），20. 7，20. 8，20. 9（each q，OAc × 3），34. 8（d，C－5），42. 4（d，C－9），58. 6（d，C－7），60. 8（t，C－10），62. 6（s，C－8），63. 3（t，ara C－5），76. 9（d，ara C－3），79. 6（d，C－6），80. 9（d，ara C－2），82. 5（d，ara C－4），93. 9（d，C－1），101. 8（d，ara C－1），102. 5（d，C－4），141. 2（d，C－3），169. 4，170. 2，170. 4，170. 6，171. 2（each s，C = O × 5）。

High resolution

FAB－MS m/z：543. 1691［M + H］$^+$（calc. for $C_{24}H_{31}O_{14}$：543. 1713）。

(2) α－L－阿拉伯呋喃糖的鉴定：

①甲基阿拉伯糖苷的制备：

1g L－阿拉伯吡喃糖溶于150ml 2.5% 的盐酸甲醇溶液中，50℃加热30min，用安伯莱特 IRC 50（OH^-形式）树胶中和，上液相制备色谱柱，以乙酸乙酯－甲醇（9：1）为洗脱剂，得到两种物质，分别为：甲基－α－L－阿糖胞苷（0.5 g），甲基－β－L－阿糖胞苷（0.2g），甲基－β－L－阿拉伯吡喃糖苷。

(i) 甲基－α－L－阿糖胞苷：

理化性质：白色无定型粉末，$[\alpha]_D^{25}$：－128.7°（MeOH，c＝0.86）。

光谱数据：

^1H NMR（200MHz，CD_3OD）：δ3.36（3H，s，OMe），3.62（1H，dd，J ＝ 11.9，5.3Hz，H－5），3.75（1H，dd，J ＝ 11.9，3.3Hz，H－5），3.82（1H，dd，J ＝ 6.1，3.5，3.3Hz，H－3），3.91（1H，ddd，J＝6.1，5.3，3.3Hz，H－5），3.94（1H，dd，J ＝ 3.5，1.5Hz，H－2），4.75（1H，d，J＝1.5Hz，H－1）。

^{13}C NMR（50MHz，D_2O）：见表4－5。

$^1J_{C1-H1}$ ＝ 170.0 Hz。

(ⅱ) 甲基－β－L－阿糖胞苷：

理化性质：白色无定型粉末，$[\alpha]_D^{25}$：＋109.8°（MeOH：c 1.11）。

光谱数据：

^1H NMR（200MHz，CD_3OD）：δ3.41（3H，s，OMe），3.54（1H，d，J＝ 11.6，3.4Hz，H－5），3.68（1H，dd，J ＝11.6，3.4Hz，H－5），3.76（1H，dt，J ＝ ca7.0，3.4Hz，H－4），3.90（1H，t－like，J ＝ ca7.2Hz，H－3），3.96（1H，dd，J ＝ 7.6，4.2Hz，H－2），4.74（1H，d，J＝ 4.2Hz，H－1）

^{13}C NMR（50MHz，D_2O）：δ55.4（q，OMe），63.5（t，C－5），75.0（d，C－3），76.8（d，C－2），82.5（d，C－4），102.5（d，C－1）；$^1J_{C1-H1}$＝176.0Hz。

②焦地黄苷A水解产物（甲基－α－阿糖胞苷）鉴别：

水解条件：同（i）

薄层鉴别：溶剂系统：乙酸乙酯－甲醇（4∶1）

比移值（R_f）：0.50

鉴定结果：甲基－α－阿糖胞苷

气相分析：

衍生化产物：三甲硅烷基醚

分析条件：气相柱：3% SE－30（2m×4mm i.d.）；柱温：130°；inj. temp.：200°；载气：氦气，50 ml/min；检测器：FID；保留时间（R_t）：9.4 min。

③焦地黄苷A中阿拉伯糖绝对构型的确证：

预处理：5mg焦地黄苷A溶于50μl 10%的盐酸溶液中，50℃加热一小时后，用10%的氢氧化钠溶液中和后，加入100μl预备溶液［50μl L－（—）－MBA与$NaBH_3CN$（20mg）甲醇（1ml）溶液的混合溶液］，室温过夜，醋酸调pH值为3－4，水浴蒸干。所得残渣加入醋酐的吡啶溶液（each 0.4ml）中100℃加热一小时。反应物用5ml水稀释后用氯仿萃取，萃取物备液相分析。

HPLC分析：

液相条件：柱子，TSK－SIL60（30cm×4.6mm i.d.）；流动相，乙醇：正己烷（1∶20）；流速：1.3ml/min；检测器：UV；波长：230nm。

标准品：1 – ［N – acetyl – L – （ – ） – MBA］ – 1 – deoxy – L – arabitol acetate（R_t 23.3min）和 1 – ［N – acetyl – L – （ – ） – α – MBA］ – 1 – deoxy – D – arabitol acetate（R_t 20.0min）分别由市售 L – 和 D – 阿拉伯糖制得。

结果：氯仿萃取物中产物的构型为：1 – ［N – acetyl – L – （ – ） – α – MBA］ – 1 – deoxy – L – arabitol acetate（R_t 23.3min）

表 4 – 5　化合物^{13}C NMR（125 MHz）谱[3]

C	*1 – 18*	*1 – 18**	*1 – 19*	*1 – 19b*	*1 – 19c*	*Me – ara**
	CD_3OD	D_2O	CD_3OD	D_2O	D_2O	D_2O
1	95.8d	95.4	96.8d	97.1d	96.3d	
3	141.7d	140.8	153.7d	152.6d	152.6d	
4	104.1d	103.7	111.2s	113.5s	113.8s	
5	39.0d	37.6	35.7d	33.2d	32.6d	
6	79.7d	76.5	31.9t	31.6^{a}t	31.6^{a}t	
7	62.2d	62.3	31.9t	32.8^{a}t	33.1^{a}t	
8	66.1s	66.0	149.9s	36.4d	36.1d	
9	43.4d	42.1	46.1d	43.4d	43.4d	
10	63.5t	60.6	110.3t	16.4q	16.3q	
11			169.2s	171.1s	171.2s	
COOMe			51.7q	52.6q	52.6q	
Sugar moietyara	ara	ara	glc	glc	glc	
1	106.4d	105.2	100.1d	99.5d	99.3d	100.8d
2	82.5d	81.4	74.6d	73.5d	73.5d	81.3d
3	78.5d	78.0	77.8d	76.5d	76.6d	77.0d
4	88.7d	85.9	71.5d	70.4d	70.4d	84.3d
5	62.0t	61.7	76.9d	75.8d	77.1d	61.7t
6			68.0t	67.7t	61.5t	
			rham	rham		55.3q
1			102.1d	101.4d		
2			72.1^{a}d	70.9^{b}d		
3			72.3^{a}d	71.1^{b}d		
4			73.8d	72.8d		
5			69.7d	69.6d		
6			18.0q	17.5q		

＊在 SOMHZ 下检测，a、b：同一列中相同标注的数值可互换。

1 – 19　**焦地黄苷** B（jioglutoside B）[3]

结构式：

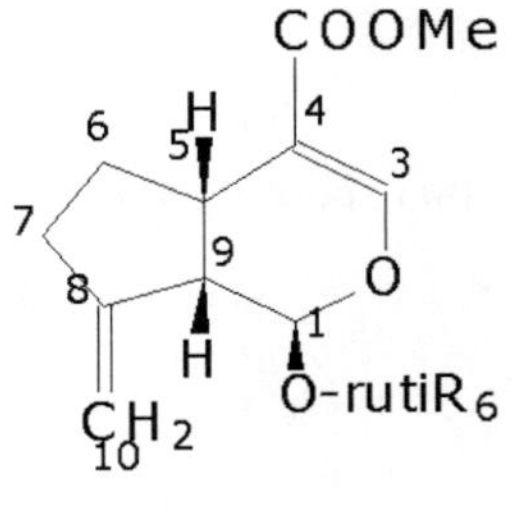

1-19　R= H
1-19a　R=Ac

理化性质：白色无定型粉末，旋光度 $[\alpha]_D^{24}$：–50.1°（MeOH，c = 1.11）

光谱数据：

UV λ^{EtOH}max nm（ε）237（8780）。

IR ν_{max}^{KBr} cm^{-1}：3416（OH），1696（C=O），1634（C=C）。

^{1}H NMR（500MHz，CD_3OD）：见表4-4。

^{13}C NMR（125MHz，CD_3OD，D_2O：见表4-5。

FD-MS m/z：519［$M+H]^+$。

衍生物分析：

（1）乙酰化产物：焦地黄苷B六乙酸酯（1-19a）

结构式：

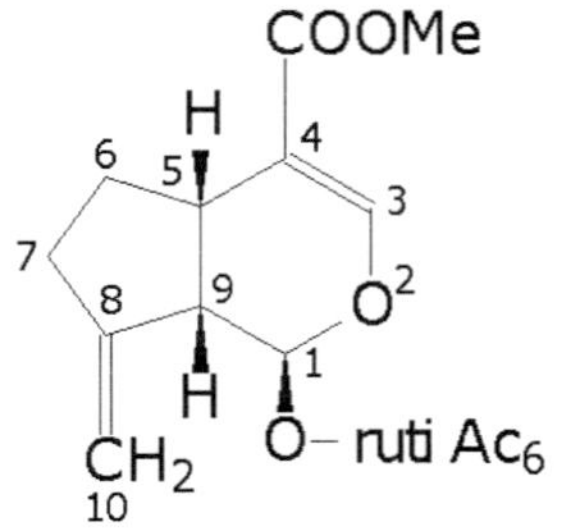

理化性质：无色针状结晶，熔点：164-165℃，$[\alpha]_D^{26}$：-45.8°（$CHCl_3$，c=0.65）。

光谱数据：

UV λ_{Hma}^{EtO} nm（ε）232（8230）。

IR ν_{max}^{KBr} cm^{-1}：1758（acetyl C=O），1714（C=O），1638（C=C）。

^{1}H NMR（500MHz，CD_3OD）：见表4-4。

^{13}C NMR（125MHz，$CDCl_3$）：δ17.5（q，rham C-6），20.3，20.6，20.7（2c），20.8，20.9（each q，OAc×6），30.0.30.9（each t，C-6，7），33.6（d，C-5），45.0（d，C-9），51.1（q，COOMe），66.7（d，rham C-5），67.2（t，glc，H-6），68.9（d，glc，C-4），69.3.69.7（each d，rham C-2，3），70.8（d，rham C-4），71.0（d，glc C-2），72.5（d，glc C-5），73.5（d，glc C-3），95.1（d，C-1），95.9（d，glc C-1），98.2（d，rham C-1），109.2（t，C-10），110.9（s，C-4），148.4（s，C-8），151.4（d，C-3），167.2（s，C-11），169.1，169.5，169，9，170.0（2C），170.2（each s，C=O×6）。

EIMS m/z：770［M］$^{+1}$，710，561，317，273.（Found：C，54.34；H，6.03. $C_{35}H_{46}O_{19}$ requires：C，54.54；H，6.02%）。

（2）酸水解产物分析：

水解反应：3mg焦地黄苷B溶于1ml 10%的盐酸水溶液中，80°加热一小时后，氮气条件下加热浓缩所得产物备TLC分［正丁醇-吡啶-水（6∶4∶3）］分析用。

产物：鼠李糖（R_f 0.70）和葡萄糖（R_f 0.42）。

（3）氢化产物分析：

氢化产物的制备：焦地黄苷B 19 mg，室温下，置于H_2-PtO_2的乙醇溶液中，充分反应。

产物：焦地黄苷B（17mg）的双氢衍生物（1-19b）

结构式：

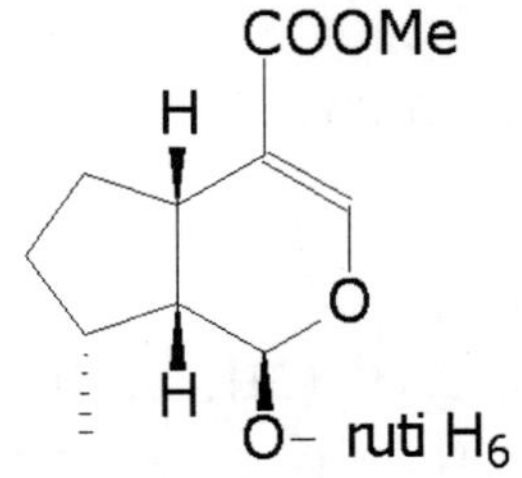

理化性质：白色无定型粉末，$[\alpha]_D^{27}$ −63.9°（MeOH；c=0.75）。

光谱数据：

UV λ_{Hm}^{EtO} nm（ε）：237（9300）。

IRν_{ma}^{KBr}cm^{-1}；3424（OH），1703（C=O），1637（C=C）。

^{1}H NMR（200MHz，CD_3OD）：见表4-4。

^{13}C NMR（125MHz，D_2O）：见表4-5。

FD-MS m/z：521 $[M+H]^+$。

1-20　**都桷子苷**（geniposide）[3]

结构式：

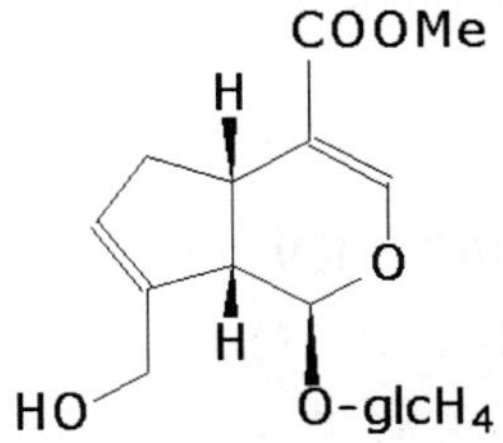

理化性质：无色颗粒，mp 164-165℃，$[\alpha]_D^{25}$ +16.2°（EtOH，c=0.75）。

光谱数据：

UV λEtOH max nm（ε）：239（9770）。

IR ν_{ma}^{KBr} cm^{-1}；3532（OH），1714（C=0），1640（C=C）。

^{1}H NMR（500MHz，D_2O）：δ2.14（1H，ddt，J = 16.6，4.7，2.3Hz，H-6），2.83（1H，br dd，J = 16.6，8.1Hz，H-6），2.86（1H，br t，J = ca 7Hz，H-9），3.23（1H，dq，J = 8.1，1.1Hz，H-5），3.35（1H，dd，J = 9.4，8.0Hz，glc H-2），3.42（1H，dd，J = 9.7，8.4Hz，glc H-4），3.46（1H，ddd，J = 9.7，5.4，1.9Hz，glc H-5），3.52（1H，dd，J = 9.4，8.4Hz，glc H-3），3.73（1H，dd，J = 12.4，5.4Hz，glc H-6），3.76（3H，s，COOMe），3.90（1H，dd，J =12.4，1.9Hz，glc H-6），4.25（1H，br dd，J = 1H，br dd，J = 14.2，1.9 Hz，H-10），4.32（1H，br d，J=14.2 Hz，H-10），4.83（1H，d，J= 8.0 Hz，glc H-1），5.29（1H，d，J= 6.8 Hz，H-1），5.87（1H，br s，H-7），7.57（1H，d，J= 1.1 Hz，H-3）。

^{13}C NMR（125MHz，D_2O）：δ37-1（a，C-5），40.9（t，C-6），48.6（d，C-9），54.7（q，CooMe），62.6（t，C-10），63.4（t，glc C-6），72.3（d，glc C-4），75.6（d，glc C-2），78.5（d，glc C-3），79.1（d，glc C-5），100.0（d，C-1），101.7（d，glc C-1），114.5（s，C-4），131，9（d，C-7），144.1（s，C-8），155.4（d，C-3），173.0（s，C-11）。

FD-MS m/s：388 $[M]^+$

1－21 **筋骨草苷**（ajugoside）[3]

理化性质：白色无定型粉末，$[\alpha]_D^{26}$ －102.9°（MeOH，c＝0.40）。

光谱数据：

IRν_{max}^{KBr} cm^{-1}：3400（OH），1710（C＝O），1658（C＝C）。

^{1}H NMR（200MHz，CD_3OD）：δ1.53（3H，s，H－10），2.00（3H，s，OAc），2.07（1H，dd，J＝14.5，4.3 Hz，H－7），2.20（1H，dd，J＝14.5，1.3 Hz，H－7），2.85（2H，m，H－5，9），3.2－3.5（4H，m，glc H－2，3，4，5），3.67（1H，m，glc H－6），3.89（1H，dd，J＝12.3，2.0 Hz，glc H－6），4.01（1H，m，H－6），4.65（1H，d，J＝6.5Hz，glc H－1），4.71（1H，ddd，J＝6.2，2.0，1.5Hz，H－4），5.85（1H，d，J＝1.8 Hz，H－1），6.21（1H，dd，J＝6.2，2.0 Hz，H－3）。

^{13}C NMR（50MHz，CD_3OD）：δ22.3（q，OAc），22.8（q，C－10），41.7（d，C－5），48，7（d，C－9），63.0（t，glc C－6），71.7（d，glc C－4），74.8（d，glcC－2），76.9（d，glc C－3），78.0（d，glc C－5），90.1（s，C－8），94.6（d，C－1），100.0（d，glc C－1），104.2（d，C－4），141.5（d，C－3），173.2（s，C＝O）。

FAB－MS m/z：429 $[M+K]^+$，413 $[M+Na]^+$[8]。

衍生物分析：乙酰化

乙酰化产物：筋骨草苷五乙酸酯

理化性质：

无色针状结晶，mp 175－176℃，$[\alpha]_D^{25}$ －148.8°（$CHCl_3$，c＝0.28）。

光谱数据：

IRν_{max}^{KBr} cm^{-1}：1752（C＝O），1658（C＝C）。

^{1}H NMR（200 MHz，$CDCl_3$）：δ1.54（3H，s，H－10），1.97，1.99，2.00，2.01，2.03，2.11（each 3H，s，OAc × 6），2.12（1H，dd，J＝15.4，4.6 Hz，H－7），2.88（1H，d，J＝8.3，H－9），2.88（1H，d，J＝8.3 Hz，H－5），3.77（1H，ddd，J＝9.8，4.4，2.4 Hz，glc H－5），4.12（1H，dd，J＝12.5，2.4Hz，glc H－6），4.39（1H，dd，J＝12.5，4.9 Hz，glc H－6），4.72（1H，d，J＝6.4 Hz，H－4），4.89（1H，m，H－6），5.01（1H，t，J＝9.3Hz glc H－4），5.10（1H，t，J＝9.5Hz，glc H－2），5.24（1H，t，J＝9.3 Hz，H－3），5.82（1H，d，J＝1.5 Hz，H－1），6.17（1H，dd，J＝6.4，2.2 Hz，H－3）。

1－22 6－O－sec－**羟基野菰酰筋骨草醇**（6－O－sec－Hydroxyaeginetoyl ajugol）[8]

结构式：

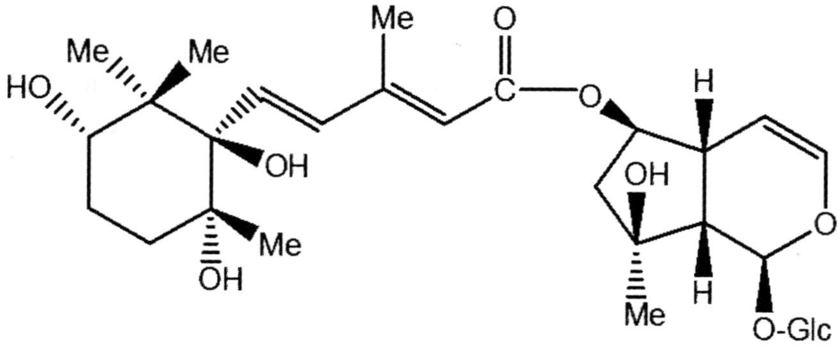

理化性质：无定型粉末，$[\alpha]_D^{28}$ －124.0°（MeOH，c＝0.10）。

光谱数据：

UV λ_{max}^{EtOH} nm（log ε）：270.5（4.41）

IR ν_{max}^{KBr} cm^{-1}：3420（OH），1649（C＝O），1662，1612（C＝C）

^{1}H NMR（200MHz，CD_3OD）：见表4－14。

^{13}CNMR（50 MHz，CD_3OD）：见表4－15。

筋骨草醇苷元分子的光谱数据如下：

^{1}H NMR（500MHz CD_3OD）：δ 1.37（3H，*s*，H－10），1.96（1H，*dd*，*J*＝14.2，4.5 Hz，H－7），2.22（1H，*dd*，*J*＝14.2，6.5 Hz，H－7），2.55（1H，*dd*，*J*＝9.3，2.4 Hz，H－9），2.88（1H，*dd*，*J*＝9.3，2.4 Hz，H－5），4.80－4.95（1H，*m*，H－6），4.97（1H，*dd*，*J*＝6.4，2.6 Hz，H－4），5.49（1H，*d*，*J*＝2.4 Hz，H－1），6.21（1H，*dd*，*J*＝6.4，2.4 Hz，H－3）；

^{13}C NMR（125MHz CD_3OD）：δ 26.0（q，C－10），39.2（d，C－5），47.9（*t*，C－7），51.5（d，C－9），79.1（s，C－8），79.7（d，C－6），93.4（d，C－1），104.7（d，C－4），140.9（d，C－3）。

FAB－MS *m/z* 637［M＋Na］$^+$，653［M＋K］$^+$.（Found：C，56.41；H，7.49. $C_{30}H_{46}O_{13}\cdot 3/2H_2O$ requires：C，56.15；H，7.70%）

衍生物分析：碱水解

碱水解反应：18mg 6－O－sec－Hydroxyaeginetoyl ajugol 于2%甲醇钠溶液中，室温搅拌3小时，反应物中加入10ml蒸馏水，用10ml氯仿萃取，氯仿层浓缩上制备柱，以苯：丙酮（17：3）洗脱。

产物：1－22a。

结构式：

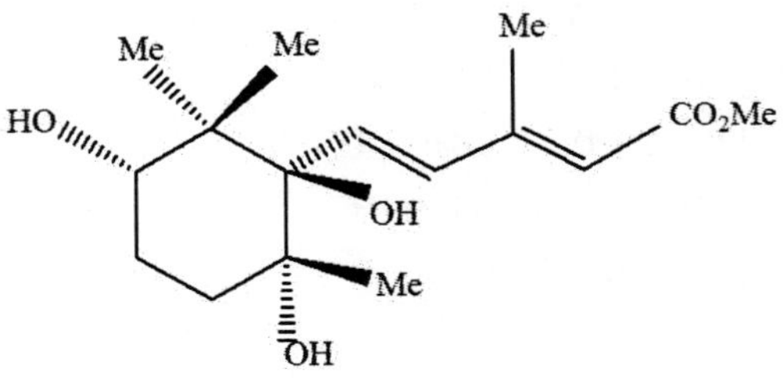

理化性质：针状结晶，mp 148－150℃。

水层筋骨草醇的薄层鉴别：

吸附剂：硅胶

展开剂：溶剂系统一：氯仿－甲醇－水（40：10：1），R_f 0.13

　　　　溶剂系统二：乙酸乙酯－甲醇－水（20：3：2），R_f 0.15

（二）环烯醚萜类

2－01　**焦地黄素** A（jioglutin A）[7]

结构式：

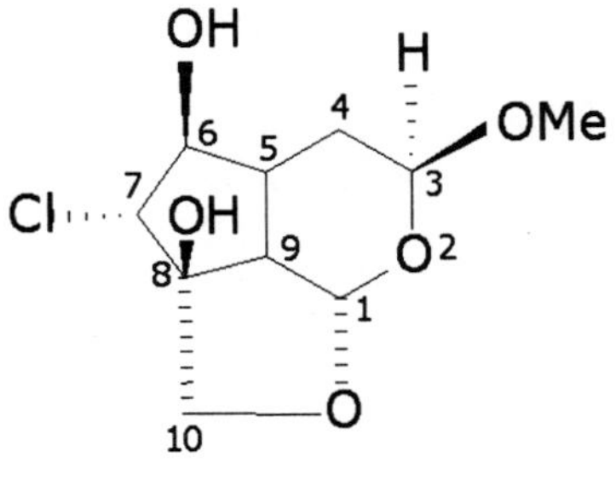

理化性质：白色无定型粉末，$[\alpha]_D^{20}$ +63.3°（MeOH，c=1.00）。

光谱数据：

^{1}H NMR（500MHz，CD_3OD）：见表4-6。

^{13}C NMR（50MHz，CD_3OD）：见表4-7。

FD-MS m/z：250 $[M]^+$。

衍生物分析：

（1）乙酰化：

产物：焦地黄素A二乙酸酯（2-01a）。

结构式：

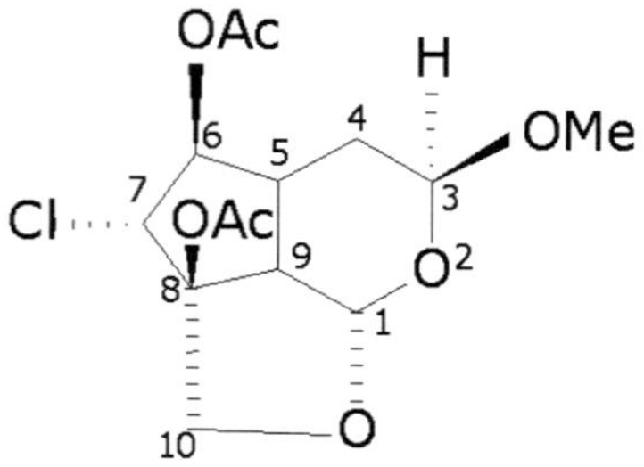

理化性质：无色油状物，$[\alpha]_D^{27}$ +61.6°（$CHCl_3$，c=0.98）。

光谱数据：

^{1}H NMR（$CDCl_3$）：δ1.42（1H，ddd，J = 14.6，7.7，4.2 Hz，H-4α），2.00（1H，ddd，J = 14.6，6.1，2.5 Hz，H-4β），2.10，2.13（each 3H，s，OAc × 2），2.69（1H，dddd，J = 10.0，10.0，4.2，2.5 Hz，H-5），3.05（1H，dd，J = 10.0，5.0Hz，H-9），3.45（3H，s，OMe），4.08（lH，dd，J=11.0，0.6Hz，H-10β），4.36（1H，d，J=11.0 Hz，H-10α），4.92（1H，dd，J=10.0，0.6Hz，H-7），5.06（1H，dd，J=7.7，6.1Hz，H-3），5.26（lH，dd，J=10.0，10.0Hz，H-6），5.50（1H，d，J=5.0Hz，H-1）。

^{13}C NMR（50 MHz，$CDCl_3$）：见表4-7。

El-MS m/z（rel int）：336（0.7），334.0828 $[M]^+$（calc. for $C_{14}H_{19}O_7Cl$：334.0818）（2），305（3），303（7），245（1），243（3），183（50），119（7），85（100）。

CIMS（isobutane），m/z（rel int）：337（1），335.0925 $[M+H]^+$（calc. for $C_{14}H_{20}O_7Cl$：335.0898）（3），305（33），303（100），277（14），275（43），245（17），243（48），217（5），215（17），185（4），183（14）。

（2）甲基化：

甲基化反应：10 mg Jioglutin A、1.5ml MeI、500mg Ag_2O 在2 ml DMF中室温搅拌，过夜。反应混合物倾倒入15ml乙酸乙酯中，水洗，浓缩乙酸乙酯层所得产物上制备液相柱，以n-hexane-EtOAc（17 : 3）为洗脱剂

产物：焦地黄素（Jioglutin）A二甲醚（2-01b）

结构式：

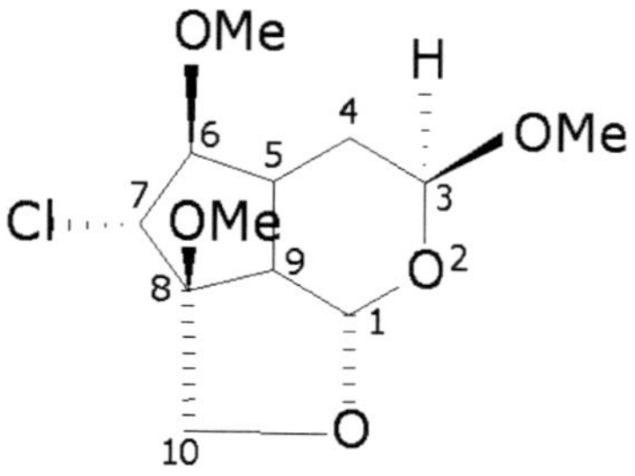

物理性质：无色油状物，$[\alpha]_D^{26}$ +39.2°（$CHCl_3$，c=1.00）。

光谱数据：

^{1}H NMR（500 MHz，$CDCl_3$）：见表4-6。

^{13}C NMR（50 MHz，$CDCl_3$）：见表4-7。

El-MS m/z（rel int）：280（1），278 [M]$^+$（4），250（2），248（6），221（2），219（7），164（5），162（14），100（100）。

2-02　**焦地黄素** B（Jioglutin B）[7]

结构式：

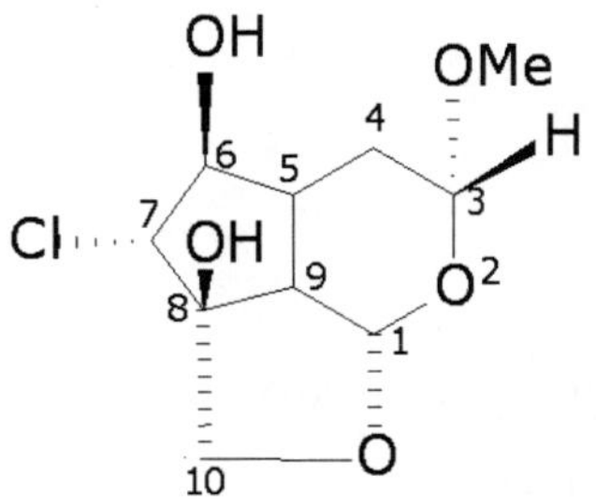

物理性质：白色无定型粉末，$[\alpha]_D^{22}$ -63.2°（MeOH，c=0.94）。

光谱数据：

^{1}H NMR（500 MHz，CD_3OD）：见表4-6。

^{13}C NMR（50 MHz，CD_3OD）：见表4-7。

FD-MS m/z：273 [M+Na]$^+$。

衍生物分析：乙酰化

乙酰化产物：Jioglutin B 双乙酸酯（2-02a）（2a）。

结构式：

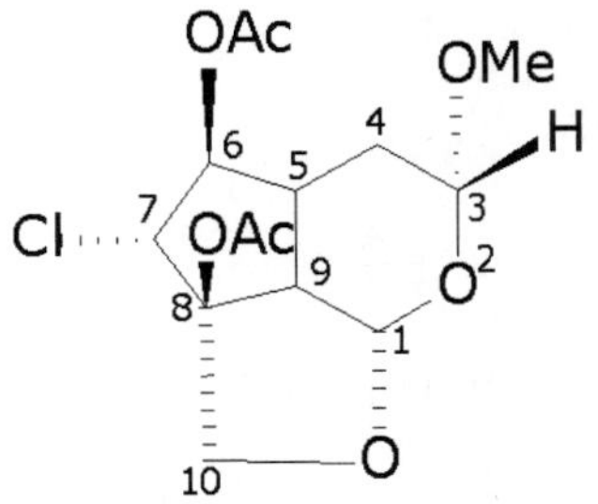

物理性质：无色油状物，$[\alpha]_D^{24}$ -64.0°（$CHCl_3$，c=0.18）。

光谱数据：

^{1}H NMR（500 MHz，$CDCl_3$）：δ1.74（1H，ddd，J=14.7，6.7，4.2 Hz，H-4），1.84（1H，ddd，J=14.7，2.3，1.7Hz. H-4），2.11（6H，s，OAc×2），2.58（1H，dddd，J=11.5，9.8，6.7，1.7Hz，H-5），3.17（1H，dd，J=11.5，6.5Hz，H-9），3.46（3H，s，OMe），3.92（1H，dd，J=10.8，0，7Hz，H-10β），4.38（1H，d，J=10.8Hz，H-10α），4.75（1H，dd，J=4.2，2.3 Hz，H-3），4.86（lH，dd，J=9.8，0.7 Hz，H-7），5.53（lH，d，J=6.5 Hz，H-l），5.85（1H，t，J=9.8Hz，H-6）。

^{13}C NMR（50 MHz，$CDCl_3$）：见表4-7。

EI－MS m/z（rel，int.）：336（0.7），334.0809［M］$^+$（calc. for $C_{14}H_{19}O_7Cl$：334.0818）（2），305（3），303（9），245（5），243（15），183（47），119（59），85（100）。

CIMS（iso－butane），m/z（rel. int.）：337（0.7），335［M＋H］$^+$（2），305（32），303（100），277（3），275（10），245（17），243（48），217（15），215（10），185（14），183（36）。

2－03　**焦地黄素** C（Jioglutin C）[7]

结构式：

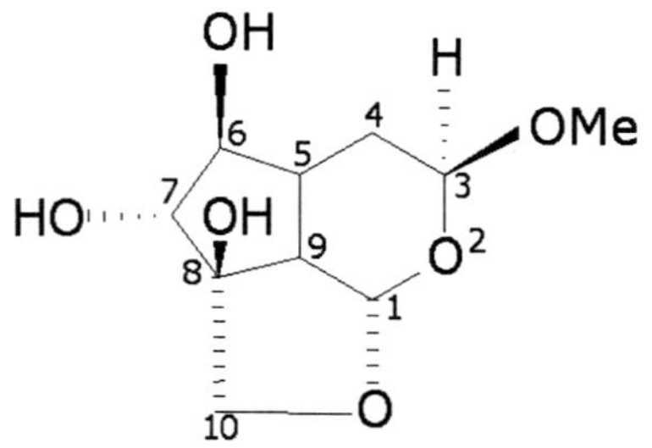

物理性质：白色无定型粉末，$[\alpha]_D^{20}$ +58.1°（MeOH，c＝0.89）。

光谱数据：^{1}H NMR（500 MHz，CD_3OD）：见表4－6。

^{13}CNMR（50 MHz，CD_3OD）：见表4－7。

EI－MS m/z（rel. int.）：202［M －OMe］$^+$（8），182（6），156（6），145（6），97（21），85（99），58（100）。

衍生物分析：乙酰化

乙酰化产物：Jioglutin C 三乙酸酯（2－03a）

结构式：

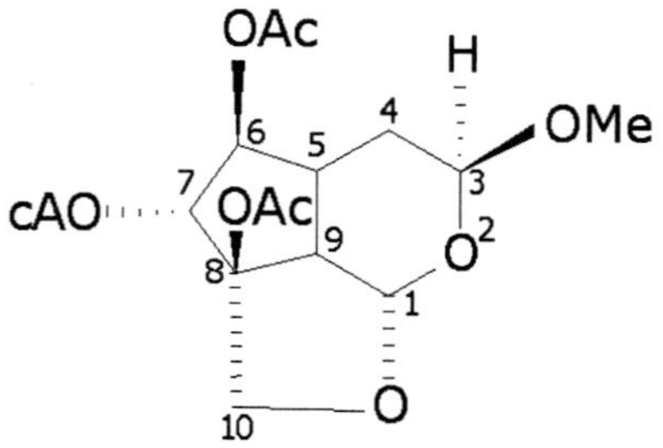

物理性质：无色油状物，$[\alpha]_D^{25}$ +32.5°（$CHCl_3$，c＝0.45）。

光谱数据：

^{1}H NMR（500 MHz，$CDCl_3$）：δ 1.45（1H，ddd，J＝14.7，7.9，4.8Hz，H－4），1.97（1H，ddd，J＝14.7，5.7，2.7Hz，H－4），2.05（3H，s，OAc），2.07（6H，s，OAc×2），2.73（1H，dddd，J＝10.7，10.0，4.8，2.7 Hz，H－5），2.96（1H，dd，J＝10.0，5.2 Hz，H－9），3.47（3H，s，OMe），3.97（1H，br d，J＝11.0Hz，H－10β），4.40（1H，d，J＝11.0Hz，H－10α），5.05（1H，dd，J＝7.9，5.7Hz，H－3），5.31（1H，dd，J＝10.7，9.1Hz，H－6），5.49（1H，d，J＝5.2Hz，H－1），5.90（lH，d，J＝9.1 Hz，H－7）。

^{13}C NMR（50 MHz，$CDCl_3$）：s 见表4－7。

EI－MS m/z（rel. int.）：358.1266［M］$^+$（calc. for $C_{16}H_{22}O_9$：358.1264）　（5），328（5），300（16），241（95），150（100）。

表 4-6　^{1}H NMR (500 MHz, CD_3OD)* 谱[7]

H	*2-01*	*2-01b*	*2-02*	*2-03*	*2-10*	*2-06*	*2-09*	*2-07*
1	5.46d (5.3)	4.48d (5.3)	5.48d (6.6)	5.43d (5.3)	4.22dd (11.9,6.8)	5.27d (5.3)	5.31d (5.5)	5.51d (5.3)
	—	—	—	—	4.29dd (11.9,5.5)	—	—	—
3β	—	—	4.72dd (4.4,2.6)	—	—	3.52ddd (12.3,5.3,2.5)	3.54dddd (11.7,5.3,2.0,0.8)	
3α	4.87dd (7.6,5.4)	4.94dd (7.1,6.3)	—	4.87dd (8.1,4.7)	—	3.89ddd (12.3,10.5,4.0)	3.85ddd (12.8,11.7,2.9)	5.23dd (9.1,3.6)
4	1.51ddd (14.5,7.6,5.7)	1.53ddd (14.8,7.1,5.3)	1.77ddd (14.7,7.2,4.4)	1.46ddd (14.1,8.1,5.7)	2.47dd (14.5,6.2)	1.70m (2H)	1.66dddd (14.4,2.9,2.0,2.0)	1.51ddd (14.3,9.1,5.7)
	2.07ddd (14.5,5.4,2.6)	2.16ddd (14.8,6.3,2.7)	1.87ddd (14.7,2.6,1.8)	2.01ddd (14.1,4.7,2.6)	2.71dd (14.5,7.2)		1.78dddd (14.4,12.8,5.5,5.3)	2.01ddd (14.3,3.6,3.0)
5	2.21dddd (10.3,10.1,5.7,2.6)	2.24dddd (10.3,10.3,5.3,2.7)	2.11dddd (11.5,10.0,7.2,1.8)	2.15dddd (10.4,10.3,5.7,2.6)	2.66m	2.05m	2.15ddddd (10.3,10.3,5.5,2.0,0.8)	2.26m
6	3.75dd (10.1,9.8)	3.64dd (10.3,9.3)	4.23dd (10.0,9.6)	3.61dd (10.4,8.9)	3.82ddd (5.4,5.3,4.0)	3.70t (9.5)	3.81dd (10.3,10.1)	3.75dd (10.0,10.0)
7	3.96dd (9.8,0.8)	4.17dd (9.3,0.8)	3.92dd (9.6,0.8)	3.81dd (8.9,1.1)	1.85dd (13.3,5.3)	3.86dd (9.5,1.5)	4.06dd (10.1,1.6)	4.01dd (10.0,1.2)
					1.89dd (13.3,5.4)			
9	2.45dd (10.3,5.3)	2.61dd (10.3,5.3)	2.51dd (11.5,6.6)	2.29dd (10.3,5.3)	2.55m	2.16dd (10.2,5.3)	2.29dd (10.3,5.5)	2.37dd (10.3,5.3)
10β	3.67dd (10.4,0.8)	4.04dd (11.0,0.8)	3.63dd (10.1,0.8)	3.52dd (10.1,1.1)	1.26s (3H)	3.30dd (10.5,1.5)	3.43dd (10.3,1.6)	3.53dd (10.4,1.2)
10α	4.16d (10.4)	4.16d (11.0)	4.10d (10.1)	4.21d (10.1)		4.40d (10.5)	4.39d (10.3)	4.26d (10.4)
OMe	3.40s	3.35,3.46,3.62s	3.39s	3.41s	—	—	—	—

* Coupling constants (Hz) are given in parentheses. Assignments are based on $^1H-^1H$ COSY and in part on NOESY experiments。

† IN $CDCl_3$. + + Measure at 200 MHz

表 4-7 ^{13}C NMR(50MHz)*谱[2]

	2-01	2-01a	2-01b	2-02	2-02a	2-03	2-03a	2-10	2-10a	2-11	2-11a	2-06	2-09	2-07
C	1	1a	1b	2	2a†	3	3a†	4	4a	5	5a	6	7	9
1	100.6d	98.2	98.0[a]	101.3d	99.6	101.2d	98.2	68.1t	66.4	135.6[a]d	134.6 ‡	101.2d	101.4d	102.3d
3	97.9d	97.3	97.2[a]	98.5d	96.6	97.6d	97.0	175.8s	171.8	62.1t	62.7t	56.6t	56.5t	89.3d
4	27.4t	26.8	27.0	26.8t	25.6	27.7t	26.7	33.1t	32.4	36.5t	30.9	22.2t	22.0t	29.1t
5	38.1d	36.0	35.8	35.4d	32.4	36.5d	34.3	45.1d	41.4	41.4d	37.8	34.9d	36.7d	38.7d
6	78.8d	78.0	87.6	80.4d	78.8	77.6d	77.8	78.7d	79.2	68.1d	67.5	75.2d	76.3d	73.7d
7	73.3d	63.1	67.2	72.5d	63.2	84.9d	75.8	48.4t	43.0	85.6d	81.8	84.6d	74.1d	77.9d
8	86.1s	91.8	90.8	87.8s	92.8	86.0s	90.7	80.3s	88.5	131.1[b]s	126.1 §	85.1s	85.3s	85.6s
9	50.7d	49.0	47.4	46.7d	41.5	‡d	48.2	49.1d	45.6	132.3[b]s	129.1 §	44.8d	45.9d	48.0d
10	75.7t	74.0	71.7	75.4t	73.4	73.6t	71.7	24.2q	22.3	137.4[a]d	138.1 ‡	70.9t	72.8t	74.1t
OMe(q)	55.9	55.8	55.2	55.7	55.7	56.0	55.9	—	—	—	—	—	—	—
			55.6											
			60.1											
Me(q)		20.8			20.9		20.8		20.6		20.7			
		21.9			21.9		20.9		21.0		21.0(2c)			
							21.6							
CO(s)		170.6			169.9		170.3		170.5(2c)		170.1			
		171.0			170.9		170.9				170.3			
							171.0				171.0			

* The spectra of iridoids were measured in CD_3OD and those of the acetates in $CDCl_3$. Assignment are based on $^{13}C-^{1}H$ COSY experiment。

† Measured at 125 MHz

‡ The signal was concealed behind the solvent signal。

a, b May be reversed in each column。

2-04 **焦地黄素** D（Jioglutin D）[4]

结构式：

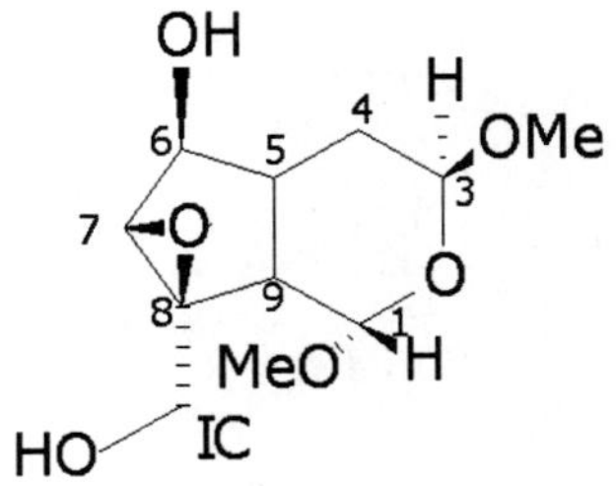

理化性质：无定型粉末，$[\alpha]_D^{20}$ +54.9°（MeOH，c=1.23）

光谱数据：

^{1}HNMR（500MHz，CD_3OD）：见表4-9。

^{13}CNMR（125MHz，CD_3OD）：见表4-8。

FD-MS m/z：247 $[M+H]^+$。

衍生物分析：乙酰化

乙酰化产物：焦地黄素D双乙酰酯（2-04a）（la）

结构式：

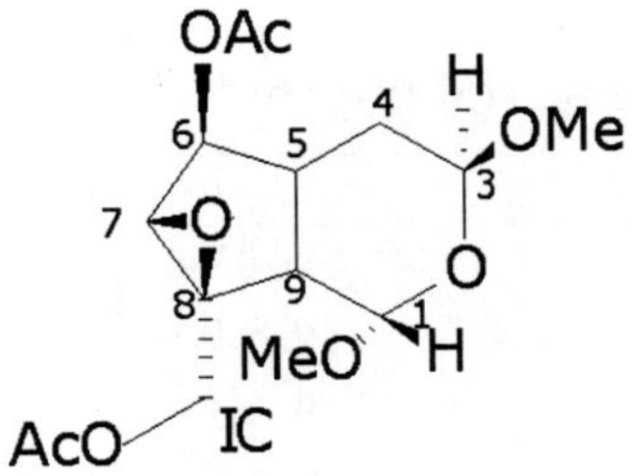

理化性质：油状物，$[a]_D^{25}$ + 13.1°（$CHCl_3$ c=0.98）

光谱数据：

IRν_{max}^{KBr} cm^{-1}：1738（C=O）

^{1}HNMR（$CHCl_3$）：δ1.80（IH，ddd，J=14.0，7.3，6.8 Hz，H-4β），1.87（1H，ddd，J=14.0，5.2，2.5 Hz，H-4α），2.106，2.108（each 3H，s，OAc），2.26（1H，m，H-5），2.72（1H，dd，J=8.2，4.0 Hz，H-9），3.41（3H，s，1-OMe），3.44（3H，s，3-OMe），3.61（1H，d，J=1.4 Hz，H-7），3.94，4.61（each 1H，d，J=12.5 Hz，H-10），4.70（1H，dd，J=6.8，2.5 Hz，H-3），4.89（1H，d，J=4.0 Hz，H-1），5.09（1H，dd，J=8.5，1.4 Hz，H-6）

^{13}CNMR（125MHz，CD_3OD）：见表4-8。

El-MSm/z（rd. mt.）：330.1289 $[M]^+$（calc. for $C_{15}H_{22}O_8$：330.1314）（3），300（60），282（15），268（15），229（48），211（100）。

表 4－8 ^{13}CNMR（125MHz，CD_3OD）* 谱[4]

C	2－04	2－04a	2－05	2－05a	1－03*	1－01*
1	99.6d (171.1)	97.8d	99.3 § d (163.7)	96.4 § d	95.4d	93.8d
3	96.3d (166.9)	94.7d	99.5 § d (162.4)	99.1 § d	141.8d	140.4d
4	30.1t (128.8)	28.7t	31.3t (128.4)	29.9t	104.1d	105.9d
5	36.2d (136.9)	32.5d	44.3d (132.7)	40.8d	39.2d	41.3d
6	78.3d (143.1)	78.5d	77.1d (145.2)	78.1d	79.6d	78.2d
7	63.7d (185.4)	60.2d	50.0t (128.0)	44.8t	62.6d	50.0t
8	66.8s	62.5s	79.6s	88.6s	66.3s	79.5s
9	41.4d (135.7)	39.8d	53.2d (131.1)	49.3d	43.7d	51.8d
10	61.5t (142.1)	63.0t	26.5q (126.1)	21.2q	63.0t	25.2q
OMe	55.2q 56.0q	54.9q 55.8q	55.8q 56.0q	55.2q 56.1q	——	——

*：50MHz 测量

表 4－9 ^{1}HNMR（500MHz，CD_3OD）* 谱[4]

H	2－04	2－05	1－03	1－01
1	4.92d (4.0)	4.68brd (5.5)	5.03dd (9.8,0.4)	5.46d (2.3)
3	4.71dd (6.6,2.7)	4.75ddd (6.9,4.0,0.5)	6.34ddd (6.0,1.9,0.4)	6.16ddd (6.3,2.1,0.5)
4β	1.81ddd (13.7,7.7,6.6)	1.40ddd (13.7,9.9,6.9)	5.06ddd (6.0,4.5,0.5)	4.86ddd (6.3,3.2,0.7)
4α	1.89ddd (13.7,5.3,2.7)	1.87ddd (13.7,6.5,4.0)		
5	1.97dddd (8.2,8.1,7.7,5.3)	2.42m	2.27dddd (8.2,7.6,4.5,1.9)	2.27m
6	4.03dd (8.2,1.3)	4.03dddd (6.8,4.4,4.2,0.5)	3.90dd (8.2,1.2)	3.92dt (ca5.2,2.9)
7β	——	1.77ddt (14.2,4.4,0.9)	——	1.79ddt (13.4,4.7,0.8)
7α	3.32d (1.3)	2.09dd (14.2,6.8)	3.44brd (1.2)	2.04dd (13.4,5.7)
9	2.67dd (8.1,4.0)	2.15dd (8.8,5.5)	2.53dd (9.8,7.6)	2.54dd (9.6,2.3)
10	3.49d (12.7) 3.96d (12.7)	1.28s	3.78d (13.1) 4.13d (13.1)	1.31s
OMe	3.32s 3.41s	3.43s 3.44s	——	——

2－05 **焦地黄素** E（Jioglutin E）[4]

结构式：

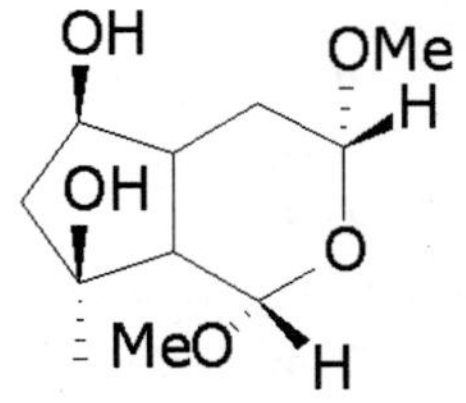

理化性质：无定型粉末，$[\alpha]_D^{25}$ －118.20°（MeOH；c＝0.95）

光谱数据：

^{1}H NMR（500MHz，CD_3OD）：见表4－9。

^{13}C NMR（125MHz，CD_3OD）：见表4－8。

FD－MS m/z：233［M＋H］$^+$

衍生物分析：

焦地黄素 E 双乙酸酯（2－05a）：

结构式：

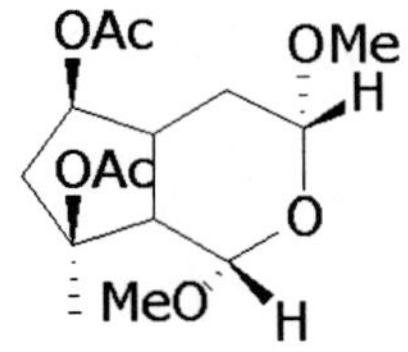

理化性质：油状物，$[\alpha]_D^{25}$ －84.7°（$CHC1_3$，c＝0.35）。

光谱数据：

IRν_{max}^{KBr} cm^{-1}：1730（C＝O）

^{1}H NMR（$CHCl_3$）：1.25（1H，ddd，J＝13.3，11.4，8.0 Hz. H－4α）.1.62（3H，s，H－10），1.88（1H，ddd，J＝13.3，6.1，2.9 Hz，H－4β），1.98，2.01（each 3H，s，OAc），2.25（1H，dd，J＝16.0，6.0 Hz，H－7α），2.41（1H，ddt，J＝16.0，1.6，0.8 Hz，H－7β），2.45（1H，dd，J＝7.7，2.8 Hz，H－9），2.61（1H，m，H－5），3.478（3H，s，3－OMe），3.482（3H，s，1－OMe），4.73（1H，ddd，J＝8.0，2.9，0.4 Hz，H－3），4.93（1H，ddd，J＝6.0，1.6，1.6 Hz，H－6），5.15（1H，d，J＝2.8 Hz，H－1）

^{13}C NMR（125MHz，CD_3OD）：见表4－8。

高分辨 FAB－MS m/z：339.1413［M＋Na］$_+$（calc. for $C_{15}H_{24}O_7Na$：339.1420）。

2－06 **地黄素** A（rehmaglutin A）[9]

分子式：$C_9H_{14}O_5$

结构式：

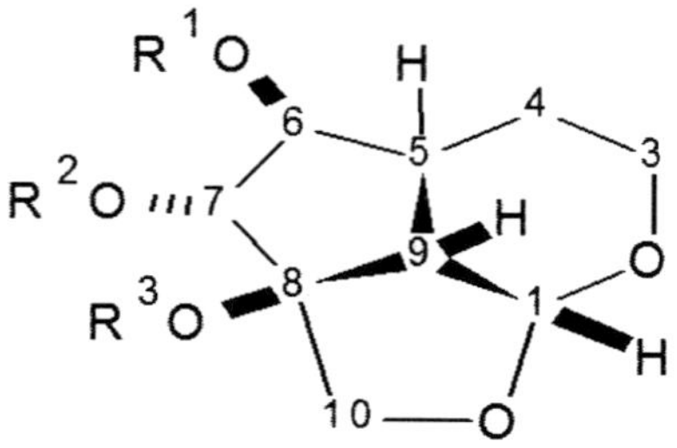

2-06 ：R^1=R^2=R^3=H（rehmaglutin A）
2-06a：R^1=R^2=R^3=Ac
2-06b：
R^1,R^2=-Si[CH(CH$_3$)$_2$]$_2$-O-Si[CH(CH$_3$)$_2$]$_2$
R^3=H
2-06c：R^1=R^2= H, R^3=Ac
2-06d：R^1=R^2= Bz, R^3=Ac

理化性质：mp 134－136℃，$[\alpha]_D^{19}$ +43.6（MeOH）[9]；无色针晶（Me_2CO－EtOAc），mp 132－134℃，$[\alpha]_D^{20}$ +52.1°（MeOH，c =0.26）[7]。

光谱数据：

IR ν（KBr）cm^{-1}[9]：3450，2950，1059，1035；IR v_{max}^{KBr} cm^{-1}[7]：3452，3300（OH）。

CI－MS（%）[9]：203［（M＋H）$^+$，98］，185［（M＋H－H_2O）$^+$，100］

^{1}H NMR（500MHz，CD_3OD）[7]：见表4－6。

^{13}C NMR（22.5MHz，d_6－acetone）[9]：见表4－10。

^{13}C NMR（50MHz，CD_3OD）：见表4－7。

EI－MS m/z（rel. int.）[7]：202［M］$^+$（3），184（38），172（69），166（47），154（48），138（36），125（100）。

衍生物分析[9]：

地黄素A三乙酸酯（2－06a）：

分子式：$C_{15}H_{20}O_8$

结构式：

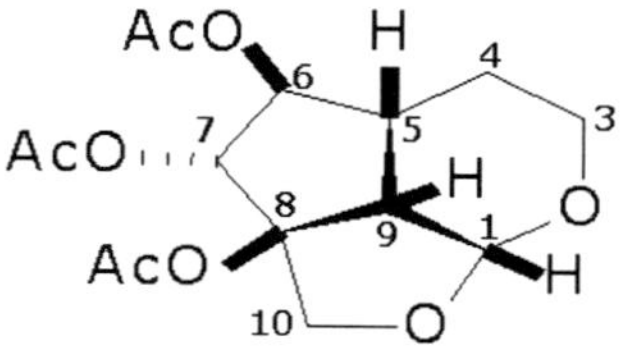

理化性质：mp 128－130℃

光谱数据：

IR ν（$CHCl_3$）cm^{-1}：无羟基峰，1740，1240

CI－MS（%）：329［（M＋H）$^+$，1］，269［（M＋H－AcOH）$^+$，100］。

^{1}H NMR去耦谱（500 MHz，$CDCl_3$）：（J in Hz）：δ 5.34（d，J＝5.2；1β－H），4.07（ddd，J＝2.4，11.9，12.8；3α－H），3.63（dd，J＝4.9，11.9；3β－H），1.46（br d，J＝ca. 14.6；4α－H），1.78（dddd，J＝4.9，5.2，12.8，14.6；4β－H），2.64（ddd，J＝5.2，9.8，11.0；5β－H），5.44（dd，J＝9.5，11.0；6α－H），5.85（dd，J＝1.5，9.5；7β－H），2.74（dd，J＝5.2，9.8；9β－H），4.59（d，J＝10.5；10α－H），3.59（dd，J＝1.5，10.5；10β－H）。

^{13}C NMR（22.5MHz，$CDCl_3$）[9]：见表4－10。

NOE谱：1β－H & 9β－H（10%），9β－H & 5β－H（5%），5β－H & 7β－H（12%），6α－H & 3α－H（13%），6α－H & 10α－H（6%）

地黄素A绝对构型的鉴定：

（1）单乙酰化产物（2-06c）：

制备：地黄素 A 在吡啶溶液中与 2mol 的 $TIPDSICl_2$（1，3-dichloro-1，1，3，3-tetraisoproyl disiloxane）反应（r.t.，5h）得地黄素 A 的甲硅烷基化产物（2-06b），该产物乙酰化后，加入 n-Bu4NF-tetrahydrofuran（r.t.，2h）去甲硅烷基得到 8-O-乙酸酯（2-06c）。

分子式：$C_{11}H_{16}O_6$

结构式：

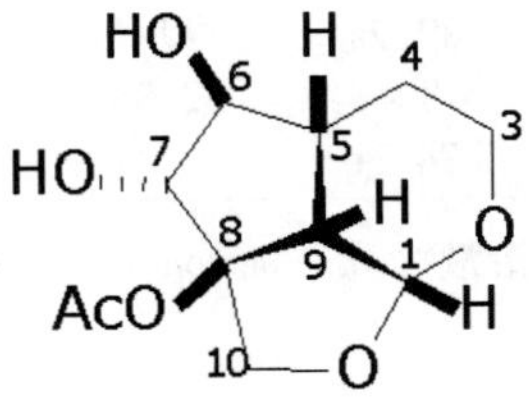

理化性质：mp 134-136℃

光谱数据：

IR ν（$CHCl_3$）cm^{-1}：3470，1718，1245。

^{13}C NMR（22.5MHz，$CDCl_3$）[9]：见表 4-10。

（2）单乙酰化产物（2-06c）的苯甲酰化产物（2-06d）：

制备：将单乙酰化产物（2-06c）置于苯甲酰氯-吡啶溶液中即得苯甲酰化产物：8-O-乙酰-6，7-二-O-苯甲酸酯（2-06d），分析数据如下：

分子式：$C_{25}H_{24}O_8$

结构式：

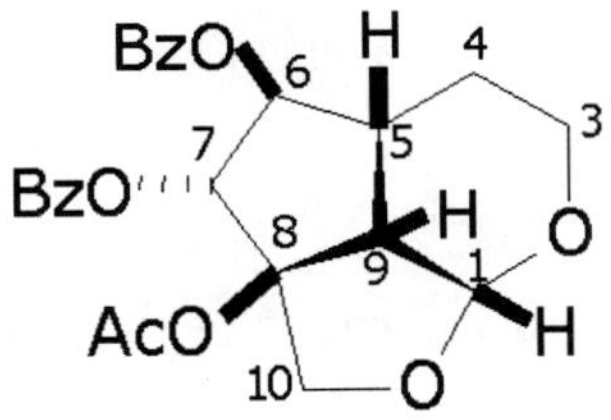

理化性质：无色油状物

光谱数据：

UV：λmax（MeOH）：229nm（ε 21000），

IR ν（$CHCl_3$）cm^{-1}：1720，1600，1278。

CD 普（2d）：给出正负性 cotton 曲线：$[\theta]_{237}$ +61600，$[\theta]_{222}$ -24200

（3）地黄素 A 结构的化学鉴定（地黄素 A 与梓醇的化学相关性分析）：

一定条件下（H_2 3.0kg/cm^2，5% Pd-C，18℃，30min），梓醇催化氢化为二氢梓醇，二氢梓醇经碱处理（10% aq. NaOH，85℃，2h），再进行甲醇解（9% HCl-dry MeOH，r.t.，1h）即得地黄素 A。

表 4－10 地黄素 A、B、D 及其衍生物的 13C NMR（22.5MHz）*谱[9]

	2－06	2－06a	2－06c	2－06d	2－07	2－07a	2－07b	2－09	2－09a
C－1	101.0(d)[b)]	99.1(d)	98.9(d)	99.5d	102.1d	100.6d	100.6d	101.3d	101.2d
3	56.4t	55.5t	55.8t	56.0t	85.8d	86.2d	90.8d	56.3t	56.3t
4	22.4t	21.1t	21.2t	21.6t	32.4t	26.7t	26.5t	22.3t	21.1t
5	34.9d	32.5d	33.7d	33.1d	38.9d	36.4d	37.0d	39.0d	35.8d
6	75.4d	73.1d	75.2d	73.6d	74.8d	79.0d	78.8d	73.0d	75.6d
7	85.0d	78.0d	82.8d	78.3d	78.1d	70.1d	64.9d	75.3d	67.5d
8	85.2s	88.6s	92.8s	88.9s	89.9s	90.8s	92.5s	85.5s	90.5s
9	44.9d	41.3d	42.6d	41.6d	48.4d	52.8d[c)]	50.1d[c)]	46.2d	42.7d
10	71.0t	67.5t	67.6t	67.8t	74.3t	76.6t[c)]	74.8t[c)]	76.4t	69.5t

注：2－06，20－07，2－07a，2－07b，2－09，2－09a 测定溶液为 d_6－acetone；2－06a，2－06c，2－06d 测定溶液为 $CDCl_3$。

2－07 **地黄素** B（rehmaglutin B）[9]

分子式：$C_9H_{13}O_5Cl$

结构式：

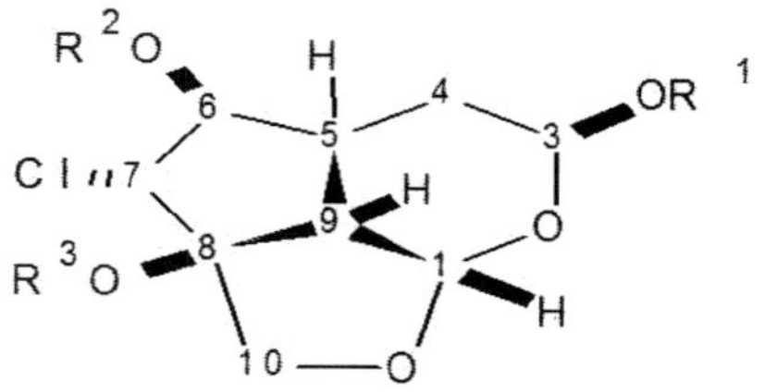

2-07：R¹=R²=R³=H（rehmaglutin B）

2-07a：R¹=R²=Ac，R³=H

2-07b：R¹=R²=R³=Ac

2-07c：R¹=-Si[CH(CH₃)₂]₂-O-Si[CH(CH₃)₂]₂-OCH₃, R²,R³=H

理化性质：mp 152－153℃，$[\alpha]_D^{19}$ +33.8⁰（MeOH）[9]；无色针晶（EtOAc—EtOH），mp 149－150℃．$[\alpha]_D^{23}$ +34.4°（MeOH；c＝1.19）[7]

光谱数据：

IR ν（KBr）cm⁻¹[9]s：3280，2920，1049，1031；IR v_{max}^{KBr} cm⁻¹[7]：3292（OH），2936，2889。

¹H NMR（500MHz，CD_3OD）[7]：见表 4－6。

¹³C NMR（22.5MHz，d_6－acetone）[9]：见表 4－10。

¹³C NMR（500MHz，CD_3OD）[7]：见表 4－7。

CI－MS（%）[9]：$(M+H)^+$ 239（8）237（25），$(M+H-H_2O)^+$ 221（33）219（100）。

FD－MS m/z[7] 239 $[M+H]^+$. Found：C，45.78. H，5.59. Calc. for $C_9H_{13}O_5Cl$：C，45.68；H，5.54%）。

化学鉴别：

Beilstein 实验呈阳性，说明该化合物分子中存在氯原子 。

衍生物分析：

（1）乙酰化[9]：

产物：3，6－二氧乙酸酯 和 3，6，8－三氧乙酸酯 。

① 3，6－二氧乙酸酯（2－07a）（3a）：

分子式：$C_{13}H_{17}O_7Cl$

结构式：

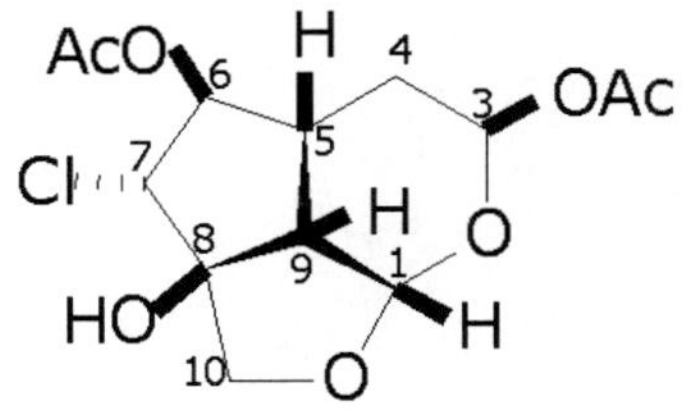

理化性质：mp 147－148℃

光谱数据：

IR ν（$CHCl_3$）cm^{-1}：3300，1740，1235

^{1}H NMR（500MHz，$CDCl_3$）：δ 5.59（d，J＝4.9；1β－H），6.41（dd，J＝6.4，7.3；3α－H），1.63（ddd，J＝4.9，7.3，14.7；4α－H），2.11（dd，J＝3.8，6.4，14.7；4β－H），2.47（dddd，J＝3.8，4.9，10.1，10.5；5β－H），5.20（dd，J＝10.1，10.1；6α－H），4.25（d，J＝10.1；7β－H），2.71（dd，J＝4.9，10.5；9β－H），4.34（d，J＝11.0；10α－H），3.86（d，J＝11.0；10β－H）

^{13}C NMR（22.5MHz，d_6－acetone）[9]：见表4－10。

② 3，6，8－三－O－乙酸酯（2－07b）：

分子式：$C_{15}H_{19}O_8Cl$

结构式：

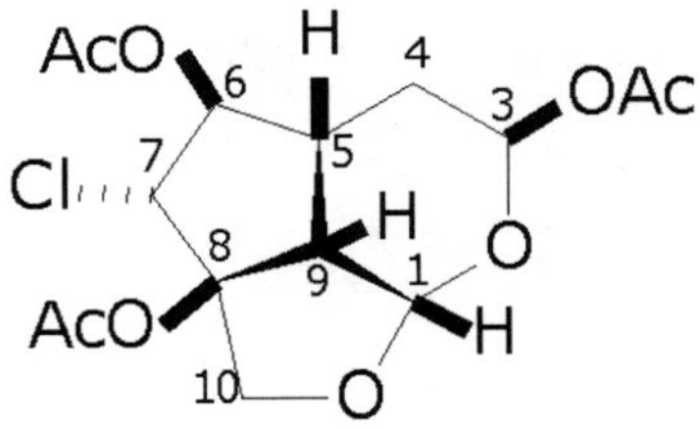

理化性质：无色油状物

光谱数据：

IR ν（$CHCl_3$）cm^{-1}：无羟基吸收峰，1735，1230。

^{1}H NMR：与3a相比，仅5－，7－，9－H的化学位移值向低场偏移。

^{13}C NMR（22.5MHz，d_6－acetone）[9]：见表4－10。

（2）甲基化[7]：

甲基化反应：20 mg Rehmaglutin B、1.5ml MeI、500mg Ag_2O 在2 ml DMF中室温搅拌，过夜。反应混合物倾倒入15ml乙酸乙酯中，水洗，浓缩乙酸乙酯层所得产物上制备液相柱，以n－hexane－EtOAc（17∶3）为洗脱剂，产物经鉴定为1b（19mg）。焦地黄素A二甲基酯。

绝对构型的确证：地黄素B与梓醇化学相关性分析：

梓醇置于0.6%的干盐酸甲醇溶液（HCl－dry MeOH）中，室温放置20小时后，10%的盐酸水溶液室温水解4小时，产物为地黄素B，产率45%。

梓醇到rehmaglutin B的转化[7]：

反应过程：500mg梓醇溶于5 ml 1% HCl－MeOH中，室温，搅拌过夜。反应溶液浓缩后加入5ml 10%的盐酸水溶液，室温放置4小时，乙酸乙酯萃取，萃取物蒸干后上制备色谱柱，以$CHCl_3$－MeOH（9∶1）为流动相，产物经鉴定为rehmaglutin B。

2－08 **地黄素** C（rehmaglutin C）[6]

分子式：$C_9H_{12}O_5$

结构式：

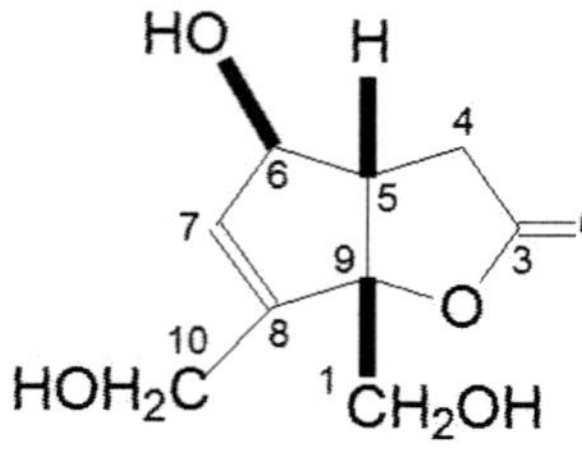

理化性质：无色油状物，$[\alpha]_D^{24}$ －51.4°（MeOH）

光谱数据：

CI－MS m/z（%）：201［（M＋H）$^+$，12］，183［（M＋H－H_2O）$^+$，100］

IR υ（film）cm^{-1}：3340，1758

^{13}C NMR（22.5MHz，d_6－acetone）[6]：35.4（C－4），50.5（C－5），59.0（C－1），65.8（C－10），81.0（C－6），99.6（C－9），134.7（C－7），147.4（C－8），177.0（C－3）。

衍生物分析：

（1）乙酰化：

衍生化制备：乙酸酐－吡啶，室温，12h（Ac_2O－pyridine，r. t. 12h）

产物：地黄素 C 三乙酸酯（2－08a）

分子式：$C_{15}H_{18}O_8$

结构式：

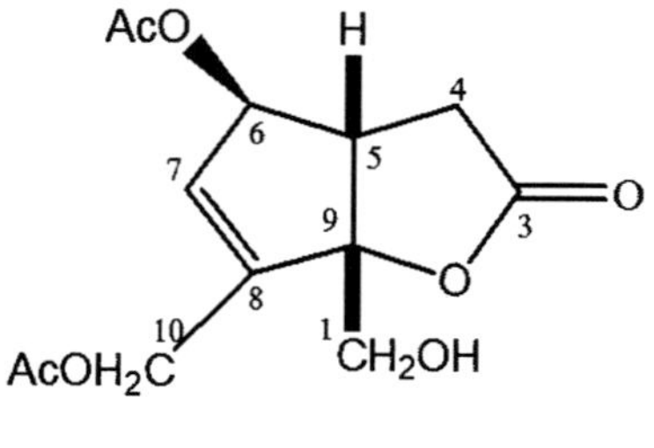

理化性质：无色油状物，$[\alpha]_D^{20}$ －42.6°（MeOH）

光谱数据：

CI－MS m/z（%）：327［（M＋H）$^+$，47］，267［（M＋H－AcOH）$^+$，100］

IR υ（$CHCl_3$）cm^{-1}：1775，1739，1235。

^{1}H NMR 去耦谱（500 MHz，$CDCl_3$）（J in Hz）：δ 4.25，4.47（both d，J＝11.9；1－Hz），2.65（dd，J＝5.2，18.6；H－4α），3.05（dd，J＝11.3，18.6；H－4β），2.86（ddd，J＝1.8，5.2，11.3；H－5β），5.35（br s，H－6α），6.07（dd，J＝1.5，4.0；H－7），4.76，4.80（AB in ABX，J_{AB}＝13.4，J_{AX}＝J_{BX}＝1.5；H－10）。

质子对间 NOE 效应：4α－H & 4β－H（18%），4α－H & 6α－H（11%），H－4β & H－5β（18%），H－5β &H－4β（11%），H－1（at δ 4.25）& H－5β（7%），1－H（at δ 4.47）& H－4β（9%），H－1（at δ 4.47）& 5β－H（8%）

^{13}C NMR（22.5MHz，$CDCl_3$）[6]：34.0（C－4），46.6（C－5），59.3（C－1），65.5（C－10），

82.0（C－6），94.9（C－9），131.8（C－7），143.6（C－8），174.3（C－3）。

（2）苯甲酰化：

衍生物——6－O－苯甲酰基地黄素 C（2－08c）

衍生化制备：地黄素 C 与 MMTrCl（p－anisylchlorodiphenylmethane）在吡啶溶液中，室温下反应 48 小时得地黄素 C 的三苯甲基化产物。该产物在苯甲酰氯－吡啶溶液中，室温反应 8 小时，反应生成物（4b）在甲醇－四氢呋喃溶液中与对甲苯磺酸室温反应 1 小时，得到 4b 的去三苯甲基化产物：6－O－苯甲酰基地黄素 C。

分子式：$C_{16}H_{16}O_6$

结构式：

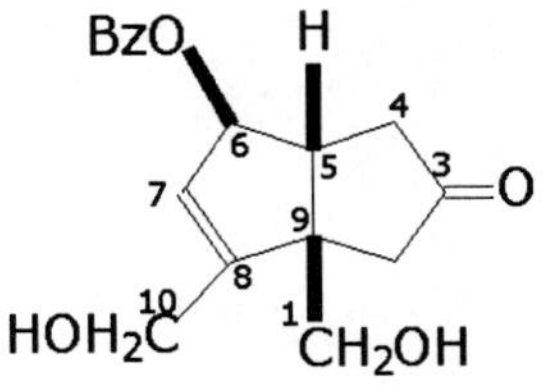

理化性质：无色油状物，$[\alpha]_D^{20}$ －82.4°（MeOH）

光谱数据：

UV λ_{max}（MeOH）：231nm（ε 6700）

CI－MS m/z（%）：305［（M＋H）$^+$，22］，183［（M＋H－C_6H_5COOH）$^+$，26］，

IR υ（$CHCl_3$）cm^{-1}：3400，2920，1796，1713，1599。

The CD（MeOH）：阴性 Cotton 曲线；$[\theta]_{228}$ －9500

2－09　**地黄素（rehmaglutin）D**[9]

分子式：$C_9H_{13}O_4Cl$

结构式：

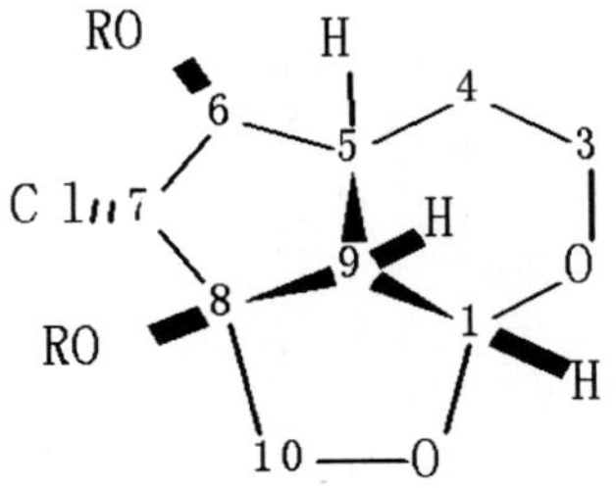

2-09a: R=H (rehmaglutin D)
2-09b: R=Ac

理化性质：mp 132－133℃，$[\alpha]_D^{19}$ ＋60.60（MeOH）[9]；无色针晶（Me_2CO－EtOAc），mp 129－130℃．$[\alpha]_D^{22}$ ＋53.5°（MeOH，c＝0.30）[7]。

光谱数据：

IR ν（KBr）cm^{-1}[9]：3400，1028；IR ν_{max}^{KBr} cm^{-1}[7]：3416（OH），

^1H NMR（500MHz，CD_3OD）[7]：见表 4－6。

^{13}C NMR（22.5MHz，d_6－acetone）[9]：见表 4－10。

^{13}C NMR（50MHz，CD_3OD）[7]：见表 4－7。

CI－MS（%）[9]：（M＋H）＋223（33）221（100）

FD－MS m/z[7]：221［M＋H］$^+$

化学鉴别[9]：

Beilstein 试验呈阳性，说明该化合物分子中存在氯原子

衍生物分析[9]：乙酰化

产物：地黄素 D 二乙酸酯（2－09a）

分子式：$C_{13}H_{17}O_6Cl$

结构式：

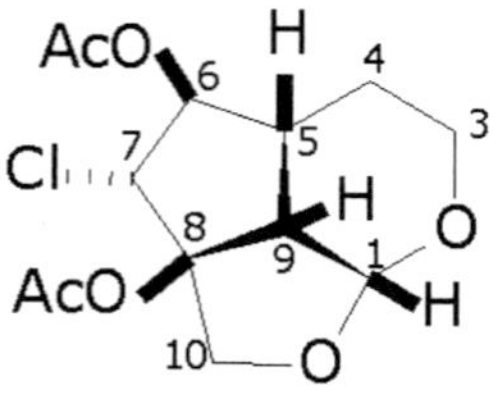

理化性质：mp 96－97℃

光谱数据：

IR ν（$CHCl_3$）cm^{-1}：1733，1235，无羟基信号。

^1H NMR 去耦谱：δ 5.46（d，J＝5.2；H－1β），4.06（ddd，J＝2.1，12.0，12.2；H－3α），3.62（dd，J＝5.2，12.0；H－3β），1.47（brd，J＝ca. 14.3；H－4α），1.77（dddd，J＝4.6，5.2，12.2，14.3；H－4β），2.56（ddd，J＝4.6，9.8，10.4；H－5β），5.39（dd，J＝10.4，10.4；H－6α），4.81（dd，J＝1.5，10.4；H－7β），2.85（dd，J＝5.2，9.8；H－9β），4.61（d，J＝10.7；H－10α），3.74（dd，J＝1.5，10.7；H－10β）。

^{13}C NMR（22.5MHz，d_6－acetone）[9]：见表 4－10。

2－10 焦地黄内酯（jioglutolide）[7]

结构式：

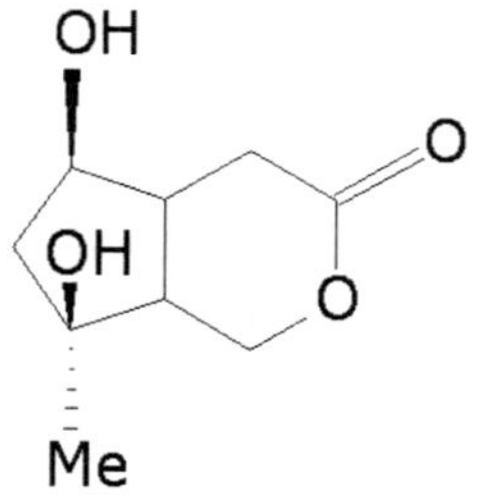

物理性质：无色针晶（Me_2CO），mp 141－142℃，$[\alpha]_D^{20}$ －8.4（MeOH，c＝1.19）。

光谱数据：

IR v_{max}^{KBr} cm^{-1}：3504，3344（OH），1736（C＝O）。

^1H NMR（500MHz，CD_3OD）[7]：见表 4－6。

^{13}C NMR（50MHz，CD_3OD）[7]：见表 4－7。

FD－MS m/z：187［M＋H］$^+$.（Found：C，58.05，H，7.58. $C_9H_{14}O_4$ requres：C，58.16；H，7.46%）。

衍生物分析：乙酰化

产物：Jioglutolide 双乙酸酯（2－10a）

结构式：

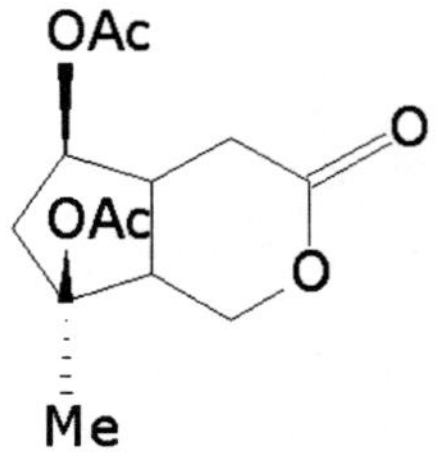

物理性质：无色针晶（EtOH），mp 91－92℃，$[\alpha]_D^{24}$ +4.0.（$CHCl_3$，c＝0.50）。

光谱数据：

^{1}H NMR（$CDCl_3$）：δ1.58（3H，s，H－10），1.99，2.02（each 3H，s，OAc×2），2.06（1H，dd，J＝14.7，6.3Hz，H－7α），2.54（1H，dd，J＝15.2，5.9Hz，H－4），2.57（1H，dddd，J＝14.7，4.2，12，1.2Hz，H－7β），2.74（1H，dd，J＝15.2，6.8Hz，H－4），2.78（1H，m，H－9），2.84（1H，m，H－5），4.28（1H，dd，J＝12.1，6.1Hz，H－1），4.32（1H，dd，J＝12.1，5.3Hz，H－1），4.78（1H，ddd，J＝6.3，4.2，4.1Hz，H－6）。

^{13}C NMR（50MHz，$CDCl_3$）：见表4－7。

CI－MS（iso－butane），m/z（rel. int.）：271 $[M+H]^+$（99），211（29），151（100）。

2－11　**焦地黄呋喃（Jiofuran）**[7]

结构式：

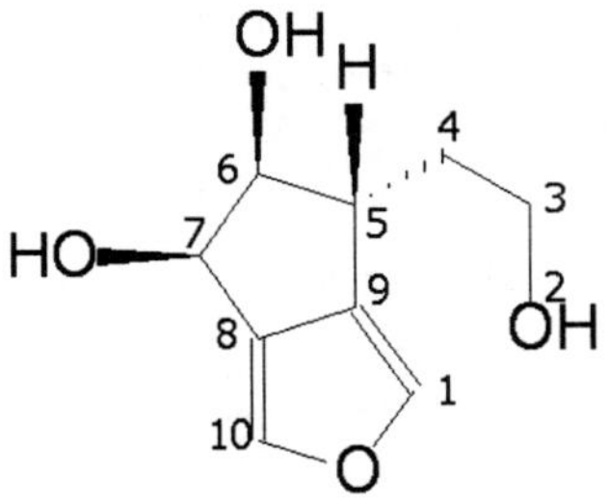

物理性质：白色无定型粉末，$[\alpha]_D^{24}$ －30.4°（MeOH，c＝0.19）。

光谱数据：

IR v_{max}^{KBr} cm^{-1}：3380（OH）。

^{1}H NMR（200MHz，CD_3OD）：δ1.76，2.02（each 1H，m，H－4），2.97（1H，m，H－5），3.80（2H，m，H－3），3.90（1H，dd，J＝7.6，4.8Hz，H－6），4.76（1H，d，J＝4.8Hz，H－7），7.23，7.40（each，1H，s，H－1，10）。

^{13}C NMR（50MHz，CD_3OD）[7]：见表4－7。

FD－MS m/z：184 $[M]^+$。

衍生物分析：乙酰化

产物：Jiofuran 三乙酸酯（2－11a）

结构式：

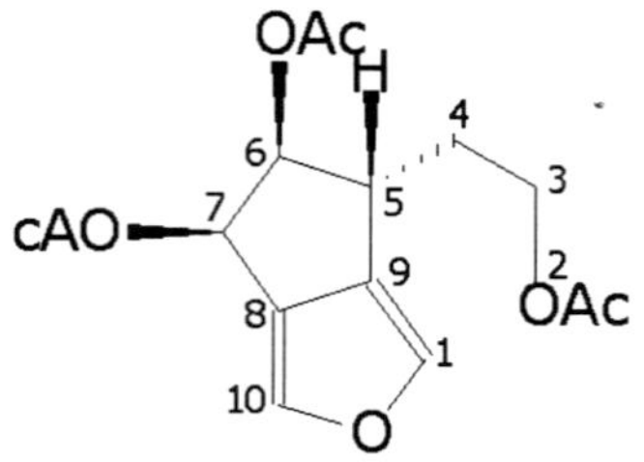

物理性质：无色油状物，$[\alpha]_D^{24}$ −154.9°（$CHCl_3$；c=0.26）。

光谱数据：

UV λ_{max}^{EtOH} nm（log ε）：215.6（3.69）。

^1H NMR（500MHz，$CDCl_3$）：δ1.92（1H，ddt，J=14.1，8.6，6.6Hz，H−4），2.08（1H，m，H−4，与乙酸根信号重叠），2.05，2.09，2.12（each 3H，s，OAc×3），3.32（1H，ddd，J=8.6，8.4，1.8Hz，H−5），4.24（2H，t，J=6.6Hz，H−3），5.17（1H，dd，J=8.4，5.3Hz，H−6），5.94（1H，d，J=5.3Hz，H−7），7.22（1H，dd，J=1.8，1.2Hz，H−10），7.40（1H，d，J=1.2Hz，H−1）。

^{13}C NMR（50MHz，$CDCl_3$）：见表4−7。

EI−MS m/z（rel. int.）：310.1049［M］$^+$（calc. for $C_{15}H_{18}O_7$：310.1052）（3），250（32），208（53），190（24），165（41），148（100）。

（三）紫罗兰酮类

3−01 **地黄紫罗兰苷** A（rehmaionoside A）[10]

分子式：$C_{19}H_{34}O_8 \cdot 2H_2O$

分子结构：

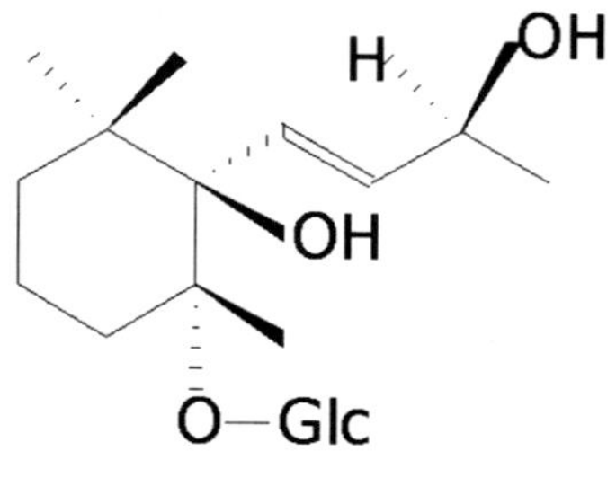

理化性质：$[\alpha]_D^{20}$ −49.3°（MeOH）[10]；$[\alpha]_D^{25}$ = −38.6^0（c=0.44，MeOH）[11]

光谱数据：

IR（KBr）cm^{-1}[10]：3400，2924，1633，1075，

SIMS（Xe^+，甘油基原）m/z[10]：391（M+H）$^+$，413（M+Na）$^+$，483（M+H+甘油）$^+$

EI−MS m/z（rel. int）[11]：226［M］$^+$（0.9），208（5），165（15.7），141（18.6），123（60.7），109（100），99（35.7），85（16.4），71（36.0）

^1H NMR（300.24MHz）[11]：见表4−11。

^{13}C NMR：见表4−12。

^{13}C NMR（75.5MHz）[11]：见表4−11。

衍生物分析[10]：地黄紫罗兰苷A的水解

反应条件：β 葡萄糖苷酶

产物：(3 -01x)

分子式：$C_{13}H_{24}O_3$

结构式：

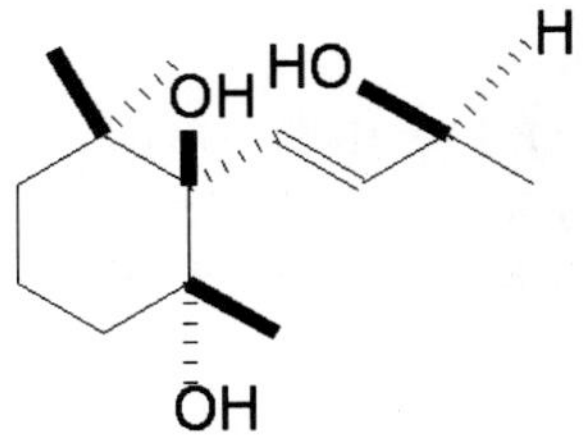

理化性质：mp 88 -90℃ (prisms)，$[\alpha]_D^{28}$ -26.4° (MeOH)

光谱数据：

IR $CHCl_3$ cm^{-1}：3610，3445，2933，1600

^{13}C NMR[10]：见表 4 -12。

其它衍生物分析：见 3 -02 项下。

表 4 -11　^{13}C，^1H NMR 谱[11]

position	3 -05 2(CD_3OD)		3 -06 3(CD_3OD)		3 -01 4(CD_3OD)		3 -09 5(CD_3OD)	
	δC	δH	δC	δH	δC	δH	δC	δH
1	33.8		34.3		38.5		39.3	
2	35.2	1.32 m	35.7	1.42 m	36.3	1.30 m	37.2	1.13 m
3	25.4	1.68 -1.78 m	29.5	1.60 -1.76 m 1.92 m	17.8	1.4 -1.6 m	18.7	1.6 -1.8m
4	75.0	4.09 t(4.0)	69.3	3.62 t(5.5)	36.3	1.6 -1.9 m	32.6	2.10 m
5	126.0		133.9		74.9		83.6	
6	146.2		139.8		79.4		79.4	
7	180.6		173.7		149.2	6.35d (16.2)	134.5	6.22dd (15.9,1.1)
8					130.6	7.33d (16.2)	132.4	5.68dd (15.9,6.5)
9					198.1		69.7	4.33 br qui (6.3)
10					25.1	2.32 s	24.3	1.25d(6.6)
Me_2 -1	28.2 29.6	1.14 s 1.14 s	28.1 28.7	1.09 s 1.13 s	26.5 27.4	0.83 s 1.23 s	25.9 27.6	0.81 s 1.16 s
Me -5	18.7	1.78 s	18.1	1.77	27.6	1.13 s	22.4	1.19 s
1′	101.5	4.34d(7.7)					98.1	4.44d(7.7)
2′	75.0	3.1 -3.4 m					75.5	3.2 -3.4 m
3′	78.1	3.1 -3.4 m					79.1	3.2 -3.4 m
4′	71.9	3.1 -3.4 m					71.8	3.2 -3.4 m
5′	77.8	3.1 -3.4 m					77.3	3.2 -3.4 m
6′	62.9	3.67dd (11.8,5.4) 3.86dd (11.8,1.9)					62.8	3.61dd (11.8,5.8) 3.81dd (11.8,2.3)

3－02　**地黄紫罗兰苷** B（rehmaionoside B）[10]

分子式：$C_{19}H_{34}O_8 \cdot 2H_2O$

结构式：

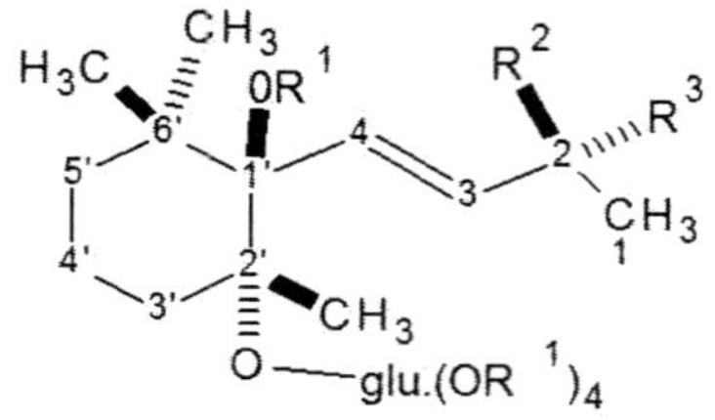

3-02：R^1= R^2=H，R^3=OH (rehamaionoside B）
3-02a: R^1= Ac, R^2=H，R^3=OH
3-02b: R^1= Ac, R^2=H，R^3= OBz

理化性质：$[\alpha]_D^{20}$ －54. 2°（MeOH）

光谱数据：

IR（KBr）cm^{-1}：3400，2926，1631，1074，

SIMS *m/z*：391（M＋H）$^+$，413（M＋Na）$^+$，483（M＋H＋甘油）$^+$

^{13}C NMR[10]：见表 4－12。

表 4－12　化合物^{13}C NMR（d_5－pyridine）

C	*3－01*	*3－02*	*3－03*	*3－03a*	*3－03b*	*3－01x*	
1	24. 8(q)	24. 7(q)	25. 8(q)	25. 0(q)	26. 9(q)	24. 9(q)	25. 0(q)
2	68. 1(d)	68. 1(d)	198. 3(s)	198. 3(s)	197. 7(s)	68. 3(d)	68. 4(d)
3	130. 8(d)	130. 9(d)	131. 9(d)	132. 0(d)	131. 1(d)	130. 9(d)	130. 9(d)
4	135. 5(d)	135. 1(d)	151. 9(d)	149. 9(d)	151. 4(d)	135. 9(d)	135. 9(d)
1′	79. 4(s)	79. 1(s)	79. 7(s)	83. 9(s)	79. 8(s)	79. 1(s)	79. 1(s)
2′	82. 9(s)	82. 7(s)	82. 6(s)	79. 2(s)	74. 5(s)	74. 8(s)	74. 8(s)
3′	32. 0(t)	32. 0(t)	32. 0(t)	32. 6(t)	36. 5(t)	37. 0(t)	37. 0(t)
4′	18. 3(t)	18. 2(t)	18. 2(t)	18. 1(t)	18. 4(t)	18. 9(t)	18. 9(t)
5′	36. 9(t)	36. 7(t)	36. 6(t)	36. 0(t)	36. 8(t)	37. 2(t)	37. 3(t)
6′	38. 9(s)	38. 7(s)	39. 4(s)	39. 1(s)	39. 0(s)	38. 7(s)	38. 8(s)
2′－CH_3	22. 8(q)	22. 4(q)	22. 8(q)	21. 5(q)	25. 5(q)	25. 5(q)	25. 6(q)
6′－CH_3	25. 6(q)	25. 5(q)	27. 0(q)	26. 4(q)	27. 3(q)	27. 6(q)	27. 6(q)
	27. 8(q)	27. 6(q)	27. 6(q)	27. 6(q)	27. 6(q)	27. 6(q)	27. 7(q)

C	*3－04*	*3－04a*	*3－04b*	*3－04x*
1	140. 5(s)	142. 0(s)	139. 1(s)	137. 4(s)
2	129. 8(s)	128. 9(s)	132. 5(s)	135. 9′(s)
3	73. 1(d)	76. 4(d)	73. 1(d)	68. 1(d)
4	24. 0(t)	25. 3(t)	24. 2(t)	29. 4(t)
5	33. 7(t)	33. 8(t)	34. 0(t)	35. 2(t)
6	32. 7(s)	33. 5(s)	33. 3(s)	33. 8(s)
1－COO^-	171. 7(s)	170. 2(s)	170. 2(s)	170. 7(s)
2′－CH_3	17. 9(q)	18. 5(q)	18. 2(q)	18. 3(q)
6′－CH_3	26. 9(q)	27. 0(q)	27. 1(q)	27. 8(q)
	27. 9(q)	28. 7(q)	28. 0(q)	28. 3(q)

衍生物分析：

（1）水解：

反应条件：β 葡萄糖苷酶

产物：（3－02x）

分子式：$C_{13}H_{24}O_3$

结构式：

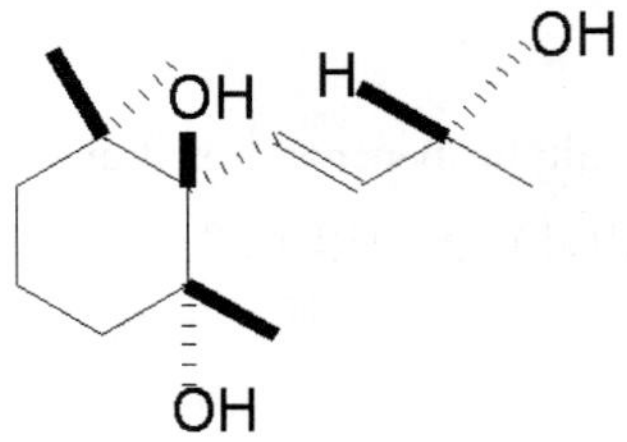

理化性质：mp111－113℃（prisms），$[\alpha]_D^{28}$ －39.6°（MeOH）

光谱数据：

IR（$CHCl_3$）cm^{-1}：3610，3445，2933，1600

^{13}C NMR[10]：见表4－12。

化学鉴别：

紫罗兰酮衍生物在甲醇中用$NaBH_4$还原可以得到化合物9和10，比例为1∶1。

（2）地黄紫罗兰苷A、B（Rehmaionoside A、B）混合物的甲醇解：

甲醇解反应：地黄紫罗兰苷A和B在较温和条件（4.5% HCl－dry MeOH，r，t，8h）下进行甲醇解。

产物：C_2－差向异构体的混合物

结构式：

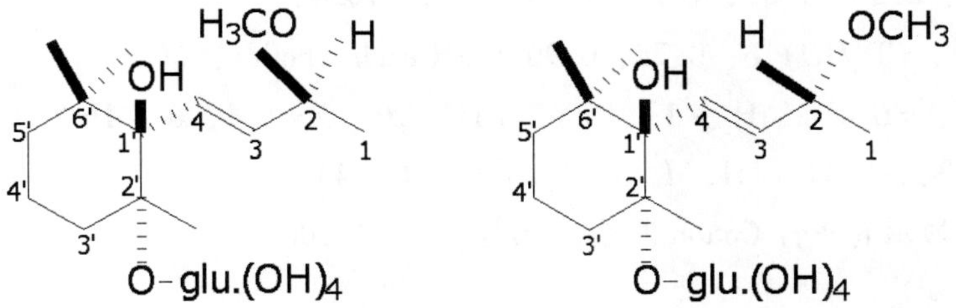

光谱数据：

IR（KBr）cm^{-1}：3391，2929，1598，1036，

^1H NMR（500MHz，d_5－pyridine）δ：1.20（3H，*d*，*J*＝6.1 Hz，H_3－1），1.25（3H，*s*，CH_3－2′），1.68，1.73［3H each，both s，$(CH_3)_2$－6′］，3.29（3H，*s*，OCH_3），3.72（1H，*dq*，*J*＝6.1，8.1 Hz，H－2），5.12（1H，*d*，*J*＝8.6 Hz，H－1″），6.00（1H，*dd*，*J*＝8.1，15.9 Hz，H－3），6.72（1H，*d*，*J*＝15.9 Hz，H－4）。

混合物6的甲醇解：

反应条件：9% HCl－dry 甲醇溶液，室温，15h。

产物：7、8

结构式：

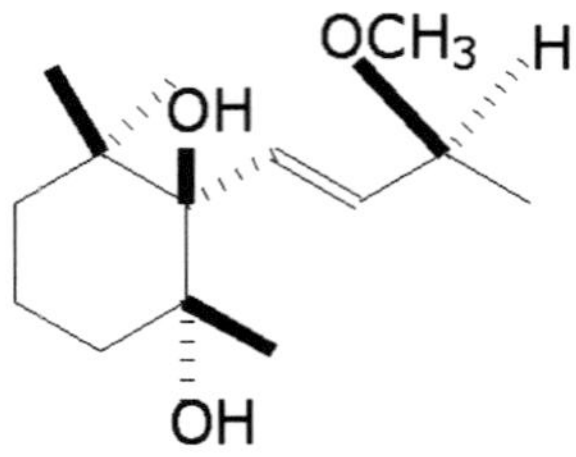

7

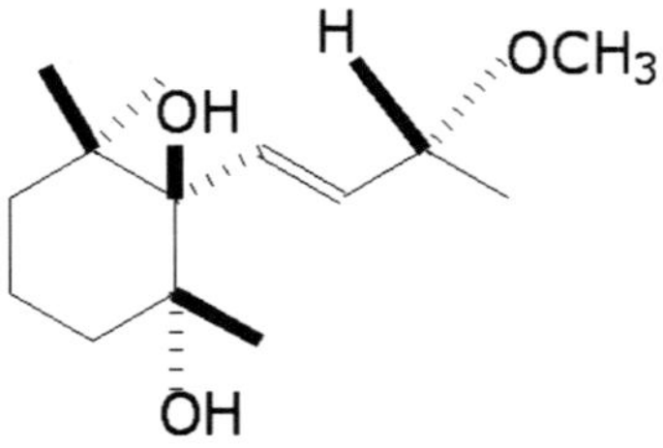

8

地黄紫罗兰苷 A、B 中 C_2 绝对构型的确定——the allylic benzoate exciton chirality method—：

前处理：地黄紫罗兰苷 C 五乙酸酯四氢硼钠（NaBH4）还原得 1a 2a 1∶1）；分别将 1a 和 2a 置于苯甲酰氯－吡啶溶液中进行反应。

产物：1b 和 2b。

1b：分子式：$C_{36}H_{48}O_{14}$

结构式：

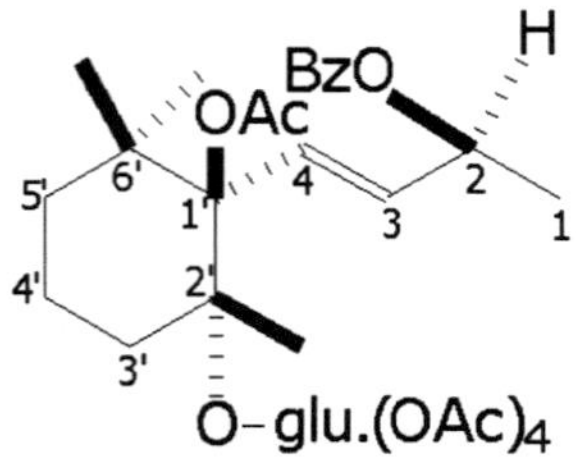

理化性质：无色油状物

光谱数据：

UV λmax（MeOH）：228 nm（ε 14100），

IR（$CHCl_3$）cm^{-1}：2935，1753，1716，1600，1272，1034，

^1H NMR（500 MHz，CD_3OD）δ：0.78，0.90［3H each，both s，$(CH_3)_2-6'$］，1.16（3H，s，CH_3-2'），1.47（3H，*d*，*J*＝6.4Hz，H_3-1），5.65（1H，*dq*，*J*＝6.1，6.4 Hz，H－2），5.80（1H，*dd*，*J*＝6.1，15.9 Hz，H－3），6.34（1H，*d*，*J*＝15.9 Hz，H－4）

CD（MeOH）谱：显示有正性 Cotton 曲线，$[\theta]_{226}$ = ＋13100

化学鉴别反应：

1b 在 1% NaOMe － MeOH 溶液中反应，产物为地黄紫罗兰苷 A。

2b：分子式：$C_{36}H_{48}O_{14}$

结构式：

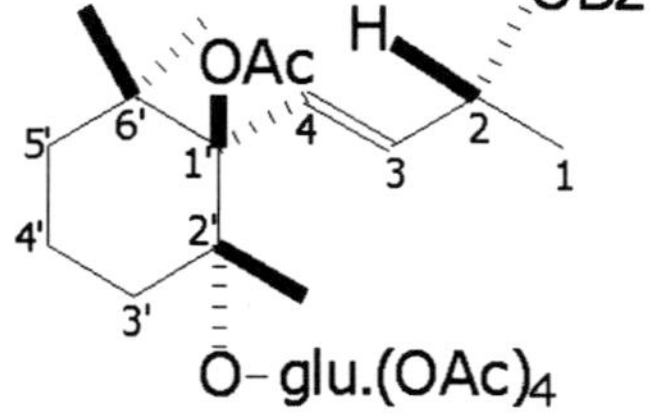

理化性质：无色油状物

光谱数据：

UV λmax（MeOH）：229 nm（ε 13000）

IR（$CHCl_3$）cm^{-1}：2935，1753，1728，1600，1272，1040

^1H NMR（500MHz，CD_3OD）δ：0.79，0.94［3H each，both s，$(CH_3)_2-6'$］，1.19（3H，*s*，CH_3-2'），1.47（3H，*d*，*J*=6.4 Hz，H_3-1），5.65（1H，*dq*，*J*=5.8，6.4 Hz，H-2），5.85（1H，*dd*，*J*=5.8，15.9 Hz，H-3），6.34（1H，*d*，*J*=15.9 Hz，H-4）

CD（MeOH）谱：显示有阴性 Cotton 曲线：$[\theta]_{226}$ -15200

化学鉴别反应：

2b 在 1% NaOMe - MeOH 溶液中反应，产物为地黄紫罗兰苷 B。

3-03　**地黄紫罗兰苷** C（Rehamionoside C）[10]

分子式：$C_{19}H_{32}O_8$

分子结构：

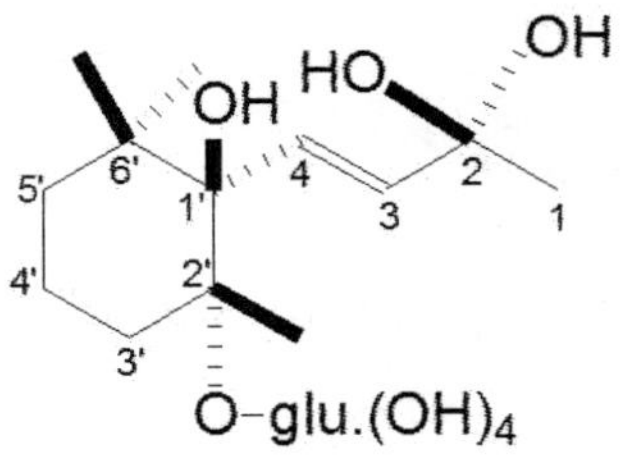

理化性质：mp 217-218℃（Prisms），$[\alpha]_D^{24}$ -59.4°（MeOH）

光谱数据：

UV λ max（MeOH）：232nm（ω 10700）

IR（KBr）cm^{-1}：3270，1680，1059，

SIMS m/z：389（M+H）$^+$，411（M+Na）$^+$，481（M+H+甘油）$^+$

^{13}C NMR：见表 4-12。

衍生物分析：

（1）乙酰化：

前处理：乙酸酐-吡啶

产物：地黄紫罗兰苷 C 的五乙酸酯（3-03a）

分子式：$C_{29}H_{42}O_{13}$

结构式：

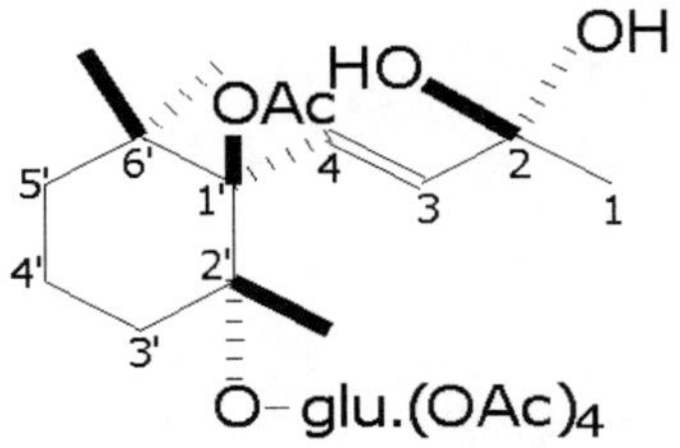

理化性质：针状结晶，mp 183-184℃

光谱数据：

UV λ max（MeOH）：228nm（ω 16600）

IR（$CHCl_3$）cm^{-1}：2938，1751，1674，1241，1036

^1H NMR（500MHz，$CDCl_3$）谱：4 组甲基 CH_3：峰：（δ 0.81，1.08，1.18，2.29；3H，s）。2 个烯

烃质子峰：δ 6.19，7.29，1H each，both d，J = 16.5 Hz。β－端基质子峰：（δ 4.70，d，J = 7.9 Hz）。

^{13}C NMR[10]：见表 4－12。

（2）水解：

反应条件：β 葡萄糖苷酶水解

产物：紫罗兰酮衍生物（3－03b）

分子式：$C_{13}H_{22}O_3$

结构式：

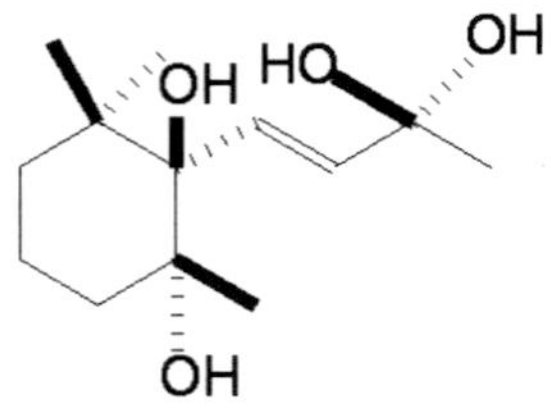

理化性质：棱晶 mp 115－116℃，$[\alpha]_D^{25}$ －53.6°（EeOH）

光谱数据：IR $CHCl_3$ cm^{-1}：3600，3450，1670，1620。

将紫罗兰酮衍生物与其光学对映异构体的物理参数进行比较后可以推断出紫罗兰酮衍生物中存在 1′R，2′R 构型。

3－04 地黄苦苷（rehmapicroside）[10]

分子式：$C_{16}H_{26}O_8$

结构式：

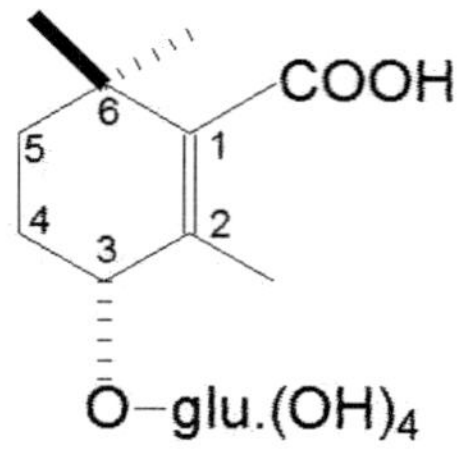

理化性质：棱晶 mp 127－129℃，$[\alpha]_D^{20}$ +8.5°（MeOH）

光谱数据：

SIMS *m/z*：347（M + H）$^+$，369（M + Na）$^+$，439（M + H + 甘油）$^+$

IR（KBr）cm^{-1}：3405，1691，1637，1073

^{13}C NMR[10]：见表 4－12。

衍生物分析：

（1）乙酰化：

产物——地黄苦苷四乙酸酯（3－04a）

分子式：$C_{24}H_{34}O_{12}$

结构式：

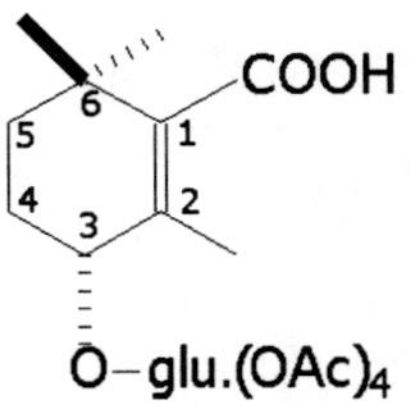

理化性质：方晶，mp 146－148℃

光谱数据：

IR（$CHCl_3$）cm^{-1}：1746，1698，1239，1030

^{13}C NMR[10]：见表4－12。

（2）甲醇解：

产物：地黄苦苷甲醇酯（3－04b）

前处理：CN_2N_2

结构式：

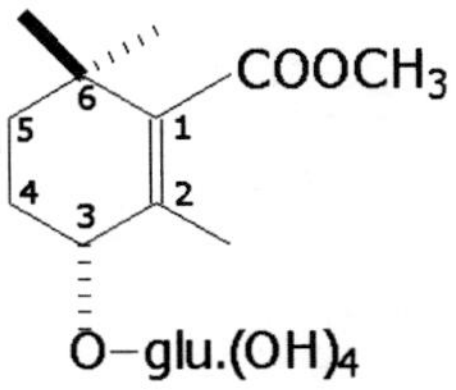

理化性质：易吸湿粉末

光谱数据：

SIMS m/z：361（M＋H）$^+$，383（M＋Na）$^+$，453（M＋H＋甘油）$^+$

IR（KBr）cm^{-1}：3400，1722，1071

^{13}C NMR[10]：见表4－12。

地黄苦苷甲醇酯（3－04b）水解——产物（3－04x）：

水解条件：β 葡萄糖苷酶

分子式：$C_{11}H_{18}O_3$

结构式：

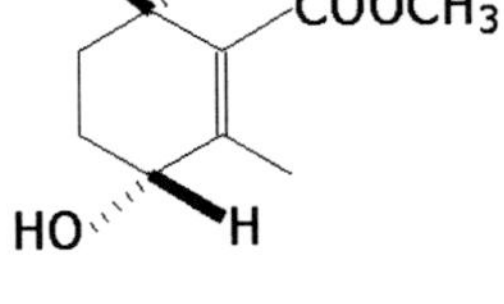

理化性质：无色油状物，$[\alpha]_D^{20}$ ＋53.8°（$CHCl_3$）

光谱数据：

IR（CCl4）cm^{-1}：3420，1718，1216，1059。

^{13}C NMR[10]：见表4－12。

化学鉴别：

地黄苦苷醇解9% HCl－dry MeOH 回流2小时，产物为3－04y（外消旋体）和甲基葡糖苷；3－04x在三氧化铬－吡啶（CrO_3－pyridine）溶液中氧化得已知酮3－04z。

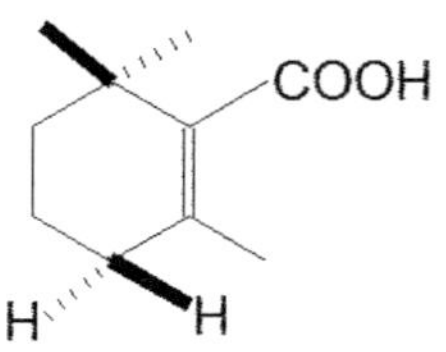

3-04y

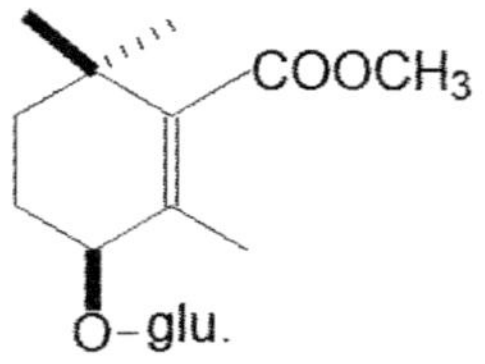

3-04x

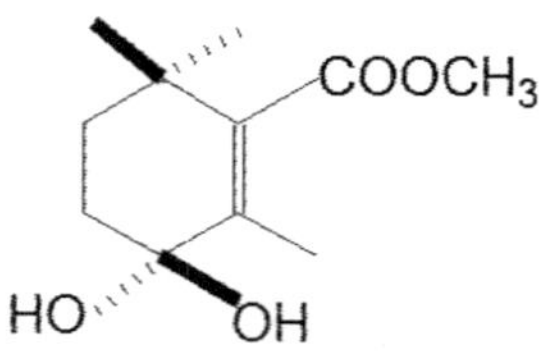

3-04z

地黄苦苷中 C_3 绝对构型的鉴定：化合物3－04x 的苯甲酰化产物（11a）

反应条件：苯甲酰氯－吡啶

分子式：$C_{18}H_{22}O_4$

结构式：

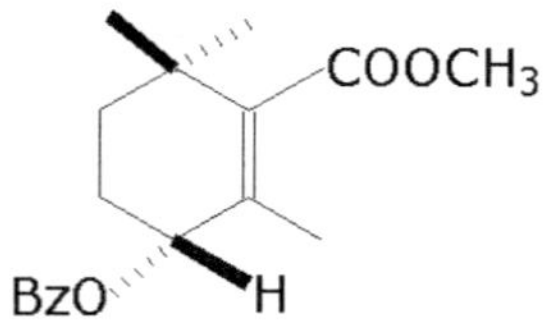

理化性质：无色油状物

光谱数据：

UV λ max（EtOH）：229 nm（ε 14600）

IR（CCl4）cm^{-1}：1717，1595，1268，1101。

CD 谱：显示正性 Cotton 曲线：$[\theta]_{229}$ +36500。

化学鉴别（半合成反应）：

反应过程：先由 α－紫罗兰酮得 The enone methyl ester（13），在 $NaBH_4$的甲醇溶液于0℃反应20 分钟得（±）－11；（±）－11 在1－溴－2，3，4，6－四－O－乙酰葡糖和 $Hg(CN)_2$ 中苷化，苷化产物在0.5% NaOMe－MeOH（r，t）中反应 15 分钟，上 HPLC 柱纯化得 4b（30%）和非对应异构体 14（31%）。4b 在10% KOH－aq. MeOH（60℃，12h）中反应的产物地黄苦苷4（69%）。

3－05 **地黄苦苷钙盐**（Rehmapicrogenin calcium salt）[11]

分子式：

结构式：

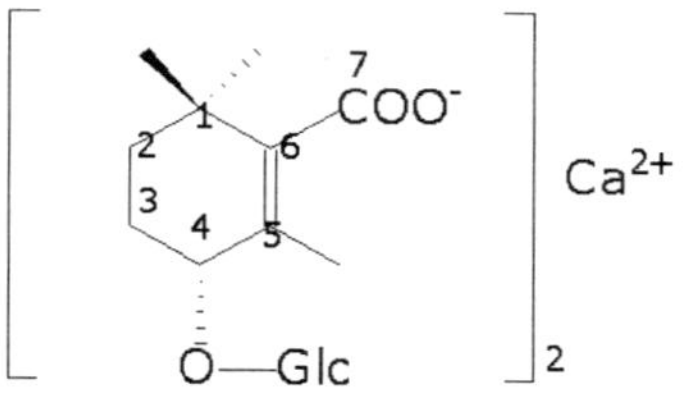

理化性质：

$[\alpha]_D^{25}$ = －9.9°（c＝1.39，MeOH）[11]；方晶，mp＞300，$[\alpha]_D^{27}$ 0（MeOH，c＝0.21）[12]。

光谱数据：

UV λ_{max}^{EtOH} nm（logε）[12]：258（2.57）。

IR ν_{max}^{KBr} cm^{-1}[12]：3420（OH），1660（C＝C），1536（CO_2^-），1395。

^{1}H－NMR（200 MHz. pyridine－d_6）[12]：δ1.11，1.15（each 3H，s. Me_2－1），1.35（1H），1.45－

1.75 (2H), 1.80 (1H) (each m, H-2, H-3), 1.75 (3H, s, Me-5), 3.86 (1H, t, J=5.1Hz, H-4)。

^{1}H NMR (300.24MHz)[11]：见表4-11。

^{13}C NMR (pyridine-d_6)[12]：见表4-13。

^{13}C NMR (75.5MHz)[11]：见表4-11。

EI-MS m/z (rel. int.)[12]：166 (11), 151 (7), 139 (10), 128 (6), 122 (36), 110 (9), 107 (100), 105 (34), 91 (50), 79 (33)。

FAB-MS m/z[12] 183 [$C_{10}H_{15}O_3$]$^+$。

3-06　地黄苦苷元 (Rehmapicrogenin)[12]

结构式：

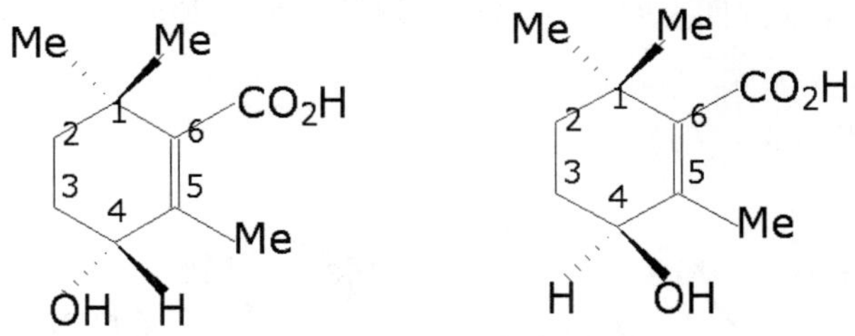

物理性质：针晶，mp 167-168℃，$[\alpha]_D^{24}$ 0^0 (MeOH, c=0.27)[12]；$[\alpha]_D^{25}=0^0$ (c=0.58, MeOH)[11]。

表4-13　^{13}CNMR (50MHz in CD_3OD) **谱**[12]

C	*3-10*	*3-10a*	*3-09*	*3-11*	*3-11a*	*3-11b*	*3-12*	*3-06*	*3-06a*	*3-06b* *3-05*	地黄苦目元甲酯
1	44.5	43.7	39.5	44.8	43.9	44.8	39.7	33.8	33.9	34.0	33.8
2	74.3	78.0	37.2	74.5	78.4	74.6	37.5	35.4	35.2	35.9	35.2
3	27.6	34.5	18.9	27.7	24.6	27.7	19.1	29.7	29.6	29.8	29.4
4	36.1	35.6	36.6	35.9	35.5	36.0	36.8	68.4	68.2	69.8	68.1
5	75.3	75.2	75.4	75.5	75.4	75.6	75.9	133.7	136.1	127.6	135.9
6	82.1	82.1	80.6	82.2	82.1	82.3	80.7	139.2	137.5	145.0	137.4
7	152.6	151.5	153.2	139.5	138.4	140.0	140.0	172.7	170.8	181.1	170.7
8	131.9	132.3	131.8	134.5	135.0	134.4	134.3	—	—	—	—
9	201.3	201.1	201.3	153.7	152.9	154.2	153.9	—	—	—	—
10	27.0	27.2a	27.3a	119.7	120.5	118.9	119.5	—	—	—	—
11	—	—	—	170.7	171.0	169.3	170.8	—	—	—	—
Me_2-1	18.0 22.9	19.1 22.8	25.7 27.4a	18.0 22.9	19.0 22.8	18.0 22.9	25.8 27.5a	28.1 28.7	27.9 28.4	28.6 29.3	27.8 28.3
Me-5	27.0	26.8a	27.0a	27.0	26.8	27.0	27.4a	18.6	18.4	18.2	18.3
Me-9	—	—	—	14.3	14.3	14.3	14.3	—	—	—	—
CO_2Me	—	—	—	—	51.4	—	—	—	51.0	—	—
Me	—	21.2	—	—	21.2	—	—	—	—	—	—
CO	—	172.8	—	—	172.9	—	—	—	—	—	—

光谱数据：

IR $\nu_{max}^{KBr}cm^{-1}$[12]：3350 (OH), 1682 (C=O), 1650 (C=C)。

^{1}H-NMR (200 MHz. pyridine-d_6) δ1.35, 1.38 (each 3H, s, Me_2-1), 1.50, 1.85 (each 1H, m, H－2), 2.05 (2H, m, H－3), 2.25 (3H, s, Me－5), 4.27 (1H, t, J=5.5Hz, H－4)。

^{1}H NMR (300.24MHz)[11]：见表4－11。

^{13}C NMR (pyridine－d_6)[12]：见表4－13。

^{13}C NMR (75.5MHz)：见表4－11。

EI－MS m/z (rel. int.)：184.1120 [M]$^+$ (Calc. for $C_{10}H_{16}O_3$：184.1099) (17), 169 (27), 166 (17), 151 (30), 139 (77), 128 (43), 123 (78), 110 (100), 107 (52), 95 (38), 91 (43), 81 (30)。

FAB－MS m/z：185 [M+H]$^+$, 207 [M+Na]$^+$, 223 [M+K]$^+$。

EI－MS m/z (rel. int.)[11]：184 [M]$^+$ (2.9), 169 (3.6), 151 (4.3), 136 (100), 110 (33.6)

衍生物分析：

地黄苦苷元甲醇酯 (3－06a)：

制备：地黄苦苷元 (13mg) 的四氢呋喃 (10ml) 溶液中加入 Etherial CH_2N_2，室温静置过夜，反应物蒸干即得。

产物：地黄苦苷元甲醇酯 (3－06a)

结构式：

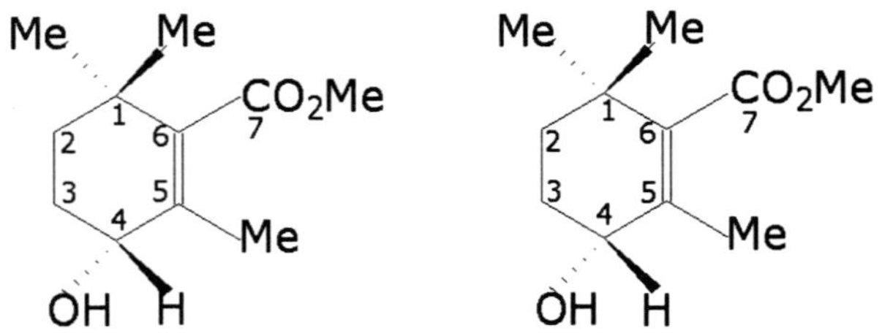

物理性质：油状液体，$[\alpha]_D^{26}$ 0 ($CHCl_3$；c=0.69)，$[\alpha]_D^{20}$ +53.8 ($CHCl_3$)][13]。

光谱数据：

IR ν_{max}^{CCl4} 3444 (OH), 1728 (C=O), 1652 (C=C), 1222, 1062。

^{1}H NMR (500 MHz. pyridine－d_6)：δ1.15, 1.17 (each 3H, s. Me_2－1), 1.44 (1H, ddd. J=13.0, 8.5, 3.3 Hz, H－2), 1.76 (1H, ddd, J=13.0, 9.6, 3.2 Hz, H－2), 2.00 (2H, m, H－3), 2.02 (3H, s, Me－5), 3.76 (3H, s, CO_2Me), 4.19 (1H, t, J=5.6Hz, H－4), 1H－NMR (200 MHz. pyridine－d_6)：δ1.08, 1.10 (each 3H, s. Me_2－1), 1.35－2.05 (4H in total, m, H－2, H－3), 1.76 (3H, s, Me－5), 3.76 (3H, s, OMe), 3.98 (1H, d, J=5.1Hz, H－3)。

^{13}C NMR (pyridine－d_6)[12]：见表4－13。

EI－MS m/z (rel. int.)：198.1249 [M]$^+$ (20) (Calc. for $C_{11}H_{18}O_3$：198.1256), 183 (37), 167 (25), 151 (31), 142 (100), 139 (99), 123 (80), 110 (99), 95 (36), 82 (30)。

3－07 Jiocarotenoside A_1[8]

结构式：

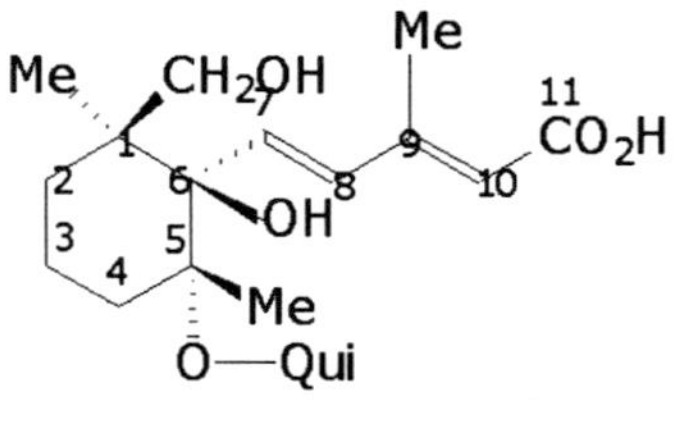

理化性质：方晶，mp 213－215℃，$[\alpha]_D^{28}$ －104.8°（MeOH：c＝0.43）

光谱数据：

UV λ_{max}^{EtOH} nm（log ε）：254（4.32）。

IR ν_{max}^{KBr} cm^{-1}：3464（OH），1692（C＝O），1632，1608（C＝C）。

^1H NMR（200MHz CD_3OD）：见表4－14。

^{13}C NMR（50 MHz in CD_3OD）：见表4－15。

FAB－MS m/z 431［M＋H］$^+$，453［M＋Na］$^+$，469［M＋K］$^+$，（Found：C，56.34；H，8.10，$C_{21}H_{34}O_9 \cdot H_2O$ requires；C，56.24；H，8.09%）。

衍生物分析：

（1）乙酰化：

产物：Jiocarotenoside A_1 四乙酸酯（3－07a）：

结构式：

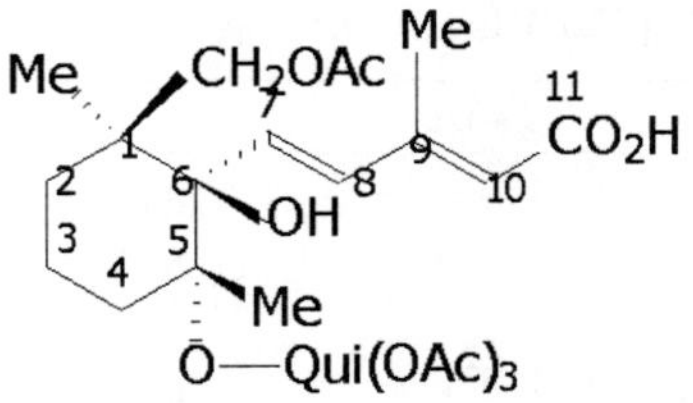

理化性质：方晶，mp 199℃，$[\alpha]_D^{26}$ －140.5°（$CHCl_3$：c＝0.12）

光谱数据：

IR ν_{max}^{KBr} cm^{-1}：1744，1724（acetyl C＝O），1706（C＝O），1632，1612（C＝C）

^1H NMR（200MHz CD_3OD）：见表4－14。

FAB MS m/z 599［M＋H］$^+$。

（2）酸水解：

产物——Jiocarotenoside A_1 苷元（3－07b）：

前处理：60mg Jiocarotenoside A_1 溶于13ml 1M HCl－MeOH（12：1）溶液中，85℃加热1小时。反应物分两层：氯仿层和水层。

①氯仿层：

反应物氯仿萃取两次，每次20ml，合并萃取液浓缩干燥得干膏，该干膏上制备色谱柱，以 $CHCl_3$－MeOH（23：2）为洗脱剂，即得8mg Jiocarotenoside A_1 苷元（3－07b）。

结构式：

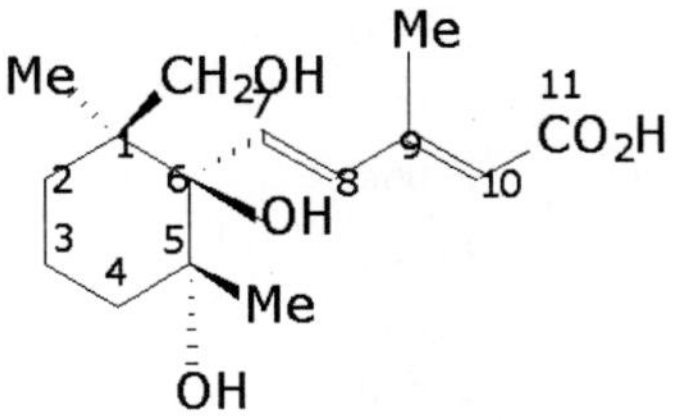

理化性质：针状结晶，mp 198－200℃

光谱数据：

IR ν_{max}^{KBr} cm^{-1}：3420（OH），1684（C＝O），1632，1610（C＝C）

^1H NMR（200MHz CD_3OD）：见表4－14。

^{13}CNMR（50 MHz in CD_3OD）：见表4－15。

FAB MS *m/z* 285 [M＋H]$^+$，307 [M＋Na]$^+$。

②水层：

水层浓缩干燥，按照常规方法乙酰化后，反应物上制备色谱柱，用正己烷－丙酮（17∶3）洗脱，以4∶3的比例得到乙酰糖酯的α－和β－anomeric混合物，乙醚萃取后可得到8mg β－D－异鼠李糖四乙酸酯。

理化性质：针状结晶，mp 144－145℃，$[\alpha]_D^{26}$ ＋26.3°（$CHCl_3$：c＝0.16）

光谱数据：

IR ν_{max}^{KBr} cm^{-1}：1758（acetyl C＝O），1252，1228，1084，1036。

^{1}H NMR（200MHz $CDCl_3$）δ 1.25（3H，*d*，*J*＝6.1 Hz，H－6），2.01，2.03，2.05，2.11（each 3H，s，OAc×4），3.72（1H，m，H－5），4.86（1H，*t*，*J*＝8.5 Hz，H－4），5.10（1H，*t*，*J*＝8.5 Hz，H－2），5.21（1H，*t*，*J*＝9.2 Hz，H－3），5.68（1H，*d*，*J*＝8.1 Hz，H－1）。

EI－MS m/z（rel. int.）273 [M－OAc]$^+$（9），184（59），157（100），142（31），115（98），103（22）。

表4－14 ^{1}H NMR（200MHz CD_3OD）谱[8]

H	*3－07**	*3－07a*	*3－07b**	*3－08*	*1－22**	*3－01*	*3－03*
2	1.05m 2.19m		1.08m 2.19td (13.9,3.9)	1.06m 2.18m	3.37dd (11.5,4.1)		
3	1.38m 1.72m	1.1－2.2m [6H]	1.48m 1.98qt (13.4,3.9)	1.37m 1.70m	1.54m 1.94m	1.13[2H]m 1.77[3H]m 2.06[1H]m	1.24[2H]m 1.72[3H]m 2.09[1H]m
4	1.72m 2.19m		1.45m 1.91td (13.4,3.9)	1.70m 2.18m	1.54m 1.94m		
7	6.82d (15.9)	6.70d (16.1)	6.71d (15.9)	6.82d (16.4)	6.72d (16.1)	6.22d (15.9,1.2)	6.31d (16.2)
8	6.47br d (15.9)	6.33d (16.1)	6.52br d (15.9)	7.79d (16.4)	6.40d (16.1)	5.69dd (15.9,6.5)	7.53d (16.2)
9	—	—	—	—	—	4.33br quin (6.5)	—
10	5.79br d	5.84br s	5.81br s	5.68br s	5.86br s	1.26d (6.6)	2.31s
Me_2－1(β)	—	—	—	—	0.88s	0.81s	0.83s
Me_2－1(α)	1.04s	1.14s[a]	1.01s[a]	1.04s	1.11s	1.16 s[a]	1.22s
CH_2OH－1	3.00d (11.5) 3.63d (11.5)	3.71d (11.5) 4.06d (11.5)	3.01d (11.1) 3.61d (11.1)	2.99d (11.0) 3.68d (11.0)	—	—	—
Me－5	1.08s	1.15s[a]	1.06 s[a]	1.09s	1.04s	1.19 s[a]	1.19s
Me－9	2.29d (1.0)	2.32br s	2.32d (1.0)	2.06d (1.2)	2.34d (1.0)	—	—
Sugar moiety	Qui	Qui		Qui	Glc	Glc	Glc
1	4.43d (7.7)	4.65d (7.5)		4.43d (7.3)	4.67d (7.9)	4.44d (7.6)	4.47d (7.3)
2	3.21dd (9.1,7.7)	5.04t (8.4)		3.2－3.4m	3.21dd (9.2,9.7)	3.2－3.4m	3.2－3.4m
3	3.29t (9.0)	5.15t (9.3)		3.2－3.4m	3.38t (8.9)	3.2－3.4m 3.2－3.4m	3.2－3.4m 3.2－3.4m

续表

H	3 - 07*	3 - 07a	3 - 07b*	3 - 08	1 - 22*	3 - 01	3 - 03
4	3.00t	4.84t		2.99t	3.28t		
	(8.7)	(9.3)		(8.8)	(9.0)		
5	3.23m	3.48m		3.2 - 3.4m	3.35m	3.2 - 3.4m	3.2 - 3.4m
6	1.22d	1.16d		1.22d	3.66dd	3.61dd	3.62dd
	(6.1)	(6.0)		(6.1)	(11.9,5.8)	(12.0,5.6)	(11.7,5.6)
					3.90dd	3.81dd	3.81dd
					(11.9,2.1)	(12.0,2.2)	(11.7,2.2)

*500MHz 测量

表 4 - 15　^{13}CNMR（50 MHz in CD_3OD）谱[8]

	3 - 07	3 - 07b	3 - 08	1 - 22	3 - 01	3 - 03
C - 1	42.2	42.1	42.3	44.7	39.3	39.8
2	31.0	31.5	31.2	74.5	37.2	37.0
3	17.9	18.4	18.0	27.7	18.7	18.6
4	32.6	36.6	32.7	35.9	32.6	32.6
5	83.2	75.5	83.3	75.5	83.6	83.4
6	81.9	82.5	82.1	82.2	79.5	80.3
7	140.7	139.7	142.1	139.9	134.6	153.7
8	134.2	135.0	128.5	134.4	132.5	131.2
9	154.0	153.4	152.6	154.2	69.7	201.8
10	119.2	119.9	117.4	119.3	24.3	27.2a
11	170.7	170.9	170.1	168.6	—	—
Me_2 - 1(α)	20.5	20.4	20.6	18.0	25.8	25.8
(β)	—	—	—	22.9	27.3	27.4a
CH_2OH - 1	72.0	72.0	72.0	—	—	—
Me - 5	21.2	26.6	21.3	27.0	22.3	22.4
Me - 9	14.5	14.5	21.8	14.5	—	—
Sugar moiety	QuiQui	Glc	Glc	Glc		
1	97.8		97.9	99.4	98.2	98.2
2	75.6		75.7	74.7	75.5	75.4
3	78.7		78.8	78.1	79.1	79.0
4	72.4		72.5	71.7	71.8	71.7
5	76.9		77.0	78.0	77.4	77.4
6	18.4		18.5	62.9	62.9	62.9

3 - 08　Jiocarotenoside A_2[8]

结构式：

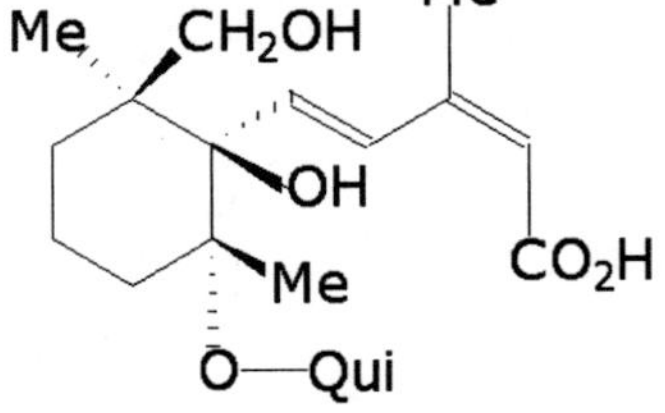

理化性质：针状结晶，mp 163 - 169℃，$[\alpha]_D^{28}$ -92.5°（MeOH，c =0.13）。

光谱数据：

UV λ_{max}^{EtOH} nm（log ε）：253（4.28）。

IR ν_{max}^{KBr} cm^{-1}: 3400（OH），1678（C＝O），1634，1602（C＝C）

^{1}H NMR（200MHz CD_3OD）：见表 4－14

^{13}C NMR（50 MHz in CD_3OD）：见表 4－15。

FAB MS *m/z* 431［M＋H］$^+$，453［M＋Na］$^+$。

3－09 **二羟基－β－紫罗兰酮**（Dihydroxy－β－ionone）[12]

结构式：

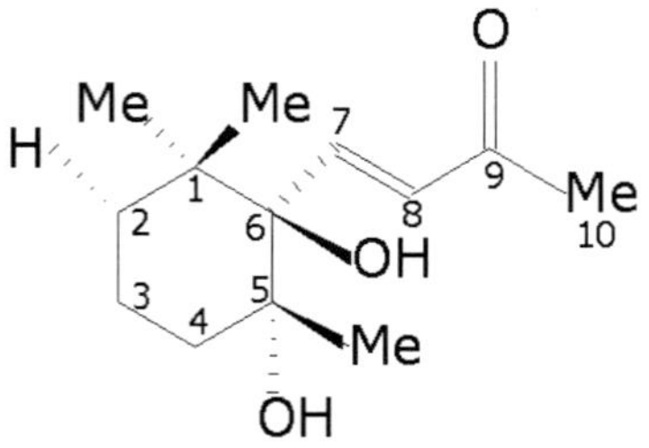

理化性质：方晶，mp 103.5－104.5℃；无定型粉末，$[\alpha]_D^{25}$ ＝ －76.7^0（c＝0.83，MeOH）。{$[\alpha]_D^{25}$ ＝ －73.6^0（c＝0.49，MeOH）[2]}。

光谱数据：

UV λ_{max}^{EtOH} nm（log ε）：235（4.08）。

IR ν_{max}^{KBr} cm^{-1}：3500，3468（OH），1690（C＝O），1628（C＝C）

^{1}H NMR（500 MHz. CD_3OD）：见表 4－16。

表 4－16 ^{1}H NMR（500 MHz in CD_3OD）谱[12]

H	*3－10*	*3－10a*	*3－09*	*3－11*	*3－11a*	*3－11b*	*3－12*
2α(eq)	—	—	1.18dddd (13.3,3.4, 3.5,1.5)	—	—	—	1.17m [1H] 1.3－1.5m [2H]
β(ax)	3.72dd (11.6,4.0)	5.03dd (11.8,4.3)	1.69ddd (13.3,13.3, 3.7,0.3)	3.74dd (11.8,4.1)	5.04dd (11.8,4.2)	3.73dd (11.8,4.1)	1.6－1.9m [3H]
3α(ax)	1.95m	2.00m	1.91ddddd (13.4,13.3, 13.3,3.4,3.1)	1.95m	2.02m	1.95m	
β(eq)	1.54m	1.57m	1.39ddddd (13.3,3.9, 3.7,3.4,3.1)	1.53m	1.55m	1.53m	
4α(eq)	1.54m	1.57m	1.48dddd (13.4,3.1,3.1,1.5)	1.53m	1.55m	1.53m	
β(ax)	1.95m	2.00m	1.80ddd (13.4,13.4,3.9)	1.95m	2.02m	1.95m	
7	7.42d (16.3)	7.40d (16.3)	7.43d (16.3)	6.70dd (16.1,0.3)	6.67d (16.1)	6.72dd (16.2,0.3)	6.71d (16.0)
8	6.30d (16.3)	6.33d (16.3)	6.34d (16.3)	6.39dd (16.1,0.8)	6.41dd (16.1,0.7)	6.39dd (16.2,0.8)	6.40d (16.0)
10	2.32s	2.32s	2.31s	5.81brs	5.82brs	5.82brs	5.80brs
Me_2－1(β)	0.89s	0.81s	0.81s	0.89s	0.81s	0.88s	0.80s

续表

H	3-10	3-10a	3-09	3-11	3-11a	3-11b	3-12
Me_2-1(α)	1.15s	1.26s	1.24brs	1.12s	1.22s	1.11s	1.21s
Me-5	1.05s	1.06s	1.08s	1.04s	1.05s	1.04s	1.07s
Me-9	—	—	—	2.31d (1.2)	2.30d (1.2)	2.33d (1.2)	2.31d (1.2)
CO_2Me	—	—	—	—	—	3.69s	—
OAc	—	2.03s	—	—	2.02s	—	—

^{1}H NMR (200MHz $CDCl_3$) : δ 0.83, 124 (each 3H, *s*, Me_2-1), 1.14 (3H, *s*, Me-5), 1.30 (1H), 1.4-1.6 (2H), 1.6-1.9 (3H), (each m, H-2, H-3, H-4), 2.32 (3H, s, H-10), 6.36 (1H, d, J=16.1 Hz, H-7), 7.47 (1H, *d*, *J*=16.1 Hz, H-8)

^{13}C NMR (50MHz $CDCl_3$): δ 17.7 (*t*, C-3), 25.1, 26.5, 27.2, 27.5 (each q, C-10, Me_2-1, Me-5), 36.2 (2C, t, C-2, C-5), 38.5 (s, C-1), 74.9 (s, C-5), 79.5 (s, C-6), 130.7 (d, C-8), 149.6 (d, C-7), 198.5 (s, C-9)

^{13}C NMR (pyridine-d_6): 见表4-13。

^{1}H, ^{13}C NMR[11]: 见表4-11。

EI-MS *m/z* (*rel. int.*)[12] 226 [M]$^+$ (2), 208 (10), 165 (16), 141 (23), 123 (71), 109 (100), 99 (54), 85 (25), 71 (66)。

EI-MS m/z (rel. int.)[11]: 228 [M-glucose]$^-$ (1.8), 210 (18.6), 193 (23.6), 64 (100), 57 (22.8)

CD (MeOH)[12]: $[\theta]_{212}$ +14900, $[\theta]_{242}$ -17200, $[\theta]_{319}$ +1400][8]。

3-10　**三羟基-β-紫罗兰酮**（Trihydroxy-β-ionone）[12]

结构式：

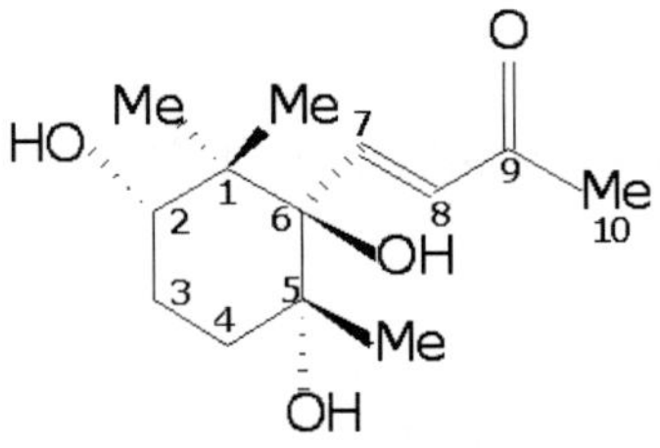

理化性质：针晶，mp 64.5-65.5℃ $[\alpha]_D^{25}$ -30.2° (MeOH, c=0.75)。

光谱数据：

UV λ_{max}^{EtOH} nm (log ε): 229 (4.00)。

IR ν_{max}^{KBr} cm^{-1}: 3450 (OH), 1672 (C=O), 1644, 1630 (C=C)

^{1}H NMR (500 MHz. CD_3OD): 见表4-16。

^{13}C NMR (pyridine-d_6): 见表4-13。

CD (EtOH) $[\theta]_{213}$ +15600, $[\theta]_{224}$ -14100, $[\theta]_{314}$ +1100,

EI-MS *m/z* (rel. int.): 224 [M-18]$^+$ (9), 206 (24), 142 (52), 123 (94), 109 (94), 98 (100), 95 (40), 83 (55)。

FD-MS *m/z*: 243 [M+H]$^+$. (高分辨)

FAB-MS *m/z*: 243.1667 [M+H]$^+$. (calc. for $C_{13}H_{23}O_4$. 243.1596)。

衍生物分析：乙酰化

产物—— 三羟基 - β - 紫罗兰酮 单乙酸酯（*Trihydroxy - β - ionoe monoacelate*）（3 - 10a）：

结构式：

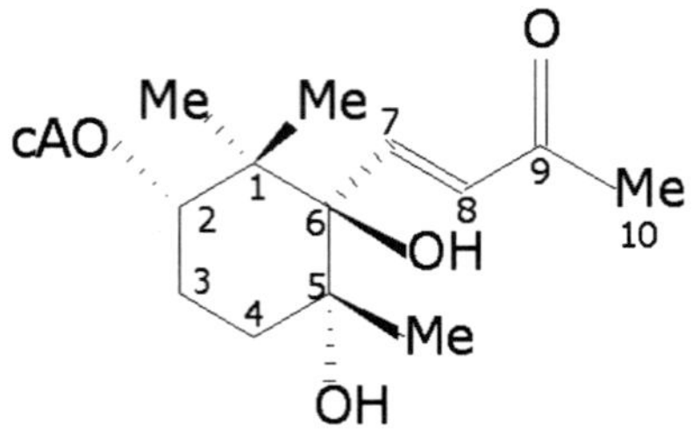

理化性质：棱晶，mp 153℃

光谱数据：

^{1}H NMR（500μHz，CD_3OD）：见表 4 - 16。

^{1}C NMR（50μHz，CD_3OD）：见表 4 - 13。

FAB - MS *m/z* 285 $[M+H]^+$。

1a 的 x 射线晶型分析：结晶尺寸为：0. 20 × 0. 25 × 0. 20mm。

3 - 11 5 - 羟基野菰酸（sec - hydroxyaeginetic acid）[12]

结构式：

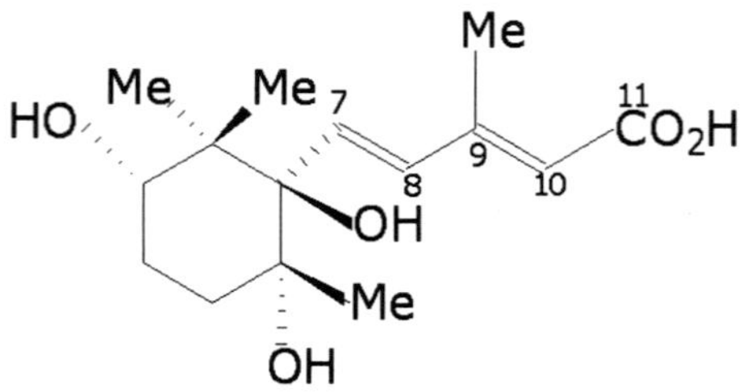

物理性质：针晶，mp 219 - 220℃，$[\alpha]_D^{23}$ - 33. 8°（MeOH，c = 1. 00）。

光谱特征：

UV λ_{max}^{EtOH} nm（log ε）：255（4. 10）。

IR ν_{max}^{KBr} cm^{-1}：3420，（OH），1692（C = O），1632，1610（C = C）

^{1}H NMR（500 MHz. CD_3OD）[12]：见表 4 - 16。

^{13}C NMR（pyridine - d_6）[12]：见表 4 - 13。

CD（EtOH）：$[\theta]_{221}$ + 4700，$[\theta]_{259}$ - 6100

EI - MS *m/z*（*rel. int.*）226 $[M-18]^+$（11），248（4），184（8），166（9），153（22），140（100），122（11），109（14），101（22）。

高分辨 FAB - MS *m/z*：285. 1790 $[M+H]^+$.（calc for $C_{15}H_{25}O_5$：285. 1702）。

衍生物分析：

（1）乙酰化：

产物——5 - 羟基野菰酸单醋酸盐（3 - 11a）：

结构式：

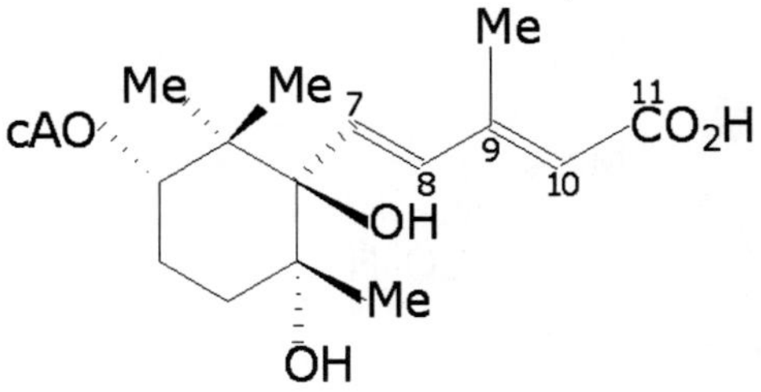

物理性状：无定型粉末。

光谱特征：

^{1}H－NMR（500 MHz. CD_3OD）[12]：见表4－16。

^{13}C NMR（pyridine－d_6）[12]：见表4－13。

FAB－MS m/z 349［M＋Na］$^+$。

（2）甲醇解：

产物：5－羟基野菰酸甲醇酯（3－11b）：

制备：5－羟基野菰酸（10mg）的甲醇（5ml）溶液中，加入 Etherial CH_2N_2室温放置过夜，反应物蒸干即可。

产物：5－羟基野菰酸甲醇酯（3－11b）（8mg）

结构式：

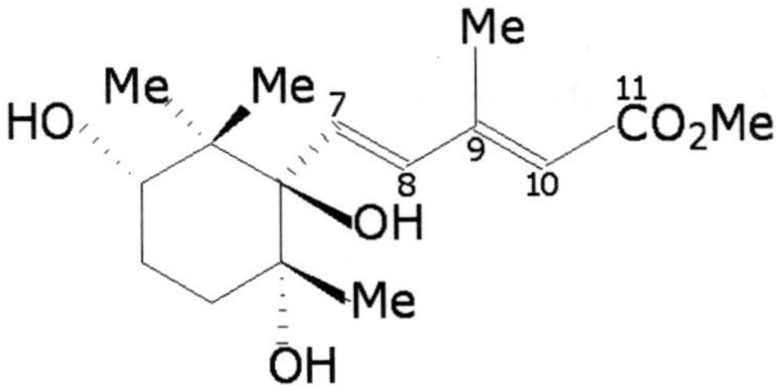

物理性质：针晶，mp 148－150℃，$[\alpha]_D^{23}$ －38.0（MeOH，c＝0.75）。

光谱数据：

IR ν_{max}^{KBr} cm^{-1}：3412（OH），1698（C＝O），1634，1614（C＝C）。

^{1}H NMR（500 MHz. CD_3OD）[12]：见表4－16。

^{13}C NMR（pyridine－d_6）[12]：见表4－13。

EI－MS m/z（rel. int.）：280［M－18］$^+$（11），265（11），198（15），177（13），166（46），154（83），149（24），122（100），109（35），101（40），95（88），83（70）。

FAB－MS m/z 299［M＋H］$^+$。

3－12 **野菰酸**（aeginetic acid）[12]

结构式：

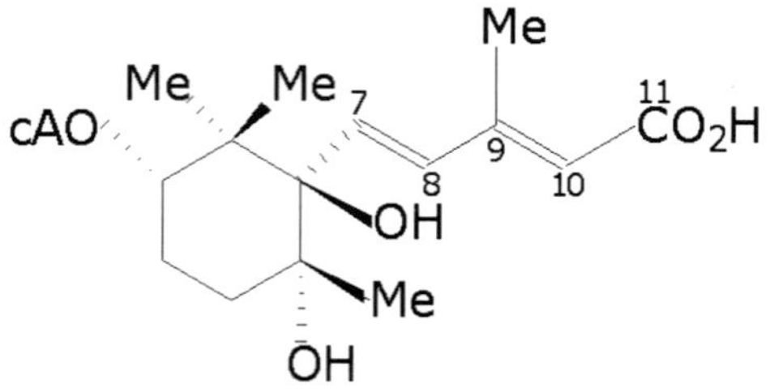

物理性质：方晶，mp 204－205℃，$[\alpha]_D^{23}$ －63.0（MeOH，c＝0.84）。

光谱数据：

UV λEtOHmaxnm（logε）：257（4.34）。

IR $\nu_{max}^{KBr}cm^{-1}$：3464（OH），1694（C＝O），1638，1606（C＝C）。

^{1}H NMR（500 MHz. CD_3OD）[12]：见表4－16。

^{1}H NMR（80 MHz. pyridine－d_6）：δ1.18，1.63（each 3H，s. Me_2－1），1.56（3H，S，Me－5）1.2－2.4（6H in total，m，H－2，H－3，H－4），2.57（3H，d，J＝1.1Hz，Me－9），6.24（1H，br s，H－10），6.94（1H，d，J＝16.0Hz，H－8），7.25（1H，d，J＝16.0Hz，H－7）。

^{13}C NMR（pyridine－d_6）：见表4－13。

EI－MS m/z（rel. int.）：268［M］$^+$（10），250（8），207（32），141（3），127（50），113（24），109（100），（Found：C，65.59；H，8.93. Calc. for $C_{15}H_{24}O_4 \cdot 1/3H_2O$：C 65.68%；H，9.06%）。

（四）苯乙醇苷类

4－01 **洋地黄叶苷**C（Purpureaside C）[13,14]

结构式：

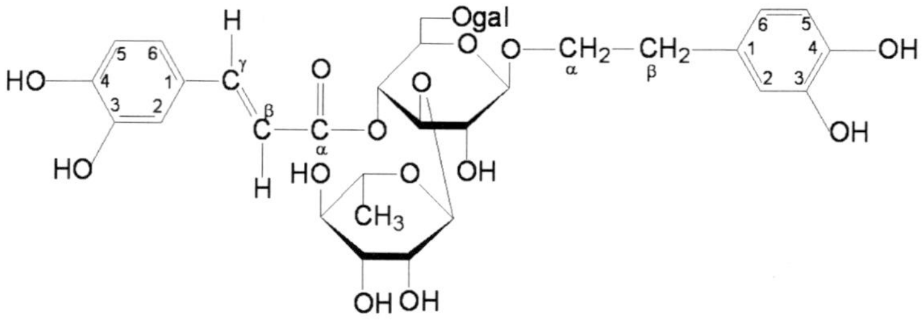

物理性质：类白色无定型粉末，$[\alpha]_D^{24}$：－60.3°（c＝0.16，MeOH）。

光谱数据：

FD－MS m/z：809（M＋Na）$^+$；

IR$\nu_{max}^{KBr}cm^{-1}$：3420（OH），1696（C＝O），1632（C＝C），1604（arom）；

^{1}H NMR（CD_3OD）：δ ppm：1.09（3H，d，J＝6.1 Hz，rham H－6），2.79（2H，t，J＝7.3 Hz，H－β），3.3－4.1（17H，m），4.26（1H，d，J＝7.3Hz，gal H－1），4.38（1H，d. J＝7.8Hz，glc H－1），5.02（1H，t，J＝9.3Hz，glc H－4），5.19（1H，br. s，rham H－1），6.57（1H，dd，J＝8.1，2.0Hz，H－6），6.70（1H，d，J＝8.1Hz，H－5），6.73（1H，d，J＝2.0Hz，H－2）；caffeoyl moiety：δppm：6.29，7.61（each 1H，d，J＝15.9Hz，H－β，－γ），6.79（1H，d，J＝8.1Hz，H－5）6.96（1H，dd，

J = 8.1，1.7Hz，H-6），7.08（1H，d，J = 1.7Hz，H-2）。

^{13}C NMR（pyridine-d_5）：δ ppm：19.1（rham C-6），35.9（C-β），62.3（gal C-6），69.0（glc C-6），70.0，70.2，70.3（glc C-4，rham C-5，gal C-4），71.2（C-α），72.5（2C，rham C-2，3），72.6（galC-2），73.9（rhamC-4），74.7（gal C-3），75.1（gal C-5），75.6（glc C-2），76.9（gal C-5），80.4（glc C-3），103.0（rham C-1），104.0（glc C-1），105.7（gal C-1），114.5（caff C-β），115.8（caff C-2），116.4（C-2），116.7（caff C-5），117.5（C-5），120.5（C-6），122.4（caff C-6），126.9（caff C-1），130.5（C-1），145.5（C-4），147.0（C-3），147.6（caff C-3），148.6（caff C-γ），150.6（caff C-4），167.2（caff C-α）。

衍生物分析：^{13}C NMR（50.10MHz，CD_3OD）[14]：见表4-19。

（1）甲基化：

产物：Purpureaside C 四甲基酯

物理性质：白色无定型粉末，$[\alpha]_D^{23}$：-57.5°（c = 0.22，$CHCl_3$）；

光谱数据：

IR $\nu_{max}^{KBr}cm^{-1}$：3416（OH），1702（C=O），1632（C=C），1598（芳香环）；

FD-MS m/z：824（M^+）；

^{1}H NMR（$CDCl_3$）：δ ppm：1.09（3H，d，J = 6.1Hz，rham H-6），2.89（2H，t，J = 6.1 Hz，H-β），3.3-4.2（17H，m），3.41，3.80（each 3H，s，OMe），3.86（6H，s，OMe×2），4.26（1H，d，J = 7.3 Hz，gal H-1），4.40（1H，d，J = 7.8Hz，glc H-1），5.01（1H，t，J = 9.8Hz，glc H-4），5.20（1H，d，J = 1.7Hz，rham H-1），6.80（1H，dd，J = 8.3，1.7Hz，H-6），6.87（1H，d，J = 8.3Hz. H-5），6.92（1H，d，J = 1.7Hz，H-2）；3，4-dimethylcaffeoyl moiety：δ ppm：6.43，7.69（each 1H，d，J = 15.9Hz，H-β，-γ），6.98（1H，d，J = 8.3Hz，H-5），7.19（1H，dd，J = 8.3，1.7Hz，H-6），7.23（lH，d，J = 1.7Hz，H-2）。

（2）酸水解：

酸水解反应：2mg Purpureaside C 溶于0.5ml 2N 的盐酸中，加热至80℃持续3小时，氮气环境中浓缩干燥，残渣用常规方法三甲基硅烷基化后经 GC 鉴定，产物中有鼠李糖、半乳糖、葡萄糖。

（3）甲醇解：

甲醇解反应：2mg Purpureaside C 与1ml 5%的氯化乙酰甲醇溶液混合加热至80℃持续1小时，回收溶剂后，经 TLC 鉴定产物中含有咖啡酸甲酯、3，4-二羟基苯乙基乙醇。

（4）部分甲基化：

甲基化反应：50mg Purpureaside C、0.1 ml $(CH_3)_2SO_4$，150mg K2CO3 与10 ml THF-MeOH（3∶1）混合回流2小时，过滤，滤液蒸干至糖浆状后上二氧化硅色谱柱，以苯-丙酮（5∶1）为洗脱液，所得产物经鉴定为：3b。

4-02　**焦地黄苯乙醇苷** A_1（Jionoside A_1）[13,14]

分子式：$C_{36}H_{48}O_{20}\cdot 2H_2O$

结构式：

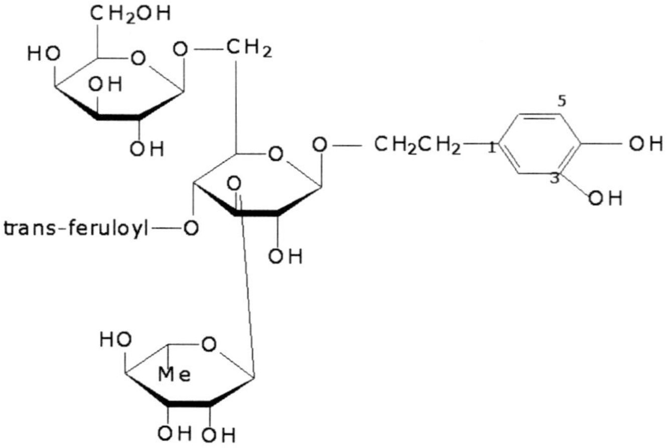

理化性质：灰白色无定型粉末，$[\alpha]_D^{24}$ -59.0°（MeOH，c=0.38）。

光谱数据：

IRν_{max}^{KBr} cm^{-1}[13]：3404（OH），1696（C=O），1632（C=C），1600（芳香环）；

^1H NMR（199.5MHz，CD_3OD）[14]：δ1.09（3H，d，J=6.4Hz，rham H-6），2.79（2H，t，J=7.3Hz，H-β），3.2-4.1（17H，m），3.89（3H，s，OMe），4.26（1H，d，J=7.4Hz，gal H-1），4.38（1H，d，J=7.8Hz，glc H-1），5.00（1H，t，J=9.3Hz，glc H-4），5.19（1H，d，J=1.4Hz，rham H-1），6.38，7.67（each 1H，d，J=15.9Hz，trans-feral H-β，γ），6.57（1H，d，J=2.0Hz，H-6），6.69（1H，d，J=8.1Hz，trans-ferul H-5），7.09（1H，dd，J=8.1，2.0Hz，trans-ferul H-6），7.19（1H，d，J=2.0Hz，trans-ferul H-2）。

^1H NMR（CD_3OD）[13]：δ ppm：1.09（3H，d，J=6.4Hz，rham 11-6），2.79（2H，t，J=7.3Hz，H-β），3.2-4.1（17H，m），3.89（3H，s，OMe），4.26（1H，d，J=7.4Hz，gal H-1），4.38（1H，d，J=7.8Hz，glc H-1），5.00（1H，t，J=9.3Hz，glc H-4），5.19（1H，d，J=1.4Hz，rham H-1），6.57（1H，dd，J=8.1，2.0 Hz，H-6），6.69（1H，d，J=8.1Hz，H-5），6.72（1H，d，J=2.0Hz，H-2）；feruloyl moiety：δ ppm：6.38，7.67（each 1H，d，J=15.9Hz，H-β，-γ），6.81（1H，d，J=8.1Hz，H-5），7.09（1H，dd，J=8.1，2.0 Hz，H-6），7.19（1H，d，J=2.0Hz，H-2）；

^{13}C NMR（50.10MHz，CD_3OD）[14]：见表4-17。

FD-MS m/z：800 $[M]^+$

衍生物分析[13]：

（1）乙酰化：

产物：焦地黄苯乙醇苷 A_1 十一乙酸酯（Jionoside A_1 unde caacetate）

物理性质：白色无定型粉末，$[\alpha]_D^{23}$：-44.1°（c=0.19，$CHCl_3$）；

光谱数据：

^1H NMR（$CDCl_3$）：δ ppm：1.05（3H，d，J=6.1Hz，rham H-6），1.87，1.97，1.99，2.02，2.07，2.09（each 3H，s，alcoholic OAc），1.97（6H，s，alcoholic OAc×2），2.26，2.28，2.32（each 3H，s，phenolic OAc），2.88（2H，t，J=6.2Hz，H-β），3.6-4.2（10H，m），3.86（3H，s，OMe），4.36（1H，d，J=8.1Hz，gal H-1），4.52（1H，d，J=7.8Hz，glc H-1），4.85（1H，d，J=1.7Hz，rham H-1），4.9-5.4（8H，m），6.35，7.67（each 1H，d，J=16.1Hz，feruloyl H-β，-γ），7.0-7.2（6H，芳香 H）

（2）酸水解：

酸水解反应：2mg Jionoside A1 溶于 0.5ml 2N 的盐酸中，加热至 80℃持续 3 小时，氮气环境中浓缩干燥，残渣用常规方法三甲基硅烷基化后经 GC 鉴定，产物中有鼠李糖、半乳糖、葡萄糖。

（3）甲醇解：

甲醇解反应：2mg Jionoside A1 与 1ml 5% 的氯化乙酰甲醇溶液混合加热至 80℃持续 1 小时，回收溶剂后，经 TLC 鉴定产物中含有阿魏酸甲酯、3，4－二羟基苯乙基乙醇。

表 4－17　^{13}C NMR（50.10MHz，CD_3OD）谱[14]

C	4－06	4－07	4－11	4－09	4－12	4－08	4－02	4－03	4－04	4－05	4－01
Aglycone											
1	139.9	132.9	131.5	131.5	132.0	131.6	131.6	131.6	133.0	132.9	131.6
2	130.0	113.0	116.6	116.6	113.0	116.6	116.6	116.4	112.9	112.9	116.6
3	129.3	147.5	144.7	144.6	147.5	144.6	144.6	144.6	147.5	147.4	144.6
4	127.2	147.3	146.1	146.0	147.4	146.0	146.1	146.0	147.3	147.2	146.1
5	129.3	117.1	117.2	117.1	117.1	117.2	117.2	117.1	117.1	117.1	117.2
6	130.0	121.2	121.3	121.2	121.1	121.3	121.4	121.4	121.3	121.2	121.4
α	71.8	72.1	72.4	72.2	72.1	72.3	72.4	72.3	72.2	72.1	72.3
β	37.2	36.5	36.6	36.5	36.5	36.5	36.6	36.5	36.5	36.4	36.5
Acid moiety											
1	127.6	127.7	127.6	127.6	127.7	127.1	127.7	128.0	127.7	127.9	127.7
2	114.7	114.8	114.6	111.8	111.9	116.9	111.9	115.7	112.1	115.7	114.7
3	149.7	149.7	149.8	150.7	150.8	131.3	150.8	148.2	150.8	148.2	149.8
4	146.7	146.8	146.8	149.3	149.4	161.4	149.4	149.7	149.4	149.7	146.8
5	116.5	116.6	116.4	116.5	116.5	131.3	116.4	115.5	116.6	115.5	116.4
6	123.2	123.2	123.4	123.4	124.3	116.9	124.4	127.4	124.4	127.4	123.3
α	168.3	168.3	168.3	168.2	168.2	168.4	168.4	166.9	168.4	166.9	168.4
β	115.3	115.3	115.3	115.1	115.1	115.9	115.1	115.6	115.1	115.6	115.3
γ	148.0	148.0	148.0	147.8	147.8	147.8	148.1	147.8	148.1	147.8	148.2
Glucose											
1	104.2	104.2	104.2	104.1	104.2	104.1	104.1	104.0	104.1	104.0	104.1
2	76.1	76.0	76.0	75.9	76.0	76.1	76.2	76.0	76.1	75.9	76.1
3	81.6	81.6	81.7	81.4	81.5	81.6	81.6	81.9	81.6	81.9	81.7
4	70.4[a]	70.4[a]	70.4[a]	70.3[a]	70.4[a]	70.4[a]	70.5[a]	70.4[a]	70.5[a]	70.3[a]	70.4[a]
5	76.0	76.2	76.2	76.1	76.2	74.9	75.0	74.7	75.0	74.7	74.9
6	62.4	62.4	62.4	62.3	62.4	69.1	69.2	69.1	69.2	69.1	69.1
Rhamnose											
1	103.0	103.0	103.0	102.9	102.9	103.0	103.0	103.1	103.0	103.1	103.0
2	72.1[b]	72.1[b]	72.1[b]	72.0[b]	72.1[b]	72.1[b]	72.1[b]	72.2[b]	72.2[b]	72.1[b]	72.1[b]
3	72.3[b]	72.3[b]	72.3[b]	72.3[b]	72.4[b]	72.3[b]	72.4[b]	72.3[b]	72.3[b]	72.1[b]	72.3[b]
4	73.8	73.8	73.8	73.8	73.8	73.8	73.8	73.8	73.8	73.7	73.8
5	70.6[a]	70.6[a]	70.6[a]	70.6[a]	70.7[a]	70.5[a]	70.3[a]	70.4[a]	70.3[a]	70.3[a]	70.3[a]
6	18.5	18.5	18.5	18.4	18.4	18.4	18.5	18.2	18.5	18.2	18.5
Galactose											
1						105.2	105.3	105.2	105.3	105.2	105.2
2						72.6	72.6	72.6	72.6	72.6	72.6
3						74.8	74.8	75.0	74.8	75.0	74.7
4						70.2[a]	70.4[a]	70.2[a]	70.4[a]	70.1[a]	70.4[a]
5						76.6	76.6	76.5	76.6	76.4	76.6
6						62.5	62.5	62.4	62.5	62.3	62.5
OMe		56.6		56.5	56.5，56.6		56.5	56.7	56.6（2C）	56.6（2C）	

4-03 **焦地黄苯乙醇苷** A_2 (Jionoside A_2)[14]

结构式:

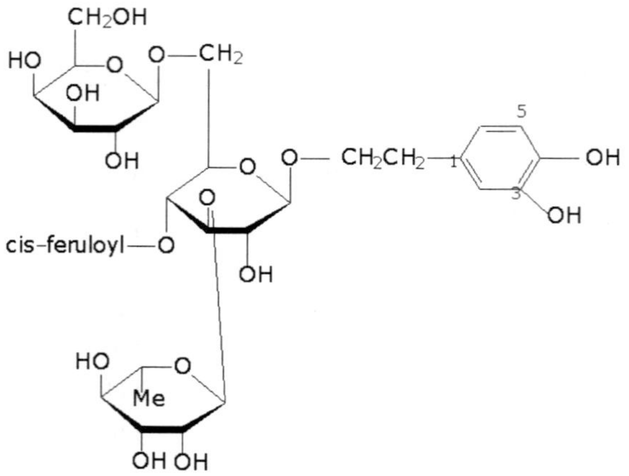

理化性质:灰白色无定型粉末,$[\alpha]_D^{24}$ -40.3°(MeOH,c=0.36)。

光谱数据:

^{1}H NMR(199.5MHz,CD_3OD):δ1.15(3H,d,J=6.1Hz,rham H-1),2.78(2H,t,J=7.3,H-β),3.2-4.1(17H,m),3.90(3H,s,OMe),4.24(1H,d,J=7.3Hz,gal H-1),4.36(1H,d,J=7.8Hz,glc H-1),4.92(1H,t,J=9.3Hz,glc H-4),5.16(1H,brs,rham H-1),5.81,6.94(each 1H,d,J=12.9Hz,cis-ferul H-β,γ),6.57(1H,dd,J=8.1,1.7,H-6),6.69(1H,d,J=8.1Hz,H-5),6.78(1H,d,J=8.3Hz,cis-ferul H-5),7.17(1H,dd,J=8.3,1.9Hz,cis-ferul H-6),7.87(1H,d,J=1.9Hz,cis-ferul H-2)。

^{13}C NMR(50.10MHz,CD_3OD):见表4-17。

FD-MS m/z:823 $[M+Na]^+$。

4-04 **焦地黄苯乙醇苷** B_1 (Jionoside B_1)[13,14]

分子式:$C_{37}H_{50}O_{20}\cdot 2H_2O$

结构式:

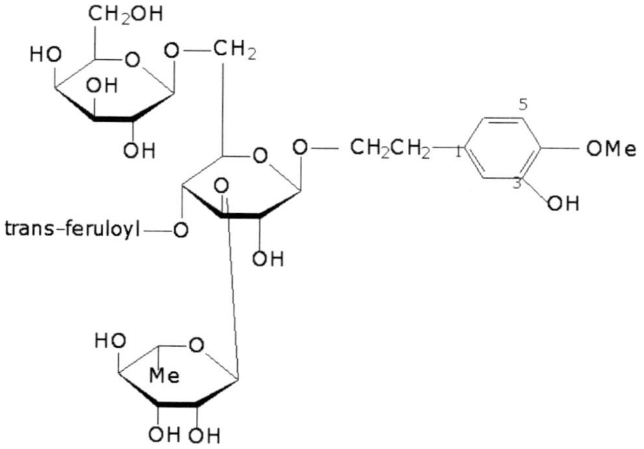

理化性质:类白色无定型粉末,$[\alpha]_D^{24}$ -62.8°(MeOH,c=0.31)。

光谱数据:

^{1}H NMR(199.5MHz,CD_3OD):δ1.10(3H,d,J=6.1Hz,rham H-1),2.82(2H,t,J=7.1Hz,

H－β)，3.2－4.1（17H，m)，3.81，3.88（each 3H，s，OMe)，4.27（1H，d，J＝8.1Hz，gal H－1)，4.38（1H，d，J＝7.6Hz，glc H－1)，4.96（1H，d，J＝9.8Hz，glc H－4)，5.20（1H，d，J＝1.4Hz，rham H－1)，6.38，7.67（each 1H，d，J＝16.0Hz，trans－ferul H－β，γ)，6.69（1H，dd，J＝8.0，2.0Hz，H－6)，6.76（1H，d，J＝2.2Hz，H－2)，6.78（1H，d，J＝8.0Hz，H－5)，6.82（1H，d，J＝8.0Hz，trans－ferul H－5)，7.08（1H，dd，J＝8.0，1.8Hz，trans－ferul H－6)，7.67（1H，d，J＝1.8Hz，trans－ferul H－2)。

^{13}C NMR（50.10MHz，CD_3OD)：见表4－17。

FD－MS m/z：814［M］$^+$。

衍生物分析[13]：

（1）乙酰化：

产物：焦地黄苯乙醇苷 B_1 十乙酸酯（Jionoside B_1 decaacetate）

物理性质：白色无定型粉末，$[\alpha]_D^{23}$：－39.0°（c＝0.83，$CHCl_3$)。

光谱数据：

^{1}H NMR（$CDC1_3$)：δ ppm：1.04（3H，d，J＝6.1 Hz，rham H－6)，1.88，1.95，2.00，2.03，2.08，2.10（each 3H，s，alcoholic OAc)，1.97（6H，s，alroholic OAc×2)，2.31，2.32（each 3H，s，pheoolic OAc)，2.82（2H，t，J＝6.2Hz，H－β)，3.6－4.2（10H，m)，3.80，3.86（each 3H，s，OMe)，4.36（1H，d，J＝8.1Hz，gal H－1)，4.52（1H，d，J＝8.1Hz，glc H－1)，4.85（1H，d，J＝1.7Hz，rham H－l)，4.9－5.4（8H，m)，6.35，7.67（each 1H，d，J＝16.1Hz，feruloyl H－β，－γ)，6.9－7.2（6H，acorn H)。

（2）酸水解：

酸水解反应：Jionoside B_1 溶于0.5ml 2N 的盐酸中，加热至80℃持续3小时，氮气环境中浓缩干燥，残渣用常规方法三甲基硅烷基化后经GC鉴定，产物中有鼠李糖、半乳糖、葡萄糖。

（3）甲醇解：

甲醇解反应：2mg Jionoside A_1 与1ml 5%的氯化乙酰甲醇溶液混合加热至80℃持续1小时，回收溶剂后，经TLC鉴定产物中含有阿魏酸甲酯、3－羟基－4－甲氧苯乙基乙醇。

4－05　**焦地黄苯乙醇苷** B_2（Jionoside B_2）[14]

结构式：

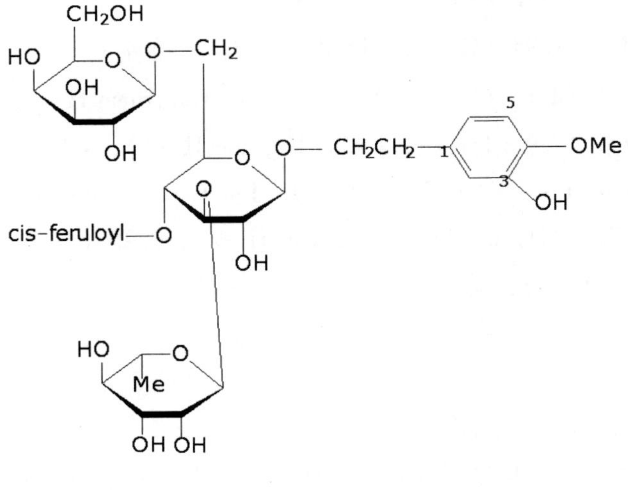

理化性质：灰白色无定型粉末，$[\alpha]_D^{24}$－42.5°（MeOH，c＝0.34)。

光谱数据：

^1H NMR（199.5MHz，CD_3OD）：δ1.16（3H，d，J=6.1Hz，rham H-1），2.81（2H，t，J=7.3Hz，H-β），3.3-4.1（17H，m），3.79，3.89（each 3H，s，OMe），4.25（1H，d，J=7.6Hz，gal H-1），5.17（1H，d，J=1.2Hz，rham H-1），5.81，6.93（each 1H，d，J=13.0Hz，cis-ferul H-β，γ），6.69（1H，dd，J=8.1Hz，2.0Hz，H-6），6.77（1H，d，J=2.0Hz，H-2），6.79（1H，d，J=8.1，H-5），6.81（1H，d，J=8.3Hz，cis-ferul H-5），7.18（1H，dd，J=8.3，1.7 Hz，cis-ferul H-6），7.86（1H，d，J=1.7Hz，cis-ferul Hz-2）。

^{13}C NMR（50.10MHz，CD_3OD）：见表4-17。

FD-MS m/z：814 $[M]^+$。

4-06 **焦地黄苯乙醇苷C** （JionosideC）[14]

（2-phenylethylO-α-L-rhamnopyranosyl-（1→3）-4-o-caffeoyl-β-D-glucopyranoside）

分子式：$C_{29}H_{36}O_{13}\cdot 2H_2O$

结构式：

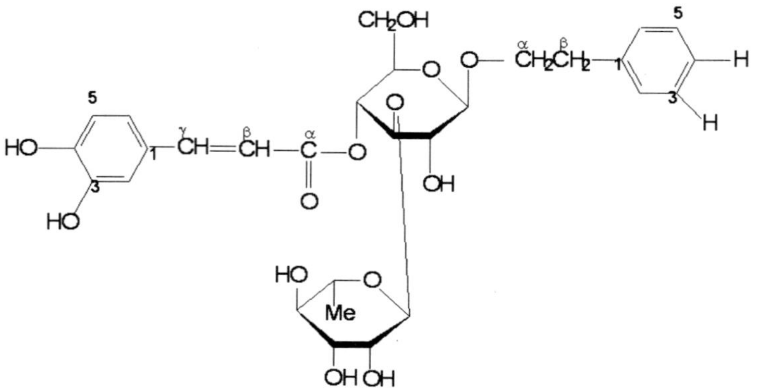

理化性质：灰白色无定型粉末，$[\alpha]_D^{25}$ -86.9（MeOH，c=0.72）。

显色反应：三氯化铁反应显色为绿色。

光谱数据：

FAB-MS m/z：593 $[M+H]^+$，615 $[M+Na]^+$，631 $[M+K]^+$，（Found：C 55.67；H，6.13. $C_{29}H_{36}O_{13}$. $2H_2O$ requires：C. 55.4；H，6.41）。

IR $\nu_{ma}^{KBr}cm^{-1}$：3408（OH），1694（C=O），1632（C=C），1604（arom）。

^1H NMR（199.5MHz，CD_3OD）：δ1.10（3H，d，J=6.1Hz，rham H-6），2.94（2H，t，J=7.3Hz，H-β），3.3-4.2（1H，m），4.39（1H，d，J=7.8Hz，glc H-1），4.92（1H，t，J=9.8Hz，glc H-4），5.20（1H，br，s，rham H-1），6.28（1H，d，J=1.7Hz，caff H-5），6.95（1H，dd，J=8.3.1.7Hz，caff H-6），7.07（1H，d，J=1.7Hz，caff H-2），7.25（5H，m，H-2，3，4，5，6）。

^{13}C NMR（50.10MHz，CD_3OD）：见表4-17。

衍生物分析：

（1）乙酰化：

产物——焦地黄苯乙醇苷C七乙酸酯：

前处理：10mg 焦地黄苯乙醇苷C溶于0.5ml 吡啶，加入0.5ml Ac_2O，室温放置3小时即得。

理化性质：白色无定型粉末。

光谱数据：

FAB－MS m/z：887 [M＋H]⁺；

^{1}H NMR（199.5MHz，$CDCl_3$）：δ1.64（3H，d，J＝6.3Hz，rham H－1），1.88，1.99，2.08，2.10（each 3H，s，OAC），2.30，2.31（each 3H，s，phenolic OAC），2.89（2H，t，J＝6.7Hz，H－β），3.5－4.2（7H，m），4.42（1H，d，J＝8.1Hz，glc H－1），4.84（1H，d，J＝2.0Hz，rham H－1），4.9－5.3（5H，m），6.35，7.65（each 1H，d，J＝16.0Hz，caff H－β.7），7.2－7.5（8H，m，arom H）。

（2）碱水解反应：

40mg 焦地黄苯乙醇苷 C 于 5ml 5% 的 NaOMe 中回流 30min，用 Amberlite 120B（H^+）中和，上 SiO_2 层析柱，EtOAC－MeOH（10∶1）洗脱，所得产物咖啡酸和甲醇酯分别用 TLC 和 HPLC 与标准品对照进行鉴定。

4－07　**焦地黄苯乙醇苷 D（JionosideD）**[14]

分子式：$C_{30}H_{38}O_{15}H_2O$

结构式：

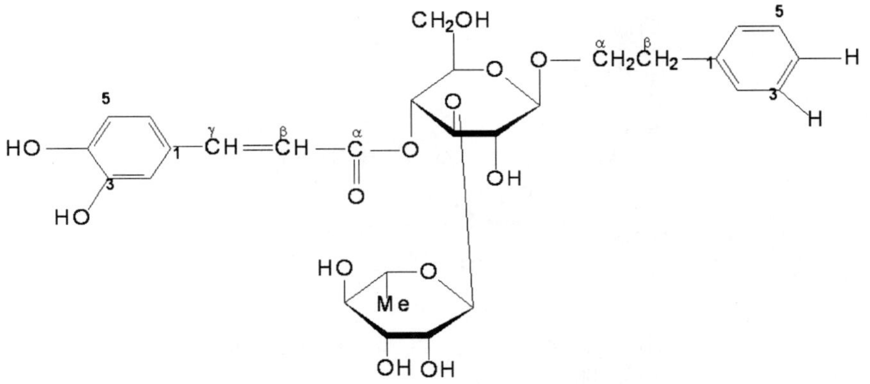

理化性质：灰白色无定型粉末，$[\alpha]_D^{28}$ －95.7°（MeOH，c＝0.22）。

光谱数据：

FAB－MS m/z：639 [M＋H]⁺，661 [M＋Na]⁺（Found：C，54.71；H，6.09. $C_{30}H_{38}O_{15}.H_2O$ requires：C，54.87；H，6.14）。

IR vKBr macm^{-1}：3424（OH），1689（C＝O），1632（C＝C），1604（arom）

^{1}H NMR（199.5MHz，CD_3OD）：δ1.10（3H，d，J＝6.1Hz，rham H－6），2.82（2H，t，J＝7.3Hz，H－β），3.3－4.2（11H，m），3.81（3H，s，OMe），4.38（1H，d，J＝7.8Hz，glc H－1），4.92（1H，t，J＝9.3Hz，glc H－4），5.20（1H，d，J＝1.5Hz，rham H－1），6.28，7.60（each 1H，d，J＝8.1Hz，H－5），6.95（1H，dd，J＝8.1，2.0Hz，caff H－5），6.81（1H，d，J＝8.1Hz，caff H－2）。

^{13}C NMR（50.10MHz，CD_3OD）：见表 4－17。

衍生物分析：

（1）乙酰化：

产物：焦地黄苯乙醇苷 D 八乙酸酯。

前处理：7mg 焦地黄苯乙醇苷 D 于 0.5ml 吡啶溶液中，加入 0.5ml Ac_2O，室温静置过夜，即得焦地黄苯乙醇苷 D 八乙酸酯。

理化性质：白色无定型粉末。

光谱数据：

^{1}H NMR (199.5MHz, $CDCl_3$)：δ1.04 (3H, d, J=6.4Hz, rham H-6), 1.88, 1.94, 2.03, 2.08, 2.10 (each 3H, s, OAc), 2.30 (3H, s, phenolic OAc), 2.31 (6H, s, phenolic OAc), 2.82 (2H, t, J=6.2Hz, H-β), 3.6-4.2 (7H, m), 3.80 (3H, s, OMe), 4.40 (1H, d, J=8.1Hz, glc H-1), 4.84 (1H, d, J=1.7Hz, rham H-1), 4.9-5.3 (5H, m), 6.35, 7.65 (each 1H, d, J=15.8Hz, caff H-β, γ), 6.88 (1H, d, J=2.2Hz, H-2), 6.88 (1H, d, J=8.3Hz, H-5), 7.04 (1H, dd, J=8.3, 2.2Hz, H-6), 7.22 (1H, d, J=8.3 Hz, caff H-5), 7.36 (1H, d, J=2.2Hz. caff H-2), 7.39 (1H, dd, J=8.3, 2.2Hz, caff H-6)。

FAB-MS m/z：975 $[M+H]^+$。

(2) 甲醇解：

1mg 焦地黄苯乙醇苷 D 于 1ml 5% 的氯乙酰甲醇溶液中，80℃加热 1 hr，经 TLC [$CHCl_3$-MeOH (19：1)]（随行标准品）鉴定，产物中有：3-羟基-4-甲氧苯乙醇和咖啡酸甲醇酯。

4-08 **焦地黄苯乙醇苷** E (Jionoside E)[14]

结构式：

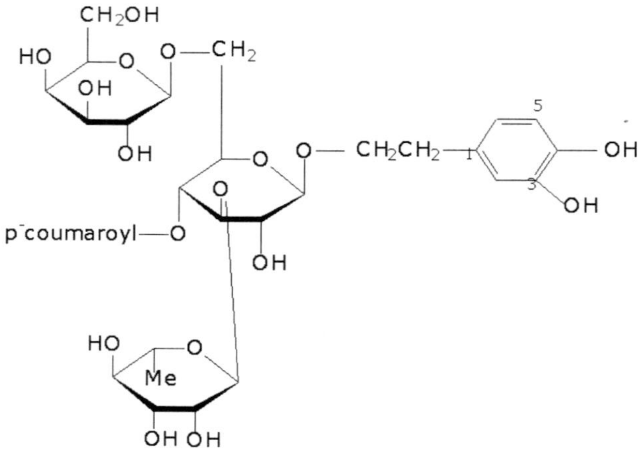

理化性质：灰白色无定型粉末，$[\alpha]_D^{28}$：-64.6 (MeOH, c=0.11)。

光谱数据：

IR V 3420 (OH), 1704 (C=O), 1632 (C=C), 1606 (arom)。

^{1}H NMR (199.5MHz, CD_3OD)：δ1.08 (3H, d, J=6.1Hz, rham H-6), 7.29 (2H, t, J=7.5Hz, H-β), 3.3-4.1 (17H, m), 4.26 (1H, t, J=7.3Hz, gal H-1), 4.38 (1H, d, J=8.1Hz, gle-H), 5.01 (1H, t, J=9.6Hz, glc H-4), 5.19 (1H, d, J=1.5Hz, rham H-1), 6.34, 7.67 (each 1H, d, J=15.9Hz, p-coumar H-β, γ), 6.57 (1H, d, J=1.7Hz, H-2), 6.81 (2H, d, J=8.7Hz, p-coumar H-3, 5), 7.47 (2H, d, J=8.7Hz, p-coumar H-2, 6)。

^{13}C NMR (50.10MHz, CD_3OD)：见表 4-17。

FD-MS m/z：771 $[M+H]^+$, 793 [M+Na] +, 809 $[M+K]^+$ (Found：C, 51.68; H, 6.14. $C_{35}H_{46}O_{19}\cdot 5H_2O$ requires：C. 51.53：H, 6.30.)

衍生物分析：

(1) 乙酰化：

产物：焦地黄苯乙醇苷 E 十一乙酸酯。

前处理：8mg 焦地黄苯乙醇苷 E 溶于 0.5ml 的吡啶溶液中，加 0.5ml Ac_2O，室温、过夜，即得 9mg

产物。

理化性质：白色无定型粉末。

光谱数据：

^{1}H NMR（199.5MHz，$CDCl_3$）：δ1.03（3H，d，J=6.1Hz，rham H-6），1.86，1.90，1.94，1.97，1.99，2.01，2.08，2.09（each 3H，s，OAc），2.27，2.29，2.31（each 3H，s，phenolic，OAc），2.87（2H，t，J=6.5Hz，H-β），3.5-4.2（10H，m），4.36（1H，d，J=1.7Hz，rham H-1），4.52（1H，d，J=7.8Hz，galH-1），4.85（1H，d，J=1.7Hz，rham H-1），4.9-5.4（8H，m），6.35，7.69（each 1H，d，J=16.0Hz，p-coumar H-β，γ），7.0-7.2（3H，m，H-2，5，6），7.14（2H，d，J=8.7Hz，p-coumar H-3，5），7.54（2H，d，J=8.7Hz，p-coumar H-2.6）。

FAB-MS m/z：1233［M+H］$^+$，1255［M+Na］$^+$，1271［M+K］$^+$。

（2）甲醇解：

1mg 焦地黄苯乙醇苷 E 于 0.5ml 5% 氯化乙酰-甲醇溶液中，80℃加热 3 小时，产物经 TLC［$CHCl_3$-MeOH（19∶1）］随行标准品鉴定为：3，4-二羟基苯乙醇 和对羟基苯丙烯酸甲醇酯。

4-09　Leucosceptoside A[14]

结构式：

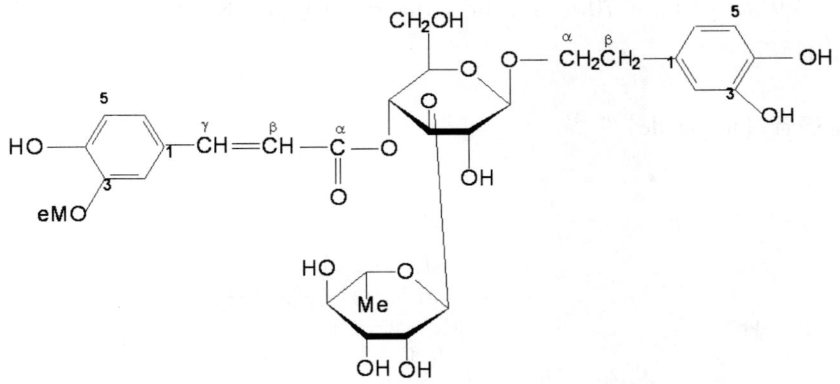

理化性质：灰白色无定型粉末，$[\alpha]_D^{28}$：-86.7（MeOH，c=0.88）。

光谱数据：

^{1}H NMR（199.5MHz，CD_3OD）；δ1.11（3H，d，J=6.1Hz，rham H-6），2.79（2H，t，J=7.4Hz，glc H-β），3.2-4.1（11H，m），3.88（3H，s，OMe），4.37（1H，d，J=8.1Hz，glc H-1），4.93（1H，t，J=9.2Hz，glc H-4），5.21（1H，d，J=1.6Hz，rham H-1），6.37，7.66（each 1H，d，J=15.9Hz，ferul H-β，γ），6.56（1H，d，J=8.1Hz. 1.7Hz，H-6），6.69（1H，d，J=8.1Hz，H-5），6.71（1H，d，J=1.7Hz，H-2），6.82（1H，d，J=8.3Hz，ferul H-5），7.08（1H，dd，J=8.3，1.7Hz，ferul H-2），7.18（1H，d，J=1.7Hz，ferul H-2）。

^{13}C NMR（50.10MHz，CD_3OD）：见表4-17。

FD-MS m/s：638［M］$^+$。

4－10 forsythiaside[15]

结构式：

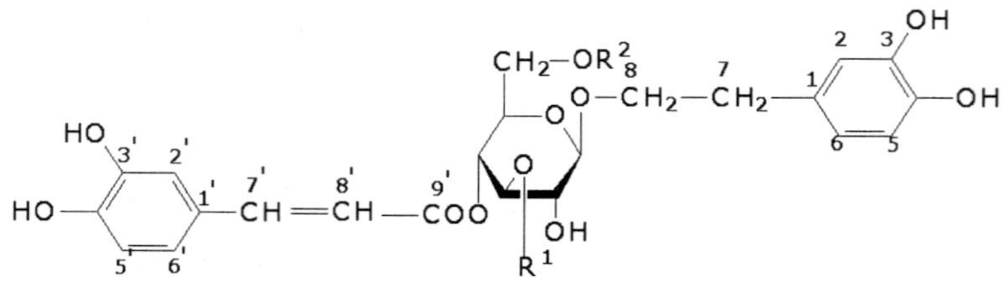

R^1 = H，R^2 = rhamnosyl

物理性质：无定型，$[\alpha]_D^{19}$：－17.8°（c＝1.0，MeOH）。

光谱数据：

FD－MS m/z：647［M＋Na］$^+$；

UV λ_{max}^{MeOH}nm（logε）：220（4.29），246（4.00），290（4.14），330（4.26）；

IR ν_{max}^{KBr}cm^{-1}：3380（OH），1700（CO），1628，1600（C＝O）；

^{1}H NMR（DMSO－d_6）：δ1.08（3H，d，J＝6 Hz rha H－1），2.77（2H，t，J＝8Hz，H－8），4.32（1H，d，J＝7.5Hz，glc H－1），4.70（1H，br s. rha H－1），6.28（1H，d，J＝16Hz，H－8），7.49（1H，d，J＝16Hz，H－7）；

4－11 **毛蕊花糖苷**（acteoside）[14,15]

结构式：

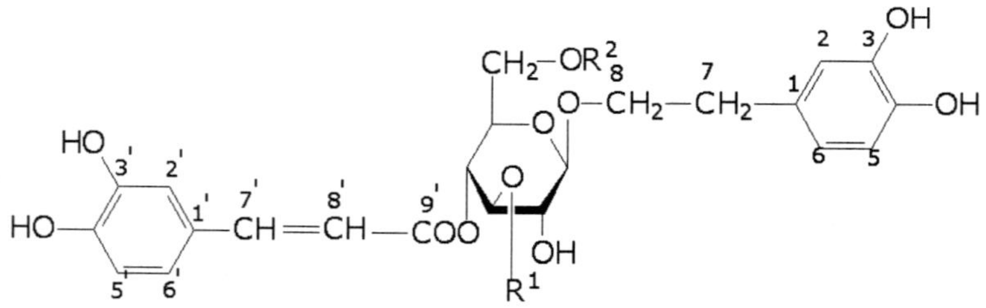

R^1 = rhamnosyl，R^2＝H；acteoside，毛蕊花糖苷（acteoside）：R^1＝，R^2；

无定型粉末，$[\alpha]_D^{20}$－6.5°（c＝1.0，MeOH）；

FD－MS m/z：647［M＋Na］$^+$，625［M＋H］$^+$；

^{1}H NMR（500M DMSO－d_6，TMS）δPPM：0.966（d，J＝6 Hz，3H，Rha. CH_3），2.699（t，J＝8.5Hz，2H，笨乙醇 Hβ），4.356（d，J＝8Hz，1H，Glc. H1），4.722（t，J＝9.5Hz，1H，Glc. H4），5.024（s，1H，Rha. H1），6.201（d，J＝16Hz，1H，咖啡酸 Hα），6.484～7.028（6H，芳环质子信号），7.460（d，J＝15.5Hz，1H，咖啡酸 Hβ），8.688，8.751，9.187，9.623（4×OH）。

^{13}C NMR：见表4－17[14]，表4－18。

表 4－18　acteoside ^{13}C－NMR 数据

Cayyeioacid	1	125.515
	2	114.725
	3	145.571
	4	148.475
	5	113.567
	6	121.446
	β'	145.571
	α'	115.464
	co	165.719
Aglycone	1	129.082
	2	116.310
	3	145.007
	4	143.567
	5	115.777
	6	119.556
	β	35.019
	α	70.293
Glc	1	102.273
	2	74.514
	3	79.041
	4	69.112
	5	74.514
	6	60.790
Rha	1	101.253
	2	70.537
	3	70.537
	4	71.634
	5	68.761
	6	18.194

4－12　Uartynoside[14]

结构式：

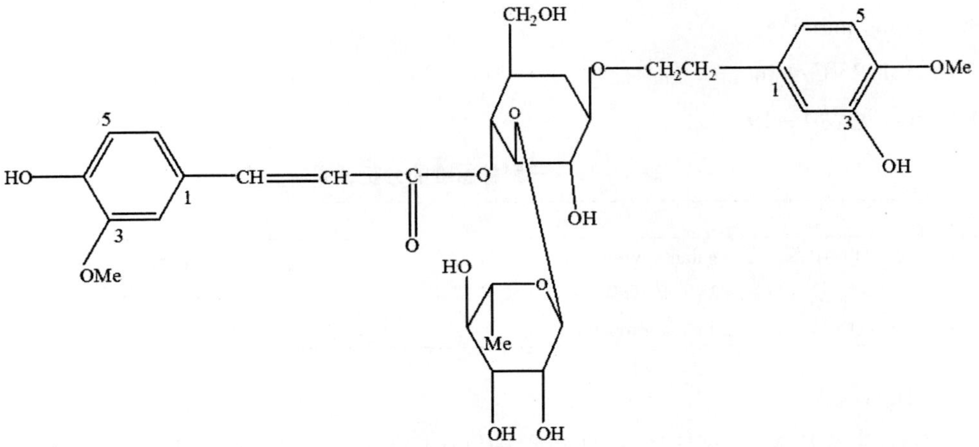

^{13}C NMR（50.10MHz，CD_3OD：见表 4－17。

（五）糖类

5－01 三聚甘露糖（Manninotriose）[16]

理化性质：$[D]_D^{26}$ +172°（c = 1.7，H_2O）[16]。

TLC 分析：

标准品：水苏糖与 β－D－呋喃果糖苷呋喃水解酶混和溶解于 0.05ml 的水中，40°静置过夜备用。

溶剂系统：BuOH ：吡啶 ：醋酸 ：水（3 ：2 ：1 ：2）。

显色剂：硝酸银。

结论：R_f（0.16）相同。

气相（GC）分析：

前处理：三聚甘露糖经 1N 硫酸水解后用碳酸钠中和，水解产物制成三甲基硅烷衍生物后备气相分析。

分析条件：

柱填料：with 3 % SE52 on Chromosorb W

氮气流速：20 ml/min

柱温：程序升温：150－175℃，1.25℃/min

定量内标物：D－核糖

分析结果：D－galactose：65.6% ；D－glucose：31.3%

气－液色谱（GLC）分析：

前处理：

100 mg 氢化钠与 4 ml（CH_3）$_2$SO 混合，70℃搅拌一小时，备用。取 10 mg 三聚甘露糖溶于 4 ml（CH_3）$_2$$SO_4$ 中，加至备用溶液中，搅拌十分钟，加 4 ml CH_3I，室温下搅拌过夜。以上整个过程在氮气条件下进行操作。用水稀释反应物后，氯仿萃取，萃取液真空干燥，所得产物甲基化后置于装有 1 毫升 0.5N 盐酸甲醇溶液的试管中，密闭加热至 70°，16 小时后放置冷却。Amberlite IR4B（OH－）处理以去除盐酸，真空干燥，所得产物的氯仿溶液备 GLC 分析用。

GLC 分析条件：

柱子：15% Poly－butane 1，4－dol succinate on Chromosorb W（80 to 100 mesh）；0.3 cim ×1m。

氮气流速：20 ml/min

柱温：175℃，1.25℃/min

分析结果如下：见表 4－19。

表 4－19 三聚甘露糖的分析结果

衍生物	t_R
甲基 2,3,4,6－四－O－甲基－D－galactopyranoside	8.3
甲基 2,3,4－三－O－甲基－D－吡喃葡萄糖苷	11.9,16.6
甲基 2,3,4－三－O－甲基－D－ galactopyranoside	30.7

高碘酸盐鉴别反应：

反应过程：5mg 三聚甘露糖溶于 10ml 高碘酸钠（0.05M）－醋酸（0.02M）的缓冲溶液（PH4.4）中，于 5℃暗处放置。反应中高碘酸盐的消耗量采用光谱光度测量方法计算[17]，生成物甲酸的量用氢氧化钠（0.1 N）滴定后测得。

结果：每摩尔的样品（for M. W. 504）即三聚甘露糖消耗 7. 9 摩尔的高碘酸盐，产生 6. 2 摩尔的甲酸。

5 – 02　**毛蕊花糖**（Verbàscose）[16]

理化性质：$[D]_D^{21}$ +168°（c = 0. 6，H_2O）。

结构鉴定：

毛蕊花糖分子结构中的已糖类可通过气—液色谱的分析确证，果糖分子的存在用间苯二酚的方法判断，结果表明毛蕊花糖的分子中含有：58. 4% of D – galactose，21. 6% of D – glucose，21. 0% of D – fructose。

气相色谱分析：

前处理：

毛蕊花糖的甲基衍生物（方法同三聚甘露糖）用 76% 的甲醇溶液（含 1% 草酸）中，于 75°水解 18 小时，用 0. 5N 的盐酸甲醇溶液 60° 甲醇解两小时备用。

分析条件：

柱子：15% Poly – butane 1，4 – dol succinate on Chromosorb W（80 to 100 mesh）；0. 3 cim × 1m。

氮气流速：20 ml/min

柱温：175℃，1. 25℃/min

分析结果如下：见表 4 – 20。

表 4 – 20　毛蕊花糖的分析结果

衍生物	t_R
甲基 1,3,4,6 – 四 – O – 甲基 – D – 呋喃果糖苷	5. 2　6. 2
甲基 2,3,4,6 – 四 – O – 甲基 – D – galactopyranoside	8. 3　9. 3
甲基 2,3,4 – 三 – O – 甲基 – D – galactopyranoside	30. 7

高碘酸盐氧化鉴别：

反应过程：同三聚甘露糖。

结果：每摩尔的样品（for M. W. 828）即毛蕊花糖消耗 9. 2 摩尔的高碘酸盐，生成 4. 1 摩尔的甲酸。

（六）其它

6 – 01　**1 –（4 – 甲基 – 2 – 呋喃基）– 2 –（5 – 甲基 – 5 – 乙烯基 – 2 – 四氢呋喃基）– 1 – 丙酮** 1 –（4 – methyl – 2 – furanyl）– 2 –（5 – methyl – 5 – ethenyl – 2 – tetrahydrofuranyl）– propan – 1 – one[14]

物理性质：$[\alpha]_D$ +12. 6°（$CHCl_3$；c = 0. 20）。

光谱数据：

IR v_{ma}^{KBr} cm^{-1}：1667；

UV λ_{13}^{CHC} nm（logε）：282（4. 09）；

HREI – MS m/z：248. 1411（calcd for $C_{15}H_{20}O_3$ m/z 248. 1412）；

^1H NMR（500 MHz. $CDCl_3$）：δ 1. 12（3H，d，J = 7. 0Hz），1. 24（3H，s），1. 67 – 2. 00（4H，m），2. 06（3H，br s），3. 38（1H，quint，J = 7. 0 Hz），4. 28（1H，q，J = 7. 0Hz），4. 92（1H，dd，J = 11. 0，1. 0 Hz），5. 12（1H，dd，J = 17. 0，1. 0 Hz）5. 79（1H，dd，J = 17. 0，11. 0 Hz），7. 02（1H，br s）；

^{13}C NMR（125MHz，$CDCl_3$）：δ9. 6（q），12. 8（q），27. 0（q），28. 6（t），46. 7（d），80. 0（d），83. 0（s），111. 5（t），119. 8（d），122. 7，143. 6（d ×2），152. 7（s），191. 6（s）。

6-02　2，4-**二甲氧基-2-甲基-6氢-吡喃-3-酮** 2，4-Dimethoxy-2-methyl-6H-pyran-3-one (1)[11]

结构式：

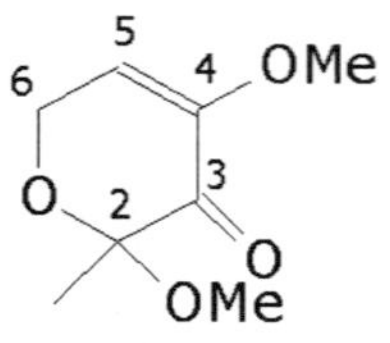

理化性质：无定型

光谱数据：

EI-MS m/z (rel. int)：142 (21.4)，101 (15.0)，70 (38.6)，55 (100)；

^{1}H NMR (CDCl$_3$)：δ1.51 (3H，s，Me-2)，3.37，3.64 (each 3 H，s，2-OMe，4-OMe)，4.32 (1H，dd，J=17.3，4.7Hz，H-6)，4.58 (1H，dd，J=17.3，2.2Hz，H-6)，5.82 (1H，dd，J=4.7，2.2Hz，H-5)；

^{13}C NMR (CDCl$_3$)：δ17.8 (Me-2)，50.1，54.9 (2-OMe，4-OMe)，59.4 (C-6)，99.5 (C-2)，113.0 (C-5)，146.5 (C-4)，186.2 (C-3)。

6-03　2-**甲酰基-5-羟基-甲基呋喃** (2-formyl-5-hydroxy-methylfurane) (6)[11]

结构式：

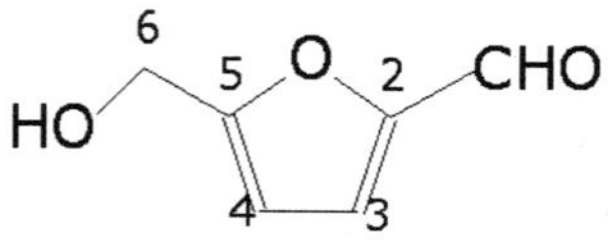

光谱数据：

EI-MS m/z (rel. int.)：126 [M]$^+$ (100)，107 (51.4)，97 (62.8)，53 (43.6)；

^{1}H NMR (CDCl$_3$)：δ4.73 (2H，s，H-6)，6.53 (1 H，d，J=3.58，H-4)，7.22 (1H，d，J=3.58Hz，H-3)，9.60 (1H，s. 2-CHO)；

^{13}C NMR (CDCl$_3$)：δ57.7 (5-CH$_2$OH)，109.9 (C-4)，122.5 (C-3)，152.3 (C-5)，160.3 (C-2)，177.4 (5-CHO)。

6-04　Rehmanone A[15]

分子式：$C_{17}H_{18}O_5$

结构式：

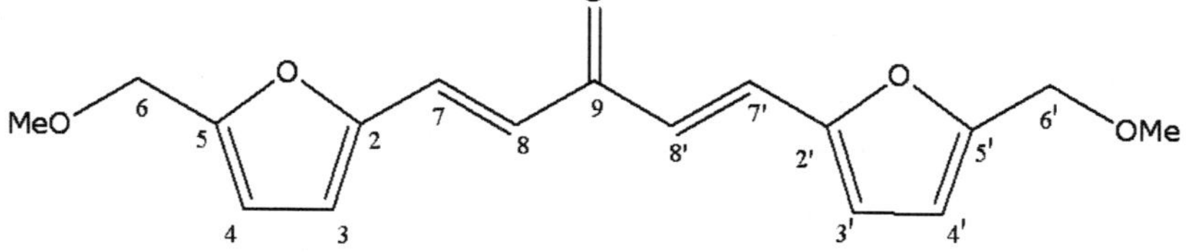

物理性质[15]：淡黄色胶状物。

光谱数据：

IR νKBr ma cm^{-1}[15]：3118，2927，1731，1650，1621，1537，1519，1371，1257，1178，1091，

1022, 972, 800, 607;

EI－MS m/z (%): 302 [M]$^+$ (35), 287 (4), 271 (22), 257 (100), 243 (10), 197 (5), 169 (5), 141 (6), 115 (4), 77 (4)。

^{1}H NMR 和^{13}C NMR 数据：见表4－21，表4－22。

表4－21　化合物^{1}H－NMR谱（400MHz）[15]

H	*6－04*	*6－05*	*6－06*
3	6.58(d,2.4)	6.46(d,3.3)	6.59(d,3.4)
4	6.36(d,2.4)	6.34(d,3.3)	6.35(d,3.4)
6	4.34(s)	4.23(s)	4.59(s)
7	6.83(d,15.5)	6.43(d,15.9)	6.55(d,15.8)
8	7.33(d,15.5)	7.07(d,15.9)	7.19(d,15.8)
10		2.12(s)	2.26(s)
3′	6.58(d,2.4)		
4′	6.36(d,2.4)		
6′	4.34(s)		
7′	6.83(d,15.5)		
8′	7.33(d,15.5)		
OMe	3.31(s)	3.20(s)	

表4－22　化合物1－3的^{13}C－NMR谱（100MHz）[15]

C	*6－04*	*6－05*	*6－06*
2	151.4	150.4	150.6
3	116.5	116.0	116.7
4	111.8	110.8	110.3
5	154.3	157.8	157.2
6	66.2	65.8	57.4
7	123.0	123.8	123.9
8	128.8	128.8	129.4
9	187.7	197.1	198.1
10		27.3	27.8
2′	151.4		
3′	116.5		
4′	111.8		
5′	154.3		
6′	66.2		
7′	123.0		
8′	128.8		
OMe	58.0	58.0	

6－05　Rehmanone B[15]

分子式：$C_{10}H_{12}O_3$

结构式：

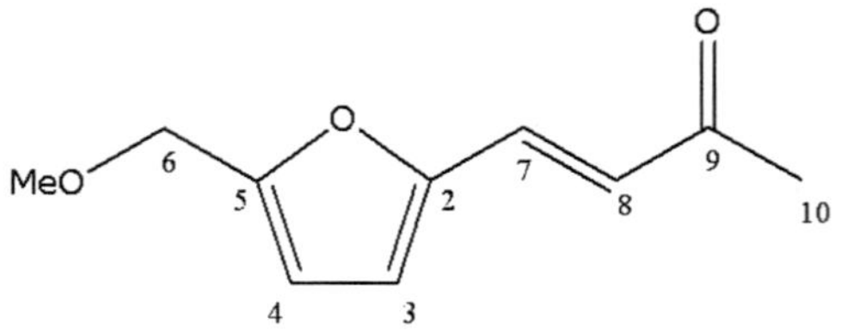

物理性质[15]：淡黄色油状物。

光谱数据：

IR ν_{ma}^{KBr} cm^{-1}[18]：3120，2931，2825，1685，1612，1581，1521，1371，1257，1191，1093，1022，970，808，580；

EIMS m/z（%）：180 [M]$^+$（15），165（4），149（18），135（100），107（10），77（9）。

^{1}H NMR 和^{13}C NMR 数据：见表 4－21，表 4－22。

6－06 Rehmanone C[15]

分子式：$C_9H_{10}O_3$

结构式：

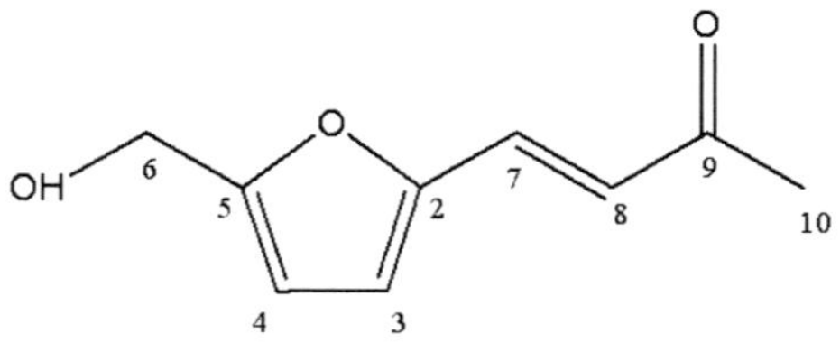

物理性质[15]：淡黄色油状物。

光谱数据：

IR ν_{ma}^{KBr} cm^{-1}[2]：3396，2925，1662，1616，1573，1519，1361，1265，1182，1018，966，798，578；

EIMS m/z（%）：166 [M]$^+$（18），151（10），135（100），107（9），77（8）。

^{1}H NMR 和^{13}C NMR 数据：见表 4－21，表 4－22。

参考文献

[1] Oshio H，InouYe. Iridoid glycosides of Rehmannia glutinose. Phytochemistry，1981，21（1）：133－138.

[2] Hiroake Nishimura，Hiroshi Sasaki，Takashi Morota，Masao Chin and Hiroshi Mitsuhashi. Six iridoid glycosides from rehmannia glutinosa. Phytochemistry，Vol. 28. No. 10，pp. 2705－2709，1989. Printed in Great Britain.

[3] Morata T，Sasaki H，Sugama K，et al. Two iridoid glycosides from Rehmannia glutinosa Phytochemistry，1989，28（8）：2149－2153.

[4] Moroto T，Sasaki H，Sugama K，et al. Two non－glycoside iridoids from Rehmannia glutinosa Phytochemistry，1990，29（2）：523－526.

[5] Takashi Morota，Hiroaki Nishimura，Hiroshi Sasaki，Masao Chin（Chen Zhengxiong），Ko Sugama，Tasao Katsuhara and Hiroshi Mitsuhashi. Five cyclopentanoid monoterpenes from Rehmannia glutinosa. Phytochemistry，Vol. 28，No. 9. pp. 2385—2391，1989. Printed in Great Britain.

[6] Yoshikawa m，Fukuda Y，Kitagawa I，et al. Absolute stereostructures of rehmagluitin C and glutinoside，a new iridoid lactone and a new chlorinated iridoid glucoside from Chinese rehmanniae radix. Chem Pharm Bull，1986，34（3）：1403.

[7] Masami Matsumoto，Yukihiro Shoyama，Itsuo Nishioka and Nobuto Irino. Constituents of regenerated shoot and cultured root tissue of Rehmannia glutinosa. Phytochemistry，Vol，28，No. 9. pp. 2331－2331，1989. Printed in Great Britain.

［8］Hiroshi Sasaki，Hiroake Nishimura，Takashi Morota，Takao Kasuhara，Masao Chin and Hiroshi Mitsuiiashi Norcarotenoid glycosides of Rehmannia glutinosa var. purpurrea Phytochemistry. Vol. 30. No. 5. pp. 1639－1644. 1991 Printed in Great Britain.

［9］Kitagawa I，Fukuda Y，Taniyama T，et al. Absolute stereostructures of Rehaglutins A，B，and D three new iridoids isolated from Rehmannia Radix. Chem Pharm Bull，1986，34（3）：1399－1402.

［10］Yoshikawa m，Taniyama T，Fukuda Y，et al. Absolute configurations of Rehmaionosides A，B，C and Rehmapicroside，three new ionone glucosides and a new nomoterpene glucoside from Rehmanniae Radix［J］. Chem Pharm Bull，1986，34（5）：2294－2997.

［11］Phytochemical studies of Rehmannia glutinosa rhizomes。N. T. H. ANH，T. V. SUNG，K. FRANKE，L. A. WESSJOHANN. Pharmazie 58：593－595（2003）.

［12］Sasaki H，Morota T，Nishimura H，et al. Norcarotenoids of Rehmannia glutinosa var. Hueichingensis. Phytochemistry，1991，30（6）：1997－2001.

［13］Hiroshi Sasaki，Hiroaki Nishimura，Takashi Morota，et al. Immunosuppressive principles of Rehmannia glutinosa var. hueichingensis. Plant Medica，1989，55：458～462.

［14］Oshima Y，Tanaka K，Hikino H，et al. Sesquiterpenoid from Rehmannia glutinosa roots. Phytochemistry，1993，33（1）：233－234.

［15］Li Y S，Chen Z J，Zhu D Y. A novel bis－furan derivative，two new natural furan derivatives from Rehmannia glutinosa and their bioactivity［J］. Nat Prod Res，2005，19（2）：165－170.

［16］Tomoda m，Kato S，Onuma M. Water－soluble Constituent of Rehmanniae Radix. Ⅰ. Chem Pharm Bull，1971，19（7）：1455－1460.

［17］Tomada m，Tanaka m，Kondo N. Water－soluble Constituents of Rehmanniae Radix. Ⅱ. Chem Pharm Bull. 1971，19（11）：2411－2413.

第五章　地黄成分分析（定性、定量）

一、鲜地黄

（一）梓醇[1~6]

1. 样品及其制备

鲜地黄样品的制备主要分两种，第一种是不经干燥，直接提取。第二种是先将其干燥后再提取。

方法一：地黄切成2~4mm的小块，加入20%的乙醇浸泡，然后匀浆，用20%乙醇稀释后，振摇两小时，滤过即可。

方法二：鲜地黄切成1mm左右的片，然后冷冻干燥，粉碎。用20%乙醇作溶剂，振摇1.5小时以上，静置，然后离心或滤过。或用甲醇，可以浸泡两小时，也可超声20~45分钟，然后滤过即可。

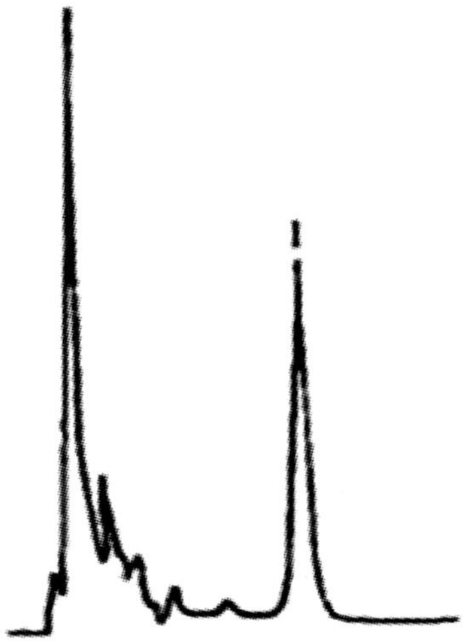

图5-1　样品谱图

2. 仪器及色谱条件

仪器为普通高效液相色谱仪，紫外检测器，4.6×250mm ODS-C_{18}色谱柱，检测波长210nm，进样10μl，流速0.8ml/min-1ml/min，流动相为0.6%~42%的乙腈或3%的甲醇。

3. 结论

（1）鲜地黄根中梓醇含量与外形的相关性研究：见表5-1。

表5－1　鲜地黄根直径、长度、重量及梓醇含量

品种	编号	部位	直径 cm	长度 cm	直径/长度	重量 g	梓醇含量%
85－5	1	粗块根	3.80	11.00	0.35	87.00	4.80
	2	粗块根	3.00	15.00	0.20	95.00	4.40
	3	粗块根	2.70	13.00	0.21	75.00	3.60
	4	粗块根	2.70	14.00	0.19	55.00	3.20
	5	粗块根	2.60	14.50	0.18	65.00	3.40
	6	粗块根	2.50	11.00	0.23	60.00	4.00
	7	粗块根	2.30	15.50	0.15	50.00	3.10
	8	细根	2.10	8.00	0.26	15.00	4.70
	9	细根	2.00	7.00	0.29	14.00	3.10
	10	细根	1.90	15.50	0.12	35.00	4.20
	11	细根	1.90	8.00	0.23	20.00	4.00
	12	细根	1.80	11.50	0.16	30.00	3.20
	13	细根	1.38	16.50	0.08	10.00	1.50
	14	细根	1.32	18.00	0.07	10.00	2.50
	15	细根	0.96	13.50	0.07	3.00	1.50
	16	细根	0.86	21.00	0.04	5.00	2.30
	17	母根	2.70	6.50		30.00	2.00
	18	母根	2.60	6.20		20.00	2.50
	19	母根	2.50	7.20		30.00	2.40
	20	母根	2.40	6.70		27.00	1.30
京红3－1号	1－1	粗块根	2.85	11.50	0.25	42.67	5.59
	1－2	粗块根	2.40	14.00	0.17	36.47	5.22
	1－3	细根	1.75	12.00	0.15	15.45	4.51
	1－4	细根	1.41	9.50	0.15	9.19	3.75
	1－5	细根	1.02	7.10	0.14	3.48	3.96
	1－6	母根	0.70	3.50		1.36	2.46
京红3－1号	2－1	粗块根	3.10	12.00	0.26	65.05	3.68
	2－2	粗块根	2.40	14.00	0.24	72.98	3.58
	2－3	细根	1.75	12.00	0.29	34.22	4.72
	2－4	细根	1.41	9.50	0.21	29.12	3.71
	2－5	细根	1.02	7.10	0.22	17.38	3.83
	2－6	细根	1.02	7.10	0.25	6.76	4.50
	2－7	母根	2.00	4.50		10.56	1.63
京红3－3号	3－1	粗块根	3.70	14.00	0.26	67.98	4.98
	3－2	粗块根	3.20	8.50	0.38	39.57	5.48
	3－3	粗块根	3.10	12.00	0.26	44.31	4.12
	3－4	粗块根	2.80	11.25	0.25	34.90	4.54
	3－5	粗块根	2.50	9.00	0.28	24.08	4.69
	3－6	粗块根	2.20	7.00	0.31	17.46	4.74
	3－7	细根	2.00	11.00	0.18	20.91	4.16
	3－8	细根	1.60	8.25	0.19	10.78	4.74
	3－9	细根	1.10	6.50	0.17	5.54	4.29
	3－10	母根	2.30	4.50		15.79	2.00

（2）不同品种和不同产地的地黄中梓醇的含量：鲜地黄中梓醇含量在2.7%～10.6%，平均值为6.3%。具体测定结果（见表5－2）。

表5－2 样品测定结果（按干燥品计算）（n＝2）

类别	园艺品名	产地	采收时间	梓醇含量 ($\bar{x} \pm s$)
鲜地黄	金状元	河南博爱县	1990,10	5.4±0.3
	金状元	河南武陟县	1990,10	10.6±0.5
	金状元	河南博爱县	1990,10	2.7±0.1
	状元拐	河南	1990,08	5.2±0.1
	状元拐	河南武陟县	1990,10	4.7±0.1
	白状元	河南武陟县	1990,10	8.5±0.0
	飞马三	河南	1990,08	6.2±0.3
	大红袍	河南博爱县	1990,10	6.7±0.21

（3）不同干燥条件对鲜地黄中梓醇含量的影响：

研究表明：鲜地黄采收后直接冷冻干燥，干品中的梓醇含量明显较高。经过冷冻干燥贮藏、自然阴干、晒干、烘干等不同条件干燥后，梓醇含量均有不同程度的降低。随着鲜地黄干燥温度增高，干燥时间的延长，地黄的颜色不断加深，梓醇含量不断降低。但梓醇含量的变化并非只与加热有关，地黄在冷冻（－15℃）条件下保存时，其梓醇的含量也有所降低，且部分地黄变黑。研究者认为这是否与地黄中存在某些酶的作用有关，值得进一步探讨（见表5－3）。

表5－3 鲜地黄在不同干燥条件干燥的样品中梓醇的含量

序号	干燥方法	含量%	颜色
1	鲜地黄	5.33	黄色
2	冻干	2.92	黄色
3	冻干	0.62	黑色
4	阴干	3.32	浅棕色
5	晒干	2.52	棕色
6	烘干 60℃ 10h	4.04	浅棕色
7	烘干 60℃ 15h	3.48	浅棕色
8	烘干 60℃ 25h	3.21	浅棕色
9	烘干 60℃ 32h	2.98	棕色
10	烘干 105℃ 5h	2.87	棕色
11	烘干 105℃ 10h	0.23	黑色

（4）鲜地黄与干地黄中梓醇含量的比较：见表5－4。

表5－4 地黄鲜品中梓醇含量（%） n＝3

批号	鲜品
980323	0.790(9.48)
971120	0.651(7.81)

注：（）表示以干品计算。

（5）不同贮藏条件对地黄中梓醇含量的影响：见表5－5。

表 5－5　不同贮藏时间、条件下梓醇含量

贮藏条件	贮藏时间(月)					
	0		3		6	
	外观	含量/%	外观	含量/%	外观	含量/%
砂埋鲜地黄	光滑,黄色	2.63	皱缩,黄色	2.47	皱缩,黄色	2.35
冷藏鲜地黄	光滑,黄色	2.69	部分腐烂,黄色	2.56	部分腐烂,黄色	2.11
冷冻鲜地黄	光滑,黄色	2.54	光滑,黄白色	1.39	光滑,黄白色	0.85

（二）糖类[5]

1. 多糖

（1）样品制备：

精密称定地黄适量（鲜地黄 5g，干地黄 1g）置于圆底烧瓶中。加 80% 乙醇 80ml，回流 2h，趁热过滤于 150ml 量瓶中，药渣用 80% 热乙醇洗涤数次，药渣及过滤滤纸置于圆底烧瓶中加蒸馏水 80ml，回流 2h，趁热过滤，用热蒸馏水反复洗涤于 150ml 量瓶中。放冷，用蒸馏水稀释至刻度，摇匀备用（液Ⅴ）。精密吸取液Ⅴ10ml 于 50ml 量瓶中，用蒸馏水稀释至刻度，摇匀备用（液Ⅲ）。

（2）仪器与测定方法：

岛津 LC－3A 色谱仪，Varian9050 紫外可见检测器，CTO－色谱柱恒温箱，R－112 记录仪，C－EIB 数据处理机。岛津 UV－300 可见紫外分光光度计。

（3）标准曲线的制备：

精密称定 105℃干燥至恒重的标准葡萄糖 10.0mg，置 50ml 量瓶中，加水适量使溶解并稀释至刻度摇匀（液 I）。精密吸取液Ⅰ10.5，1.0，2.0，3.0，4.0，5.0，6.0ml 于 25ml 量瓶中，用水分别稀释至刻度（液Ⅱ）。

精密吸取液Ⅱ各 2.0ml 分别置于 10ml 具塞试管中，各加苯酚试液 1.0ml，摇匀。迅速滴加浓硫酸 5.0ml，迅速摇匀。放置 5min 后，于沸水浴中加热 15min，取出。迅速冷却至室温。另取 2ml 蒸馏水，同法操作，作为空白对照。按分光光度法，在 490nm 波长处测定吸光度，绘制标准曲线，计算回归方程：$Y=0.0425+0.6836X$，$r=0.9994$。

（4）样品的测定：

精密吸取液Ⅳ 2ml，置 10ml 具塞试管中，按标准曲线项下“加苯酚 1.0ml……在 490nm 波长处测定吸光度”。同时精密吸取葡萄糖标准溶液 2、4ml，同法操作，测定吸光度。按两点法计算样品中多糖的含量。

（5）结果：见表 5－6。

表 5－6　干鲜地黄中多糖的含量（%）n＝3

批号	多糖	
	干	鲜
980323	3.13	0.75(9.02)
971120	5.05	0.82(9.86)

2. 还原糖

（1）样品制备：

精密称定地黄适量（鲜地黄 5g，干地黄 1g）置于圆底烧瓶中。加 80% 乙醇 80ml，回流 2h，趁热过滤于 150ml 量瓶中，药渣用 80% 热乙醇洗涤数次，滤液并入 150ml 量瓶中，放冷，用 80% 乙醇稀释至刻度备用（液Ⅲ）。

从液Ⅲ中精密吸取10ml于烧杯中，水浴蒸干，加入100ml蒸馏水于电炉上加热至沸使之完全溶解。再加入0.5g活性炭，同时加热5～10min，趁热过滤于250ml量瓶中。放冷，以蒸馏水稀释至刻度，备用（液Ⅳ）。

（2）仪器与测定方法：

岛津LC－3A色谱仪，Varian9050紫外可见检测器，CTO－色谱柱恒温箱，R－112记录仪，C－EIB数据处理机。岛津UV－300可见紫外分光光度计。

（3）标准曲线的制备：

精密称定105℃干燥至恒重的标准葡萄糖10.0mg，置50ml量瓶中，加水适量使溶解并稀释至刻度摇匀（液Ⅰ）。精吸液Ⅰ 0.5，1.0，2.0，3.0，4.0，5.0，6.0ml于25ml量瓶中，用水分别稀释至刻度（液Ⅱ）。

精密吸取液Ⅱ各2.0ml分别置于10ml具塞试管中，各加苯酚试液1.0ml，摇匀。迅速滴加浓硫酸5.0ml，迅速摇匀。放置5min后，于沸水浴中加热15min，取出。迅速冷却至室温。另取2ml蒸馏水，同法操作，作为空白对照。按分光光度法，在490nm波长处测定吸光度，绘制标准曲线，计算回归方程：$Y=0.0425+0.6836X$，$r=0.9994$。

（4）样品的测定：

精密吸取液Ⅳ0.3～0.5ml，置10ml具塞试管中，加蒸馏水至2ml，按标准曲线项下“加苯酚1.0ml……在490nm波长处测定吸光度”。同时精密吸取葡萄糖标准溶液2、4ml，同法操作，测定吸光度。按两点法计算样品中还原糖含量。

（5）结果：见表5－7。

表5－7　干鲜地黄中还原糖的含量（%）n＝3

批号	还原糖	
	干	鲜
980323	14.03	2.27(27.23)
971120	28.73	3.90(46.79)

（三）毛蕊花糖苷[7]

1. 样品及其制备

分别取地黄各样品，粉碎，过筛（80目）。精密称取各样品1.50g于100ml锥形瓶内，定量加入甲醇50ml，室温放置30min，称量，并于水浴上加热回流60min。取下并于室温放置30min，称重并补充失去的溶剂。以0.45μm微孔膜滤过。滤液为供试品溶液。HPLC法测定，进样量10μl。

2. 仪器及色谱条件

高效液相色谱仪为日本岛津LC－3A；流动相为甲醇－2%醋酸水（35∶65）；色谱柱：NUCLEOSIL 5μm C_{18} 4.6×250mm（6A）；检测波长334nm；灵敏度0.08；流速0.8ml/min；纸速2.5mm/min。

3. 结论　见表5－8。

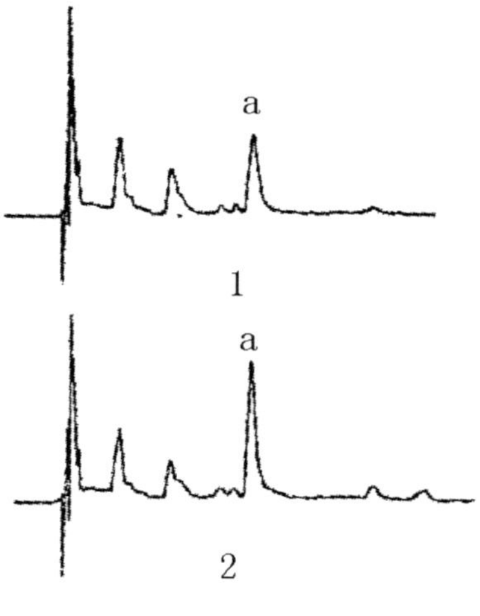

图5－2　1. 地黄样品　2. 地黄加麦角甾甙　a. 麦角甾甙

表 5－8　测量结果

鲜地黄中麦角甾苷百分含量（n=4）		
地黄样品	样品颜色	百分含量（%）
鲜地黄（冷冻干燥品）	黄色	0.116

（四）腺苷[8]

图 5－3　地黄中腺苷 HPLC 色谱图 11.078 为腺苷峰

1. 仪器及色谱条件

Waters 510 高效液相色谱仪，Waters 481 紫外检测器，岛津 C－R2A 微处理机；色谱柱：YQG－C_{18}键合固定相（10μm，4.0×250mm）（北京分析仪器厂填装）；流动相：6% 乙睛；流速：0.5ml/min；柱温：室温；检测波长 260nm；理论塔板数应不低于 1250。

2. 样品及其制备

鲜地黄洗净，切片，晾干，粉碎（过 2 号筛）。精密称取地黄粉末 0.5g，置三角瓶中，精密加水 25ml，称重，超声提取 2h，取出，放至室温，称重，补足失去水分，摇匀，静置片刻，取上清液 1ml，离心 10min（10000r/min）作为样品溶液。HPLC 法测定，进样量 10μl。

3. 结论　见表 5－9。

表 5－9　3 个产地 6 个地黄样品中腺苷测定结果

商品名	产地	腺苷 mg/g
85－5	北京海淀	0.14
京红三号	河北易县	0.07
郭狸猫	河北易县	0.10
85－5	山西永济县	0.19
金黄	山西永济县	0.20
郑新 1 号	山西永济县	0.22

二、生地黄

（一）梓醇[2,4,5,9]

1. 样品及其制备

鲜地黄样品的制备主要分两种，第一种是不经干燥，直接提取。第二种是先将其干燥后再提取。

方法一：地黄切成 2～4mm 的小块，再加入 20% 的乙醇浸泡，然后匀浆，用 20% 乙醇稀释后，振摇两小时，滤过即可。

方法二：将干燥好的生地粉碎。用水作溶剂，然后浸泡两小时，再超声 20 分钟，或甲醇作溶剂，直接超声 20 分钟，然后滤过即可。

2. 仪器及色谱条件

仪器为普通高效液相色谱仪。紫外检测器。4.6×250mm ODS－C_{18}色谱柱。检测波长 210nm。进样 10μl。流速 1ml/min。流动相为 0.5%～1% 的乙腈。

3. 结论

（1）不同品种和不同产地的生地黄中梓醇的含量：生地中梓醇含量在 0.7%～2.0%，平均值为 1.6%（见表 5－10）。

表 5-10 样品测定结果（按干燥品计算）（n=2）

类别	园艺品名	产地	采收时间	梓醇含量($\bar{x}\pm s$)
生地黄	金状元	河南博爱县	1990,10	0.9±0.0
	金状元	河南海县	1990,08	1.4±0.0
	金状元	河南博爱县	1990,10	0.7±0.0
	金状元	河南温县	1990,08	1.9±0.1
	状元拐	河南武陟县	1990,08	1.0±0.0
	状元拐	河南武陟县	1990,08	1.2±0.1
	状元拐	河南武陟县	1990,08	2.0±0.1
	飞马三	河南温县	1990,08	1.7±0.1

（2）生地黄中梓醇变化条件的探讨：

测得梓醇在生地黄（干地黄）中的含量为0.611%。地黄干燥、炮制后，经 HPLC 测定梓醇的含量明显降低。

（3）生地黄中梓醇含量的比较：见表5-11。

表 5-11 地黄干品中梓醇含量（%）n=3

批号	干品
980323	4.21
971120	4.46

注：（ ）表示以干品计算。

（4）不同地区地黄饮片中梓醇含量（见表5-12）。

表 5-12 不同地区地黄饮片中梓醇含量测定结果 %（n=3）

样品	梓醇	RSD
山东(生)	0.178	1.34
上海(生)	0.895	1.93
天津(生)	1.300	1.62
河北(生)	0.637	1.24

（二）糖类[10,11]

1. 单糖

（1）样品及其制备：

取生地10.0g，切成0.3～0.5cm³ 小块，分别加蒸馏水200ml，浸半小时后，用电炉煎煮，沸后保持20分钟，滤过煎液，再加蒸馏水200ml，煎煮，共4次，最后用热蒸馏水冲洗煎液，洗液与前煎煮液合并，置量瓶中，调节至全量1000ml即得。同法制备三份备用。

（2）试验方法：

精密量取生地煎液各50ml，加入10%醋酸铅试液，使其棕黑色物充分沉淀，滤过，滤液置滴定管中，以亚甲兰为指示剂，滴定标准的费林试刘，根据被检液所消耗的毫升数，可计算其单糖含量。

（3）结论：见表5-13。

表 5-13 生地黄中单糖含量

品名	生地
单糖含量(克) $\bar{x}\pm s$	1.64±0.03

2. 寡糖

（1）样品及其制备：

地黄加入10倍体积的水，提取3次，每次提取1h；对水提物用离子交换树脂进一步纯化，再进行活性炭柱层析，以不同浓度梯度乙醇洗脱，分得寡糖的不同部位。

（2）仪器及色谱条件：

SCL－6A高效液相色谱仪；RID－6A示差折光检测器；色谱柱（Spherisorb NH_2 柱）（均为日本岛津制作所）；流动相为乙睛－水（70∶30）；流速1.2ml/min；检测波长为195nm；柱温：25℃。

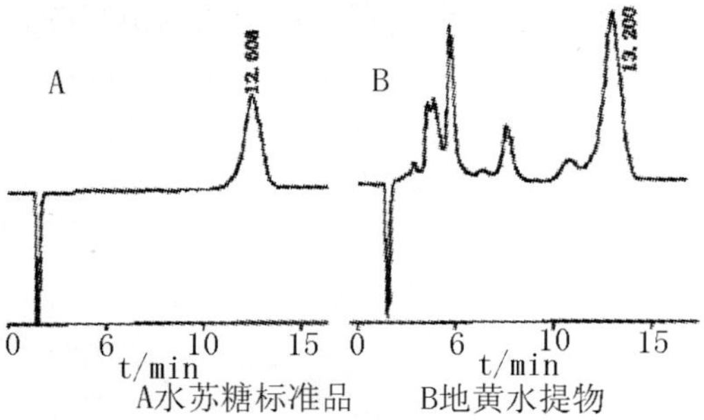

图5－4 对照品和样品HPLC图谱

（3）结论：

水提物经活性炭柱层析得到4个部位，部位Ⅰ－Ⅳ，其中部位Ⅱ及部位Ⅲ中水苏糖的含量分别为20.99%及60.51%。

（三）麦角甾苷[8,12]

1. 样品及其制备

取粉碎了的生地黄，过筛（80目）。一种方法是用甲醇作溶剂，室温放置30min，称重，并于水浴上加热回流60min。取下并于室温放置30min，称重并补充失去的溶剂。另一种方法是取粉碎了的生地黄，过筛（80目）。用甲醇作溶剂，超声处理45min，放置至室温，再次称重，用甲醇补足减失的量。摇匀，滤过，取续滤液25ml，回收至干，然后用流动相溶解。

2. 仪器及色谱条件

普通高效液相色谱仪，紫外检测器。4.6×250mm ODS－C_{18}色谱柱。检测波长334nm。进样10μl。流速0.8ml/min－1ml/min。流动相为甲醇－2%醋酸水（35：65），或乙腈－0.1%醋酸——溶剂A为乙腈，溶剂B为0.1%醋酸，梯度洗脱：0～25min，A 10%～27%；25～30min，A 27%；30～40min，A 10%。梯度洗脱。

3. 结论

（1）鲜地黄及不同干燥条件下的生地黄中麦角甾甙的含量测定：

测量结果见表5－14。

表5－14 鲜地黄及不同干燥条件下的生地黄中麦角甾甙的含量测定结果

生地黄中麦角甾苷百分含量(n＝4)		
地黄样品	样品颜色	百分含量(%)
生地黄(晒干)	浅棕黄色	0.093
(阴干)	浅棕黄色	0.071
(65℃烤干)	棕黄色	0.068
(105℃烤干)	棕黄色	0.066
(焙干)	棕黄色	0.018
熟地黄(加酒炖制品)	棕黑色	0.040
(加水炖制品)	棕黑色	/

（2）HPLC 测定地黄中麦角甾苷的含量（色谱图如下）：

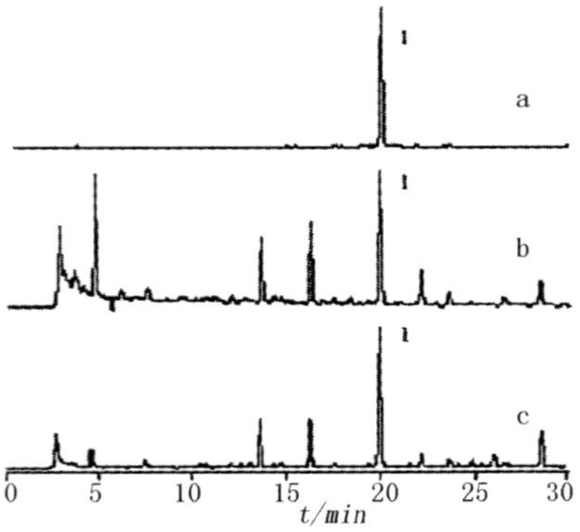

图 5－5 地黄样品 HPLC 图

a. 麦角甾苷对照品 b. 熟地黄 c. 生地黄 1. 麦角甾苷

测定结果见表 5－15。

表 5－15 地黄中麦角甾苷的含量（$\bar{x} \pm s$，$n=10$）

熟地黄		生地黄	
样品来源	含量/%	样品来源	含量/%
上海养和堂	0.023 ±0.000	安徽亳州	0.016 ±0.000
上海众益达国药号	0.021 ±0.000	河南郑州	0.019 ±0.001
江西	0.029 ±0.001	河北安国	0.040 ±0.001
江西	0.035 ±0.001	上海华宇	0.026 ±0.001
南京白敬宇	0.025 ±0.001	江西樟树	0.010 ±0.000
上海长白山参茸	0.035 ±0.001	广州	0.019 ±0.000
上海华氏大药房	0.027 ±0.000	广西南宁	0.037 ±0.000
上海华宇	0.020 ±0.000	北京鹤延龄	0.049 ±0.000
安徽亳州强力	0.026 ±0.000	亳州九方	0.047 ±0.001
安徽亳州奉天	0.041 ±0.001	上海雷允上	0.035 ±0.001

（四）地黄苷[13~15]

1. 地黄苷 A

（1）样品及其制备：

地黄，切碎，精密称取 10g，加硅藻土适量研细，置索氏提取器中，加甲醇 50ml，加热回流提取 3h，滤过，回收甲醇，残渣用水溶解并定容于 50ml 量瓶中，摇匀，精密吸取 10ml，用水饱和的正丁醇提取 8 次，每次 10ml，合并正丁醇提取液，减压回收正丁醇，残渣加甲醇溶解，并定容于 10ml 量瓶中。

（2）仪器及色谱条件：

CAMAGⅡ薄层扫描仪（瑞士）；薄层及色谱条件：取硅胶 G，加入适量 0.1% CMC－Na，制成厚 0.5mm 的薄层板，自然干燥，备用。展开剂：氯仿－甲醇－水（7∶4∶0.5）；显色剂：10% 硫酸－乙醇溶液，90℃烘 10min，显色；扫描波长：407nm；扫描方式：单波长线性扫描。

（3）结论：

①地黄中地黄苷 A 的含量测定（见表 5－16）。

表 5－16　不同采集时间地黄药材中地黄苷 A 的含量

采集时间	地黄苷 A 含量(mg/g)
1999 年 8 月	1.425
2000 年 8 月	1.575
2001 年 4 月	1.563

②不同产地地黄中地黄苷 A 的含量比较（见表 5－17）。

表 5－17　不同产地地黄地黄苷 A 的含量 $mg \cdot g^{-1}$

编号	样品来源	产地	地黄苷含量
1	陕西渭南	渭南南师栽培品	2.55
2	陕西渭南	渭南交科栽培品	2.34
3	陕西渭南	渭南孝义栽培品	2.44
4	河南武陟	地产栽培	3.86
5	河南博爱	地产栽培	4.01
6	河南温县	地产栽培	3.88
7	山东成武	地产栽培	2.74
8	山东济宁	栽培品	1.65
9	山西襄汾	栽培品	1.39
10	山西曲沃	栽培品	2.44
11	山东嘉祥	栽培品	0.81

2. 地黄苷 D

（1）样品及其制备：

将地黄药材粉碎过二号筛，精密称取 1.0g，置圆底烧瓶中，加 100ml 80% 甲醇，水浴加热回流 2h，放冷，过滤定容于 100ml 量瓶，取 10ml，挥干，加 10% 乙腈定容于 50ml。

（2）仪器及色谱条件：

普通高效液相色谱仪，紫外检测器。4.6×250mm ODS－C_{18}色谱柱。检测波长 205nm。进样 10μl。流速 1ml/min。流动相为 4% 乙腈。

（3）结论：8 个不同产地的生地黄中地黄苷 D 的含量为 0.137%～0.691%。

表 5－18　不同产地地黄中地黄苷 D 的含量　%

编号	产地	级别	地黄苷 D
1	山东嘉祥县	一级品	0.387
2	山东嘉祥县	三级品	0.193
3	山东济宁市效	一级品	0.344
4	山东济宁市效	二级品	0.230
5	山西襄汾县	二级品	0.154
6	山西襄汾县	三级品	0.149
7	山西曲沃县	一级品	0.345
8	山西曲沃县	二级品	0.342
9	河南温县	二级品	0.200
10	河南温县	三级品	0.185
11	河南武陟县	一级品	0.333
12	河南武陟县	三级品	0.137
13	河南博爱县	一级品	0.691
14	河南博爱县	二级品	0.547
15	陕西渭南	一级品	0.396
16	陕西渭南	二级品	0.230

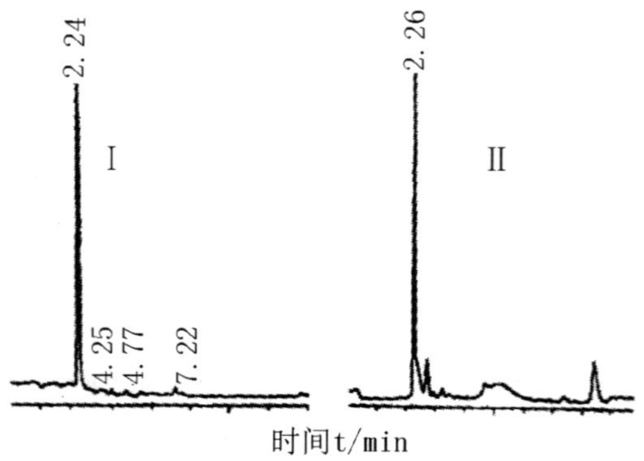

图5-6 地黄的高效液相色谱图

（五）细胞分泌物[16]

1. 样品及其制备

地黄黄素B、D的提取、分离：

（1）地黄黄素B、D的提取：取过三号筛生地黄2g，加醋酸乙酯超声处理提取2次（25、25ml），每次30min，滤过，滤液蒸干，得橙红色提取物约90mg。

（2）地黄黄素B、D的分离：用硅胶H干柱层离法进行二次分离。取上述生地黄提取物，用醋酸乙酯5ml溶解，加入硅胶H（8g）中混匀，挥去醋酸乙酯后均匀加到前沿具活动滤板玻璃柱（直径5.5cm，柱长20cm）端，最后用活动滤板封固，先用氯仿-醋酸乙酯（2∶1）为展开剂初步分离，根据层析柱上的色带层次情况切取色泽最深的两段，分别装小层析柱，用甲醇洗脱，蒸去甲醇，得橙色软膏残渣和橙色残渣，再将二者如前装柱，前者用环已烷-氯仿-无水乙醇（12∶4∶1）为展开剂，后者用环已烷-氯仿-无水乙醇-醋酸乙酯-水（2∶11∶2∶5∶2）下层为展开剂，展开，两柱均分取浓黄色色带，装小层析柱，用甲醇洗脱，蒸去甲醇，得软膏状橙色物（地黄黄素B）和固体橙色物（地黄黄素D）。

（3）供试品溶液的制备：精密称取过三号筛生地黄1g，按“（1）”项操作提取3次，每次20ml，残渣用氯仿1ml溶解，作为供试品溶液。

2. 仪器及色谱条件

CS-9301 PC薄层扫描仪（日本岛津）；薄层扫描仪参数双波长反射式线性扫描，$\lambda s=421nm$，$\lambda_R=600nm$，SX=3，狭缝0.4mm×5.0mm。

3. 薄层层析

照薄层色谱法（中国药典附录B）试验，精密吸取供试品溶液、对照品溶液2~4μl，分别点于同一以0.5%CMC-Na为黏合剂的硅胶H薄层板上，分别以环已烷-氯仿-冰醋酸（7∶2∶1），环已烷-氯仿-无水乙醇-醋酸乙酯-水（2∶11∶2∶5∶2）下层为展开剂，展开，展距分别约8、13cm，取出，晾干，生地黄有A、B、C、D、E、F，6个黄色斑点，地黄黄素B、D能与其它斑点分开。

三、熟地黄

（一）梓醇[4,12]

1. 样品及其制备

样品的制备方法有两种，一种是将地黄切成块，用水作溶剂，先浸泡3小时，然后超声提取两次，每次20分钟。另一种方法是先将地黄干燥，粉碎过40目筛，然后以甲醇作溶剂，超声提取20分钟，称重，补充损失的溶剂量。滤过。

2. 仪器及色谱条件

仪器为普通高效液相色谱仪，紫外检测器。4.6×250mm ODS－C_{18}色谱柱。检测波长210nm。进样10μl。流速1ml/min。流动相为0.5%～1%的乙腈。

3. 结论

梓醇在熟地黄中的含量为0.203%（酒制品）及0.182%（水制品）。

表5－19　不同地区地黄饮片中梓醇含量测定结果　%（n=3）

样品	梓醇	RSD
山东(熟)	0.146	1.51
上海(熟)	0.438	1.84
天津(熟)	0.766	1.17
河北(熟)	0.324	1.69

（二）糖类

1. 单糖[10]

（1）样品及其制备：

取熟地黄各10.0g，切成0.3～0.5cm^3小块，分别加蒸馏水200ml，浸半小时后，用电炉煎煮，沸后保持20分钟，滤过煎液，残渣再加蒸馏水200ml，煎煮，共4次，最后用热蒸馏水冲洗煎液，洗液与前煎煮液合并，置量瓶中，调节至全量1000ml即得。同法制备三份备用。

（2）测定方法：

精密量取熟地黄煎液各50ml，分别加入10%醋酸铅试液，使其棕黑色物充分沉淀，滤过，滤液置滴定管中，以亚甲兰为指示剂，滴定标准的费林试剂，根据被检液所消耗的毫升数，可计算其单糖含量。

（3）结论：见表5－20。

表5－20　熟地黄中单糖含量

品名	熟地黄
单糖含量(克)$\bar{x} \pm s$	5.16±0.03

2. 多糖[17]

（1）样品及其制备：

粗多糖的制备：熟地黄干燥品（500g），以95%乙醇8倍量、6倍量、6倍量依次回流提取4h、3h、3h，药渣置通风处晾干，水浴（90～100℃）10倍量、8倍量、8倍量、依次温提4h、3h、3h，过滤，合并滤液，离心（15min），得上清液，浓缩至1000ml，用95%乙醇调至含醇量至80%，静置过夜，抽滤得粗多糖沉淀。

取粗多糖加水溶解，加入等体积30%二氯乙酸溶液脱蛋白，静置离心，上清液用0.01mol/L的氢氧化钠调pH=7，减压浓缩，浓缩液对水透析，将透析液减压浓缩至适当体积，加入95%乙醇调含醇量至80%，放置，抽滤，沉淀用无水乙醇、丙酮、无水乙醚依次洗涤，真空干燥，得除蛋白粗多糖。

取除蛋白粗多糖，用蒸馏水溶解，进行DEAE－Cellulose柱层析，用0～2mol/L NaCl溶液梯度洗脱，分部收集流份，以苯酚－硫酸法检测，合并显阳性流份，洗脱液减压浓缩，透析除NaCl，透析液再减压浓缩至适量，用95%乙醇调含醇量至80%，放置过夜，抽滤，沉淀用无水乙醇，丙酮，无水乙醚依次洗涤，沉淀真空干燥，经反复柱层析，得灰色地黄多糖。

熟地黄样品溶液的制备：取60℃干燥1h的怀地黄约10g，精密称定，用95%乙醇100ml，80ml，

80ml，依次脱脂3h，2h，2h，药渣用95%乙醇洗涤数次，药渣置通风处自然晾干后置烧瓶中，加水100ml，精密称定，水浴（90－100℃）温提4h。再精密称定，补足水至原重，振摇，趁热纱布过滤，离心除去沉淀，得上清液。精密量取上清液5ml，放入透析袋中流水透析24h，透析内液定容至25ml，再精密量取5ml，定容至50ml，得供试液。

（2）仪器及测定方法：

UV－2201紫外可见分光光度计（日本岛津），722型分光光度计（上海第三分析仪器厂）；测定方法：最大吸收波长为483nm；回归方程为：A＝0.0097C－0.106，相关系数r＝0.9992。

精密吸取供试品溶液1ml，置刻度试管内，加6%苯酚溶液1ml，浓硫酸5ml，室温放置40min，以1ml蒸馏水，1ml苯酚液，5ml浓硫酸混合液为空白对照，用722型分光光度计，在483nm处测定吸收度（A），测定吸收值，从回归方程中求出供试液中葡萄糖的含量。按下式计算样品中多糖含量。

多糖含量（%）＝C·D·f×100/W

C为供试液中葡萄糖的浓度（μg/ml），D为供试液的稀释因素，f为换算因素，W为供试样品重量（μg）。

（3）结论：见多糖含量（见表5－21）。

表5－21　多糖的含量

测定次数	取样量(g)	平均吸收度(A)	多糖含量(%)	平均含量(%)	RSD%
1	10.230	0.450	6.996	6.590	2.49
2	10.345	0.443	6.373		
3	9.895	0.421	6.395		
4	9.615	0.422	6.594		

3. 还原糖[18~20]

（1）样品及其制备：

①取各熟地黄样品适量，80℃干燥，粉碎，过筛，得供试品粉末取每个供试品粉末约2.0g，精密称定，加80%甲醇60ml于烧瓶中，在80℃水浴上回流提取3h，过滤，用80%甲醇液洗涤药渣3次，合并滤液，回收溶剂，定容至100ml容量瓶中，摇匀，精密移取上述甲醇提取液50ml置蒸发皿中在通风厨内80℃水浴上挥干甲醇，用蒸馏水溶解转移至50ml容量瓶中，用少量蒸馏水洗涤蒸发皿数次，定容至刻度，摇匀，取上述水溶液10ml置离心管中离心，取上清液用0.45μm微孔滤膜过滤，作为样品溶液备用。

②熟地黄饮片干燥粉碎后过80目筛，每份样品粉末分装成两组，密闭贮藏备用。

（2）实验仪器和参数设置：

①SGD－Ⅲ型全自动还原糖测定仪（山东省科学院生物技术研究中心）。

②采用BRUKER的MPA型傅立叶变换近红外光谱仪和漫反射附件，检测器：InGaAs。分析软件：OPUS。扫描波长范围4000cm^{-1}～12000cm^{-1}，扫描次数64，分辨率8cm^{-1}。

（3）分析方法与结果：

①使用全自动还原糖测定仪测定结果（见表5－22）。

表5－22　熟地黄样品中还原糖含量测定结果（%）

样品	还原糖含量	样品	还原糖含量
地黄清蒸14h	39.2	地黄清蒸26h	40.2
地黄清蒸16h	39.5	地黄清蒸28h	40.1
地黄清蒸18h	39.8	三蒸三晒	35.0
地黄清蒸20h	40.8	五蒸五晒	39.4
地黄清蒸22h	41.7	七蒸七晒	41.7
地黄清蒸24h	40.5	九蒸九晒	39.7

熟地黄在清蒸和酒炖过程中，还原糖含量在一定时间范围内随着清蒸和酒炖时间的延长而增加。清蒸22h 和酒炖 48h 含量最高（见表 5-23）。

表 5-23　清蒸 22h 和酒炖 48h 的含量

样品	蒸制时间(h)	含量(%)	样品	蒸制时间(h)	含量(%)
地黄清蒸	8	30.4	地黄酒炖	38	37.4
地黄清蒸	12	31.8	地黄酒炖	40	37.6
地黄清蒸	14	39.2	地黄酒炖	42	38.6
地黄清蒸	16	39.5	地黄酒炖	44	39.0
地黄清蒸	18	39.8	地黄酒炖	46	39.1
地黄清蒸	20	40.8	地黄酒炖	48	39.8
地黄清蒸	22	41.7	地黄酒炖	50	39.0
地黄清蒸	24	40.5	地黄酒炖	52	38.6
地黄清蒸	26	40.2	地黄酒炖	54	38.5
地黄清蒸	28	40.1	地黄酒炖	56	38.3

②近红外光谱测定方法与结果　取 1 组粉末混合均匀后，将粉末放入样品杯中，均匀地覆盖杯底。采用积分球漫反射方式扫描样品，每份样品重复 3 次，每次均将样品粉末倾出混合均匀后再放入样品杯中测定。取 3 次测定结果的平均光谱。酒炖熟地黄近红外光谱图见图 5-7。

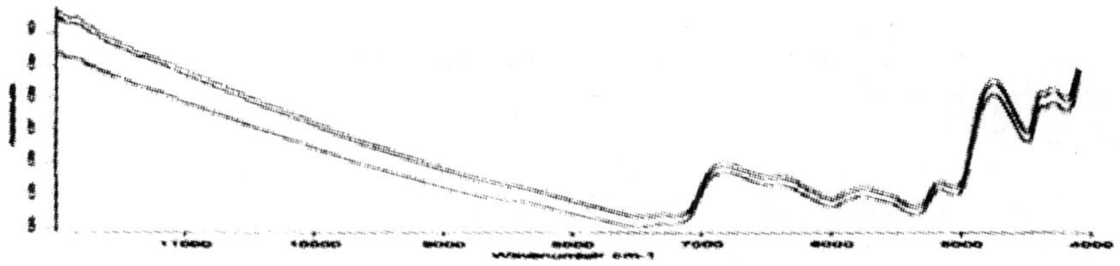

图 5-7　酒炖熟地黄样品的近红外光谱图

数据处理与分析：

光谱区间及最佳主成分的确定 OPUS/QUANT 定量分析软件采用偏最小二乘法（PLS，partial Ieast square）进行数据处理，结果中包括了光谱的预处理方法以及采用该方法处理后所对应的预测值、预测值和化学分析值之间的相关系数 r^2、相对标准差（RMSECV），主成分数（Rank）、预测值和化学分析值之间的误差值等参数。我们可以根据这些重要的参数来选择最适合的数据处理方法。经内部交叉验证，最终建立校正模型。

根据样品性质，我们选择 OPUS/QUANT 定量分析软件进行数据处理结果中提供的二阶导数法进行训练集样品光谱的预处理，所得信息提取谱段为 $9000cm^{-1}$～$4250cm^{-1}$，相应参数为：$r^2=89.02$，RMSECV $=0.962$，Rank $=6$，建模型的内部交叉法验证结果见表 5-24。

经配对比较 t 检验后，预测值与真实值两组数据无显著性差异（$P>0.05$）。且该集中无异常样品，故以这些样品建立校正模型，对预测集中样品进行预测（见表 5-24）。

表 5－24　模型内部交叉法试验结果

样品名	测定值%	NIRS 测得值%	绝对误差%	样品名	测定值%	NIRS 测得值%	绝对误差%
S1	37.30	37.94	－0.64	S19	26.80	38.14	－1.34
S2	38.90	39.15	－0.25	S20	37.10	38.36	－1.20
S3	38.00	38.03	－0.03	S21	37.32	38.48	－1.16
S4	40.40	41.03	－0.63	S22	37.97	39.09	－1.12
S5	40.59	41.58	－0.99	S23	37.98	38.30	－0.32
S6	41.10	41.51	－0.41	S24	38.14	39.54	－1.40
S7	39.00	39.07	－0.07	S25	38.67	39.59	－0.92
S8	40.11	39.77	0.34	S26	29.15	30.03	－0.88
S9	38.39	39.67	－1.28	S27	31.14	31.48	－0.34
S10	41.81	41.65	0.16	S28	35.63	33.68	1.95
S11	36.80	36.64	0.16	S29	36.13	37.13	－1.00
S12	37.33	38.40	－1.07	S30	37.19	37.31	－0.12
S13	38.98	37.32	1.66	S31	37.56	38.36	－0.80
S14	39.32	38.14	1.18	S32	38.14	37.54	0.60
S15	40.67	39.27	1.40	S33	40.07	40.60	－0.53
S16	40.97	40.43	0.54	S34	41.99	40.32	1.67
S17	40.66	39.39	1.27	S35	40.70	39.24	1.46
S18	40.83	39.78	1.05				

模型外部检验　以建立的校正模型对6份外部检验集样品进行分析，具体结果（见表5－25）。二者相关系数为 $r^2=88.47$，RMSECV＝0.987，最大相对误差为2.16%。结果配对比较t检验，无显著性差异（$P>0.05$）。

表 5－25　校正模型对外部校验集中样品的分析结果（n＝6）

样品名	测定值%	NIRS 测定值%	绝对误差%	相对误差%
W1	37.63	37.52	0.11	0.29
W2	37.32	37.84	－0.52	1.39
W3	37.17	36.46	0.71	1.91
W4	37.31	36.88	0.43	1.15
W5	39.64	38.91	0.73	1.84
W6	40.14	39.27	0.87	2.16

由上表可见，近红外漫反射光谱法直接测定酒炖熟地黄饮片中还原糖的含量，结果准确可靠。

4. 果糖、葡萄糖[21]

（1）样品及其制备：

精密称取熟地黄样品粉末2.0g至烧瓶中，加入60%甲醇60ml超声提取0.5h，过滤，合并滤液，60%甲醇定容于100ml容量瓶中，精密吸取2ml于5ml容量瓶中，加水稀释至刻度，摇匀，滤过，取续滤液即得样品溶液。

（2）仪器及色谱条件：

上海天美LC2000型高效液相色谱仪；Alltech ELSD 2000型蒸发光散射检测器；色谱柱：Zorhax RX－SIL（4.6×200mm）；流动相：乙腈－水（95∶5）；流速：1.0ml/min；柱温：25℃；ELSD条件：漂移管温度：105℃，载气流速：2.5rnl/min。

（3）结论：

果糖、葡萄糖标准品及熟地黄样品得HPLC色谱图（见图5－8、图5－9），熟地黄样品中果糖、葡萄糖含量测定结果（见表5－26）。

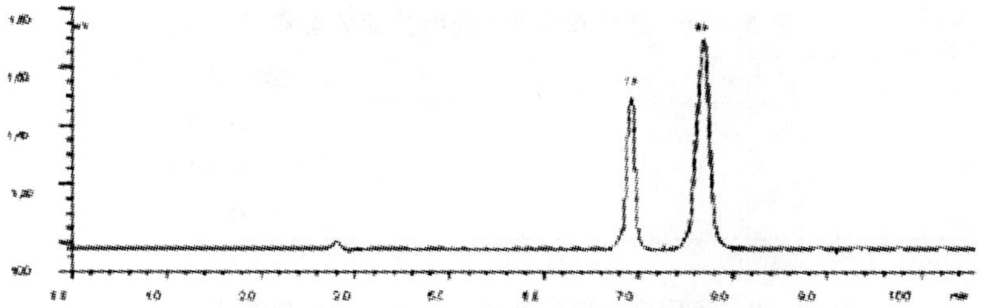

图 5－8　葡萄糖、果糖标准品 HPLC 图

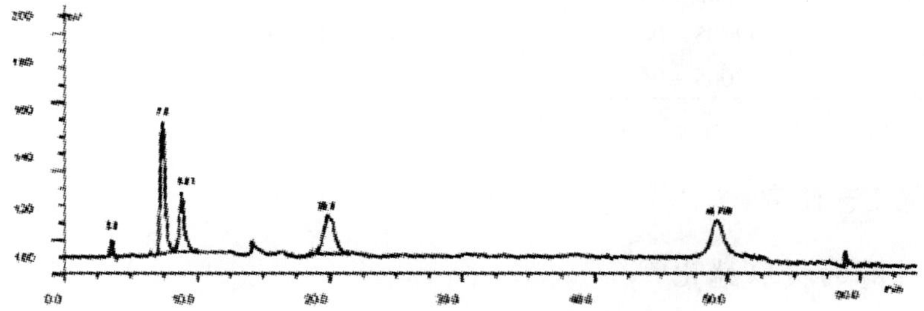

图 5－9　葡萄糖、果糖标准品 HPLC 图

表 5－26　熟地黄样品中果糖、葡萄糖含量

样品编号	果糖平均含量%	葡萄糖平均含量%
061201	10. 31	9. 13
061202	10. 78	9. 05
061203	9. 76	6. 95
061204	8. 84	6. 93
061205	9. 71	10. 28
061206	7. 74	6. 55

（三）麦角甾苷（同生地黄麦角甾苷项。）

（四）5－羟甲基糠醛[22~23]

1. 样品及其制备

方法 1：取熟地黄，剪碎，精密称取 0. 2g，置索氏提取器中，加氯仿适量，置水浴上回流提取至氯仿无色，回收氯仿至干，残渣加无水甲醇使溶解，定量转移至 10ml 量瓶中，加无水甲醇稀释至刻度，摇匀，即得样品溶液。

方法 2：取熟地黄细粉 2. 0g 精密称定，置于 2. 5ml 量瓶中，加甲醇 20ml 密塞，超声提取 1h 放冷至室温，加甲醇至刻度，摇匀过滤提取液精密吸取 25ml 置于 25ml 量瓶中，加甲醇至刻度，摇匀，用 0. 45μm 微孔滤膜滤过，取续滤液，即得供试品溶液。

2. 仪器及色谱条件

普通高效液相色谱仪，紫外检测器，4. 6 ×250mm ODS－C_{18}色谱柱。流动相为乙腈－水（5 ∶ 95）或甲醇－0. 01 mol/L 磷酸溶液（70 ∶ 30）；检测波长为 280nm；柱温室温；流速 0. 8 1ml/min。

3. 结论　见表 5－27，表 5－28。

表 5－27 熟地黄中 5－羟甲基糠醛含量（n＝2）

熟地黄	5－羟甲基糠醛（%）
1	0.035
2	0.029
3	0.031

表 5－28 不同产地熟地黄中 5－HMF 的含量测定（n＝3）

产地	购入时间	5－HMF（%）	RSD（%）
辽宁	2005－04	0.219	0.72
内蒙	2005－04	0.282	0.89
四川	2005－04	0.315	2.30

四、提取、纯化工艺研究

（一）地黄中梓醇的提取纯化[25]

1. 正交设计法优选鲜地黄中梓醇的提取方法

（1）仪器及色谱条件：

Beckman system Gold 通用型高效液相色谱仪；色谱柱为 Ultrasphere ODS 柱 4.6×250mm；流动相为乙腈－水（2∶98）；检测波长 210nm；柱温为室温；流量 1ml/min。

（2）正交实验设计：

以提取溶媒、提取方法、提取次数和溶媒用量等主要工艺为影响因素，以梓醇峰面积积分值为考核指标（见表 5－29）。

表 5－29 因素水平表

水平	提取溶媒	提取方法	提取次数	溶媒用量
1	甲醇	冷浸	1	5 倍量
2	乙醇	回流	2	3 倍量

（3）实验结果：

由上述实验得到鲜地黄中梓醇提取的最佳方法是：3 倍量甲醇，加热回流提取 2 次，回流时间 2h。

2. 地黄中有效成分梓醇以及地黄抗氧化能力的最佳提取条件研究[27]。

（1）梓醇最佳提取方法的选择：

①仪器及色谱条件

Angilent 1100 高效液相色谱仪，DAD 检测器；色谱柱为 4.6×15mm C_{18}；流动相为乙腈－水（2：98）；检测波长 212nm；柱温 28℃；流量 0.6ml/min。

②提取工艺的优选

以梓醇为指标，HPLC 为含量测定方法。

通过对水提法和醇提法提取得率的比较，选择醇提法提取，梓醇提取得率更高。采用重复－正交实验法，以乙醇浓度（A）、溶剂量（B）、提取时间（C）和提取次数（D）4 个因素，每个因素选取 3 个水平进行优选，正交因素、水平（见表 5－30）。

表 5－30　正交试验因素、水平表

水平	因素			
	A 乙醇浓度（%）	B 溶剂量（倍）	C 提取时间（h）	D 提取次数（次）
1	50	8	0.5	1
2	60	10	1	2
3	70	12	1.5	3

③实验结果

由正交试验结果显示：以 $A_2B_1C_3D_2$，即 60% 的乙醇溶液 8 倍量提取 2 次，每次 1.5h 为较佳方案。

（2）以地黄抗氧化能力为指标进行考察：

①仪器及试剂

Photochem 发光仪（德耶拿仪器公司），化学发光试剂盒（德耶拿仪器公司）。

②地黄抗氧化能力测定

A. 测定方法：地黄提取液（0.1g 生药/mL）作 1∶50 稀释，精密吸取 20μl，按试剂盒说明操作，注入发光仪进行测定，以 Vc 为对照品进行计算。

B. 测定指标：以地黄抗氧化能力为指标，地黄醇提、水提工艺在抗氧化能力方面是否有差别，对此进行了研究。

C. 样品制备及测定结果：精密称取地黄 10g，分别以 80ml 60% 乙醇和水为溶剂，提液 60℃ 减压回收乙醇，以水稀释定容 100ml，得样品液，测定样品液抗氧化能力，结果见表 5－31。

表 5－31　地黄药材抗氧化能力实验结果

提取次数	醇提（mol）	水提（mol）	显著性（T－test）
第一次	1.453 ±0.383	1.075 ±0.137	$P<0.05$
第二次	0.707 ±0.238	0.585 ±0.078	$P>0.05$

最佳提取条件结果同（1）。

3. 地黄中梓醇分离纯化工艺的探索[26]

（1）实验材料：

鲜地黄，梓醇含量 1.368%；大孔吸附树脂 D101 型（天津制胶厂）；强碱性阴离子交换树脂 201 ×7（上海树脂厂#717）。

（2）仪器及色谱条件：

高效液相法：美国 Water 600 型检测器为 Waters 2487 双波长检测器；C_{18} 色谱柱；流动相 0.6% 乙腈；流速 1 ml · min^{-1}；检测波长 210nm；柱温 40℃；进样量 10μl。

薄层层析法：薄层扫描仪为瑞士产 CAMAG TCL SCANNER 3，展开剂：氯仿－甲醇－水（14∶8∶1），显色剂：10% 硫酸/乙醇溶液，显色后于紫外灯下 365nm 检视荧光。

（3）地黄的提取：

取鲜地黄 50g 捣碎，加 300ml、200ml 的 95% 乙醇室温（25℃）浸提 2 次，每次 6h，过滤，合并滤液，减压浓缩至小体积，加适量水，水浴上挥去乙醇，得浓缩液［4g（生药）· ml^{-1}］。

（4）上柱方法及结果：

①树脂柱的制备

大孔吸附树脂柱：取 50g 大孔吸附树脂用乙醇浸泡数天，装 1.8cm ×55cm 色谱柱，后用乙醇洗脱，流出液与水 1∶2 混合不产生混浊，改用蒸馏水洗脱，备用。

离子交换树脂柱：取 50g 强碱性阴离子交换树脂 201 ×7，装 1.8cm ×55cm 色谱柱，后用 1mol · L^{-1} 氢氧化钠溶液使之变为 OH 型，用水洗涤，然后用 1mol · L^{-1} 盐酸溶液使变为 Cl 型，用蒸馏水洗到流出液近中性为止，备用。

②洗脱方法及得到样品

将地黄提取物缓慢地从经过预处理的大孔吸附树脂柱顶端加入，用蒸馏水 10%、20%、30%、40%、50%、95% 乙醇洗脱剂进行梯度洗脱，流速 1ml · min^{-1}，洗脱液由部分收集器收集，每管 20ml。每个梯度洗脱量为 400ml，合并 2 ~8 管级分，减压浓缩至小体积，加少量乙醇，减压抽干，得固形物（A）。

取固形物（A）加 15ml 水溶解，自阴离子交换树脂柱顶端缓慢加入，以水为洗脱剂进行洗脱，洗脱液由部分收集器收集，每管 20ml，共收集 35 管，洗脱量为 700ml。合并 3 ~29 管减压浓缩至小体积，加少量乙醇，减压抽干，得固形物（B）。

③实验结果（见表 5 -32）。

表 5 -32 上柱方法及实验结果

首次试验			
大孔树脂洗脱物 - 固形物（A）		阴离子交换树脂洗脱物 - 固形物（B）	
1.62g		0.63g	
梓醇含量	转移率	梓醇含量	转移率
38.61%	91.43%	88.67%	89.32%
总转移率	81.66%		
重复试验			
大孔树脂洗脱物 - 固形物（A）		阴离子交换树脂洗脱物 - 固形物（B）	
1.69g		0.62g	
梓醇含量	转移率	梓醇含量	转移率
36.26%	89.58%	85.42%	86.42%
实验结果显示本分离纯化工艺具有良好的重复性。			

（二）以 5 - 羟甲基糠醛及熟地黄总糖含量为评价指标，优选熟地黄最佳提取工艺。[28]

1. 仪器及色谱条件

Agilent 1100 高效液相色谱仪（美国安捷伦公司）；Lambda 25 UV/VIS spectrometer（美国 PerkinElmer 公司）；分光光度法在 490nm 处测定吸收度。

2. 最佳提取工艺的确定

采用 $L_9(3^4)$ 正交试验设计进行优选，RP - HPLC 法测定 5 - 羟甲基糠醛含量，苯酚 - 硫酸法测定总糖含量。最佳提取工艺为浸泡 4h，第 1 次加 12 倍量水，提取 120min，第 2 次加 10 倍量水，提取 90min。

（三）鲜地黄中 α - 半乳糖苷酶和 β - 葡萄糖苷酶的提取与初步纯化工艺研究[29]（见表5 -33）。

表 5 -33 因素水平表

水平	因素			
	提取溶剂（A）	提取温度（B）	提取时间（C）	溶剂量（D）
1	生理盐水	4℃	4h	2 倍
2	磷酸盐缓冲液	20℃	12h	3 倍

1. 实验方法

取鲜地黄洗净，预冷至 4℃，切成小块，于果汁机中制成鲜地黄浆，加一定量的提取液提取一定时间，然后 12000r/min 冷冻离心 20min，取上清液作为粗酶液，测定两种酶的活力。

2. 实验结果

实验结果表明，对 α - Gal 最佳提取条件为 $A_1B_1C_1D_2$；对 β - Glu，最佳提取条件为 $A_2B_2C_1D_2$。由于

提取溶剂（A）对 α - Gal 的提取影响不显著，因此综合四种因素对两种酶提取的影响，确定 $A_2B_1C_1D_2$ 为两种酶的最佳提取条件，即以 3 倍量（v/w）磷酸盐缓冲液，于 4℃提取 4h。

五、其他

（一）梓醇含量与根外形的相关分析[1]

1. “样品及其制备”、“仪器及色谱条件”：同鲜地黄梓醇项。

2. 试验结果及结论

将 4 组样品分别以根直径，长度，直径/长度及重量与梓醇含量进行回归分析，得到各组相关系数，见下表。

表 5 - 34　地黄根梓醇含量与根外形的相关分析

品种	相关系数			
	直径与含量	长度与含量	直径/长度与含量	重量与含量
85 - 5	0.75	-0.50	0.76	0.62
Jinghong3 - 1	0.96	0.73	0.82	0.97
Jinghong3 - 2	-0.40	-0.73	0.67	-0.56
Jinghong3 - 3	0.44	-0.10	0.74	0.34

由此可见，梓醇含量与根直径/长度比有较强的正相关性，揭示在地黄栽培过程中应促使其向粗短的方向发展。

母根及细根梓醇含量有一定水平，说明地黄在生长发育过程中自始至终都有梓醇存在，但其大幅度地提高是随其细根膨大成块根而不断积累的。

对地黄根各部位重量、梓醇量与地下部分总重量，总梓醇量的比率进行了计算分析，结果见表 5 - 35。

表 5 - 35　地黄各部位的利用价值

品种	部位	重量/总重量(%)	梓醇量/总梓醇量(%)	利用情况
85 - 5	粗块根	66.17	72.75	药用
	细根	19.29	18.95	丢弃
	母根	14.53	8.30	丢弃
	地下全部根	100.00	100.00	
京红 3 号	粗块根	81.39	84.34	药用
	细根	14.21	13.76	丢弃
	母根	4.40	-1.90	丢弃
	地下全部根	100.00	100.00	

药材市场上，地黄较粗的块状根作为药用部分，而较细的根和母根均被丢弃。这样实际药用部分仅占总产量的 66% ~81%，梓醇利用率仅为总梓醇量的 73% ~84%，从药用部分以外所占的重量及梓醇量来看，其利用价值还是十分可观的。

（二）梓醇在不同条件下含量的变化[4]

1. “样品及其制备”、“仪器及色谱条件”：同鲜地黄梓醇项。

2. 梓醇在水溶液中含量变化的测定

精密称取梓醇 5.0mg 于锥形瓶内，加入 10ml 蒸馏水溶解，100℃水浴上加热回流，并于 0，1，3，5，10h 定时取样。取样操作：样品提取前先称重，定时加热提取后，取下冷却（自来水）5min，再称重以补充失去的溶剂量，吸取1ml，过0.45μm微孔膜后HPLC法测定，进样量5μl。

3. 梓醇在与多种糖混合的水溶液中含量变化的测定

按梓醇及各种糖在地黄中的含量比例，分别精密称取梓醇、葡萄糖、半乳糖、棉子糖、果糖、蔗糖、水苏糖于锥形瓶内混合，加入蒸馏水10ml，制成含上述成分0.5，0.1，0.17，0.20，0.17，0.24，0.412mg/mL的混合溶液，于100℃水浴上加热回流，并于0，1，3，5，10h定时取样，取样方法同上，HPLC法测定，进样量5μl。

4. 梓醇在脂肪酸（$C_{21}-C_{30}$）混合的溶液中含量变化的测定

精密称取梓醇5.0mg，脂肪酸5.0mg置锥形瓶内混合，加入蒸馏水10ml及吐温-80两滴，制成溶液中梓醇及脂肪酸的含量为0.5mg/mL，于100℃水浴上加热回流，并于0，1，3，5，10h定时取样，取样方法同上，HPLC法测定，进样量5μl。

5. 梓醇在酸、碱条件下含量变化的测定

精密称取梓醇5.0mg 2份，分别定量加入稀酸及稀碱5ml，室温下进行观察，并于0.5，1，3h定时取样，取1ml通过活性炭层析柱，以水洗至中性，再用甲醇洗脱，收集甲醇洗脱部分10ml，过0.45μm的微孔膜，HPLC法测定，进样量25μl。

6. 试验结果及结论（见表5-36）。

表5-36 梓醇在不同条件下含量变化结果（n=3）

样品	温度	$\bar{x}$				
		0.5h	1h	3h	5h	10h
水溶液	100℃	-	103.3	95.7	95.6	95.1
与糖混合的水溶液	100℃	-	101.3	96.6	96.7	97.0
与脂肪酸混合的水溶液	100℃	-	84.8	81.7	72.3	71.4
酸水溶液	室温	50.9	18.7	-	-	-
碱水溶液	室温	47.2	14.8	-	-	-

（三）地黄干茎中梓醇的含量[30]

1. 样品及其制备

精密称取地黄干茎粉末0.5g（过20目筛），加水50ml回流提取2次，每次1h，过滤，合并滤液，将提取液静置，放凉，定容至100ml量瓶中，摇匀。经0.45μm微孔滤膜滤过，取续滤液2ml，作为供试品溶液。

2. 仪器及色谱条件

LC-2010A高效液相色谱仪，岛津UV检测器（日本岛津）；色谱柱：Diamond C_{18}柱（150×4.6mm，5μm）；流动相：乙腈-水（0.5：99.5）；流速：1.0ml/min；柱温：25℃；检测波长：210nm；进样量：5μl。

3. 试验结果及结论

在此条件下的色谱图见图5-10，可见梓醇的保留时间为11.2min。结果地黄干茎中梓醇含量为8.5%。

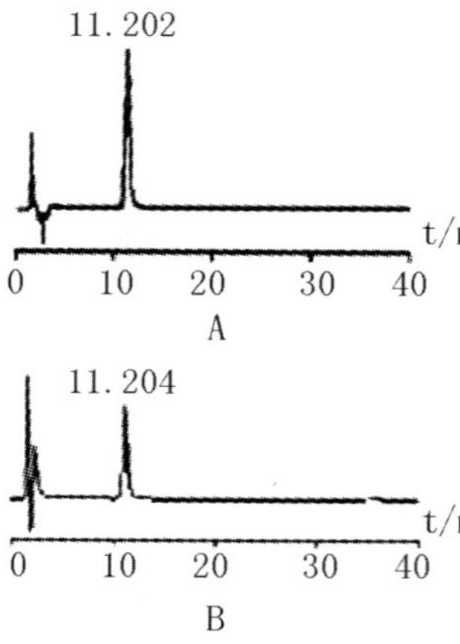

A. 对照品溶液　B. 供试品溶液

图5-10 高效液相色谱图

（四）微量元素[31]的测定

1. 测定方法

将样品置于烘箱内60℃烘干，研碎过筛。称取一定量样品于瓷坩锅内，进行灰化。用1N HCl溶解，于容量瓶中定容，进行测定。其中铁、铜、锰、锌用火焰原子吸收法测定；钴、镍、铬用石墨炉原子吸收法测定。

2. 结果分析

（1）从表5－37可以看出，不同产地的地黄、牛膝、山药的微量元素的含量相比较，有些差别显著，这可能与土壤、气候、栽培条件等有一定关系。

（2）测定结果表明，怀地黄、怀牛膝、怀山药及川牛膝中铜，锰、锌的含量，比其它产地的均高。

表5－37　微量元素含量表（μg/g）

样品编号	Fe	Cu	Mn	Zn	Co	Cr	Ni
1	369.00	2.39	9.44	34.84	0.156	0.119	1.009
2	181.00	0.63	5.87	16.20	0.104	0.396	0.566
3	166.00	1.50	7.73	17.39	0.143	0.833	0.838
4	269.00	5.04	78.36	22.51	0.535	0.672	0.125
5	347.00	9.06	35.69	23.43	0.385	0.838	1.500
6	218.00	3.53	48.13	10.81	0.321	0.531	0.693
7	14.88	3.50	2.25	18.75	未检出	0.224	0.600
8	15.25	2.50	1.50	12.38	0.105	0.034	0.625
9	16.88	2.38	1.63	7.00	0.095	0.141	0.625

（五）重金属[32]净化技术研究

1. 方法

（1）以二乙基二硫代氨基甲酸钠（DDC－Na）为金属络合剂，用超临界流体萃取技术净化药材中的重金属，并对萃取方案进行最优化。

（2）选择不同的混酸消化液完全消解药材后，以空气－乙炔火焰AAS法和氢化物发生AAS法分别测定其中的铅（Pb），镉（Cd）、砷（As）、汞（Hg）。

（3）采用Kromasil C_{18}（250×4.6mm，5μm）色谱柱，流动相为乙腈－水（1∶100），流速为1.0ml/min，检测波长为205nm，灵敏度为1.0AU/V，进样量20μl，测定熟地黄中梓醇的含量。

2. 结果

在最佳萃取条件下，重金属净化率达到85%以上，中药材有效成分的损失低于5%。结论：确定了药材中重金属的最佳萃取条件。

（六）熟地黄中石油醚酸性提取物的解析与鉴定[33]

1. 酸性部分的提取分离

称取熟地黄粉末100g，于沙氏提取器中用石油醚（60～90℃）连续提取35h，减压回收石油醚，得提取物。提取物用15ml氯仿溶解，以10%碳酸氢钠萃取4次。萃取液中滴加盐酸至pH约为2，放置30min后，再用氯仿萃取。氯仿部分经水洗，减压回收氯仿。

2. 总酸甲酯化物制备

酸性部分，加三氟化硼甲醇溶液4ml，于85℃水浴中回流40min，冷却后加入石油醚，经饱和氯化钠水溶液洗涤，石油醚部分加无水硫酸钠脱水，过滤、浓缩，得总酸甲酯化物。通过气－质联用色谱仪测定，鉴定出26种酸。

3. 测定条件

色谱条件：OV－1石英毛细管柱30m×0.25mm；载气：氦气；气化室温度：250℃；程序升温：起始温度150℃，维持2min，以4℃/min升至210℃，维持10min；分流比：5∶1。质谱条件：EI源电子能量

70eV；离子源温度：230℃；倍增电压：1.50kV；质量范围：20－380；扫描速度0.2s/dec。

4. 分辨与解析

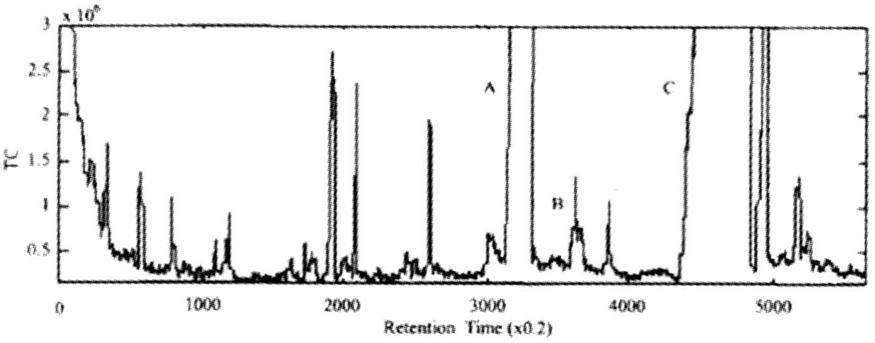

图5－11 熟地黄的石油醚提取物的总酸甲酯化物的总离子流图

图5－11是熟地黄石油醚提取物中总酸甲酯化产物的总离子流图，图中有30多个色谱峰，且某些色谱峰有较小的拐点，这些拐点的出现表明有些峰没有完全分开，不利于直接定性和定量分析。由此可见，熟地黄石油醚提取物的总酸甲酯化产物是一个较为复杂的分析体系。本文用直观推导式演进特征投影（HELP）法对所有色谱峰做了纯度检验，并对重叠峰进行了分辨解析。下以15.00～15.80min。保留时间段（即图1中的3551～3780色谱点范围）的色谱峰B为例来说明分辨解析过程。

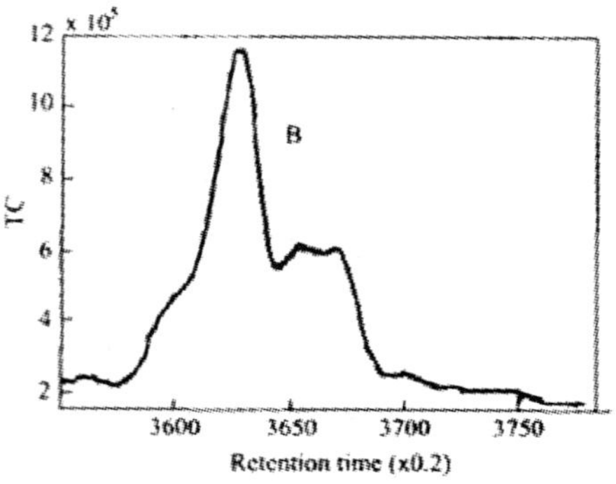

图5－12 15.00～15.80min保留时间段的总离子流图

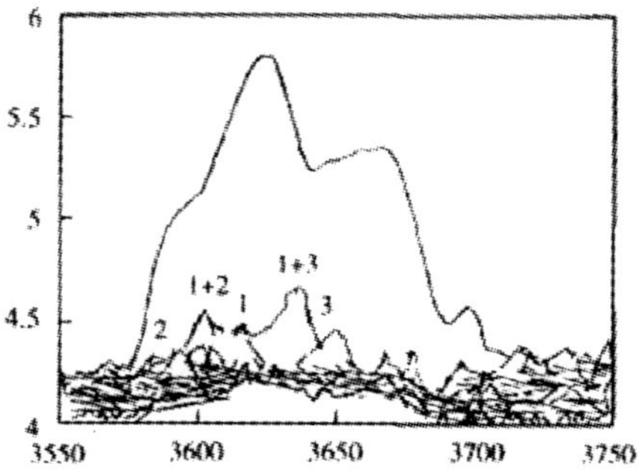

图5－13 15.00～15.80min保留时间段的秩图

图5－12为放大的B峰的总离子流图，看起来就很复杂，而且形状很"丑陋"。若用质谱库直接检索，得不到确定的单一组份。这显然是由于色谱峰不纯造成的。实际上，B峰包含有5个组份。图5－13示出了固定尺寸移动窗口演进因子分析技术（FSMWEFA）所得到的秩图，它是化学组份在保留时间方向上的一种组分浓度信息分布图。从图中高于噪声水平的特征值曲线可以看出组份随保留时间的变化。采用局部因子分析进行满秩分解和组份剥离技术相结合，做演进特征投影分析，可得出各个组份的纯色谱（图5－14）和质谱（图5－15）。一般地，实际的复杂量测体系经常存在背景和不等性方差噪声。本文根据色谱峰流出前后区域的信号进行背景校正，对于不等性方差噪声的影响，通过降幅处理来解决。

5. 总酸甲酯化产物的定性分析

得到分辨出来的纯物质的质谱，继进行质谱库相似检索，可得组份1，2，3，4，5分别为methyl 2，6，10－trimethyltridecanoate、methyl hexadecadienoate、7－hexadecenoic acid，methyl ester，cycloprop－aneoctanoic acid，2－hexyl－，methyl ester，methyl palmitoleate。如更进一步结合色谱保留指数的流出规律，表明所得结果确实是可靠的。它们相应的标准化色谱曲线示于图5－14，组份1的质谱图示于图5－15。本文解析出69个组份，鉴定了其中的59个组份，其中有26个甲酯类化合物。

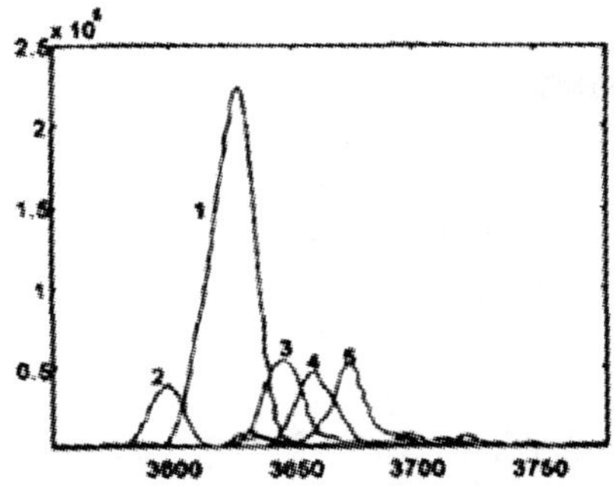

图 5－14　15.00～15.80min 保留时间段解析出的标准化色谱曲线

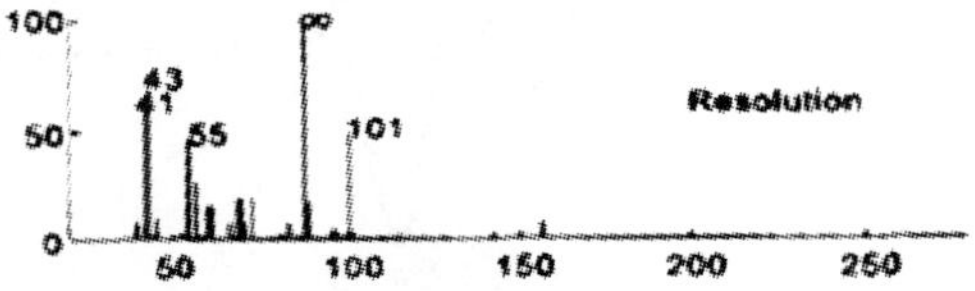

图 5－15　2，6，10－三甲基十三酸甲酯

（1）2，6，10－三甲基十三酸甲酯

（2）十六酸甲脂

（3）7－烯基十六酸甲脂

（4）环丙烷辛酸－2－已基－甲酯

（5）十六烯甲酯

（七）红外光谱测定[34]

1. 红外光谱鉴定

（1）样品及其制备：

地黄样品的制备：取样品在60℃干燥至恒重，粉碎，过100目筛，取3mg样品粉末与200mg溴化钾混合研磨均匀，压片测定。

（2）仪器和测试条件：

Perkin Flmer公司Spectrum GX傅立叶变换红外光谱仪，中红外DTGS检测器。测定的范围为4000～400cm^{-1}，SPD速度2cm/s，增益为1，扫描信号累加16次，分辨率4cm^{-1}。采用Perkin－Flmer公司的定性分析软件—对比软件（Compare）来比较两个红外光谱之间（或者一个光谱和一系列光谱之间）的相似程度。为了去除（或降低）仪器的噪音、空气中水和二氧化碳所产生的干扰在对比软件中可以选择一些数学“滤过器”来辅助减少这些外界的影响。这些滤过器包括有：分辨率权重、噪音权重、CO_2空白、H_2O权重、H_2O空白。

（3）地黄不同提取部位二阶导数谱差异分析：

中药是一种复杂的混合物体系，其用药的整体性就是其各化学组分协同作用的整体体现，不同的化学部位有不同药理药效，自然也有其相应不同的特征谱图。见图5－16，17。如次甲基CH_2的±2850cm^{-1}特征峰的变化，在水提部位二阶导数谱中几乎没有，而在对应的水提部位药渣的二阶导数谱中，谱图的±2850cm^{-1}特征峰强度及具特征性极强。

（4）地黄不同炮制时间所得炮制品的二阶导数谱变化分析：

中药炮制本身是一项制药技术，很是讲究“火候”，“凡药制造，贵在适中，不及则功效难求，太过则气味反失”；红外光谱技术，从分子水平快速、无损检测，宏观分析谱图特征峰变化规律，用整体的直观的红外光谱图（或其二阶导数谱）来量化（数字化）传统的经验标准。酒炖熟地黄3个不同时间样品在855～730cm^{-1}的二阶导数谱见图5－18。

2. 红外光谱法对地黄炮制的监控[35]

（1）实验方法及样品制备：

参照2000年《药典》和《河南中药材炮制规范》，并结合熟地黄传统炮制法，取生地黄适量，切片，

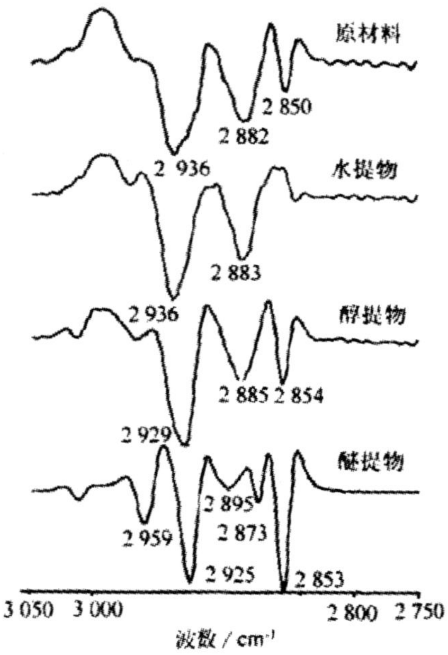

图 5－16 地黄不提提取部位二阶导数普

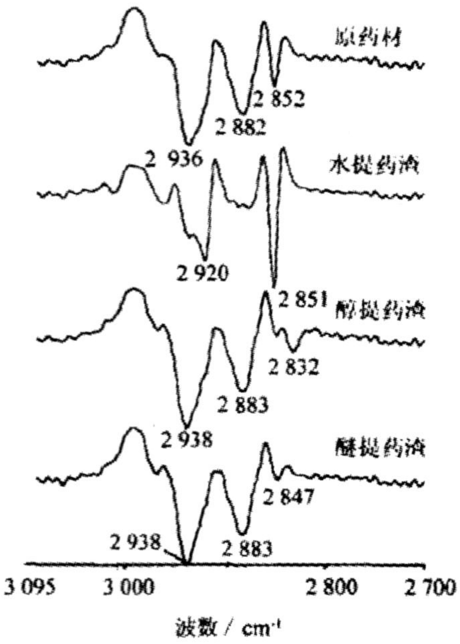

图 5－17 地黄不同提取部位药渣二阶导数谱

50%量加黄酒，闷过夜，三角瓶口药棉塞紧，隔沸水炖 60h，每隔若干小时取样 1 次，低温（60℃）干燥，粉碎（100 目），供试。

KBr 压片法制样，取过 100 目筛供试样品粉末 3mg 与 200mg 溴化钾（碎晶）混合研磨充分均匀，压片测定。

（2）仪器设备、测试条件及软件：

仪器：Perkin－Elmer 公司的 SpectrumGX 型傅里叶变换红外光谱仪。

条件：光谱范围 4000～400cm^{-1}，中红外 DTGS 检测器，扫描次数 16 次，OPD 速度 0.2cm/s，分辨率 4cm^{-1}。

软件：采用 Perkin－Elmer 公司的定性分析软件——对比软件（Compare），是根据数学上的相关系数，以强调谱图中与化学组成相关部分，来比较两个红外光谱之间（或者一个光谱和一系列光谱之间）的相似程度。

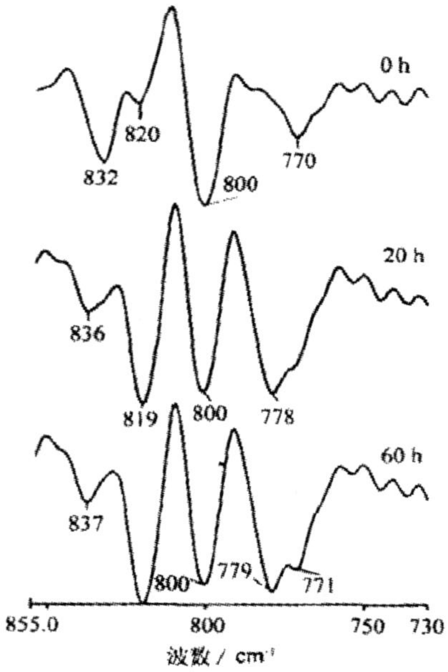

图 5－18 熟地黄不同炮制时间的二阶导数谱

（3）结果：

①黄酒对地黄的影响

图 5－19 所示，地黄加酒前后红外光谱图显示，加酒与未加酒的地黄红外光谱谱图整体非常相似，但仔细分析会看到，加酒后（b 谱图），其中的峰 1420cm^{-1}、1353cm^{-1}、1237cm^{-1}和 1144cm^{-1}等较未加酒（a 谱图）的中相对应的峰 1415cm^{-1}、1348cm^{-1}、1236cm^{-1}和 1142cm^{-1}等向高波数方向移动，而 b 谱图中峰 1050cm^{-1}、998cm^{-1}、923cm^{-1}、871cm^{-1}和 794cm^{-1}等较 a 谱图中相对应的 1052cm^{-1}、999cm^{-1}、924cm^{-1}、872cm^{-1}和 794cm^{-1}等向低波数方向移动，具有很好的规律性。

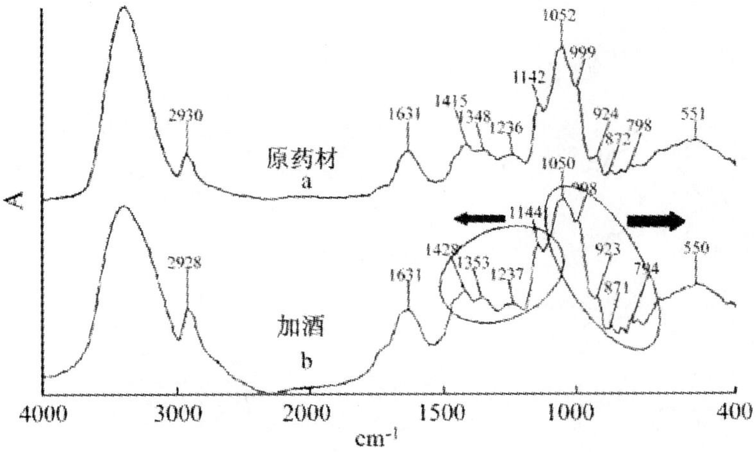

图 5－19　生地黄加黄酒前后红外光谱图

a. 生地（原药材）　b. 生地＋黄酒

如图 5－20 所示，地黄加黄酒前后二阶导数谱图显示，加酒与未加酒地黄的二阶导数谱图差异明显。

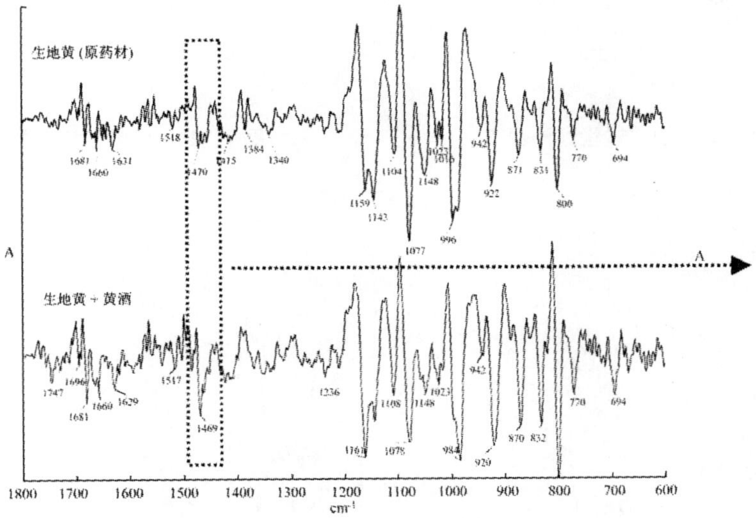

图 5－20　生地黄加黄酒前后二阶导数谱图

a. 生地原药材　b. 生地＋黄酒

见图 5－19、20 所示，从不同角度多张谱图分析，可以认为黄酒对地黄的影响作用是相当明显的，其原因可能是由于黄酒富含多种有机成分乙醇、糖、有机酸、高级醇、氨基酸等引起的。

②熟地酒制加工的过程变化

地黄富含糖分（如水苏糖、棉子糖、葡萄糖等），地黄的炮制过程，主要也就是糖的转化的过程，这和红外光谱提供的谱图信息是吻合。谱图变化在 1800～600cm^{-1}波段比较明显，所以，随炮制过程糖转化的进行，谱图必然发生规律性的变化。如图 5－21、图 5－22 示，797 和 771cm^{-1}组峰变成图谱极富“指纹特征”。为了提高谱图分辨率，增强信息量及信息品质，对此富“指纹特征”峰进行二阶导数谱分析，如图 5－23－1、2，可以看出，而整个连续的炮制过程具复杂性、规律性和趋稳定性，随热过程延长，地黄加酒炖制 5h 内没有发生明显的质的变化；5h 后，才开始有明显的化学变化；10h 谱图最复杂，可说明此时药材内在化学成分发生反应激烈、变化复杂；到 20h 时，各谱峰特征性已明显特征化，30h 后谱图基本趋于稳定（但有 771 肩峰等出现）。

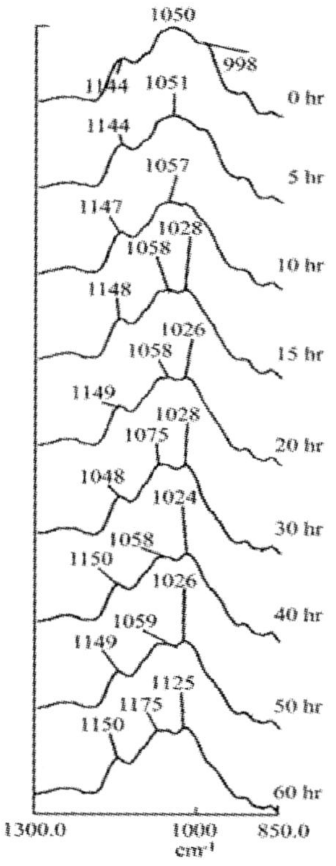

图 5－21 酒炖过程红外图谱

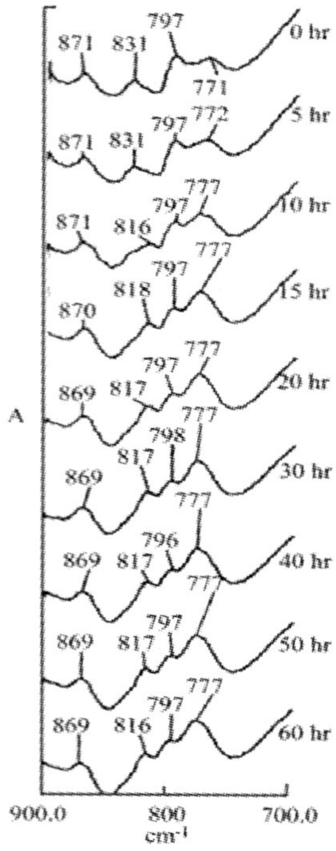

图 5－22 酒炖过程红外图谱

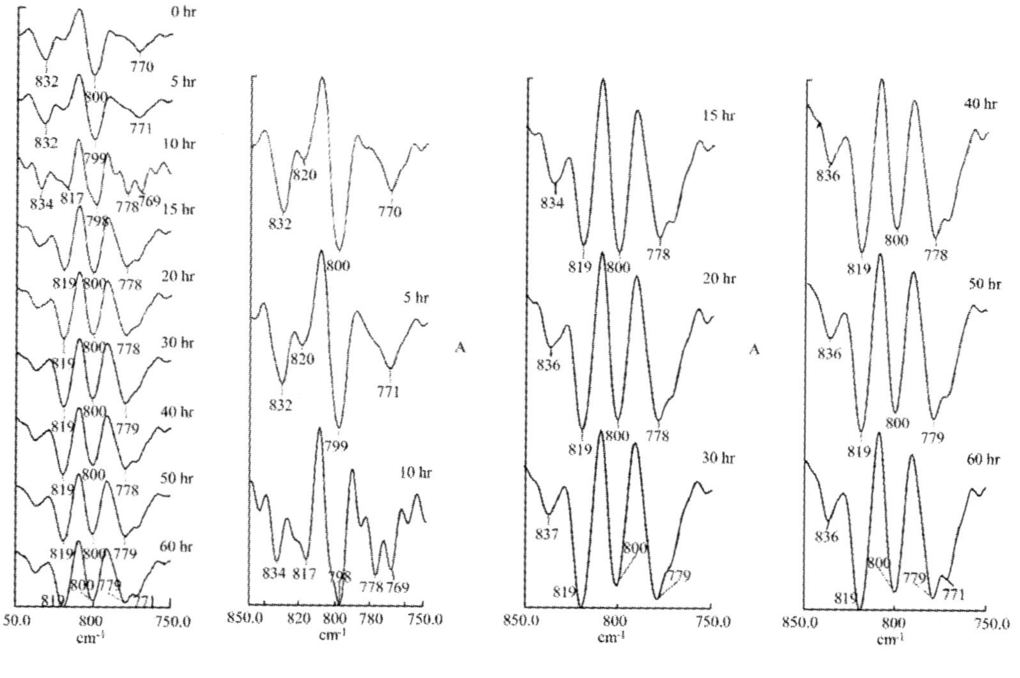

图 5－23 （1）酒炖过程二阶导数谱（2）酒炖过程 850－750cm⁻¹ 二阶导数谱

以上复杂的变化过程也可以通过图 5－24，更形象地描述地黄炮制加工的变化过程。此图是地黄不同酒制时间在最特征波段 1100～1000cm^{-1} 的红外光谱谱图归一化的放大化，为了更清楚说明问题，可以根据谱图特征把整个过程分为 3 个阶段：a－b 段（酒炖 0－5h）、c－d－e－f 段（酒炖 10－15－20－30h）和 g－h－i 段（40－50－60h）。

随着熟地黄炮制过程的无限延长，同时必然伴随着其他的化学变化。如图 5－25 所示，随着酒炖时间

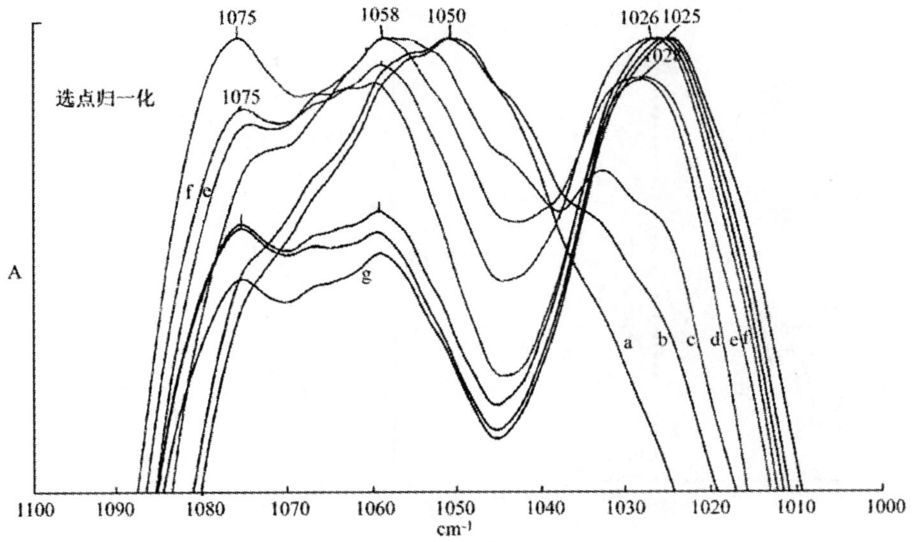

图 5－24　地黄不同酒制时间在 1100－1000cm⁻¹波段红外光谱图变化规律图

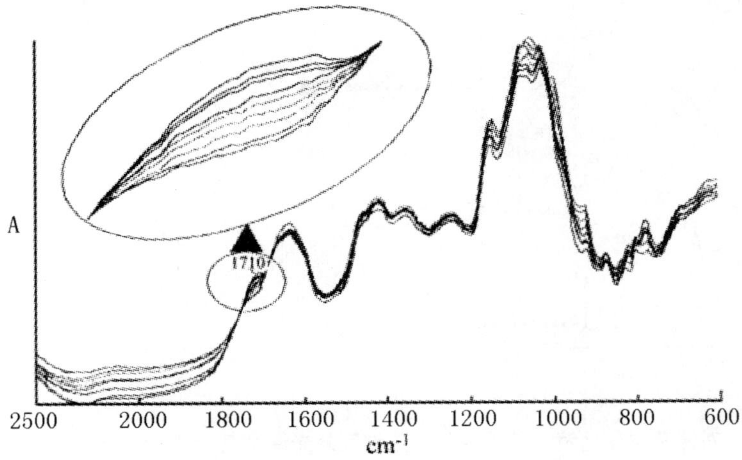

图 5－25　不同炮制时间地黄在 1710cm⁻¹选点归一化红外光谱谱图

的延长，－1710cm⁻¹的 C＝O 羰基吸收峰的强度逐渐增强且趋势明显，即部分糖氧化成酸的结果，从而证实了熟地黄炮制“太过则性味发酸”传统经验。

③对比验证不同来源熟地黄的生熟差异

A. 直观谱图比较在图 5－26－1 上可以直观看到，（同仁堂）生地黄和熟地黄有明显差异。

但是，如图 5－26－2，（此批）作为对照药材的生地黄和熟地黄在红外光谱图上却没有差异，甚至在对应的二阶导数光谱上也没有太大差异。

B. 利用 Perkin－Elmer 公司的随机携带的定性分析软件——对比软件（Compare），分别以不同来源熟地黄与不同酒制时间的一系列样品做相关比较，比较结果见表 5－38。熟地（对照药材）与酒炖 0h 地黄最接近，相关系数达 0.9960，次之为酒炖 5h；市售熟地黄与酒炖 40h 地黄相似。次之为酒炖 20h。

通过直观谱图和（Compare）比对软件相关比较。可以确定：此批次熟地黄（对照药材）为“不熟”制品，市售熟地黄为“熟”制品。

表 5－38　熟地黄（对照药材）、市售熟地黄与不同炮制时间地黄的对比结果

文件名	相关系数 Xi	炮制时间(hr)	文件名	相关系数 Xi	炮制时间(hr)
熟地(对照药材)	1.000 0		市售熟地(同仁堂)	1.000 0	

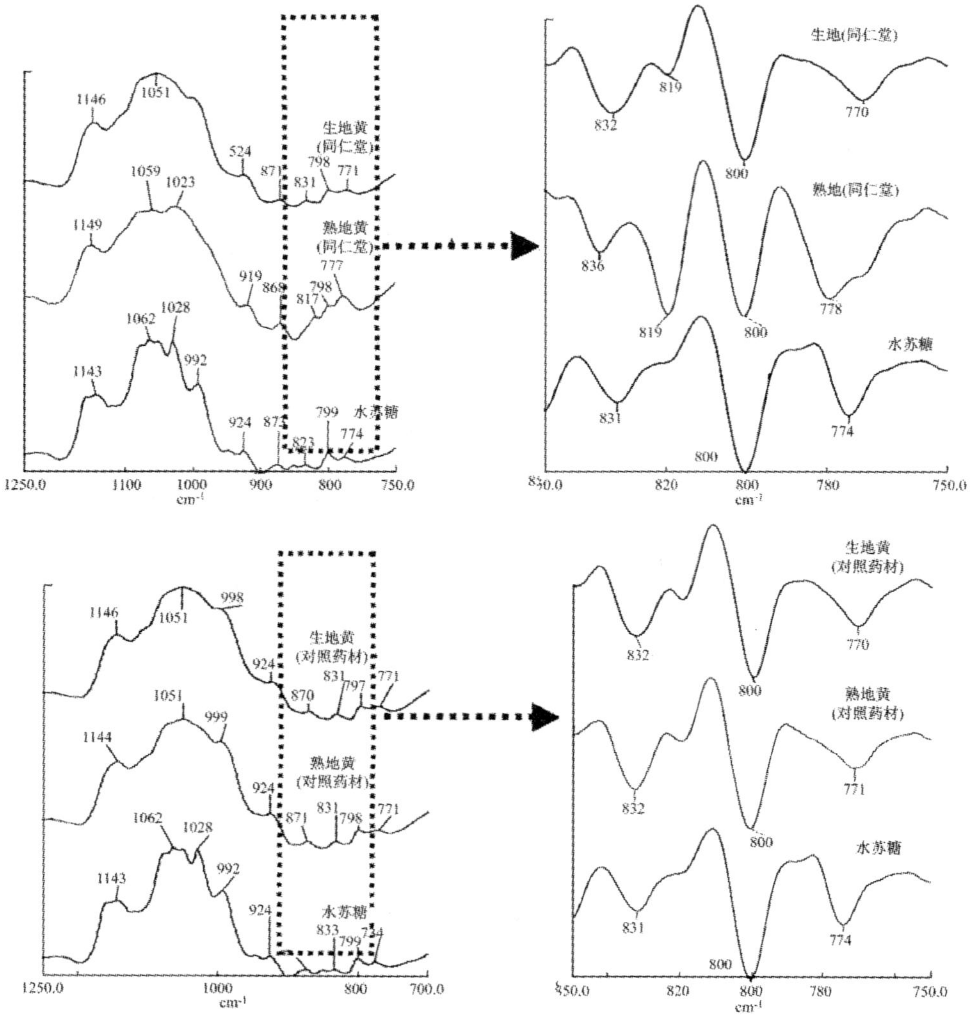

图 5-39 对照药材生地黄、熟地黄和水苏糖红外光谱及其 850-750cm⁻¹ 波段二阶导数谱

文件名	相关系数 Xi	炮制时间(hr)	文件名	相关系数 Xi	炮制时间(hr)
地黄+黄酒	0.996 0	0	地黄+黄酒	0.971 7	40
地黄+黄酒	0.990 9	5	地黄+黄酒	0.961 3	20
地黄+黄酒	0.966 7	10	地黄+黄酒	0.958 6	50
地黄+黄酒	0.912 1	15	地黄+黄酒	0.956 2	60
地黄+黄酒	0.866 5	20	地黄+黄酒	0.936 5	15
地黄+黄酒	0.816 1	50	地黄+黄酒	0.925 6	10
地黄+黄酒	0.815 7	30	地黄+黄酒	0.911 9	30
地黄+黄酒	0.811 1	40	地黄+黄酒	0.890 8	5
地黄+黄酒	0.810 5	60	地黄+黄酒	0.850 9	0

参考文献

[1] 罗燕燕，逯梅，李光慧，等. 鲜地黄根梓醇含量与外形的相关性. 植物资源与环境，1994，3 (2)：27~30.

[2] 罗燕燕，张绍青，索建政，等. 高效液相色谱法测定地黄中梓醇的含量. 中国药学杂志，1994，29 (1)：38~40.

[3] 边宝林，杨健，王宏洁，等. 不同干燥条件对鲜地黄中梓醇含量的影响. 中国中药杂志，1996，21 (6)：346~347.

[4] 王宏洁，边宝林，杨健，等. 地黄中梓醇变化条件的探讨. 中国中药杂志，1997，22 (7)：408~409.

[5] 李计萍，马华，王跃生，等. 鲜地黄与干地黄中梓醇、糖类成分含量的比较. 中国药学杂志，2001，36 (5)：300~302.

[6] 李俊萍，周福军，贾建伟，等. 不同贮藏条件对地黄中梓醇含量的影响. 中草药，2003，34 (3)：273.

[7] 边宝林，王宏洁，沈欣，等．鲜地黄及不同干燥条件下的生地黄中麦角甾甙的含量测定．中成药，1997，19（8）：20～21.
[8] 朱青，罗燕燕，王瑛，等．高效液相色谱法测定地黄中腺苷含量．中国中药杂志，1998，23（12）：711，721.
[9] 解军波，张彦青，戚务勤，等．高效液相色谱法测定不同地区地黄饮片中梓醇含量．时珍国医国药，2006.17（9）：1712～1713.
[10] 刘中煜．生地与熟地黄含单糖量比较．中药通报，1984，9（1）：17～18.
[11] 张汝学，樊俊杰，贾正平，等．地黄中寡糖的提取分离工艺研解放军药学学报，2005，21（1）：34～37.
[12] 李惠，俞桂新，王峥涛，等．HPLC 测定地黄中麦角甾苷的含量．中国中药杂志，2006，31（10）：822～824.
[13] 刘长河，张留记，李更生．地黄中地黄苷 A 的含量测定．中草药，2002，33（8）：706－707.
[14] 李更生．王慧森．HPLC 法测定地黄中地黄苷 D 含量．中草药，2003，34（8）：752～754.
[15] 张留记，屈凌波，赵玉芬．不同产地地黄中地黄苷 A 的含量比较．时珍国医国药，2007，18（8）：134～135.
[16] 吴子超，罗千明，霍永昌．地黄分泌细胞分泌物的提取、分离和薄层扫描定量．药物分析杂志，1998，增刊：248～250.
[17] 李红霞，许闵，孟江，等．怀地黄多糖的含量测定．河南科学，2002，20（2）：144～146.
[18] 张丽萍，李军，张振凌，等．熟地黄清蒸和九蒸九晒炮制品中还原糖含量测定．河南中医学院学报，2005，20（119）：22～23.
[19] 李军，张丽萍，张振凌，等．熟地黄清蒸和酒炖不同时间还原糖含量测定．中成药，2006，28（4）：513～515.
[20] 白雁，贾永，王东，等．应用近红外漫反射光谱技术测定酒炖熟地黄中的还原糖含量．中药材，2006，29（10）：1035～1038.
[21] 嵇文亚，周利艳，孟江．HPLC－ELSD 法同时测定熟地黄中果糖、葡萄糖含量．齐鲁药事，2007，26（6）：338～340.
[22] 张清波，乔菲，陈晓雪，等．HPLC 测定熟地黄中 5－羟甲基糠醛的含量．中国药品标准，2001，2（4）：33～34.
[23] 秦向阳，周军，李晓晔，等．RP－HPLC 法测定熟地黄中 5－羟甲基糠醛的含量．第四军医大学学报，2006，27（6）：510～511.
[24] 大盐春治等．地黄中环烯醚萜甙类的定量分析．生药学杂志，35（4）：291，1981，（日文）凌仰之摘郑俊华校〕．
[25] 刘明，李更生．鲜地黄中梓醇提取工艺．时珍国医国药，2000，11（4）：301～302.
[26] 张庭广，司玫，何进来，等．地黄中梓醇的分离纯化工艺探索．中国中药杂志，2004，29（6）：591～592.
[27] 宋子荣，谭梓骏，陈西松，等．地黄提取工艺的优化．中国实验方剂学杂志，2006，12（1）：8～9.
[28] 雷鹏，刘韶，李新中．正交试验优选熟地黄提取工艺．中国医院药学杂志，2006，26（12）：1485～1487.
[29] 赵宇，温学森，崔晶等．鲜地黄中 α－半乳糖苷酶和 β－葡萄糖苷酶的提取与初步纯化．中药材，2006，29（2）：137～139.
[30] 邱金东，孙利伟．高效液相色谱法测定地黄干茎中梓醇的含量．中国药业，2007，16（14）：33.
[31] 刘凤楼，荆祥兆，穆清宝，等．地黄、牛膝、山药中微量元素的测定．河南职技师院学报，1988，16（1）：61～62.
[32] 张晖芬，赵春杰．熟地黄中重金属超临界 CO_2 净化技术研究．药物分析杂志，2005，25（8）：895～898.
[33] 李博岩，杜一平，李晓宁，等．熟地黄石油醚酸性提取物的解析与鉴定．计算机与应用化学，2002，19（3）.
[34] 白雁，孙素琴，樊克锋，等．红外二阶导数谱对地黄及其不同提取部位、炮制品的鉴定．中草药，2006，37（11）：1661～1663.
[35] 白雁，孙素琴，李军，等．FT－IR 光谱法对酒炖熟地黄炮制工艺过程的监控研究．中成药，2005，27（5）：544～549.

第六章　地黄药理活性

一、对心脑血管系统的作用

（一）地黄水提取液对急性实验性高血压有明显降压作用（$P<0.01$），且作用缓慢持久[1]

1. 受试动物　SD 大鼠（240～300g）。

2. 受试药物

（1）水提取液：生地饮片，95% 乙醇加热回流，将药渣用水提取，浓缩成 70%（100ml 内含 70g 生药提取物）备用。

（2）醇提取液：生地饮片，95% 乙醇回流提取，回收乙醇浓缩成膏，加蒸馏水配成 70%（100ml 内含 70g 生药提取物）液体。

（3）醚提取液：取生地饮片，用乙醚加热回流，回收乙醚，加蒸馏水配成 70%（100ml 内含 70g 生药提取物）液体。

3. 实验方法

急性实验性高血压模型：摘除大鼠的两侧肾脏，制成 17% 肾提取液，于术后 4 小时进行动脉插管，并记录正常血压，将肾提取液按 0.1ml/100g 体重静注，待血压升高平稳后，再腹腔注射 70% 地黄提取液，连续观察 4～5 小时的血压变化。大鼠正常血压低于 8.00kPa 者或注射肾提取液血压升高不到 4.67kPa 者弃去不要。

4. 检测指标

（1）模型组大鼠血压；

（2）正常大鼠的血压；

（3）在低温环境下血压的变化。

5. 实验结果

（1）对急性实验性高血压的影响：见表 6-1；

（2）对大鼠正常血压的影响：见表 6-2；

（3）在低温环境下对血压的影响：见表 6-3。

表 6-1　地黄三种提取液对大鼠急性实验性高血压的影响室温 27±1℃

组别	动物数（只）	剂量（ml/kg）	血压 $\bar{x}\pm s$(mmHg)						
			正常	给肾提取液后	给药后（小时）				
					1	2	3	4	5
蒸馏水	10	5.0	78.4±15.1	129.2±9.2	117±14	117.6±11.6	117.2±12.3	117.2±11.4	114.6±12
地黄水提取液	10	5.0	75.4±14	129.4±14.2	107±13.4	103.6±13.2*	98.2±15.6**	95.4±15.6**	96.2±16**
地黄水提取液	10	3.5	75.8±12.1	128.6±10.2	114.2±8.9	112.4±9.2	110.4±7.9	109.2±11	110.4±12.6
地黄水提取液	10	2.5	74.6±11.9	129±14.4	116.8±13.4	114.8±14.6	113.6±17.2	115.4±18.6	116.4±20.4
地黄醇提取液	10	5.0	79.6±17.5	122±14.1	114.2±15.7	111.6±16.1	109.2±17.5	118.6±18.3	
地黄醚提取液	10	5.0	82±19.8	128.8±17.2	123.3±4.3	118.3±11.4	117±11.9	118.6±16.9	

注：$*P<0.05$　$**P<0.01$

表6-2　地黄水提取液对大鼠正常血压的影响室温 27±1℃

组别	动物数（只）	剂量（ml/kg）	血压 $\bar{x} \pm s$(mmHg)				
			给药前	给药后(小时)			
				1	2	3	4
蒸馏水	10	5.0	88.8±26.4	93±16.3	97.4±13.9	100±20.7	100.4±17
地黄	10	5.0	928±17	97.2±10.1	98±10.6	102±10.7	103.6±9.6

表6-3　地黄水提取液对低温环境下血压的影响

组别	动物数（只）	室温℃	剂量（ml/kg）	血压 $\bar{x} \pm s$(mmHg)						
				正常	给肾提取液后	给药后(小时)				
						1	2	3	4	5
蒸馏水	10	27	5.0	78.4±15.1	129.2±9.2	117±14	117.6±11.6	117.2±12.3	117.2±11.4	114.6±12
蒸馏水	9	23	5.0	76.6±13.7	125.7±17.6	109.1±11.9	100±16.3*	94.6±16.6**	87.1±20.4**	82.4±23**
地黄	10	27	3.5	75.4±14	129.4±14.2	107±13.4	103.6±13.2	98.2±15.6	95.4±15.6	96.2±16
地黄	9	23	2.5	74.8±9.3	129.3±13.5	110.4±9.3	106.2±8.4	101.1±14.5	98.2±14.5	95.5±15.2

注：$*P<0.05$　$**P<0.01$

（二）对急性实验性高血压有明显降压作用（$P<0.01$），对寒冷（室温23℃）情况下的血压则有稳定作用，从而显示地黄对血压具有双向调节作用[2]

1. 受试动物　SD纯系大鼠（240～300g）。

2. 受试药物　生地黄常规制成饮片，水提取制成70%（100ml含70g的生药提取物）提取液备用。

3. 实验方法

急性实验性高血压模型的制法：摘除大鼠的两侧肾脏，制成17%肾提取液，另取大鼠进行动脉插管，并记录正常血压后，将肾提取液按0.1ml/100g体重静注，待血压升高平稳后，再腹腔注射70%地黄水提取液，连续观察4～5h的血压变化。大鼠正常血压低于8.00kPa者或注射肾提取液血压升高不到4.67kPa者弃去不要。

4. 检测指标　乌拉坦麻醉下由颈总动脉直接测量血压。

5. 实验结果　见表6-4，表6-5，表6-6。

表6-4　对大鼠急性实验性高血压的影响　室温 27±1℃

组别	动物数（只）	剂量（ml/kg）	血压 $\bar{x} \pm s$(kPa)						
			正常	给肾提取液后	给药后(小时)				
					1	2	3	4	5
蒸馏水	10	5.0	10.5±2.0	17.2±1.2	15.6±1.9	15.7±1.5	15.6±1.6	15.6±1.5	15.3±1.6
地黄水提取液	10	5.0	10.1±1.9	17.3±1.0	14.3±1.8	13.8±1.8*	13.1±2.1**	12.7±2.1**	12.8±2.1**
地黄水提取液	10	3.5	10.1±1.6	17.1±1.4	15.2±1.2	15.0±1.2	14.7±1.1	14.6±1.5	14.7±1.7
地黄水提取液	10	2.5	9.9±1.6	17.2±1.9	15.6±1.8	15.3±1.9	15.1±2.3	15.4±2.5	15.5±2.72

注：$*P<0.01$　$**P<0.001$

表6-5　对大鼠正常血压的影响　室温 27±1℃

组别	动物数（只）	剂量（ml/kg）	血压 $\bar{x} \pm s$(mmHg)				
			给药前	给药后(h)			
				1	2	3	4
蒸馏水	10	5.0	11.8±2.2	12.4±2.2	13±1.8	13.3±2.8	13.4±2.3
地黄水提液	10	5.0	12.4±2.3	13.0±1.3	13.1±1.4	13.6±1.4	13.8±1.3

表 6-6 对低温环境下血压的影响 室温 23±1℃

组别	动物数（只）	室温	剂量（ml/kg）	血压 $\bar{x}\pm s$（kPa）						
				正常	给肾提取液后	给药后（小时）				
						1	2	3	4	5
蒸馏水	10	23℃	5.0	10.2±1.8	16.8±1.0	14.5±1.6	13.3±2.2	12.6±2.2	11.6±2.7*	11.0±3.1*
地黄水提液	10	23℃	5.0	10.0±1.2	17.2±1.8	14.7±1.2	14.2±1.1	13.5±1.9	13.1±1.9	12.7±2

注：* $P<0.05$

（三）降压、镇静、抗炎作用[3]

1. 受试动物　SD 纯系大鼠，昆明种小鼠，雌雄不拘。

2. 受试药物

怀庆地黄块根（俗称金状元）常规切成饮片备用。

地黄提取物部分

（1）乙醚提取物：取地黄饮片，用乙醚加热回流提取 3 次（60、30、30min），回收乙醚。用蒸馏水配成 70% 混悬液（含量按生药计算，下同），以吐温-80 助溶（经过照比较，该助溶剂对实验结果无影响），含量为 0.5%。

（2）乙醇提取物：取地黄饮片，95% 乙醇加热回流提取 3 次（60、30、30min），回收乙醇，用蒸馏水配制成 70% 浓度备用。

（3）水提取：用乙醇提取后的药渣，加 10 倍量水浸泡 30min，加热煮沸 1h（微沸），过滤，药渣再加入 5 倍量水微沸 30min 2 次，过滤，合并 3 次滤液，浓缩成 70% 水溶液备用。

①中性部分：将地黄水提取物配成 15%，上强酸型阳离子交换树脂柱，用水反复洗脱，收集洗脱液并浓缩至小体积，再上强碱型阴离子交换树脂柱，用水反复洗脱，洗脱液浓缩成 15%；

②碱性部分：上述阳离子交换树脂吸附柱，用 1N NH_4OH 反复洗脱，洗脱液浓缩成 15%；

③酸性部分：上述阴离子交换树脂吸附柱用 0.5N HCl 洗脱，洗脱液浓缩成 15%。

3. 实验方法　见表 6-7。

表 6-7 地黄提取物的降压镇静、抗炎作用实验方法

项目	方法	检测指标
血压	用地黄的不同提取物分别给大鼠腹腔注射，颈总动脉直接测血压法	血压
小鼠自主活动	地黄提取物分别给小鼠腹腔注射，40min 后用 XDH1 型小动物活动测定仪测定	各组小鼠 10min 内活动次数
抗炎作用	用地黄各提取物分别给大鼠灌胃，1h 后用鸡蛋清注入大鼠后肢足跖皮下，致炎后 0.5、1、2、3、4h 分别以容积法测定其肿胀程度	以致炎前后的差值作为对比指标

4. 实验结果

（1）地黄提取物的药理作用：水提取物有降压、镇静、抗炎作用，乙醇、乙醚提取物无此作用；

（2）地黄水提取物的药理作用

①血压：酸性部分有降压作用（$P<0.5$），中性部分作用甚微（$P>0.05$），碱性部分无降压作用（$P>0.05$），见表 6-8。

表 6－8 地黄对大鼠急性实验性高血压的影响（kPa，$\bar{x} \pm s$）

组别	动物（只）	剂量（ml·kg⁻¹）	正常	给肾提取物后	给药后（1h）			
					1	2	3	4
蒸馏水	10	0.5	12.1±2	16.4±1.4	16.1±1.6	15.4±1.7	15.2±2.3	15±2
酸性部分	10	0.5	11.15±2.2	16.5±1.9	16.3±2.1	14.5±2	13.1±2.5	12.35±2.9
中性部分	10	0.5	11.65±1.6	16.35±2	15.2±1.9	14.4±2.2	12.95±2.6	12.85±2.6
碱性部分	10	0.5	11.4±1.9	16.5±0.1	16.0±1.4	15.2±1.7	14.7±1.8	14.7±2.1

②小鼠自主活动：地黄水提取物对小鼠自主活动有明显的抑制作用（$P<0.001$），而水提取物分离后的酸性部分亦有显著作用（$P<0.001$），碱性、中性部分无此作用（$P>0.05$），见表 6－9。

表 6－9 地黄对小鼠自主活动的影响（$\bar{x} \pm s$）

组别	动物（只）	剂量（ml·kg⁻¹）	活动次数/10min
蒸馏水	20	0.1	48.9±18.9
酸性部分	20	0.1	5.1±8.21*
碱性部分	20	0.1	53.1±15.37
中性部分	20	0.1	49.3±28.4

注：* $P<0.001$

③抗炎作用 地黄水提取物分离后的酸性部分有明显的抗炎作用（$P<0.001$），而碱性、中性部分无此作用（$P>0.05$），见表 6－10。

表 6－10 地黄对实验性急性炎症的影响（ml，$\bar{x} \pm s$）

组别	动物（只）	致炎后不同时间（min）足趾肿胀容积				
		30	60	120	180	240
对照组	20	0.27±0.12	0.297±0.12	0.33±0.11	0.31±0.13	0.29±0.13
酸性部分	19	0.151±0.08	0.170±0.09*	0.184±0.09*	0.18±0.09*	0.17±0.07*
碱性部分	20	0.278±0.09	0.283±0.09	0.279±0.09	0.285±0.1	0.271±0.11
中性部分	20	0.267±0.1	0.289±0.09	0.319±0.09	0.31±0.1	0.28±0.08

注：* $P<0.001$ △给药前后差值

二、对血液系统的作用

（一）地黄多糖（RPS）对环磷酰胺作用后小鼠骨髓粒系祖细胞有促进其恢复作用，并对放射损伤有一定的保护和促进恢复作用[4]

采用外源性脾结节法测定 RPS 对小鼠骨髓造血干细胞增殖量的作用，结果表明 ip RPS 20mg·kg⁻¹×3d，可明显增加其脾结节数（每只脾 9.3±s 3.9），与对照组（2.6±s 2.1）相比差异显著（$P<0.01$，n=9）。动态观察 RPS 对经环磷酰胺（200mg·kg⁻¹×1，ip）处理后小鼠骨髓粒单系祖细胞集落形成单位（CFU－GM）和 CFU－GM 自杀率（羟基脲法）结果表明，ip RPS 20mg·kg⁻¹×5d，d 5，d 7 可明显提高 CFU－GM 产率，分别为每皿 41.5±s 1.5 和 30.9±s 1.2，与对照组（11.0±s 1.1 和 17.7±s 2.5）相比差异显著（$P<0.01$，n=3），CFU－GM 自杀率的恢复则从 d 5 开始。采用内源性脾结节法观察结果表明，^{60}Co 5.5 Gyγ 射线照射前 ip RPS 20 mg·kg⁻¹×3d 及照射后 ip RPS 20 mg·kg⁻¹×5 d，其脾结节数分别为每只脾 26.7±s 7.8 和 24.6±s 8.3 个，均比单纯照射组（12.8±s 11.0）明显增高（$P<0.01$，n=10）。

（二）地黄多糖可促进正常小鼠骨髓造血干细胞的增殖，可明显促进粒单系祖细胞和早期、晚期红系祖细胞的增殖分化，并在外周血像中有一定的反映[5]

1. 受试动物 LACA 纯系小鼠，雄性，80～80d 龄，体重 20±2g。

2. 受试药物 地黄多糖（用生理盐水配成不同浓度供腹腔注射用）。

3. 实验方法（测定内容）

（1）骨髓造血干细胞的测定：活杀小鼠，无菌条件下分离股骨，用 RPMI－1640 培养液冲出全部骨髓细胞，制成单细胞悬液，将 0.2ml 含 5×10^4 个有核细胞数经尾静脉输注给经 8.0 Gy ^{60}Co 照射的受体小鼠，9 天后处死受体小鼠，取脾经 Bouins 液固定 24h 后，在解剖显微镜下计数脾表面结节（CFUs）数。

（2）骨髓粒单系祖细胞的测定：将定量的骨髓细胞悬液加马血清与 RPMI－1640 培养液，在 37℃水浴中保温 10～20min 加入 3% 琼脂后混匀，立即转入含有 0.2ml 鼠肺条件刺激液玻璃培养皿中，于 37℃ 5% CO_2、饱和湿度的孵箱中培养 5～7d 后置低倍镜下计数含 50 个细胞以上的集落（CFU－GM）数。

（3）骨髓红系祖细胞：将培养体系配成终浓度为 10% 骨髓细胞悬液（8×10^5/ml）、20% 马血清，10% 小牛血清白蛋白、1×10^{-5}mol/L 二巯基乙醇、10% 爆式集落促进活性（BPA）、0.8% 甲基纤维素及 IU/ml EPO 等充分混合后，加入 0.1ml 到微孔塑料培养板中，置培养箱中培养 3d，用联苯胺染色后在倒置显徽镜下计数 8 个以上染色阳性细胞集落计为红系集落形成单位（CFU－E），培养 8d 计数含 50 个以上联苯胺染色阳性细胞集落计为爆式红系集落形成单位（BFU－E）。

（4）外周血像的测定：小鼠尾 v 采血，Coulter 血球细胞计数仪检测血液学指标。

4. 实验结果

（1）地黄多糖对小鼠骨髓造血干细胞增殖量的影响：地黄多糖 20mg/kg·d×6d ip，7d 取股骨骨髓细胞，按前述方法处理后注入受体鼠以检测骨髓 CFU－S。结果：地黄多糖给药组小鼠 CFU－S 为 9.8±2.9，对照组为 4.6±1.8，两组相比 $P<0.01$，提示地黄多糖对造血干细胞有一定的促进作用。

（2）地黄多糖对小鼠骨髓粒单系祖细胞的影响：地黄多糖 10～40mg/kg·d ip，7d 取骨髓细胞，采用单层琼脂法进行培养检测 CFU－Gm，结果地黄多糖 10～40mg/kg 均可明显增加骨髓 CFU－GM 数量，各组（n＝10）小鼠于接种 1×10^5 细胞时 CFU－GM/105 数（$\bar{x}\pm s$）为对照 89±30，RPS 10、20 及 40mg/kg 分别为 123±25（$P<0.05$），146±48（$P<0.01$）及 151±29（$P<0.01$），说明其对粒单系祖细胞的增殖分化有明显促进作用。

（3）地黄多糖对小鼠骨髓 CFU－E 和 BFU－E 的影响：地黄多糖 10～40mg/kg·d×6d，7d 取股骨骨髓细胞采用微量甲基纤维素法进行培养，于 3d，8d 分别检测 CFU－E 和 BFU－E。结果：地黄多糖 10～40mg/kg 对早期红系祖细胞、晚期红系祖细胞增多有促进增殖分化作用（表 6－11）。

表 6－11 RPS 对正常小鼠骨髓 CFU－E、BFU－E 的影响（$\bar{x}\pm s$）

RPS(mg/kg)	接种细胞数	CFU－E	BFU－E
0	8×10^4	197.0±37.4	26.2±5.3
10	8×10^4	224.7±27.5*	32.7±7.8*
20	8×10^4	236.0±23.1**	30.4±7.0*
40	8×10^4	235.3±34.7*	31.3±9.8

注：n＝20，与对照组（0mg/kg）相比 *$P<0.05$，**$P<0.01$

（4）地黄多糖对小鼠中血像的影响：地黄多糖 10～40mg/kg·d×6d，7d 尾 v 采血，Coulter 血细胞计数仪侧定外周血像，结果显示地黄多糖 20、40mg/kg 可轻度升高小鼠外周血白细胞总数，但对红细胞、血红蛋白等无明显影响（表 6－12）。

表 6－12 RPS 对正常小鼠外周血像的影响（$\bar{x} \pm s$）

RPS(mg/kg)	RBC(10^{12}/L)	MCV(fL)	Hct(10^3ml/L)	Hb(g/L)	WBC(10^8/L)
0	9.26 ±0.53	55.4 ±1.3	0.52 ±0.03	119 ±10	8.52 ±2.71
10	8.51 ±0.28	55.3 ±1.8	0.47 ±0.02	108 ±5	10.63 ±2.24
20	8.97 ±0.54	55.0 ±1.4	0.50 ±0.03	113 ±9	11.32 ±2.71*
40	8.55 ±0.26	55.5 ±1.4	0.48 ±0.02	107 ±6	11.62 ±2.22*

注：n=10，与对照组（0mg/kg）相比 * $P<0.05$

（三）地黄低聚糖可明显增强免疫抑制小鼠的体液免疫和细胞免疫反应，同时可促进小鼠骨髓造血祖细胞的增殖分化[6]

1. 受试动物 LACA 小鼠，♂♀皆用，日龄 60～80d，体重 20 ±2g。

2. 受试药物 地黄多糖（四糖含量 60%、三糖含量 20%，不含蛋白质等其它活性成分，用生理盐水配制供体内实验用）。

3. 实验方法（测定内容）

（1）溶血空斑试验（PFC）：将一定量的绵羊红细胞（SRBC）于给药后第 3d 注射给小鼠，4d 后断头处死小鼠，无菌取脾制备脾细胞悬液，将其与绵羊红细胞及补体混合孵育后可形成肉眼可见的溶血区，计数其数量并计算出 PFC 数。

（2）淋巴细胞增殖反应实验：采用^{3}H－TdR 掺入法，无菌制备各组小鼠脾细胞悬液，调细胞浓度为 5 ×10^6/ml，取 100μl 加入 96 孔板内，每组 6 孔，其中 3 孔加入 100μl 1640 培养液，另 3 孔加入 100μl Con A 溶液（终浓度为 2.5mg/L），培养 72h，结束前 12h 加入 1.85 ×10^5Bq/孔的^{3}H－TdR，收获细胞干燥后用液闪仪测其 cpm 值。

（3）骨髓造血祖细胞克隆增殖测定：采用单层琼脂法测定 CFV－GM，采用微量甲基纤维素法测定 CFU－E 和 BFU－E。

4. 实验结果

（1）地黄低聚糖对正常小鼠 PFC 的影响：小鼠随机分 5 组，连续灌胃给药 7d，于给药第 4d 足下注射 SRBC 免疫，第 8d 断头处死，无菌制备脾细胞悬液，按前述方法进行试验，结果表明地黄低聚糖只有在 40mg/kg 剂量可增强正常小鼠 PFC 数（表 6－13）。

表 6－13 地黄低聚糖对正常小鼠脾抗体生成细胞的影响（$\bar{x} \pm s$）

组别	剂量(mg/kg)	PFC/10^6 脾细胞
生理盐水	—	1110.0 ±14.1
RGOS	10	1080.0 ±122.2
RGOS	20	1066.7 ±679.2
RGOS	40	1360.0 ±52.2**
LNT	2	1381.7 ±47.3**

n=9，与对照组对比 ** $P<0.01$

（2）地黄低聚糖对 Cy 抑制小鼠 PFC 的影响：将小鼠随机分为 6 组，于给药第 3d，Cy 皮下注射 50mg/kg 1 次，余下同前，结果显示 Cy 可明显抑制小鼠 PFC 反应，而给予地黄低聚糖 20～40mg/kg 的可明显拮抗 Cy 的抑制作用。

表 6-14 地黄低聚糖对 Cy 抑制小鼠脾抗体生成细胞的影响（$\bar{x} \pm s$）

组别	剂量(mg/kg)	PFC/10^6 脾细胞
生理盐水	—	918.3±35.1**
Cy	—	600.0±65.6
Cy+ RGOS	10	660.0±88.9
Cy+ RGOS	20	961.7±117.5**
Cy+ RGOS	40	1146.7±98.8**
Cy+LNT	2	1095.0±70.5**

n=9，与 Cy 组相比＊＊$P<0.01$

（3）地黄低聚糖对荷瘤小鼠 PFC 的影响：小鼠随机分为 6 组，右腋皮下接种 1×10^6/ml S_{180}瘤细胞悬液 0.2ml，接种次日分组给药，于给药第 4d 小鼠足下 SRBC 免疫 1 次，余下同前。结果证明荷瘤小鼠的 PFC 数明显降低，而地黄低聚糖则可增强荷瘤小鼠的 PFC 反应。

表 6-15 地黄低聚糖对荷瘤小鼠脾抗体生成细胞的影响（$\bar{x} \pm s$）

组别	剂量(mg/kg)	PFC/10^6 脾细胞
生理盐水	—	1685±166**
荷瘤对照组	—	1085±48
荷瘤+RGOS	10	1328±85
荷瘤+RGOS	20	1442±98**
荷瘤+RGOS	40	1655±115**
荷瘤+LNT	2	1636±102**

n=9，与荷瘤对照组相比＊＊$P<0.01$

（4）地黄低聚糖对荷瘤小鼠淋巴细胞增殖反应的影响：动物分组给药同（3），结果表明荷瘤小鼠脾淋巴细胞的增殖反应及对 ConA 诱导的增殖反应均明显低于正常小鼠，而地黄低聚糖可明显增强荷瘤小鼠脾淋巴细胞的增殖反应（表 6-16）。

表 6-16 RGOS 对荷瘤小鼠淋巴细胞增殖反应的影响（$\bar{x} \pm s$）

组别	剂量(mg/kg)	3H-TdR 掺入值(cpm)			
		未加 ConA	RPI(%)	加入 ConA	RPI(%)
生理盐水	—	6397±916**		70716±10464**	
荷瘤对照组	—	2308±359		28202±3171	
荷瘤+RGOS	10	5130±997**	222	57544±3167**	204
荷瘤+RGOS	20	5876±771**	254	52143±1913**	184
荷瘤+RGOS	40	10667±1031**	462	59394±1401**	210
荷瘤+LNT	2	2997±398	130	61502±4351**	218

n=9，与荷瘤对照组相比＊＊$P<0.01$

（5）地黄低聚糖对小鼠骨髓造血祖细胞增殖的影响：将小鼠随机分组，给药，按文献[5]方法进行实验，结果见表 6-17。从表 6-17 中可以看出地黄低聚糖可明显增强小鼠骨髓造血祖细胞包括粒单系祖细胞，早期、晚期红系祖细胞的增殖能力。

表 6-17 地黄低聚糖对小鼠骨髓造血祖细胞增殖的影响（$\bar{x} \pm s$）

组别	剂量(mg/kg)	CFU-GM	BFU-E	CFU-E
生理盐水	—	129.0±2.9	18.2±1.9	266.4±12.7**
RGOS	10	280.0±11.6**	27.0±2.9**	311.6±15.2**
RGOS	20	184.0±5.5**	26.0±2.2**	340.2±22.9**
RGOS	40	182.2±11.3**	26.8±2.2**	330.2±27.2**

n=5，与生理盐水组相比＊＊$P<0.01$

CFU-GM 种入细胞数 1×10^5；CFU-E，BFU-E 种入细胞数 5×10^4

（四）地黄低聚糖增强快速老化模型（$SAMP_8$）小鼠的造血功能[7]

1. 受试动物　LACA 纯系小鼠，♂，60～80d，体重 20±2g；9mon 龄 $SAMR_1$ 和 $SAMP_8$［快速老化模型小白鼠（SAM），根据老化速度与病状特征又分为正常老化的 R 系和快速老化的 P 系］

2. 受试药物　地黄低聚糖（rehmannia glutinosa oligosaccharide，RGOS）（含四糖60%，三糖20%，分子量为1000 左右）。

3. 实验方法

（1）小鼠骨髓造血干细胞（CFU－S）的测定：骨髓细胞（BMC）的制备：将动物断脊处死后，酒精消毒，无菌剥取一侧股骨，用 RPMI－1640 液通过 6 号针头反复冲洗骨髓腔数次，再将冲出的骨髓细胞液通过 4 号针头制备成单细胞悬液。

活杀小鼠，无菌制备 BMC 悬液，计数有核细胞后，配成每毫升 5×10^4 个细胞给经 8.0 Gy ^{60}Go 照射小鼠尾静脉输注 0.2ml 细胞悬液，第 9d 活杀受体鼠，取脾用 Bouin 液固定 24h 后计数表面结节数。

（2）骨髓粒单系祖细胞（CFU－GM）的测定：采用单层琼脂法：将定量（1×10^5）的骨髓细胞悬液加马血清与 1640 培养液在 37℃ 水浴中保温 10～20min，加入 $30g\cdot L^{-1}$ 琼脂后混匀，转入含有 0.2ml 鼠肺条件刺激液的琼脂培养皿中，于 37℃，0.05 CO_2 饱和湿度的培养箱中培养 5～7d，置低倍镜下计数含 50 个细胞以上的集落（CFU－GM）数。

（3）骨髓早期、晚期红系祖细胞（BFU－E、CFU－E）的测定：采用微量甲基纤维素法：将培养体系配成终浓度为 10% 骨髓细胞悬液（5×10^4ml），$200g\cdot L^{-1}$ 马血清，$100g\cdot L^{-1}$ 小牛血清白蛋白，$1\times10^{-5}mol\cdot L^{-1}$ 二巯基乙醇、10% 爆式集落促进活性（BPA），0.8% 甲基纤维素及每毫升 1U EPO 等充分混合后，加 10μl 至微孔塑料培养板中，置培养箱中培养 3d，用联苯胺染色后在倒置显微镜下计数 8 个以上染色阳性细胞集落计为红系集落形成单位（CFU－E），培养 8d 计数含 50 个以上联苯胺染色阳性细胞集落为爆式红系集落形成单位（BFU－E）。

（4）小鼠外周血象的测定：小鼠尾静脉采血，Coulter 血细胞计数仪计数。

（5）小鼠骨髓组织学观察：断头活杀小鼠取完整左侧股骨，入 Heny's 液固定，石蜡包埋切片，HE 染色，光镜下观察组织学变化。

4. 实验结果

（1）RGOS 对快速老化模型小鼠骨髓造血干细胞的影响：将 $SAMP_8$ 小鼠随机分为 3 组：1 组为 $SAMP_8$ 对照组，2、3 组为 RGOS 10，$20mg\cdot kg^{-1}\cdot d^{-1}\times8d$，ig。另取同月龄 $SAMR_1$ 与 $SAMP_8$ 对照组，每天给予生理盐水。第 9d 活杀各组小鼠制备 BMC 悬液，按前述方法输注给受体鼠。第 9d 活杀取脾固定观察结果，结果显示 $SAMP_8$ 小鼠 CFU－S 数 2.7±1.3 明显低于同月龄的 $SAMR_1$ 小鼠 CFU－S 5.6±2.4（$n=10$，$P<0.01$）。而给予 RGOS 后 $SAMP_8$ 小鼠 CFU－S 数明显增多，其 CFU－S 数分别为 4.9±1.6 和 5.4±2.1。结果提示 RGOS 对 $SAMP_8$ 小鼠骨髓造血干细胞的增殖分化有一定刺激作用。

（2）RGOS 对快速老化模型小鼠骨髓造血祖细胞增殖的影响　动物分组，给药与前相同，于给药第 9d 断脊处死小鼠无菌制备 BMC 悬液按前述方法进行实验。结果见表 6－18。表 6－18 表明 $SAMP_8$ 小鼠骨髓造血祖细胞的增殖能力明显低于 $SAMR_1$ 小鼠，二者之间有明显差异。而 RGOS 则可使 $SAMP_8$ 小鼠的粒单系造血祖细胞，早期及晚期红系祖细胞的增殖能力均明显增强。

表 6－18 地黄低聚糖对快速老化模型小鼠造血祖细胞增殖的影响（$\bar{x} \pm s$，$n=5$）

组别	剂量(mg·kg⁻¹)	CFU－GM/ml	BFU－E/孔	CFU－E/孔
$SAMR_1$	—	72.6±5.4	16.4±2.0	399.4±10.2
$SAMP_8$	—	55.0±4.8##	11.2±1.6##	284.0±9.3##
$SAMP_8$＋RGOS	10	74.0±6.1**	16.2±0.8**	370.4±8.4**
$SAMP_8$＋RGOS	20	70.4±3.5**	20.2±2.6**	395.4±9.3**

与 $SAMP_8$ 组比较，＊＊$P<0.01$；与 $SAMR_1$ 组比较，##$P<0.01$

（3）RGOS 对快速老化模型小鼠外周血象的影响：表 6－19 所示 $SAMP_8$ 小鼠外周血象中，其 WBC 数明显低于同月龄 $SAMR_1$ 小鼠。RGOS 10、20mg·kg^{-1}则可明显使其 WBC 数增加。

表 6－19 地黄低聚糖对快速老化模型小鼠外周血象的影响（$\bar{x} \pm s$，$n=10$）

组别	剂量(mg·kg^{-1})	RBC/10^2·L^{-1}	MCV/fL	Het/10^3ml·L^{-1}	Hb/g·L^{-1}	WBC/10^9·L^{-1}
$SAMR_1$	—	8.72±0.50	52.0±1.9	0.46±0.04	98.8±9.3	11.75±2.50
$SAMP_8$	—	8.58±0.46	53.0±8.2	0.47±0.03	94.9±6.1	7.92±1.48##
$SAMP_8$＋RGOS	10	8.82±0.52	52.3±1.3	0.48±0.04	99.9±9.1	10.92±1.68**
$SAMP_8$＋RGOS	20	8.94±0.56	52.2±1.4	0.48±0.04	99.2±7.5	11.22±2.22**

与 $SAMP_8$ 组比较，＊＊$P<0.01$；与 $SAMR_1$ 组比较，## $P<0.01$

（4）RGOS 对快速老化模型小鼠血清 CSA 的影响：将各组小鼠分别心脏采血，静止离心制备血清，以血清取代肺条件刺激液（CSF－GM），观察其对 CFU－GM 增殖的影响，以 CFU－GM 的产率代表 CSA。结果证明 $SAMR_1$ 小鼠血清的 CFU－GM 的产率 82.8±8.5 明显高于 $SAMP_8$ 小鼠 CFU－GM60.2±6.3（n＝5，$P<0.01$）。而给予 RGOS 后 10、20mg·kg^{-1} $SAMP_8$ 小鼠的 CFU－GM 明显增加（CFU－GM 分别为 72.4±5.6 和 79.8±7.0），与 $SAMP_8$ 组相比有显著差异，提示 RGOS 可明显增强 $SAMP_8$ 小鼠体内的 CSA，促进 $SAMP_8$ 小鼠骨髓造血祖细胞的增殖分化。

（5）RGOS 对快速老化模型小鼠骨髓组织学的影响：组织学研究结果显示 $SAMR_1$ 小鼠骨髓腔内造血祖细胞丰富，各系细胞均可见到，并且形态良好，增殖旺盛，血窦较多。而同月龄 $SAMP_8$ 小鼠骨髓腔内造血细胞明显减少，增生不活跃，以中晚幼粒细胞为主，甚至局部缺少造血细胞，纤维结缔组织增生，血窦较少。给予 RGOS 后的 $SAMP_8$ 小鼠与未用药 $SAMP_8$ 小鼠相比其骨髓腔内造血细胞明显增多，增生活跃，血窦较多，但较 $SAMR_1$ 小鼠骨髓造血细胞及血窦为少。这一结果提示 RGOS 可明显改善 $SAMP_8$ 小鼠骨髓造血功能。

（五）地黄可促进血虚动物 RBC、Hb 恢复加快骨髓造血细胞（CFU－S、CFU－E）的增殖、分化，具有显著的“生血”作用

1. 受试动物　昆明种小鼠（雄性，体重 22～24g）、NIH 小鼠（雄性，体重 20g）。

2. 受试药物　生地水煎液（浓度 1∶1）、熟地水煎液（浓度 1∶1）。

3. 实验方法　见表 6－20，表 6－21，表 6－22，表 6－23。

表 6－20 贫血小鼠模型制作及治疗（昆明种小鼠 60 只）

分组	造模	给药	剂量	周期
对照组	75%酒精棉球擦拭鼠尾使其充血，剪去尾尖约 0.25cm，将伤口浸入 37℃温水中，使其失血 0.5ml，造成失血性贫血模型。	生理盐水	每天 0.5ml/只	10 天
生地组		生地水煎液		
熟地组		熟地水煎液		
观察指标	失血前后测其 RBC、Hb 值	给药第 5、8、10 天测其 RBC、Hb 值		

表 6-21　外源性脾结节（NIH 小鼠）

组别	骨髓细胞悬液的制备		模型制作	
	n	给药	n	给药
生理盐水组	3	分别灌胃 10d，每天 0.5ml/只，第 10d 灌胃 2h 后拉颈处死，每组 3 只小鼠各剥离右侧股骨，用 IMDM 培养液冲出全部骨髓细胞，通过 6 $\frac{1}{2}$ 与 4 $\frac{1}{2}$ 号针头制成单细胞悬液，调整细胞浓度成 5×10^4/0.2ml。	10	接受 ^{60}Co γ 射线 800rad 照射后随机分组，每组每只小鼠尾静脉分别输入同种供体小鼠的骨髓细胞悬液 0.2ml（含骨髓细胞 5×10^4 个），给予正常饮食。
生地组	3		10	
熟地组	3		10	
观察指标	9d 后，杀鼠取脾，Bouin 液固定，计数脾结节。			

表 6-22　内源性脾结节（NIH 小鼠 70 只）

组别	给药	剂量
对照组	生理盐水	分别每天灌胃 0.5ml/只，11 天后 ^{60}Co γ 射线全身照射 725rad，照射后给予正常饮食。
生地组	生地水煎液	
熟地组	熟地水煎液	
观察指标	9d 后杀鼠取脾，Bouin 液固定，计数脾结节。	

表 6-23　CFU-E 体外甲基纤维素培养（昆明种小鼠 45 只）

组别	n	给药	方法
对照组		生理盐水	试验分 5 批进行，每批每组各 3 只小鼠，分别灌以生、熟地水煎液及生理盐水，每天 0.5ml/只，7 天后拉颈处死，取出右侧股骨，IMDM 培养液 5ml 分别通过 6 $\frac{1}{2}$ 及 4 $\frac{1}{2}$ 号针头冲出全部骨髓细胞并充分打散，调整细胞浓度至 2×10^6/0.1ml。培养体系由 0.1ml α-巯基乙醇；0.02ml 3% L-谷氨酰胺；0.35ml 马血清；0.1ml EP 及 0.1ml 小鼠骨髓有核细胞悬液；0.35ml 2.7% 甲基纤维素组成。上述体系按顺序配好后，放于振荡器上振荡片刻，混匀接种于玻璃验血板的微孔内，每孔 0.2ml，重复 3 孔。置 37℃、5% CO_2 饱和湿度的二氧化碳培养箱中培养 3 天，取出于倒置显微镜下计数，大于 8 个联苯胺染色阳性细胞团计为一个 CFU-E 集落
生地组	3	生地水煎液	
熟地组		熟地水煎液	

4. 实验结果　见表 6-24，表 6-25。

表 6-24　怀地黄对血虚小鼠 RBC、Hb 的影响

	RBC(万/mm^2)					Hb(g%)				
	失血前	失血后	给药后			失血前	失血后	给药后		
			5天	8天	10天			5天	8天	10天
对照组(n=9)	1071.6±5.03	645.2±4.38	804.2±2.12	786.2±2.80	948.9±3.06	13.22±0.28	8.33±0.38	9.87±0.46	10.89±0.54	11.98±0.49
生地组(n=10)	1108.3±3.04	621.4±2.56***	866.7±5.56	904.8±4.99*	957.3±2.49	13.31±0.25	8.15±0.33***	11.75±0.78	11.84±0.58*	12.01±0.37
熟地组(n=12)	1127.6±2.12	611.2±1.98***	843.6±2.01	958.1±1.61**	1022.1±1.90*	13.42±0.27	7.52±0.29***	11.31±0.35*	12.82±0.33**	13.41±0.23**

$\bar{x}\pm s$ *$P<0.05$；**$P<0.01$，***$P<0.001$。（下同）

表 6-25　怀地黄对小鼠 CFU-S 生成的影响

	N	内源性脾结节（个）	外源性脾结节（个）
生理盐水组	15（内） 10（外）	5.47±1.82	2.0±0.52
生地组	15（内） 10（外）	14.47±3.24*	2.5±0.5
熟地组	15（内） 10（外）	9.8±2.31	4.6±0.73*

(3) 生、熟怀地黄对小鼠骨髓红系造血祖细胞 CFU－E 生成的影响。

实验结果，生理盐水组红系集落（个数）为 52.4 ± 18.41，生地、熟地组分别为 60.2 ± 19.44 与 125.8 ±20.45（$P<0.05$）。提示地黄补血作用与骨髓造血系统密切相关。中医学血与精、髓之间的内在联系是值得深入探讨的问题。

(六) 地黄寡糖对 $SAMP_8$ 小鼠骨髓粒系巨噬系祖细胞、早期和晚期红系祖细胞的增殖有明显的促进作用[9]

1. 受试动物 ：LACA 纯系小鼠，♂，日龄 60～80d，体重 18～22g；正常老化的快速老化模型小鼠 $SAMR_1$，♂，9 月龄 32～36g；快速老化的快速老化模型小鼠 $SAMP_8$，♂，9 月龄 24～28g。

2. 受试药物 地黄寡糖（RGOS）（其中含四糖 60%，三糖 20%，其余 20% 为二糖或单糖）。

3. 实验方法

(1) 地黄寡糖对 $SAMP_8$ 小鼠骨髓细胞增殖活性的影响：见表 6－26。

表 6－26 地黄寡糖对 $SAMP_8$ 小鼠骨髓细胞增殖活性的影响

组别	给药	剂量 ($mg \cdot kg^{-1}$)	取样	观察指标 骨髓细胞活性
$SAMR_1$	生理盐水	等量	给药 8d 后断头处死，无菌制备骨髓细胞悬液进行实验	骨髓细胞增殖法：无菌剥取小鼠左侧股骨，制备骨髓细胞悬液，调细胞密度为 $5\times10^9 \cdot L^{-1}$，取 100μl 加入 96 孔板中，37℃，5% CO_2 培养箱中培养 72h，结束培养前 12h 每孔加入 18.5kBq 的[^{3}H]TdR，收获细胞后测定其 cpm 值，代表骨髓细胞活性。
$SAMP_8$	生理盐水	等量		
$SAMP_8$ + RGOS	地黄寡糖	10		
$SAMP_8$ + RGOS	地黄寡糖	20		

(2) 地黄寡糖对 $SAMP_8$ 小鼠骨髓造血祖细胞增殖的影响。

动物分组、给药及骨髓细胞制备同前。

观察指标：CFU－Gm，BFU－E 和 CFU－E 克隆培养：见表 6－27。

表 6－27 CFU－Gm，BFU－E 和 CFU－E 克隆培养

骨髓粒系巨噬系祖细胞的测定	骨髓红系祖细胞的测定
采用单层琼脂法：将 1×10^5 的骨髓细胞悬液加马血清与 RPMI－1640 培养液在 37℃水浴中保温 10～20min，加入 3% 琼脂后混匀，转入含有 0.2ml 鼠肺条件刺激液的琼脂培养皿中，于 37℃，5% CO_2，饱和湿度的培养箱中培养 5～7d 后，置低倍镜下计数含 50 个细胞以上的粒细胞－巨噬细胞集落形成单位（granulocyte/macrophage colony formingunit，CFU－GM）	采用单层琼脂法：将 1×10^5 的骨髓细胞悬液加马血清与 RPMI－1640 培养液在 37℃水浴中保温 10～20min，加入 3% 琼脂后混匀，转入含有 0.2ml 鼠肺条件刺激液的琼脂培养皿中，于 37℃，5% CO_2，饱和湿度的培养箱中培养 5～7d 后，置低倍镜下计数含 50 个细胞以上的粒细胞－巨噬细胞集落形成单位（granulocyte/macrophage colony formingunit，CFU－GM）

(3) 地黄寡糖给药后 $SAMP_8$ 小鼠脾细胞条件液对造血祖细胞克隆增殖的影响。

动物分组、给药同前。

脾细胞条件液（spleen conditioned medium，SCM）的制备：取小鼠脾细胞悬液 $5\times10^9 L^{-1}$，于 24 孔板内培养（含 ConA $5mg \cdot L^{-1}$）48h，取上清，用 7TD1 依赖株［^{3}H］TdR 增殖法检测 IL－6 活性后用作 SCM。

观察指标：将制备的 SCM 作为刺激液，观察其对正常小鼠造血祖细胞克隆增殖的影响。

(4) 地黄寡糖对小鼠白介素 6 样物质产生的影响：采用 IL－6 依赖细胞株检测 SCM 中 IL－6 样物质活性。

(5) 地黄寡糖对基质细胞层上粒系巨噬系祖细胞增殖的影响。

动物分组、给药及制备骨髓细胞悬液同前。

方法：调整骨髓细胞密度为 $2\times10^8 \cdot L^{-1}$，于含 20% 马血清的 RPMI－1640 培养液中培养 1 周后，移去上清液并洗涤 3 次，平皿底层上的贴壁细胞即为基质细胞层，将正常 LACA 小鼠骨髓细胞 $1\times10^8L^{-1}$ 粒系巨噬系祖细胞种在基质细胞层上，5～7d 计数集落数即为基质细胞层上 CFU－GM。

4. 实验结果　见表 6－28，表 6－29，表 6－30，表 6－31，表 6－32。

表 6－28　地黄寡糖对 $SAMP_8$ 小鼠骨髓细胞增殖活性的影响

组别	$SAMR_1$ 对照组	$SAMP_8$ 对照组	RGOS（$10mg\cdot kg^{-1}$）	RGOS（$20mg\cdot kg^{-1}$）
n	9	9	9	9
cpm 值	1577 ± 300	1289 ± 220*	2111 ± 716**	1627 ± 270***

注：与 $SAMR_1$ 对照组相比 $*P<0.05$，$**P<0.01$，$***P<0.05$

表 6－29　地黄寡糖对 $SAMP_8$ 小鼠骨髓造血祖细胞增殖的影响

组别	RGOS/$mg\cdot kg^{-1}$	CFU－GM $\times10^{-3}$	BFU－E $\times10^{-3}$	CFU－E $\times10^{-3}$
$SAMR_1$	－	10.3 ± 0.8	10.2 ± 1.2	69.9 ± 3.4
$SAMP_8$	－	5.4 ± 1.0**	7.0 ± 0.6**	41.2 ± 1.7**
$SAMP_8$ + RGOS	10	12.8 ± 1.1##	9.6 ± 0.5##	80.7 ± 4.3##
$SAMP_8$ + RGOS	20	12.1 ± 0.6##	8.9 ± 0.5##	88.0 ± 3.8##

RGOS：10，20 $mg\cdot kg^{-1}\times8$ d，ig；在第 9 天，经过三种集落形成单位（CFU－GM，BFU－E，CUF－E）的培养骨细胞均增值，细胞集落经过 3～8 天的培养周期后计数并以每个股骨的细胞集落表示。$\bar{x}\pm s$，n＝5。与 $SAMR_1$ 组比较 $**P<0.01$；与 $SAMP_8$ 组比较 ##$P<0.01$。

表 6－30　地黄寡糖给药后 $SAMP_8$ 小鼠脾细胞条件液对造血祖细胞克隆增殖的影响

组别	RGOS/$mg\cdot kg^{-1}$	Number of colonies		
		CFU－GM	BFU－E	CFU－E
$SAMR_1$	－	100 ± 10	16.4 ± 2.0	399 ± 10
$SAMP_8$	－	58 ± 7**	11.2 ± 1.6**	284 ± 9**
$SAMP_8$ + RGOS	10	99 ± 14##	16.2 ± 0.8##	370 ± 8##
$SAMP_8$ + RGOS	20	104 ± 15##	20.0 ± 2.6##	395 ± 9##

RGOS：10，20 $mg\cdot kg^{-1}\times8d$，ig；$5\times10^9L^{-1}$的脾细胞培养 48 小时，SCM 作为刺激液加入到培养基中。1×10^5 和 5×10^4 的骨细胞分别培养为 CFU－GM，BFU－E，CFU－E，细胞集落经过 3～8 天的培养周期后计数，分别每个单位的 CFU－GM、BFU－E、CFU－E 的细胞集落数表示。$\bar{x}\pm s$，n＝5。与 $SAMR_1$ 组比较 $**P<0.01$；与 $SAMP_8$ 组比较##$P<0.01$。

表 6－31　地黄寡糖对小鼠白介素 6 样物质产生的影响

组别	$SAMR_1$ 对照组	$SAMP_8$ 对照组	RGOS（$10\ mg\cdot kg^{-1}$）	RGOS（$20\ mg\cdot kg^{-1}$）
n	9	9	9	9
cpm 值	1368 ± 285	902 ± 150*	2275 ± 164**	1235 ± 163**

注：与 $SAMR_1$ 比较 $*P<0.01$；与对照组比较 $**P<0.01$。

表 6－32　地黄寡糖对基质细胞层上粒系巨噬系祖细胞增殖的影响

组别	$SAMR_1$ 对照组	$SAMP_8$ 对照组	RGOS（$20mg\cdot kg^{-1}$）
n	9	9	9
CFU－GM 集落数	16 ± 4	10 ± 3*	18 ± 3

$*P<0.01$

（七）地黄苷 D 使阴虚模型小鼠体重明显增加，血浆 cAMP 含量明显降低；明显升高血虚模型小鼠白细胞数、血小板数、网织红细胞数和骨髓 DNA 含量及体重；具有降低糖尿病模型小鼠血糖的趋势[10]。

1. 受试动物　昆明种小鼠，体重 18～20g，雌雄各半。

2. 受试药物　地黄苷 D。

3. 实验方法

（1）滋阴作用研究

分组给药：见表 6－33。

表 6－33　地黄苷 D 阴虚实验方法

组别	空白对照组 蒸馏水	模型对照组 蒸馏水	六味地丸组	地黄苷 D		
每日剂量	20ml/kg	20ml/kg	7.0g/kg	20mg/kg	40mg/kg	60mg/kg
给药	实验开始每日上午除空白对照组外，其余各组动物均灌胃给予甲状腺片（150mg/kg）和利血平片（1mg/kg），下午所有动物分别灌胃给予受试药物					
周期	连续 7 天					

检测指标：体重增加值；血浆 cAMP、cGMP（摘眼球取血，采用血浆 cAMP、cGMP 放免试剂盒进行检测，并计算 cAMP/cGMP 比值）。

（2）地黄苷 D 补血作用研究

分组给药：同前，阳性对照药给予生白口服液。给药第 3 天除空白对照组外均腹腔注射环磷酰胺溶液（100mg/kg），每天 1 次，连续 3 天。

检测指标：血常规和血小板计数、网织红细胞数、骨髓 DNA 含量、体重变化与脾脏指数。

（3）地黄苷 D 降血糖作用研究

选用健康小白鼠，雌雄各半，尾静脉注射 0.6% 四氧嘧啶溶液（60mg/kg），2 周后，将小鼠禁食 5h（不禁水），断尾取血，葡萄糖氧化酶法测定血糖值，将血糖值高于 9.99mmol/L 的小鼠按血糖值平均分为 5 组，分组同前，阳性对照组给予降糖灵，另设空白对照组（尾静脉注射等量生理盐水）。灌胃给药，每天 1 次。

观察指标：给药后 7 天测定血糖值（测定前禁食 5h，测量前 1h 给药）。

4. 实验结果

（1）地黄苷 D 滋阴作用研究：见表 6－34。

表 6－34　地黄苷 D 对阴虚模型小鼠体重和血浆 cAMP cGMP 含量的影响（$\bar{x} \pm s$）

	n	体重增加值(g)	cAMP(PM/ml)	cGMP(PM/ml)	cAMP/cGMP 值(×100)
空白对照组	12	7.67 ± 1.50	1.23 ± 0.25	51.75 ± 15.44	2.46 ± 0.54
模型对照组	12	3.08 ± 3.00##	1.73 ± 0.57#	48.89 ± 22.77	4.46 ± 3.25#
六味地黄丸组	12	5.83 ± 1.85*	1.42 ± 0.28	59.38 ± 15.60	2.35 ± 0.70*
地黄苷 D 低剂量	12	6.58 ± 3.40*	1.32 ± 0.26*	47.00 ± 16.80	3.11 ± 1.02
地黄苷 D 中剂量	12	6.17 ± 3.69*	1.58 ± 0.35	53.60 ± 15.79	3.11 ± 0.85
地黄苷 D 高剂量	10	4.30 ± 2.11	1.62 ± 0.77	48.16 ± 11.76	3.30 ± 1.64

注：与空白对照组比较#$P<0.05$，##$P<0.01$；与模型对照组比较 * $P<0.05$

（2）地黄苷 D 补血作用研究：

①对外周血象的影响：见表 6－35。

表 6－35　地黄苷 D 对血虚模型小鼠外周血象的影响（$\bar{x} \pm s$）

组别		n	白细胞总数（10^9/L）	中性粒细胞	淋巴细胞	红细胞数（10^{12}/L）	血红蛋白（g/L）	血小板数（10^9/L）
空白对照组		10	4.41±1.48	0.27±0.07	0.73±0.07	5.06±1.15	140.10±11.45	521.00±121.20
模型对照组		10	2.09±0.64##	0.24±0.08	0.76±0.08	3.72±1.21#	128.70±16.27	358.10±86.43##
生白口服液组		10	3.83±1.61**	0.25±0.09	0.75±0.09	4.54±0.96	131.20±14.12	504.20±107.00*
地黄苷 D	低剂量	10	2.86±1.14	0.26±0.11	0.74±0.11	4.33±0.75	128.60±13.71	397.00±119.20
	中剂量	10	2.95±1.35	0.22±0.07	0.78±0.07	4.54±1.37	136.00±25.66	455.00±93.43*
	高剂量	10	3.68±1.98*	0.23±0.07	0.77±0.07	4.54±1.15	137.50±12.11	460.40±78.58*

注：与空白对照组比较#$P<0.05$，##$P<0.01$；与模型对照组比较*$P<0.05$，**$P<0.01$。

②对网织红细胞骨髓 DNA 含量体重和脾脏指数的影响：见表 6－36。

表 6－36　地黄苷 D 对阴虚模型小鼠网织红细胞数，骨髓 DNA 含量，体重和脾脏指数的影响（$\bar{x} \pm s$）

	n	网织红细胞数（%）	DNA 含量（OD 值）	体重增加值（g）	脾脏指数（g/100g）
空白对照组	10	1.85±0.73	1.46±0.25	9.20±1.99	0.59±0.17
模型对照组	10	0.29±0.07##	0.85±0.15##	2.30±2.00##	0.18±0.04##
生白口服液组	10	0.36±0.14	0.13±0.24**	4.20±1.72*	0.25±0.08*
地黄苷 D 低剂量	10	0.39±0.13	0.90±0.18	2.70±1.42	0.23±0.11
地黄苷 D 中剂量	10	0.46±0.20*	1.06±0.25*	3.90±2.26	0.28±0.17
地黄苷 D 高剂量	10	0.49±0.15**	1.15±0.33*	4.40±2.20*	0.25±0.11

注：与空白对照组比较##$P<0.01$；与模型对照组比较*$P<0.05$，**$P<0.01$

（3）地黄苷 D 降血糖作用：具有降低模型小鼠血糖的趋势，但与模型对照组比较无统计学差异：见表 6－37。

表 6－37　地黄苷 D 对糖尿病模型小鼠血糖的影响（$\bar{x} \pm s$）

组别	n	给药前血糖（mmol/L）	给药 7 天后血糖（mmol/L）	差值（mmol/L）
空白对照组	10	5.34±1.32	5.86±1.34	0.52±1.51
模型对照组	10	24.88±8.87	22.82±8.61	－2.05±3.87
降糖灵片组	10	26.27±8.12	16.47±9.11#	－9.80±4.39**
地黄苷 D 低剂量	10	24.37±9.53	21.88±10.89	－2.49±3.01
地黄苷 D 中剂量	10	23.74±8.95	21.00±10.76	－2.74±3.55
地黄苷 D 高剂量	10	25.05±7.53	19.74±10.03	－5.31±8.67

注：与用药前比较#$P<0.05$，与模型对照组比较**$P<0.01$

（八）梓醇　对 β 肾上腺素受体 cAMP 系统的调整作用，有效的下调甲亢动物对异丙的反应[11]，“提示其为地黄滋阴作用的有效活性成分”。

1. 受试动物　NH 小鼠，清洁级，雌性，6～8 周龄，30g±2g。

2. 受试药物　梓醇（鲜地黄提取所得）。

3. 实验方法　见表 6－38。

表 6－38 梓醇滋阴作用实验方法

<table>
<tr><th>组别</th><th>给药</th><th>周期</th><th>评价指标</th></tr>
<tr><td>对照组</td><td>注射前一天开始每日以生理盐水 0.3ml 灌胃，隔日皮下注射生理盐水（1g 体重 5μl）共 3 次。</td><td rowspan="4">6d</td><td rowspan="4">cAMP［测定：模型造成后的次日（即开始喂药后的第 7d）进行实验。动物一次皮下注射异丙 0.1μg/g 体重后 10min 断头取血，用 RIA 测定血浆 cAMP 含量。标准管各管加不同量标准品及相同量^{3}H－cAMP，缓冲液补足体积到 200μl，用乙酸酐－三乙胺（1：2）8μl 酰化后，加相同量抗 cAMP 抗体；4℃孵育 4h 后将复合物抽滤到微孔滤膜上，烘干后投入二甲苯闪烁液用液体闪烁计数器（HP6500 型）作固相测量，标准曲线用四参数质量作用模型拟合。^{3}H－cAMP 和抗体的用量经预实验调整到测定范围为（0.4～8.0）pmol。血浆用 EDTA 抗凝，全部三复管测定，用 1N 高氯酸去蛋白，2N KOH 中和，上清液经适当稀释后，和标准品同时以相同条件进行 RIA，全部操作在冰浴中进行。最后由计算机根据测得的 cpm 数和稀释倍数给出 cAMP 浓度（pmol/ml）］数据以每 ml 血浆的 Pmol 数的 $\bar{x} \pm s$，组间比较用团体 t 检验。</td></tr>
<tr><td>甲亢组</td><td>注射前一天开始每日以生理盐水 0.3ml 灌胃，隔日皮下注射 T_3（1g 体重 1μlg/5μl）。</td></tr>
<tr><td>甲亢＋小剂量梓醇组</td><td>T3 注射剂量同甲亢组，造模前一天每日以梓醇水溶液 0.3ml（5.2mg/ml）灌胃，即 1.56mg/鼠/d。</td></tr>
<tr><td>甲亢＋大剂量梓醇组</td><td>处理同上，但梓醇水溶液浓度为 20mg/ml，即 6ml/鼠/d。</td></tr>
</table>

4. 实验结果

（1）甲亢时小鼠注射异丙后的血浆 cAMP 含量：见表 6－39。

甲亢和对照动物注射异丙后血浆 cAMP 的差异实验当天，给动物皮下注射异丙，10min 后断头取血浆测定 cAMP 含量。

表 6－39 甲亢时小鼠注射异丙后的血浆 cAMP 含量

	对照组 cAMP（pmol/ml 血浆）	甲亢组 cAMP（pmol/ml 血浆）
第一批实验	797 ±141（10）	1408 ±568（11）**
第二次实验	759 ±347（12）	1491 ±486（12）**

注：数据以 $\bar{x} \pm s$ 表示，＊＊表示与对照组比较 $P<0.01$。

（2）梓醇对甲亢动物注射异丙后血浆 cAMP 含量（pmol/ml 血浆）的影响：见表 6－40。

表 6－40 梓醇对甲亢动物注射异丙后血浆 cAMP 含量（pmol/ml 血浆）的影响

	对照组 cAMP（pmol/ml 血浆）	甲亢组 cAMP（pmol/ml 血浆）
第一批实验（梓醇剂量 1.56mg/鼠/d）	1408 ±568（11）	978 ±283（11）*
第二次实验（梓醇剂量 6mg/鼠/d）	1491 ±486（12）	1070 ±394（12）*

注：数据以 $\bar{x} \pm s$ 表示，＊表示与甲亢组比较 $P<0.05$

（九）地黄多糖具有诱导骨髓间充质干细胞分化为神经样细胞的作用[12]

1. 受试动物　清洁级 1 月龄雄性 SD 大鼠，体质量 120g。

2. 受试药物　地黄多糖。

3. 实验方法

（1）干预措施：骨髓间充质干细胞的分离、培养及传代：取 1 月龄 SD 大鼠 1 只，100g/L 水合氯醛过量麻醉处死，无菌条件下取股骨和胫骨，除去骨表面附着的组织，0.01mol/L 磷酸盐缓冲液清洗干净。除去骨一端，暴露骨髓腔，去除另一端股骺，并用针头在其上开一小孔，用注射器吸取培养液从小孔插入骨髓腔中，冲洗数次，收集骨髓液于试管中。反复吹打成单细胞悬液，接种于经明胶处理过夜的培养皿中，置 37℃、体积分数为 0.05 的 CO_2 和饱和湿度的培养箱中培养，3d 后半量换液，以后隔天半量换液一次。细胞生长至融合时传代，去掉培养液，0.01mol/L 磷酸盐缓冲液清洗 3 次，用含 2.5g/L 的胰蛋白酶消化液消化两三分钟，吹打成细胞悬液，离心，细胞稀释两三倍种植于新的经明胶处理的培养皿中培养，两三天半量换液。倒置显微镜下观察细胞生长情况，并拍照。

（2）分组：细胞传至3代铺满皿底后，消化以$1\times10^7L^{-1}$，接种于24孔板（预置盖玻片），细胞融合时去除DMEM，0.01mol/L磷酸盐缓冲液洁洗3次。地黄多糖组加含有200mg/L地黄多糖的无血清DMEM培养基诱导培养24h；β-巯基乙醇组加含有1mmol/L β-巯基乙醇的体积分数为0.2的胎牛血清/DMEM培养基预诱导培养24h后去除预诱导液，0.01mol/L磷酸盐缓冲液冲洗3次，加含有5mmol/Lβ-巯基乙醇的无血清培养液培养6h；对照组不做任何处理，继续培养传至第4代。每隔1h在倒置显微镜下观察细胞形态。

（3）免疫组化分析：取出盖玻片，40g/L的多聚甲醛固定，进行免疫细胞化学染色。一抗分别为神经丝蛋白单克隆抗体、胶质纤维酸性蛋白单克隆抗体。参照相关试剂说明书操作。显微镜下观察并拍照。

（4）阳性细胞计数：骨髓间充质干细胞在经过诱导分化后进行免疫细胞组化分析，从上下左右4个方位分别选取3个不重复的视野计数染色阳性细胞数目及其百分比例。

（5）主要观察指标：神经元特异性抗原神经丝蛋白和神经胶质细胞特异性抗原胶质纤维酸性蛋白的表达。

4. 实验结果

（1）骨髓间充质干细胞的分离与扩增：分离细胞种植在明胶处理过的培养皿中1h后即开始黏附贴壁，折光性强，呈圆形或椭圆形；24h后即见铺展变形细胞，呈梭状或多边形；贴壁细胞迅速增殖，呈集落状生长，六七天已基本铺满皿底，为均一的成纤维细胞样；漂浮不贴壁的圆形细胞可通过换液逐步清除。融合传代后第2天细胞即可恢复活力，贴壁并铺展增殖，生长迅速，四五天即可完全融合继续传代，见图6-1。

（2）光镜下观察骨髓间充质干细胞诱导分化为神经样细胞的形态变化：地黄多糖组在加入地黄多糖诱导液后30min细胞形态即发生变化，原来宽大扁平的细胞体开始向胞核收缩；3h后细胞形态明显改变，胞体成圆形，折光性增强，细胞周围有光晕，有很强的立体感，出现双极及多极细胞，有细长突起，见图6-2。6h后变形细胞增多，突起变长，末端产生多级分支，较密集的部分可形成网络样结构，随时间增长网络样结构更加密集；24h已基本融合。β-巯基乙醇组细胞在含有1mmol/L β-巯基乙醇的预诱导液中预诱导24h后可见少量有较短突起的神经样细胞形成；加入含有5mmol/L β-巯基乙醇的诱导液后3h大多数细胞均转变为双极或多极神经样细胞，突起相互拉成网状；直到诱导后6h神经样细胞增多不明显，并有细胞突起缩短胞体缩小脱落。对照组仍保持长梭状的成纤维样细胞形态，未见神经样细胞出现。

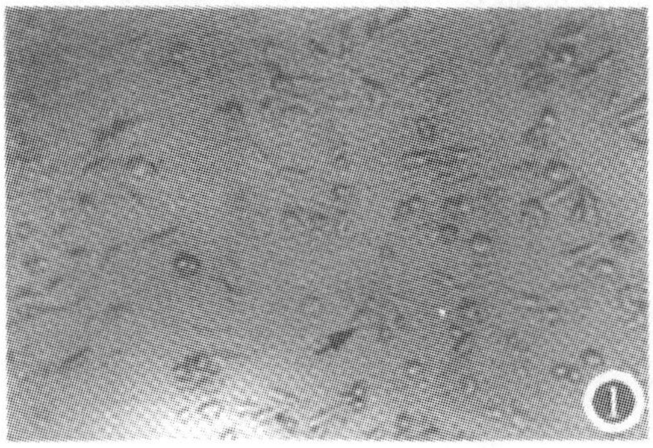

图6-1　第3代骨髓间充质干细胞（×10）

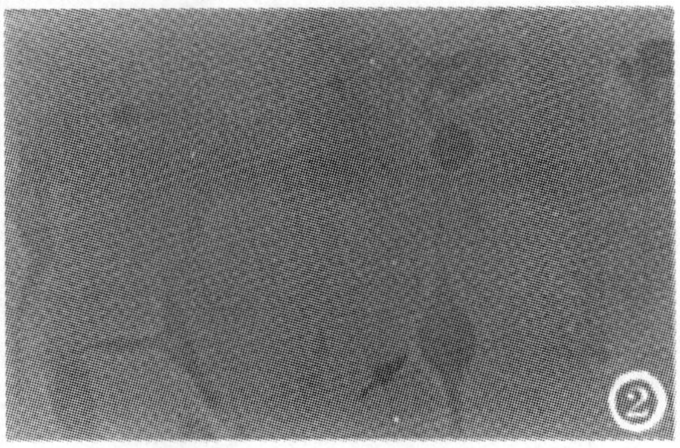

图6-2　地黄多糖诱导分化24h后的神经样细胞（×25）

（3）免疫细胞化学鉴定及分化细胞的计数：地黄多糖组经地黄多糖诱导培养6h细胞免疫组化染色见图6-3，培养24h后的细胞免疫组化染色显示，大部分细胞为神经元特异性标志神经丝蛋白阳性，为(82.3±6.1)%，胶质纤维酸性蛋白阳性细胞约为（10.5±2.1)%见图6-4。β-巯基乙醇组经β-巯基乙醇诱导的细胞神经丝蛋白及胶质纤维酸性蛋白阳性细胞数较少，分别为（22.3±4.7)%，（42.3±

5.3)%。对照组神经丝蛋白及胶质纤维酸性蛋白染色均为阴性。

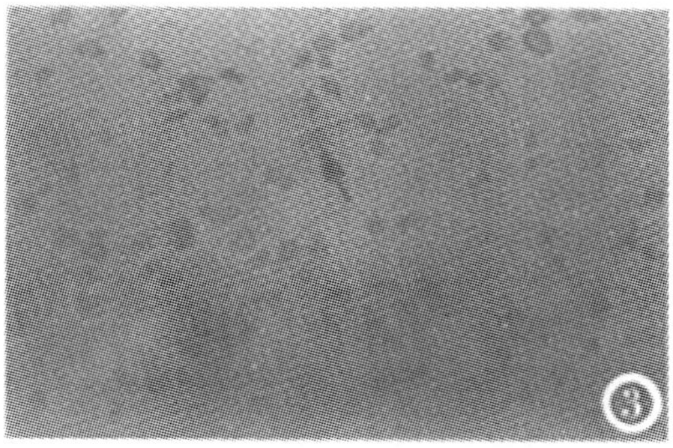

图6-3 地黄多糖诱导6h神经样细胞(神经丝蛋白阳性×10)

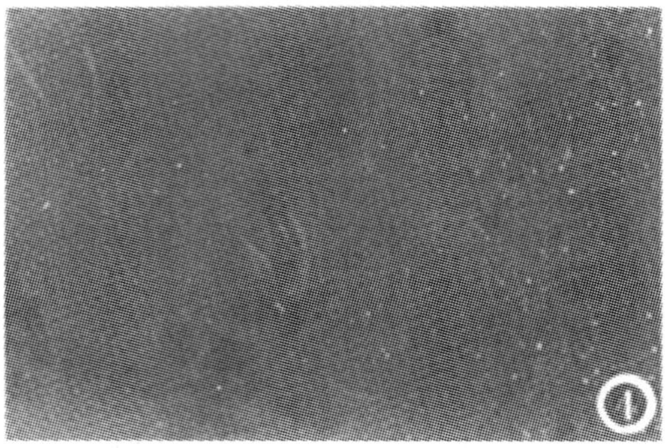

图6-4 地黄多糖诱导24h神经样细胞(神经丝蛋白阳性×25)

(十) 地黄苷A具有明显升白作用[13]

1. 受试动物 昆明种小鼠，雌雄各半，体重18~20g。
2. 受试药物 地黄苷A。
3. 实验方法 见表6-41。

表6-41 地黄苷A升白作用实验方法

组别	n	剂量(ig)	造模	观察指标	
空白对照组	10	蒸馏水 20ml/kg·d	白细胞减少症模型制作：给药第3天除空白对照组外均ip环磷酰胺溶液(100mg/kg)，每天1次，连续3d。	①外周血象	给药第7天经眼眶取血，血球计数仪进行白细胞数及分类、红细胞数、血红蛋白含量和血小板数测定
模型对照		同上		②网织红细胞数	给药第7天经眼眶取血，玻片涂片染色，显微镜下计数测定。
生白口服液组		20ml/kg·d		③骨髓有核细胞数	给药第7天动物称体重后脱臼处死，取右侧完整股骨，除净软组织，用1640营养液10ml将全部骨髓冲入试管中，充分混匀，白细胞计数法测定骨髓有核细胞数
地黄苷A组		40mg/kg·d 60mg/kg·d		④骨髓DNA含量测定	取左侧完整股骨，除净软组织，用0.005mol/L $CaCl_2$ 10ml将全部骨髓充入离心管中，置4℃冰箱30min，2500r/min离心15min，弃上清，将沉淀物加0.2mol/L $HClO_4$ 5 ml充分混匀，90℃加热15min，冷却后3500r/min离心10min，取上清用紫外分光光度仪268nm波长处测定紫外吸收A值。
		80mg/kg·d		⑤体重变化与脾脏指数	

注：统计学方法：两样本均数比较t检验。

4. 实验结果

(1) 对外周血象的影响：见表6-42，表6-43，表6-44。

表6-42 地黄苷A对环磷酰胺致小鼠白细胞减少症外周血象的影响 ($\bar{x}\pm s$)

组别	剂量(/kg)	白细胞总数(10^9/L)	中性粒细胞(%)	淋巴细胞(%)	红细胞数(10^{12}/L)	血红蛋白(g/L)	血小板数(10^9/L)
空白对照	20	5.92±1.31	0.28±0.05	0.72±0.05	4.92±0.84	137.80±8.99	600.70±85.20
模型对照	20	2.36±0.42△	0.25±0.07	0.75±0.07	3.56±0.70	129.40±9.88	287.10±138.60△△
生白口服液	20	4.15±1.69**	0.26±0.05	0.74±0.05	4.19±0.86	116.70±41.76	435.30±131.20*
	40	2.23±0.42	0.26±0.08	0.74±0.08	4.27±0.90	127.90±15.25	349.20±71.35
地黄苷A	60	2.95±1.13	0.26±0.06	0.74±0.06	4.60±1.05*	128.80±11.88	390.70±91.36
	80	3.68±1.57*	0.27±0.08	0.73±0.08	4.35±1.02	138.20±14.50	438.90±115.60*

注：与空白对照组比较△△$P<0.01$；与模型对照组比较*$P<0.01$ **$P<0.01$

（2）地黄苷 A 对环磷酰胺致小鼠白细胞减少症网织红细胞数、骨髓有核细胞数及 DNA 的影响：见表 6－43。

表 6－43　地黄苷 A 对环磷酰胺致小鼠白细胞减少症网织红细胞数、骨髓有核细胞数及 DNA 的影响（$\bar{x} \pm s$）

组别	剂量(/kg)	网织红细胞数(%)	有核细胞数(10^9/L)	DNA 含量(A 值)
空白对照	20ml	1.55 ±0.41	27.33 ±9.86	1.57 ±0.23
模型对照	20ml	0.60 ±0.30△△	15.50 ±6.82△△	0.72 ±0.16△△
生白口服液	20ml	0.79 ±0.23	25.78 ±7.12 ＊＊	0.92 ±0.18 ＊
	40mg	0.50 ±0.30	6.20 ±4.11	0.82 ±0.15
地黄苷 A	60mg	0.84 ±0.34	23.09 ±6.21＊	0.93 ±0.24＊
	80mg	0.90 ±0.30	19.10 ±6.86	0.95 ±0.43

注：与空白对照组比较△△$P<0.01$　与模型对照组比较＊$P<0.05$　＊＊$P<0.01$

（3）地黄苷 A 对环磷酰胺致小鼠白细胞减少症体重及脾脏指数的影响：见表 6－44。

表 6－44　地黄苷 A 对环磷酰胺致小鼠白细胞减少症体重及脾脏指数的影响（$\bar{x} \pm s$，$n=10$）

组别	剂量(/kg)	给药前体重(g)	给药 7d 体重(g)	增加值(g)	脾脏指数 (g/100g)
空白对照	20ml	18.90 ±0.83	25.40 ±1.91	6.50 ±1.40	0.63 ±0.11
模型对照	20ml	19.20 ±0.75	22.10 ±1.14	2.90 ±1.22△△	0.36 ±0.16△△
生白口服液	20ml	18.70 ±0.78	22.80 ±1.60	4.50 ±1.50＊	0.55 ±0.15＊
	40mg	18.80 ±0.75	21.90 ±1.51	3.10 ±1.22	0.24 ±0.12
地黄苷 A	60mg	18.90 ±0.94	22.50 ±1.28	3.60 ±1.40	0.31 ±0.11
	80mg	19.10 ±0.83	23.30 ±1.49	4.20 ±1.17 ＊	0.35 ±0.10

注：与空白对照组比较△△$P<0.01$；与模型对照组比较＊$P<0.05$

三、对免疫系统的作用

（一）熟地黄醚溶性物质使小鼠外周血液中的 T 林巴细胞减少[14]

1. 受试动物　昆明种小鼠（20 ±2g），雌雄兼用。

2. 受试药物　①熟地黄醚溶性物质：熟地黄饮片，95% 乙醇加热回流，滤液浓缩至适当体积，加少量水，乙醚萃取，回收乙醚，得黄色固体物，用蒸馏水配成 5% 混悬剂（为醚溶性物质）。

②熟地黄非醚溶性物质：另将水层部分浓缩至稠膏状，以蒸馏水配成 10% 溶液（为非醚溶性物质）。

3. 实验方法　见表 6－45。

表 6－45　熟地黄醚溶性物质的实验方法

分组(n=10)	给药物剂量 (g/kg/d)	给药周期(天)	评价指标
非醚溶性物质	1.000 0.250	口服给药，每日一次，共 5 日	外周血淋巴细胞酸性 α－醋酸萘酯酶。检测法：一次药后 24 小时，鼠尾取血推片，玻片自然干燥后浸入 4℃ 甲醛－丙酮缓冲液固定 30s，流水冲洗 1min，待玻片空气干燥后，再浸入 37℃ 孵育液中 2h，流水冲洗 3min，空气干燥。比染液复染 1h，取出玻片，空气干燥，油镜下计数 100 个淋巴细胞，计算胞浆中含黑红色颗粒的 T 淋巴细胞的百分率
醚溶性物质	0.500 0.125		
氢化可的松	0.017		
生理盐水	等溶积生理盐水		

4. 实验结果　见表 6－46。

表6-46 熟地黄醚溶性与非醚溶性物质对小鼠外周血液T淋巴细胞的影响

组别	动物数	药物剂量(g/kg)	T淋巴细胞%($\bar{x} \pm s$)
非醚溶性物质	10	1.000	67.7±5.5
		0.250	63.3±6.9
醚溶性物质	10	0.500	58.4±4.7$^{\Delta\Delta}$
		0.125	59.8±7.5$^{\Delta}$
氢化可的松	10	0.017	60.7±9.2$^{\Delta}$
生理盐水	10		68.4±6.34$^{\Delta}$

注：$\Delta P<0.05$ $\Delta\Delta P<0.01$

（二）地黄低聚糖具有调节机体免疫和造血功能的作用[15]

1. 受试动物 LACA小鼠，♂♀皆用，日龄60~80d，体重（20±2）g。

2. 受试药物 地黄低聚糖（RGOS）。

3. 实验方法

（1）溶血空斑试验（PFC）：采用小室液相法。

（2）淋巴细胞增殖实验：采用^{3}H-TdR参入法。

4. 实验结果

（1）地黄低聚糖对正常小鼠PFC的影响：将小鼠随机分为5组：1组对照组，3组RGOS组，1组香菇多糖组，连续灌胃给药7d，于给药第4天足下注射SRBC免疫，第8天断头处死，无菌制备脾细胞悬液，按*方法进行试验。结果表明RGOS 10~40mg·kg^{-1}，只有40mg·kg^{-1}剂量组可使正常小鼠的PFC数明显增加（1360±57，n=9），对照组PFC数为1110±141（$P<0.01$）。

（2）地黄低聚糖对Cy抑制小鼠PFC的影响：将小鼠随机分为6组：1组为对照组，2组为Cy组，3~5组为Cy+RGOS组，6组为Cy+香菇多糖组，于给药第3天，2~6组小鼠皮下注射Cy 50mg·kg^{-1} 1次，余下同前。结果显示Cy组PFC数为600±66，明显低于正常对照组PFC数918±35，而RGOS 20，40mg·kg^{-1}可明显拮抗Cy的抑制作用，其PFC数分别为962±118，1146±98，（n=9，$P<0.01$）。

（3）地黄低聚糖对荷瘤小鼠PFC的影响：小鼠分组与（2）相似，除正常对照组小鼠外，将其余各组小鼠右腋皮下接种$1\times10^9\cdot L^{-1}S_{180}$瘤细胞悬液0.2ml，接种次日给药，于第4天小鼠足下注射SRBC免疫1次，余下同前。结果证明荷瘤小鼠的PFC数为1085±48，明显低于正常对照组1658±166，而RGOS 10~40mg·kg^{-1}则可明显增加其PFC数（分别为1328±85，1442±98和1655±115，n=9，$P<0.01$）。

（4）地黄低聚糖对荷瘤小鼠淋巴细胞增殖反应的影响：动物分组给药同（3），结果表明荷瘤小鼠脾淋巴细胞的增殖反应及对ConA诱导的增殖反应均明显低于正常小鼠，而地黄低聚糖10~40mg·kg^{-1}可明显增强荷瘤小鼠脾淋巴细胞的增殖反应及ConA诱导的增殖反应。香菇多糖2mg·kg^{-1}对正常、免疫抑制小鼠的PFC和淋巴细胞增殖反应均有较强的增强作用。

（三）怀地黄多糖对低下的免疫功能有显著的兴奋作用[16]

1. 受试动物 昆明种小鼠，雌雄各半，体重18~21g，英国种豚鼠。

2. 受试药物 怀地黄多糖。

3. 实验方法 见表6-47。

---

* 钱玉昆. 实用免疫学新技术. 第1版. 北京：北京医科大学中国协和医科大学联合出版社，1994：11-6.

表 6－47　地黄多糖免疫功能和实验方法

分组（n＝10）	给药	评价方法：对 CY 致免疫抑制小鼠腹腔巨噬细胞吞噬功能的影响	评价方法：对 CY 致免疫抑制小鼠溶血素形成的影响	评价方法：对 CY 致免疫抑制小鼠溶血空斑形成的影响	评价方法：对 CY 致免疫抑制小鼠淋巴细胞转化的影响
空白对照组	每 d 给药 1 次，连续 8d，第 8d 观察各项指标	第 8d 早上每鼠 ip 5% 鸡红细胞生理盐水混悬液，于给鸡红细胞后 6h，末次灌药后 2h，处死小鼠，消毒腹部，注入汉氏液 2.5ml，轻揉小鼠腹部。取腹腔液置于玻片上，玻片下铺湿纱布，37℃ 温育 30min，生理盐水冲去浮着的细胞，瑞氏染色，冲洗晾干，显微镜观察并计算吞噬百分率和吞噬指数	于给药第 1d，每鼠腹腔加注 5% 的鸡红细胞生理盐水混悬液 0.2ml，进行免疫，第 8d 给药 2h，眼眶取血，离心分离血清，用生理盐水 1∶100 稀释后取 1ml，与 5% 鸡红细胞混悬液 0.5ml 和 10% 补体（豚鼠血清）0.5ml，混匀，37℃ 孵育 30min，冲水中止反应，取上清液于 721 分光光度计 540nm 比色，以不加补体的空白管作对照	上述鸡红细胞免疫小鼠末次给药后 2h，取脾脏，将 2 个小鼠脾脏放在一起匀浆，调脾细胞浓度为 5×10^6 个/ml，取脾细胞混悬液 0.5ml，加 0.2% 鸡红细胞混悬液和 1∶10 的豚鼠血清各 0.5ml，混匀，37℃温育 1h，离心，取上清液于 721 分光光度计 413nm 处比色，以不加补体的空白管调零点	于给药的前 3d，每天各组每鼠均加肌注 PHA 10mg/kg，于第 8d 给药后 2h，小鼠剪尾取血、涂片、瑞氏染色、油镜观察，并计算淋巴细胞转化率
模型组 香菇多糖组 怀地黄多糖组 怀地黄多糖组	分别于第 1、2、3d ip80mg/kg 新配制的环磷酰胺生理盐水液，并 P.O 大、小剂量的怀地黄多糖水溶液、香菇多糖片混悬液及同体积的生理盐水				

4. 实验结果　见表 6－48，表 6－49，表 6－50。

表 6－48　怀地黄多糖对 CY 致免疫抑制小鼠腹腔巨噬细胞吞噬功能的影响（$n=10$，$\bar{x}\pm s$）

组别	剂量（mg·kg^{-1}）	吞噬百分率（%）	吞噬指数
空白对照组	—	42.3 ±2.0**	0.58 ±0.06**
模型组	—	28.1 ±3.5	0.40 ±0.04
香菇多糖组	100	35.5 ±3.5**	0.49 ±0.070**
怀地黄多糖组	400	46.1 ±4.4**	0.63 ±0.107**
怀地黄多糖组	200	35.4 ±3.0**	0.53 ±0.106**

注：与模型组比 * $P<0.05$，** $P<0.01$（下同）

表 6－49　怀地黄多糖对 CY 致免疫抑制小鼠溶血素、溶血空斑形成的影响（$\bar{x}\pm s$）

组别	剂量（mg·kg^{-1}）	溶血素形成	溶血空斑形成
空白对照组	—	0.098 ±0.014**	0.140 ±0.025*
模型组	—	0.043 ±0.008	0.101 ±0.011
香菇多糖组	100	0.054 ±0.012*	0.147 ±0.020**
怀地黄多糖组	400	0.053 ±0.011*	0.116 ±0.1024
怀地黄多糖组	200	0.072 ±0.017**	0.105 ±0.021

表 6－50　怀地黄多糖对 CY 致免疫抑制小鼠淋巴细胞转化的影响（$\bar{x}\pm s$）

组别	剂量（mg·kg^{-1}）	n	淋巴细胞转化率（%）
空白对照组	—	10	4.06 ±3.8**
模型组	—	10	30.10 ±6.1
香菇多糖组	100	10	49.00 ±5.6**
怀地黄多糖组	400	10	53.70 ±6.3**
怀地黄多糖组	200	10	56.60 ±5.9**

（四）地黄苷 A 具有滋阴作用，增强体液免疫和细胞免疫功能，对非特异性免疫无明显作用[17]

1. 受试动物　昆明种小鼠（18.90 ±0.83g），雌雄皆用体重 18～22g。

2. 受试药物　地黄苷 A。

3. 实验方法　见表 6－51，表 6－52。

表 6－51 地黄苷 A 滋阴作用

分组 (n＝10)	空白对照组	模型对照组	六味地黄丸组			地黄苷 A 组
给药	蒸馏水 20ml·kg·d^{-1}	蒸馏水 20ml·kg·d^{-1}	7.0g·kg·d^{-1}	40mg·kg·d^{-1}	60mg·kg·d^{-1}	80mg·kg·d^{-1}
模型制作	实验开始每日上午除空白对照组外，其余各组动物均灌胃给予甲状腺片（150mg·kg^{-1}）和利血平片（1ml·kg^{-1}），下午所有动物分别灌胃给予受试药物，连续 7d					
评价指标	各组动物实验前后各称体重 1 次，计算体重增加值；各组小鼠摘眼球取血，采用血浆 cAMP，cGMP 放免试剂盒进行检测，并计算 cAMP/cGMP 比值					

表 6－52 地黄苷 A 对小鼠免疫功能的作用

分组（n＝10）	剂量	对小鼠血清溶血素形成的影响	对小鼠迟发性变态反应的影响	对小鼠网状内皮系统吞噬功能的影响
空白对照组	蒸馏水 20ml·kg·d^{-1}	给药第 3 天除空白对照组外，其余各组腹腔注射磷酰胺溶液（100mg·kg^{-1}），每天 1 次，连续 3d，造成小鼠免疫功能低下模型		
模型对照组	蒸馏水 20ml·kg·d^{-1}			
生白口服液组	20ml·kg·d^{-1}			
地黄苷 A 组	40mg·kg·d^{-1}			
	60mg·kg·d^{-1}			
	80mg·kg·d^{-1}			
评价方法		参照文献*	参照文献*	参照文献*

＊①吴铁．小鼠全血法测定血清溶血素的方法学探讨［J］．中国药理学通报，1992，8（2）：155

②陈奇．中药药理实验方法学［M］．北京：人民卫生出版社，1994：747，757～759

4. 实验结果 见表 6－53，表 6－54，表 6－55，表 6－56。

表 6－53 地黄苷 A 对阴虚模型小鼠体重、血浆 cAMP，cGMP 含量的影响（$n=10$，$\bar{x}\pm s$）

组别	甲状腺（mgkg^{-1}）	利血平（mgkg^{-1}）	剂量（gkg^{-1}）	体重增加（g）	cAMP/10^{-9} mmol·ml^{-1}	cGMP/10^{-9} mmol·ml^{-1}	cAMP/cGMP /×100
空白对照	—	—	—	6.70±1.49	1.25±0.29	56.65±12.59	2.23±0.36
模型对照	150	1	—	2.70±1.79	1.71±0.51	34.25±21.56	4.22±1.48 2)
六味地黄丸	150	1	7	4.70±1.55	1.11±0.25	42.97±13.68	2.73±0.67 3)
	150	1	0.040	3.60±2.01	1.39±0.26	45.94±16.16	3.23±0.81
地黄苷 A	150	1	0.060	4.50±1.50	1.18±0.48	42.21±17.65	3.08±1.19
	150	1	0.080	4.60±1.28	1.37±0.55	47.29±15.41	2.91±0.68 3)

注：与空白对照组比较，1) $P<0.05$，2) $P<0.01$；与模型对照组比较，3) $P<0.05$，4) $P<0.01$

表 6－54 地黄苷 A 对环磷酸酰胺处理小鼠血清溶血素形成的影响（$n=10$，$\bar{x}\pm s$）

组别	环磷酰胺（mg·kg^{-1}）	给药剂量（mg·kg^{-1}）	A 值/×100
空白对照	—	—	6.39±2.06
模型对照	100	—	3.21±1.22 1)
生白口服液	100	20ml·kg^{-1}	5.08±1.88 2)
	100	40	3.56±1.70
地黄苷 A	100	60	4.36±2/26
	100	80	4.97±1/99 2)

注：与空白组比较，1) $P<0.01$；与模型组比较，2) $P<0.05$

表 6-55　地黄苷 A 对环磷酰胺处理小鼠迟发性变态反应的影响（$n=10$，$\bar{x}\pm s$）

组别	环磷酰胺($mg\cdot kg^{-1}$)	给药剂量($mg\cdot kg^{-1}$)	A 值/×100
空白对照	—	—	11.78±2.99
模型对照	100	—	5.81±2.06[1)]
生白口服液	100	$20ml\cdot kg^{-1}$	6.87±2.64
	100	40	8.41±4.42
地黄苷 A	100	60	9.43±4.33[2)]
	100	80	6.86±1.95

注：与空白组比较，[1)] $P<0.01$；与模型组比较，[2)] $P<0.05$

表 6-56　地黄苷 A 对环磷酰胺处理小鼠网状内皮系统吞噬功能的影响（$n=10$，$\bar{x}\pm s$）

组别	环磷酰胺($mg\cdot kg^{-1}$)	给药剂量($mg\cdot kg^{-1}$)	吞噬指数(K)	吞噬系数(a)
空白对照	—	—	0.08±0.03	8.14±2.48
模型对照	100	—	0.05±0.01[2)]	5.69±1.86[1)]
生白口服液	100	$20ml\cdot kg^{-1}$	0.07±0.01[3)]	7.75±1.53[3)]
	100	40	0.06±0.02	6.55±0.58
地黄苷 A	100	60	0.05±0.02	6.22±1.09
	100	80	0.07±0.03	6.99±2.20

注：与空白组比较，[1)] $P<0.05$，[2)] $P<0.01$；与模型组比较，[3)] $P<0.05$

（五）怀熟地黄多糖可拮抗血虚模型小鼠胸腺及脾脏的萎缩[18]

1. 受试动物　昆明种小鼠，体质量 18－20g，雄性；普通级。

2. 受试药物　怀熟地黄粗多糖。

3. 实验方法　见表 6－57。

表 6-57　怀地黄多糖血虚模型实验方法

组别	n	剂量	造模	周期	取样
空白对照组	10	-	体积生理盐水	每天给药 1 次，连续 10d。	于末次给药 2h，观察小鼠的整体情况，然后处死小鼠，取胸腺和脾脏，10% 福尔马林溶液固定，作切片供检查。
模型组		-	给药的第 1 日，每鼠尾部放血 0.5ml/20g，于第 2、4、6、8d 造模 5 组小鼠腹腔注射环磷酰胺 0.8、0.4、0.4、0.4mg/10g（给环磷酰胺前禁食不禁水 12h）。		
当归补血口服液组		0.6ml/只			
熟地黄粗多糖组		400mg/kg 200mg/kg 100mg/kg			

4. 实验结果

（1）各组小鼠胸腺及脾脏组织形态比较：见表 6－58。

表 6-58　各组小鼠胸腺及脾脏组织形态比较（$\bar{x}\pm s$）

组别		n	剂量(mg/kg)	胸腺皮质厚度(μm)	胸腺皮质细胞个数(个)	脾小结(μm)	脾脏皮质细胞个数(个)
空白对照组		10	-	39.8±5.3△△	88.6±14.5△△	21.6±3.5△△	43.8±9.2△△
模型组		10	-	11.6±3.4	34.7±4.6	7.4±2.6	14.5±5.5
当归补血口服液		10	0.6ml/只	19.8±2.7△△	40.6±7.5△	9.5±2.3	24.8±4.7△△
熟地黄粗多糖	大剂量	10	400	37.6±6.4△△	82.7±11.3△△	12.8±3.6△△	30.2±2.4△△
	中剂量	10	200	32.4±5.2△△	64.8±9.7△△	13.6±4.2△△	36.4±3.5△△
	小剂量	10	100	27.3±4.4△△	50.2±5.6△△	8.3±2.6	19.5±2.4△

注：与模型组比较，△$P<0.05$，△△$P<0.01$

（2）组织学观察：

在光学显微镜下观察胸腺可见，空白对照组胸腺分叶清楚，皮质与髓质分界清楚，皮质厚而淋巴细胞密度高；模型组胸腺显著萎缩，皮质髓质分界不太清，皮质明显变薄，细胞稀疏；当归补血口服液组胸腺明显萎缩，分叶较清楚，而皮质较模型组有所增厚，细胞密度有所增加；大剂量熟地黄粗多糖组胸腺分叶清楚，皮质厚度较模型组明显增厚，细胞密度有所增加；中剂量熟地黄粗多糖组胸腺清楚，皮质较模型组明显增厚，细胞密度有所增加，不如大剂量组明显；小剂量熟地黄粗多糖组胸腺皮质厚度较模型组明显增加，细胞密度明显增加。

在光学显微镜下观察脾脏可见，空白对照组脾脏红、白髓分界清，脾小结大，而淋巴细胞密集；模型组脾脏红、白质分界不太清，脾小结明显缩小，淋巴细胞明显减少；当归补血口服液组脾脏红、白髓分界不太清楚，脾小结较模型组有所增大，细胞数量有所增加；大剂量熟地黄粗多糖组脾脏脾小结较模型组明显增大，淋巴细胞密度增加；中剂量熟地黄粗多糖组脾脏脾小结较模型组明显增大，细胞密度增加；小剂量熟地黄粗多糖组脾脏脾小结与模型组比较无显著性差异，淋巴细胞密度较模型组有所增加。

（六）怀熟地黄多糖可促进机体的造血机能[19]

1. 受试动物　Wastar 大鼠，体重 170~190g，雄性。
2. 受试药物　怀熟地黄多糖。
3. 实验方法　见表 6-59。

表 6-59　怀地黄多糖血虚模型实验方法

组别	n	造模	治疗		观察指标
			剂量	方法	
空白对照	10	不放血，仅腹腔注射同体积生理盐水	生理盐水	分别灌服药物或同体积生理盐水，每天 1 次，连续 14 天。于第 14 天给药后 2h，大鼠皮毛用酒精消毒后，在无菌柜中操作，尾部取血，测血中 RBC、WBC、Hb、PLT 值。然后腹腔注射戊巴比妥纳 25mg/kg，碘酒和酒精消毒腹部皮肤后，打开腹腔，快速腹主动脉取血，分离血清，低温冰箱冷藏备测 1L-2、1L-6、EPO	① RBC、WBC、Hb、PLT ②1L-2、1L-6、EPO
模型对照		分别于实验第 1、3、5、7、9 天，每鼠尾部放血 1ml/180g，于第 2 天腹腔注射环磷酰胺生理盐水液 40mg/kg，于第 4、6、8、10、12 天各腹腔注射环磷酰胺 20mg/kg。	生理盐水		
当归补血			3.3mg/kg		
熟地多糖			200mg/kg 100mg/kg 50mg/kg		

4. 实验结果　见表 6-60。

表 6-60　怀熟地黄多糖对大鼠血虚模型血象及 IL-2、IL-6 和 EPO 水平的影响（$\bar{x} \pm s$）

组别	剂量 mg/kg	RBC/$\times 10^{12}$/L	WBC/$\times 10^{9}$/L	Hb/g/L	PLT($\times 10^{9}$/L)	IL-2(ng/ml)	IL-6(pg/ml)	EPO(ng/ml)
空白对照		6.91±0.54**	11.07±0.73**	127.5±5.4**	387±58**	5.81±0.80**	16.322±6.328**	4.25±1.573**
模型对照		1.38±0.26	2.81±0.88	73.5±13.3	187±79	4.78±0.75	9.292±3.934	1.911±1.228
当归补血	3.3	5.41±0.77**	3.99±1.29*	101.5±13.8**	348±90**	6.57±0.54**	17.068±7.553**	5.500±2.290**
熟地多糖	200	5.52±0.57**	5.14±1.12**	103.0±11.8**	437±77**	6.87±0.77**	16.199±2.630**	4.005±1.340**
熟地多糖	100	5.34±0.66**	4.94±1.45**	109.5±11.2**	357±68**	6.20±0.64**	4.583±2.259**	9.305±3.925**
熟地多糖	50	5.15±0.47**	4.35±0.80**	91.5±15.3**	346±68**	5.91±0.60**	113.544±2.544**	2.183±0.684

注：与模型组比 * $P<0.05$，** $P<0.01$

（七）地黄多糖 b（RPS-b）具有免疫与抑瘤的活性[20]

1. 受试动物　LACA，C57 BL/6 小鼠，♀，6~8 周龄，体重 18±2g。
2. 受试药物　地黄多糖 b（RPS-b）［单糖组成：半乳糖，葡萄糖，木糖，甘露糖，阿拉伯糖（12∶6∶2∶2∶1）。分子量组成 162000（70%），66000（15%），37000（8%），3000（7%），易溶于水，0.2%生理盐水溶液 PH6.5。
3. 实验方法

(1) 体内抑瘤试验：S_{180}与H_{22}肝癌，取富含瘤细胞的腹水，调细胞浓度至$1\times10^{6}\cdot ml^{-1}$，于右腋皮下每只LACA小鼠接种$2\times10^{5}$个瘤细饱（细胞悬液体积为0.2ml）。B16黑素瘤与Lewis肺癌，取传代瘤块称重，分别制成1:5（W:V，B16）和1:10（W:V，Lewis）的混悬液，0.2ml/只，接种于C57小鼠右腋皮下，以上各种移植瘤实验均在接种后24h开始ip RPS－b，每天一次，连续8d，$10ml\cdot kg^{-1}$体重，第9天观察体重变化及瘤重。

(2) 体外细胞毒作用试验：拒染法：取富含S180细胞的腹水，用GKN缓冲液（NaCl 8.0g，KCl 0.4g，(Na_2HPO_4、$12H_2O$) 3.56g，(NaH_2PO_4 0.78g)，葡萄糖2.0g，双蒸水加至1000ml）洗涤3次，计数后以$5\times10^{4}\cdot ml^{-1}$置于15%小牛血清RPMI 1640培养液中培养，每3d传代一次，经三次传代后的细胞用于实验，以$5\times10^{4}\cdot ml^{-1}$，每孔1ml加入24孔板中，并加入不同浓度的药物各1ml/孔，每一样本均设3复孔，分别于24和48h，用0.4%台盼蓝染色，计数拒染活细胞数，另取指数生长期的人早幼粒白血病HL60细胞，同法进行相同的实验。

(3) T淋巴细胞增殖反应试验：按文献*方法。

(4) 天然杀伤细胞活性检测：将生长良好的指数生长期YAC－1细胞，调整浓度至$1\sim2\times10^{6}\cdot ml^{-1}$，取2ml加入0.74MBq [$^{3}H$] TdR后培养6h，标记率为0.5cpm/细胞以上，6h自发释放率在12%以内，调细胞浓度至$2\times10^{6}\cdot ml^{-1}$，将标记好的靶细胞每孔50μl（含$1\times10^{4}$个细胞）加入96孔板中，然后每孔加入0.1ml含$1\times10^{6}$个细胞的脾细胞悬液，使效应细胞与靶细胞比例为100:1，另加相同体积2% Triton－X100作为最大释放组，以只加靶细胞不加效应细胞为空白对照组，每一样本均设3复孔，温育4h后加入含0.25%胰蛋白酶及0.05% DNA酶混合溶液0.05ml，再温育30min，用多头收集器将残留细胞收集于49型玻璃纤维膜上，做液闪计数。NK细胞的活性按下式计算：

$$\text{细胞杀伤率}(\%)=\frac{\text{空白对照组 cpm}-\text{实验组 cmp}}{\text{空白对照组 cpm}-\text{最大释放组 cpm}}\times100$$

4. 实验结果

(1) RPS－b体内抑瘤实验结果：见表6－61，表6－62。

表6－61　RPS－b对S180的抑制作用

RPS－b($mg\cdot kg^{-1}\cdot d^{-1}\times 8d$)		Wt. of tumor(g)	Inhibition(%)
ip	0	0.71±0.19	－
	5	0.68±0.21	4±1
	10	0.43±0.16	39±14*
	20	0.38±0.08	46±10**
	50	0.40±0.14	44±15**
ip	0	0.97±0.32	－
	10	0.60±0.39	38±25*
	20	0.50±0.21	48±20*
ig	0	1.30±0.60	－
	10	1.30±0.43	0
	20	0.77±0.22	41±12*
	40	0.85±0.43	35±18

RPS－b: *Rehmannia glutinosa* polysaccharides b. $\bar{x}\pm s$, n=6/10　*$P<0.05$.　**$P<0.01$, compared with control group (0 $mg\cdot kg^{-1}\cdot d^{-1}$)

* 丁雁，邢善田，周金黄，等．淫羊藿多糖促进小鼠T和B细胞 [^{3}H] TolR掺入和诱生干扰素作用的研究．中国免疫学杂志，1985，1 (6)：42－46.

表 6－62 RPS－b 对 Lewis 肺癌，B16 黑素瘤和 H22 肝癌的抑制作用

Tumor	RPS－b($mg \cdot kg^{-1} \cdot d^{-1} \times 8$)	Wt. of tumor(g)	Inhibition(%)
Lewis	0	0.62 ±0.35	–
	10	0.48 ±0.28	33 ±19
	20	0.33 ±0.15	46 ±21 *
	40	0.60 ±0.35	3 ±2
B16	0	1.40 ±0.37	–
	10	0.80 ±0.19	42 ±10 *
	20	0.63 ±0.33	55 ±29 *
	40	1.00 ±0.36	28 ±10
H22	0	1.03 ±0.33	–
	10	0.80 ±0.22	22 ±6
	20	0.58 ±0.21	44 ±16 * *
	40	0.67 ±0.18	35 ±9 *

$\bar{x} \pm s$, n = 6 * $P<0.05$. * * $P<0.01$, compared with control group (0 $mg \cdot kg^{-1} \cdot d^{-1}$)

（2）RPS－b 体外细胞毒作用：

以含 RPS－b 125，250，500，1000μg · ml^{-1}的培养液分别培养 S180 细胞和 HL60 细胞，在 24 和 48h 时观察瘤细胞的生长情况、仅最大剂鼠 1000μg · ml^{-1}48h 对 HL60 细胞有轻度伤害作用，其它状况下无明显影响，说明此成份没有改接杀伤瘤株细胞的作用。

（3）RPS－b 对 S180 荷瘤小鼠脾脏 T 淋巴细胞增殖反应的影响：见图 6－5。

（4）RPS－b 对 S180 荷瘤小鼠脾脏 NK 细胞的细胞毒活性的影响：见图 6－6。

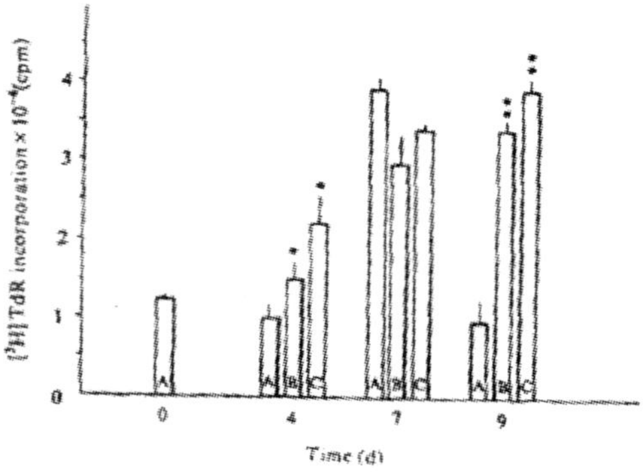

Fig6－5 Effects of RPS－b on the splenic T cells proliferation of S180 bearing mice.

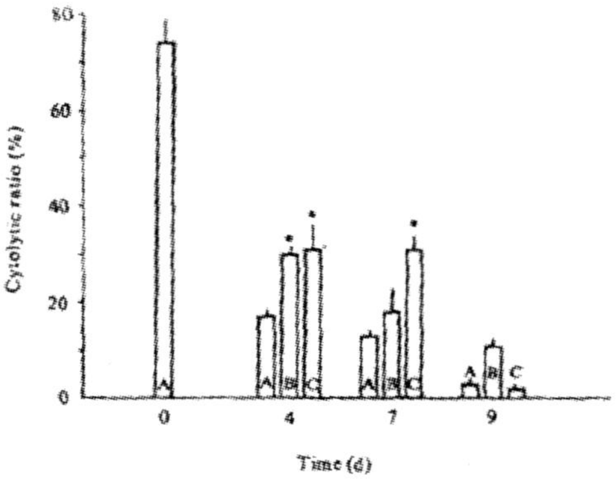

Fig6－6 Effects of RPS－b on splenic NK cells cytolytic activity of S180 bearing mice.

（八）地黄多糖 b，在体内与体外实验中能明显提高正常小鼠 T 淋巴细胞的增殖反应能力，促进白介素 2 的分泌，显示了明显的免疫调节活性[21]

1. 受试动物 LACA 小鼠，♀，6～8 周龄，体重 18～22g。

2. 受试药物 地黄多糖 b（RPS－b）[20]［单糖组成：半乳糖、葡萄糖、木糖、甘露糖、阿拉伯糖（12：6：2：2：1）；分子量组成 162000（70%），66000（15%），37000（8%），3000（7%）］。

3. 实验方法

（1）T 淋巴细胞增殖反应试验同。

（2）IL－2 的诱生与检测：将 $5 \times 10^6 ml^{-1}$小鼠脾细胞悬液每孔 1ml 加入 24 孔板中，加含 ConA 的 RPMI 1640 培养液每孔 1ml（含 15% NCS）使 ConA 终浓度为 $25mg \cdot L^{-1}$，孵育 24h 后取上清，过 0.2μm 微孔滤膜，滤液即为待测样品。将样品用培养液 2，4，8 和 16 倍稀释，分别以每孔 50μl 加入 96 孔微量培

养板中，另将标准 rHuIL－2 亦按上述比例稀释，用作标准曲线，每一稀释度均设三复孔。然后每孔加入 50μl 含 2×10^4 传代培养 2d 的 CTIL－2 细胞悬液，孵育 24h，加入 0.25% MTT 每孔 20μl，继续孵育 4～6h，再加入 10% SDS（Sigma 公司）每孔 100μl，温育 4h 以上，于酶标仪上进行双波长吸光度测定，主波长 570nm，参考波长 630nm。IL－2 含量依文献*计算。

（3）CTL 细胞毒活性的检测：取富含 S180 细胞的小鼠腹水，洗涤 3 次，置于含 15% NCS 的培养液中培养，将处于指数生长期的上述细胞，调整浓度至 $1-2\times10^6 ml^{-1}$，取 2ml 置于培养瓶中，加入 20μl [^{3}H] TdR（37kBq）后培养 6h，标记率为每细胞 0.5cpm 以上，6h 自发释放率在 15% 以内者作为靶细胞用于实验。将 S180 荷瘤小鼠的脾细胞作为效应细胞，二者充分混合，每孔加 150μl 于 96 孔培养板中，使每孔含靶细胞 1×10^4 个，效应细胞 1×10^6 个（效靶比 100∶1）。另取靶细胞 1×10^4 加入含 2% 的 Triton－X 100 中，作为最大释放组，仅含 1×10^4 个靶细胞的孔作为空白对照，每一样本均设三复孔，孵育 4h 后加入混合酶溶液 50μl，使胰蛋白酶终浓度为 0.25%，DNA 酶浓度为 0.05%，继续温育 0.5h，收集细胞，作液闪计数，计算细胞杀伤率：

$$细胞杀伤率（\%）=\frac{对照组\ cpm-实验组\ cpm}{对照组\ cpm-最大释放组\ cpm}\times100$$

4. 实验结果

（1）RPS－b 体外能促进正常小鼠脾脏 T 淋巴细胞增殖反应：见表 6－63，表 6－64。

表 6－63　RPS－b 体外能促进正常小鼠脾脏 T 淋巴细胞增殖反应实验结果

RPS－b($\mu g\cdot mL^{-1}$)	[^{3}H]TdR incorporation $\times10^{-3}$(cpm)	RPI(%)
0	24.5±1.3	100
20	19.5±3.2	80
50	30.8±0.7*	125
100	33.4±3.1*	136
200	37.0±2.1**	151
500	17.4±0.7	71

RPS－b：*Rehmannia glutinosa* polysaccharides b. Con A：*concanavlin* A（$2.5mg\cdot L^{-1}$），RPI：relative proliferation index. $\bar{x}\pm s$，n=3　*$P<0.05$.　**　$P<0.01$，compared with 0 $mg\cdot L^{-1}$

表 6－64　RPS－b 在体外能促进正常小鼠 T 淋巴细胞增殖反应

RPS－b($\mu g\cdot ml^{-1}$)	[^{3}H]TdR incorporation $\times10^{-3}$(cpm)	RPI(%)
0	44±3	100
5	42±7	96
10	52±7*	119
20	73±13*	165
40	66±4**	150

RPS－b：d1－d8，ip. T cell proliferation stimulated with 5 $mg\cdot L^{-1}$ Con A was tested on d 9. $\bar{x}\pm s$，　*$P<0.05$.　**　$P<0.01$，compared with 0 $mg\cdot kg^{-1}$

（2）RPS－b 显著提高小鼠脾脏 T 淋巴细胞 IL－2 的分泌能力：

RPS－b 10 和 20$mg\cdot kg^{-1}\cdot d^{-1}\times8$dip，第 9 天检测。结果与对照组（107.0±s 0.6$U\cdot mL^{-1}$）比较，RPS－b 20 $mg\cdot kg^{-1}$显著提高小鼠脾脏 T 淋巴细胞 IL－2 的分泌能力（160±s 9 U · mL^{-1}，$P<0.01$，n=3），10$mg\cdot kg^{-1}$剂量未显示明显作用（125±s 10$U\cdot ml^{-1}$，$P>0.05$）。RPS－b 在促进 T 细胞增殖反应

* Gearing AJH，Bird CR，Produdion and assay of interleukin 2. In：Chemens MJ，Morris AC，Gearing AJH，eds. Lymphokines and interferons，Appro ach. New York：1RL Press，1987，291－301.

过程中，促进了 IL－2 的分泌。

（3）RPS－b 对 S180 荷瘤小鼠脾脏 T 细胞分泌 IL－2 及细胞毒杀伤作用的影响：见图 6－7。

从 S180 接种（d 0）后 24h 开始 ip RPS－b 10，20mg·kg^{-1}·d^{-1}×3，6 和 8d。结果如图 6－7A 所示，RPS－b 在第 4 天，第 7 天对荷瘤小鼠 IL－2 分泌没有明显影响，第 9 天则使其升高，但在观察时间内 RPS－b 未能扭转 IL－2 分泌抑制状态。

图 6－7B 说明对照组荷瘤小鼠 T 细胞的杀伤作用始终在较低水平。第 7 天升至 10% 左右，第 9 天几乎完全丧失。RPS－b 可提高 CTL 活力，第 4～9 天中呈持续性增强，10mg·kg^{-1}组的效力启动稍慢，但到第 9 天仍可达 40%，20mg·kg^{-1}剂量组在第 7 天时即显示了明显的作用，直到第 9 天。

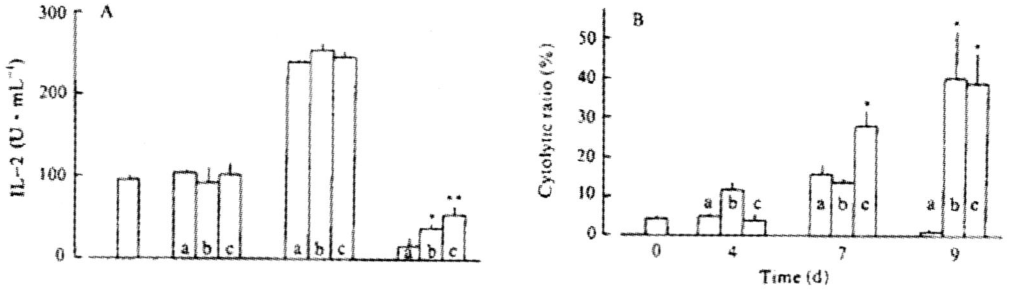

Fig6－7 Effects of RPS－b on IL－2 secretion（A） and cytotoxic T lymphocyte activity（B） of S180 tumor－bearing mice.

四、对神经系统的作用（镇静作用）

（一）镇静作用[22]

1. 受试动物 昆明种小鼠，体重 18～22g。
2. 受试药物 怀庆地黄块根（俗称金状元）制成 30% 的水提取液。
3. 实验方法 见表 6－65。

表 6－65 地黄对神经系统药效实验方法

分组	生地黄对小鼠中枢神经系统的影响						
	给药(腹腔注射)	小鼠自主活动	与阈下催眠剂量戊巴妥钠的协同作用	与阈下催眠剂量硫喷妥钠的协同作用	生地剂量为 0.1μl/10g 与 0.20.1μl/10g 对硝酸士的宁所致惊厥的影响	生地剂量为 0.1μl/10g 与 0.20.1μl/10g 对戊四氮所致惊厥的影响	对安钠咖的拮抗作用
动物数(n)		4	20	20	20	20	20
对照组	生理盐水 0.1ml/10g	40 分钟后，用 XDH_1 型小动物活动测定仪测各组小鼠 10 分钟内活动次数，实验重复 5 次	40 分钟后，于各组小鼠对侧腹腔注射戊巴比妥钠 23mg/kg，以翻正反射消失 1 分钟以上为睡眠指标，记录 15 分钟内各组睡眠动物数	40 分钟后，于各组小鼠对侧腹腔注射 38mg/kg 硫喷妥钠，记录 15 分钟内各组睡眠动物数	40 分钟后，于各组小鼠对侧腹腔注射 1.6mg/kg 硝酸士的宁，以强直性惊厥和死亡数为指标	40 分钟后，于各组小鼠对侧腹腔注射 60mg/kg 戊四氮，以出现阵挛性惊厥为指标	40 分钟后，于各组小鼠对侧腹腔注射 50mg/kg 安钠咖，用 XHD_1 型小动物活动测定仪测各组小鼠 10 分钟内活动次数，实验结果重复 5 次。
生地组	0.05ml/10g 生地水提液						
生地组	0.1ml/10g 生地水提液						

4. 评价指标及实验结果 见表 6－66。

表 6－66　地黄神经系统药效评价指标及实验结果

	评价指标	对照组	生地组	
			0.05ml/10g	0.1ml/10g
抑制小鼠自主活动	活动次数/10 分钟 $\bar{x} \pm s$	107.6 ±32.4	31.1 ±8.5**	11.6 ±7.6***
加强戊巴比妥钠对小鼠的抑制作用	睡眠动物数	1/20	15/20**	18/20***
加强硫喷妥钠对小鼠的抑制作用	睡眠动物数	2/20	16/20**	19/20***
不能对抗硝酸士的宁的惊厥作用	强直性惊厥数	20/20	20/20*	20/20*
	死亡数	18/20	17/20*	18/20*
不能对抗戊四氮的惊厥作用	阵挛性惊厥数	19/20	18/20*	19/20*
对抗安钠咖对小鼠的兴奋作用	活动次数/10 分钟 $\bar{x} \pm s$	164.6 ±35.98	50.1 ±40.10**	12.9 ±9.20***

注：*$P<0.05$，**$P<0.01$，***$P<0.001$

（二）熟地黄煎液、熟地黄多糖对中枢神经系统具有抑制作用[23]

1. 受试动物　昆明种小鼠，体重 20 ±2g，雌雄兼用。

2. 受试药物　①熟地黄煎液 1∶1（1g/ml），②熟地黄多糖。

3. 实验方法　见表 6－67。

表 6－67　熟地黄液熟地黄多糖中枢神经系统药效实验方法

分组	给药	评价方法		
对照组	灌胃生理盐水	自发活动实验	阈下剂量戊巴比妥钠致小鼠睡眠实验	异烟肼致小鼠惊厥实验
地西泮组	前 4d 灌胃生理盐水，后 3d 灌胃地西泮药 2.5mg·kg^{-1}·d^{-1}	实验于末次给药 60min 后进行。用小鼠自发活动仪测定记录各组小鼠 10min 内活动次数。	末次给药 60min 后，各组小鼠分别腹腔注射戊巴比妥钠（40mg·kg^{-1}）。以给药到翻正反射消失的时间为入睡时间，即睡眠潜伏期（min）；从翻正反射消失到恢复苏醒的时间为睡眠持续时间（min）。观察记录实验期内小鼠的睡眠潜伏期和睡眠持续时间，观察时间以 60min 为限，超过者均以 60min 计算	末次给药 60min 后，各组小鼠分别腹腔注射异烟肼（300mg·kg^{-1}）。观察记录小鼠 60min 内出现阵挛性和强直性癫痫的时间作为发作潜伏期（min），观察每组动物死亡数
熟地黄多糖组	前 4d 灌胃生理盐水，后 3d 灌胃熟地黄多糖 0.5g·kg^{-1}·d^{-1}			
熟地黄煎液组	灌胃熟地黄水煎液 8g·kg^{-1}·d^{-1}，周期 7d			

4. 实验结果　见表 6－68，表 6－69，表 6－70。

表 6－68　熟地黄及其多糖对小鼠自发活动的影响（$\bar{x} \pm s$）

组别	n	给药剂量（g·kg^{-1}）	活动次数（10min）
对照组	12	–	111.38 ±11.10
地西泮组	12	0.0025	76.25 ±30.00**
熟地黄多糖组	12	0.5	83.13 ±30.80*
熟地黄煎液组	12	8.0	92.50 ±17.90

注：与对照组比较，*$P<0.05$，**$P<0.01$。

表 6－69　熟地黄及其多糖对阈下剂量戊巴比妥钠致小鼠睡眠的影响（$\bar{x} \pm s$）

组别	n	给药剂量（g・kg^{-1}）	睡眠潜伏期（min）	睡眠时间（min）
对照组	12	–	8.70 ± 5.10	20.27 ± 14.47
地西泮组	12	0.0025	5.73 ± 3.13*	40.42 ± 13.92**
熟地黄多糖组	12	0.5	6.67 ± 2.94*	34.75 ± 10.36*
熟地黄煎液组	12	8.0	5.78 ± 1.37*	29.24 ± 16.77

注：与对照组比较，$^*P<0.05$，$^{**}P<0.01$。

表 6－70　熟地黄及其多糖对异烟肼致小鼠惊厥的影响（$\bar{x} \pm s$）

组别	n	剂量（g・kg^{-1}）	发作潜伏期（min）	死亡数（只）
对照组	10	–	33.50 ± 4.87	10
地西泮组	10	0.0025	44.08 ± 7.25*	6
熟地黄多糖组	10	0.5	40.15 ± 8.61	8
熟地黄煎液组	10	8.0	40.10 ± 5.16*	6

注：与对照组比较，$^*P<0.05$，与对照组比较，$^{**}P<0.01$

（三）地黄活性成分梓醇有对抗 $A\beta_{25-35}$ 损伤引起的 PC12 细胞凋亡作用[24]

1. 受试药物　梓醇（纯度 > 95%）。

2. 实验方法　见表 6－71。

表 6－71　梓醇有对抗 $A\beta_{25-35}$ 损伤引起的 PC12 细胞凋亡作用实验方法

细胞培养	组别	预保护	终浓度	观察指标
PC12 细胞，37℃的 CO_2 培养箱内用 DMEM 培养液合 10% 胎中血清，100μg/ml 青霉素和 100μg/ml 链霉素常规培养。细胞长至铺满瓶底约 90% 时用 0.125% 胰酶消化收集细胞，加 DMEM 稀释后均匀接种。	正常对照组 $A\beta_{25-35}$ 损伤模型组 梓醇保护组	$A\beta_{25-35}$ 各浓度梓醇预处理细胞 24h 后加入 20μmol/L $A\beta_{25-35}$ 损伤，48h 后进行指标检测。	生理盐水 20μmol/L 1×10^{-5} mol/L 1×10^{-4} mol/L	①PC12 细胞存活率测定（MTT 法） ②PC12 细胞凋亡率检测（TUNEL 法） ③PC12 细胞 Bax 表达 ④PC12 细胞 Bcl－2mRNA 表达

（1）PC12 细胞存活率测定（MTT 法）：细胞以 2×10^4/ml 接种于 96 孔板，每孔 200μl，同时设空白对照。检测时每孔加 5mg/ml MTT 溶液 20μl，终浓度 0.5mg/ml，37℃孵育 4h，弃上清液，每孔加 DMSO 150μl，振荡 10min，酶标仪测 490nm 的光密度（OD）。细胞存活率（%）＝用药组细胞 OD/对照组细胞 OD × 100%。

（2）PC12 细胞凋亡率检测（TUNEL 法）：细胞以 2×10^4/ml 接种于 0.1% 多聚赖氨酸包被的玻片，处理同前。按 TUNEL 试剂盒说明进行 DAB 染色，苏木素轻度复染，倒置显微镜下观察摄片。分 4 批独立进行，每批实验中每张玻片随机选取 5 个视野计数细胞总数和凋亡细胞数目，细胞凋亡发生率＝凋亡细胞数目/细胞总数 × 100%。

（3）PC12 细胞 Bax 和 Bcl－2mRNA 表达变化检测（RT－PCR）：细胞以 1×10^5/ml 接种于 6 孔培养板中，每孔 2ml，处理同前。以 β－actin 为内参照，按说明书 TRIzol 法提取细胞总 RNA 进行浓度测定，OD_{260}/OD_{280} 鉴定纯度。取 2μgRNA 反转录成 cDNA 后 PCR 扩增。Bax 的引物序列为上游：5′－ATGGCTGGGGAGACACCTGAG－3′，下游：5′－CTAGCAAAGTAGAAAAGGGCAAC－3′，PCR 产物 240 bp；Bcl－2 引物序列为上游：5′－CACCCCTGGCATCTTCTCCTT－3′，下游：5′－CACAATCCTCCCCCAGTTCACC－3′，PCR 产物 300 bp。β－actin 的引物序列为上游：5′－TGACGGGGTCACCCACACTGTGCCCATCTA－3′，下游：5′－CTAGAAGCATTTGCGGTGGACGATGGAGGG－3′，PCR 产物 660 bp。反应体系及条件：cDNA 2μl，

10×buffer（含 Mg^{2+}）2.5μl，5 mmol/L dNTP mix 1μl，10μmol/L 上、下游引物各 1μl，TaqDNA 聚合酶 1.5 U，加 DEPC 水至体积 25μl。94℃ 1min，55℃ 1min，72℃ 1.5min，共 33 个循环。反应结束后取产物 4μl，2% 琼脂糖凝胶电泳，凝胶图像分析仪（Bio－Rad）进行目的条带灰度分析。

3. 实验结果

（1）PC12 细胞存活率：梓醇（1×10^{-4}mol/L）保护组细胞存活率较模型组显著提高：见表 6－72。

表 6－72　梓醇对 $A\beta_{25-35}$ 损伤 PC12 细胞存活率的影响（$\bar{x}\pm s$，$n=9$）

组别	Cell viability(% of control)
Control	100±0②
$A\beta_{25-35}$ 20μmol/L	64.4±7.3
Catalpol1 $\times10^{-5}$mol/L + $A\beta_{25-35}$20μmol/L	70.7±2.6①
Catalpol1 $\times10^{-4}$mol/L + $A\beta_{25-35}$20μmol/L	76.5±7.3②

注：①$P<0.05$，②$P<0.01$vs $A\beta_{25-35}$ 20μmol/L

（2）PC12 细胞凋亡率：凋亡细胞经 TdT 标记 DAB 染色后细胞核被染为棕黄色，正常细胞经苏木素复染后呈深紫蓝色，（见表 6－73、图 6－8）。

表 6－73　梓醇对 Aβ25－35 诱导细胞凋亡的抑制作用（$\bar{x}\pm s$，$n=4$）

组别	Cell apoptotic rate(%)
对照组	1.55±1.21①
$A\beta_{25-35}$20μmol/L	23.10±2.90
Catalpol1 $\times10^{-4}$mol/L + $A\beta_{25-35}$ 20μmol/L	16.90±3.13①

注：①$P<0.01$vs $A\beta_{25-35}$ 20μmol/L

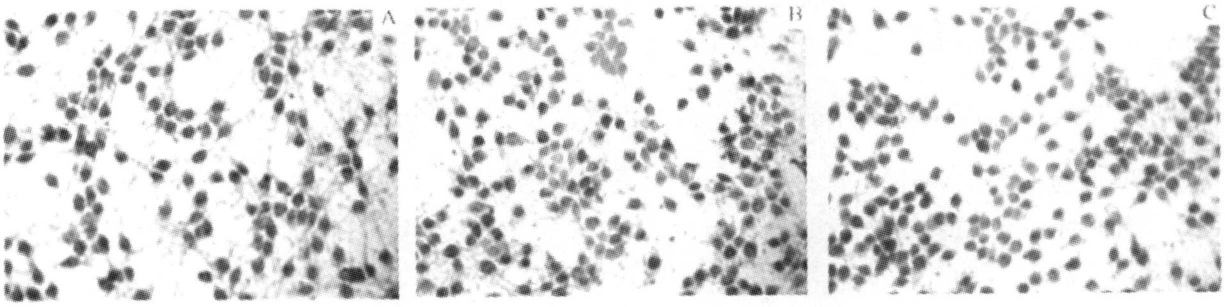

图 6－8　TUNEL 法检测 PC12 细胞凋亡 DAB 染色，苏木素复染 ×400

（3）Bcl－2 mRNA 的表达：以 β－actin 为内参照，正常对照组 Bcl－2 mRNA 的表达为 100%，其他各组与其比较得百分比。结果显示，$A\beta_{25-35}$损伤组 PC12 细胞 Bcl－2 mRNA 的表达水平比正常对照组降低（$P<0.01$）；预先不同浓度梓醇保护后 Bcl－2 mRNA 的表达较 $A\beta_{25-35}$损伤组增加（$P<0.05$ 或 $P<0.01$）（图 6－9A、3）。

（4）Bax mRNA 的表达：Bax mRNA 结果分析同 Bcl－2 mRNA。Aβ25－35 损伤组 PC12 细胞 Bax mRNA 的表达水平比正常对照组增加（$P<0.01$），预先不同浓度梓醇保护后 BaxmRNA 的表达较 $A\beta_{25-35}$损伤组下降（$P<0.05$ 或 $P<0.01$）（见图 6－9B、3）。

（5）梓醇对 $A\beta_{25-35}$损伤 PC12 细胞 Bax 和 Bcl－2 mRNA 表达的影响：见图 6－10。

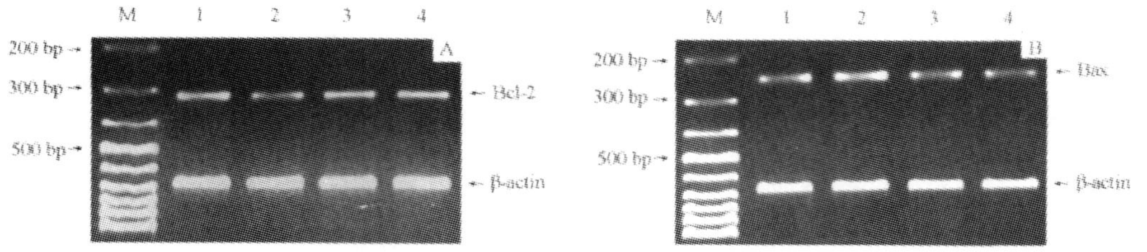

图 6－9　PC12 细胞 Bcl－2 mRNA（A）和 Bax mRNA（B）的表达

M：marker；1：control 2：$A\beta_{25-35}$；3：catalpol 5×10^{-5}mol/L + $A\beta_{25-35}$；4：catalpol1 $\times10^{-4}$mol/L + $A\beta_{25-35}$

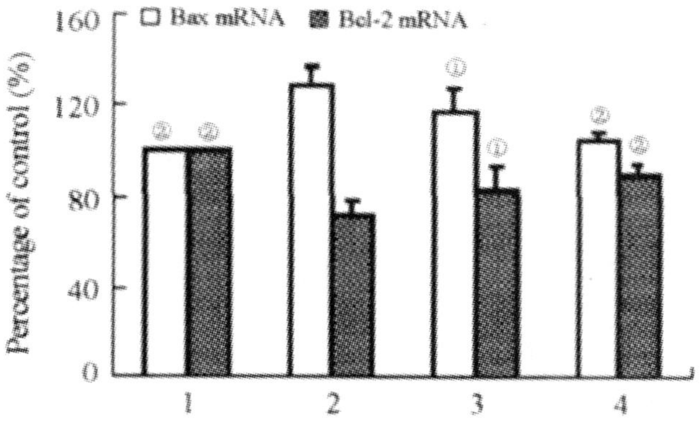

图 6－10　梓醇对 Aβ25－35 损伤 PC12 细胞 Bax 和 Bcl－2 mRNA 表达的影响（n＝4）

cells injured by $A\beta_{25-35}$（n＝4）

1：control 2：$A\beta_{25-35}$；3：catalpol（5×10^{-5}mol/L）；4：catalpol1 $\times$ 10^{-4}mol/L；①$P<0.05$，②$P<0.01$ vs $A\beta_{25-35}$

（四）熟地黄具有改善学习记忆障碍模型小鼠学习记忆能力的作用[25]

1. 受试动物　昆明种小鼠，雌雄各半。
2. 受试药物　熟地黄（熟地黄煎剂 1：1）。
3. 实验方法

（1）地黄煎剂改善小鼠学习记忆药效实验：见表 6－74，表 6－75，表 6－76。

表 6－74　记忆获得障碍实验

组别	剂量(ig)	周期	造模	观察指标及检测方法
正常对照组	自来水 ×0.2ml/10g	15d	注射生理盐水	胆碱酯酶：按胆碱酯试剂盒说明测定跳台实验。
模型组	自来水 ×0.2ml/10g			
脑复康阳性对照组	500mg/kg ×0.2ml/10g		连续给药 15 天，末次给药 0.5h 后，于跳台训练前 10min 腹腔注射氢溴酸东莨菪碱 4mg/kg，24h 后进行测试。	
熟地黄大剂量组	9g/kg ×0.2ml/10g			
熟地黄小剂量组	4.5g/kg ×0.2ml/10g			

表 6－75　记忆再现障碍实验

组别	剂量(ig)	周期	造模	观察指标及检测方法
正常对照组	灌胃自来水 0.2ml/10g	15d	测试前 0.5h 生理盐水	跳台实验、空间记忆行为实验
模型组	同上		连续 15 天给药后第 2 天测试前 0.5h 灌胃 40% 乙醇 0.1ml/10g，然后进行测试。	
脑复康阳性药组	500mg/kg×0.2ml/10g			
熟地黄大剂量组	9g/kg×0.2ml/10g			
熟地黄小剂量组	4.5g/kg×0.2ml/10g			

表 6－76　$AlCl_3$ 拟痴呆实验

组别	ig 给药剂量及时间	周期	造模	观察指标及检测方法
正常对照组	灌胃自来水 0.2ml/10g	15d	除正常对照组外，给药同时，灌胃 $AlCl_3$ 4mg/天/只，连续 90d	跳台实验；水迷宫实验；测定铝离子(Al^{3+})含量：采用等离子体发射光谱法
模型组	同上			
脑复康阳性对照组	500mg/kg×0.2ml/10g			
熟地黄大剂量组	9g/kg×0.2ml/10g			
熟地黄小剂量组	4.5g/kg×0.2ml/10g			

注：行为实验后断头处死，水台上迅速剥离大脑，取 10 只左脑用于测定胆碱酯酶活性，取 10 只左脑用于测定铝离子含量。

（2）学习记忆行为实验：

①跳台实验：装置为 5 个茶色有机玻璃反射箱，底面铺以铜丝，电压 36V。每间右后角放置一橡胶平台。先将小鼠放入箱内适应 3min，然后通电。记录 5min 内小鼠跳下橡胶平台的次数，称为错误数（errors）。第 2 天同一时间段将小鼠放于橡胶平台上，观察并记录小鼠第 1 次跳下平台的时间（潜伏期）及 5min 内跳下橡胶平台的次数，作为错误数。

②空间记忆实验：建立 Morris 水迷宫。装置为直径 100cm 圆形水池，内设 6×10cm 的透明站台，放于任一象限的中央，没于水下 1～2cm。水面洒布白色泡沫颗粒。实验时，水池周围参照物保持不变，水温 20±2℃。观察：寻台潜伏期（SPL），连续 5d，每天 4 次，分别将动物头向池壁随机从 4 个入水点放入水中，记录其在 1min 内寻找水下平台的时间（searching platform latency，以下简称寻台时间或 SPL）。1min 内找不到平台，记为 1min，并将动物放到平台上熟悉 15s，休息 30s，进行下一次训练。训练结束后撤除平台，将小鼠面向池壁从 4 个不同象限入水，记录 1min 内跨越原平台相应位置的次数。

4. 实验结果

多组间比较用 ANOVA 分析，再用 LSD 检验，$P<0.05$ 时差别有统计意义。

（1）对东莨菪碱所致记忆获得障碍模型小鼠的影响：见表 6－77，表 6－78。

表 6－77　对记忆获得障碍小鼠学习记忆行为的影响（$\bar{x}\pm s$）

组别	n	测试触电潜伏期(s)	跳台错误反应次数(次/5min)	
			训练期	测验期
正常对照	15	229.8±95.2	1.9±0.7	0.5±0.5
模型	19	77.2±72.8**	6.6±3.4**	2.1±1.2**
脑复康	19	147.2±97.7*△	5.4±4.4**	1.1±0.7*△△
熟大	19	150.2±104.6*△	5.4±2.9**	1.2±0.9*△△
熟小	19	147.7±99.7*△	5.4±3.7**	1.3±0.8*△△

注：与正常对照组比较，$*P<0.05$，$**P<0.01$；与模型组比较，$\triangle P<0.05$，$\triangle\triangle P<0.01$。

表 6-78 对记忆获得障碍小鼠脑 AchE 活性的影响（$\bar{x} \pm s$）

组别	n	AchE 活性(μmol/ml)
正常对照	10	0.56±0.11
模型	10	1.49±0.16**
脑复康	10	0.69±0.19△△
熟大	10	0.71±0.13△△
熟小	10	0.72±0.16△△

注：与正常对照组比较，**$P<0.01$；与模型组比较，△△$P<0.01$。

（2）对乙醇所致记忆再现障碍模型小鼠的影响：见表 6-79。

表 6-79 对记忆再现障碍小鼠学习记忆能力的影响（$\bar{x} \pm s$）

组别	n	AchE 活性(μmol/ml)	
		跳台错误次数(次/5min)	潜伏期(s)
正常对照	16	0.1±0.3	272.0±76.4
模型	15	4.7±2.8**	38.5±81.4**
脑复康	16	2.4±2.7**△△	133.1±136.5**△
熟大	15	1.3±1.7△△	154.4±137.2*△△
熟小	16	1.9±2.3*△△	135.4±145.5**△

注：与正常对照组比较，*$P<0.05$，**$P<0.01$；与模型组比较，△$P<0.05$，△△$P<0.01$。

（3）对 $AlCl_3$ 拟痴呆模型小鼠模型的影响。

①对 $AlCl_3$ 拟痴呆小鼠记忆获得能力的影响：见表 6-80。

表 6-80 熟地黄对痴呆小鼠学习记忆的影响（$\bar{x} \pm s$）

组别	n	触电潜伏期(s)	错误次数(次/5min)	
			训练期	测验期
正常对照	20	208.9±85.1	1.2±0.8	0.8±0.7
$AlCl_3$ 模型	20	91.4±36.9**	3.2±1.3**	2.8±0.8**
$AlCl_3$+脑复康	20	158.1±78.2△△	1.5±0.8△△	1.2±0.2△△
$AlCl_3$+熟大	20	143.2±75.6△	1.6±0.8△△	1.1±0.6△△
$AlCl_3$+熟小	20	141.2±55.7△	1.8±0.9△△	1.3±0.7△△

注：与正常对照组比较，**$P<0.01$；与模型组比较，△$P<0.05$，△△$P<0.01$。

②对 $AlCl_3$ 拟痴呆小鼠空间记忆能力的影响：见表 6-81，表 6-82。

表 6-81 对痴呆小鼠寻台时间（SPL）的影响（$\bar{x} \pm s$）

组别	n	第 1 天	第 2 天	第 3 天	第 4 天	第 5 天
正常对照	20	49.5±6.9	37.4±5.2	28.8±5.0	22.5±6.4	16.8±4.4
$AlCl_3$ 模型	20	58.0±3.5*	50.4±7.7**	43.0±6.3**	41.7±6.1**	39.8±5.9**
$AlCl_3$+脑复康	20	52.9±6.5	43.7±5.6△	32.5±6.6△△	25.2±5.9△△	21.6±5.7△△
$AlCl_3$+熟大	20	53.3±4.8	43.7±5.1	34.1±5.3	28.1±5.6△	22.4±6.4△△
$AlCl_3$+熟小	20	53.9±4.8	45.0±6.3	34.3±5.6	31.1±5.9△	27.0±6.9△

注：与正常对照组比较，*$P<0.05$，**$P<0.01$；与模型组比较，△$P<0.05$，△△$P<0.01$。

表 6-82 对痴呆小鼠跨越平台次数的影响（$\bar{x} \pm s$）

组别	n	跨越平台次数(次/min)
正常对照	10	4.40±1.02
$AlCl_3$ 模型	10	1.35±0.58**
$AlCl_3$+脑复康	10	3.05±0.68△
$AlCl_3$+熟大	10	2.78±0.61△
$AlCl_3$+熟小	10	2.81±0.55△

注：与正常对照组比较，**$P<0.01$；与模型组比较，△$P<0.05$。

③对 $AlCl_3$ 拟痴呆小鼠脑 AchE 活性、Al^{3+} 的影响：见表 6－83。

表 6－83 对痴呆小鼠脑胆碱酯酶活性、Al_3 + 含量的影响（$\bar{x} \pm s$）

组别	n	AchE 活性(μmol/ml)	Al_{3+}(μg/g)
正常对照	10	0.53 ±0.10	1.08 ±0.24
$AlCl_3$ 模型	10	1.36 ±0.38**	6.79 ±0.88**
$AlCl_3$ + 脑复康	10	0.72 ±0.21△△	3.11 ±0.58△△
$AlCl_3$ + 熟大	10	0.78 ±0.23△	3.07 ±0.63△△
$AlCl_3$ + 熟小	10	0.84 ±0.20△	3.25 ±0.48△△

注：与正常对照组比较，＊＊$P<0.01$；与模型组比较，△$P<0.05$，△△$P<0.01$。

（五）熟地黄改善 MSG 大鼠学习记忆作用[26]

1. 受试动物 SD 大鼠。
2. 受试药物 熟地黄煎剂、六味地黄煎剂。
3. 实验方法 见表 6－84。

表 6－84 熟地黄改善 MSG 大鼠学习记忆实验方法

组别	ig 给药剂量及时间	造模	观察指标
正常组		同下，用 0.9% NaCl 代替 MSG	
模型组		雄性新生鼠于出生后第 2，4，6，8，10d 皮下注射 MSG4mg·g^{-1}·d^{-1}。28d 离乳，分笼饲养，至第 8 周。	跳台实验、空间记忆实验、免疫组化染色
六味地黄煎剂组	4g·kg^{-1} ×1ml/100g；30d		
熟地黄大剂量组	8g·kg^{-1} ×1ml/100g；30d		
熟地黄小剂量组	4g·kg^{-1} ×1ml/100g；30d		

（1）空间记忆实验：

建立 Morris 水迷宫。装置为直径 100cm 圆形水池，内设 6×10cm 的透明站台，放于任一象限的中央，没于水下 1～2cm。水面洒布白色泡沫颗粒。实验时，水池周围参照物保持不变，水温（20±2)℃。观察：①寻台潜伏期（SPL）：连续 7d，每天 4 次，分别将动物头向池壁随机从 4 个入水点放入水中，记录其在 1min 内寻找水下平台的时间。1min 内找不到平台，记为 1min，并将动物放到平台上熟悉 15s，休息 30s，进行下一次训练。②跨台百分率（跨越原水下平台位置次数占跨越各象限平台相应位置总次数的百分比 CPP）：训练结束后撤除平台，将动物从任一个入水点头向池壁放入水中，记录 2min 内跨越原水下平台位置次数和其他各象限平台相应位置次数，计算跨台百分率。

（2）取材及免疫组化染色：

行为实验结束后，每组取大鼠 5 只，戊巴比妥钠（40mg·kg^{-1}）麻醉，开胸后插管至升主动脉，先以 0.9% NaCl 冲净血液，再用含 4% 多聚甲醛和 0.2% 苦味酸的 0.1mol·L^{-1}磷酸盐缓冲液（PB，pH7.4）灌注固定。冰台取脑入上述新鲜固定液中后固定 2～4h（4℃），再移入含 30% 庶糖的 PB 液中至沉底。恒冷箱切片机连续切片，片厚 30μm。选取海马部位切片按试剂盒说明行免疫组织化学染色。主要步骤：冰冻切片以 PB 液浸泡 3h，洗涤 3 次，0.5% H_2O_2 甲醇灭活内源性酶；依次滴加Ⅰ抗（c－fos 1∶200，NGF 1∶800)、生物素化山羊抗兔 IgG 及生物素——辣根过氧化物酶，DAB 显色。空白对照，除Ⅰ抗为正常山羊血清外，其余步骤相同。免疫组化结果用 Olympus 显微镜观察，SPOT Ⅱ照相，Mota Morph 计算机图象分析系统分析，分别测出各组吸光度。

4. 实验结果

多组间比较用 ANOVA 分析，再用 LSD 进行两两比较。$P<0.05$ 时差别有统计学意义。

（1）对 MSG 大鼠跳台实验的影响：见表 6－85。

表 6－85 熟地黄对 MSG 大鼠跳台实验的影响（$\bar{x}\pm s$）

组别	动物数/只	测试触电潜伏期/s	每 5min 错误反应次数	
			训练期	测试期
正常对照	10	251.91 ± 101.5[3)]	0.80 ± 0.8[3)]	0.3 ± 0.7[3)]
MSG 模型	13	64.31 ± 80.1[1)]	2.85 ± 1.7[1)]	2.31 ± 1.0[1)]
MSG＋六味	12	238.22 ± 108.2[3)]	1.58 ± 1.2[2)]	0.42 ± 0.5[3)]
MSG＋熟大	12	177.08 ± 108.4[2)]	1.08 ± 1.4[3)]	0.92 ± 0.7[3)]
MSG＋熟小	13	183.83 ± 131.5[3)]	0.77 ± 1.0[3)]	0.62 ± 0.9[3)]

注：与正常组比较，1）$P<0.01$ 与模型组比较，2）$P<0.05$，3）$P<0.01$。

（2）对 MSG 大鼠空间记忆的影响：见图 6－11、图 6－12。

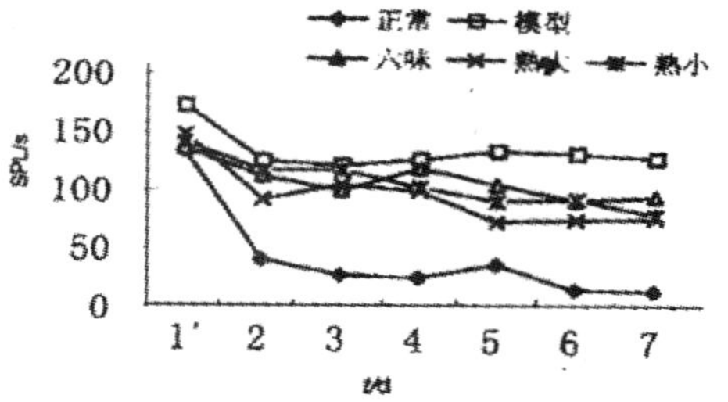

图 6－11 熟地黄对 MSG 大鼠 SPL 的影响

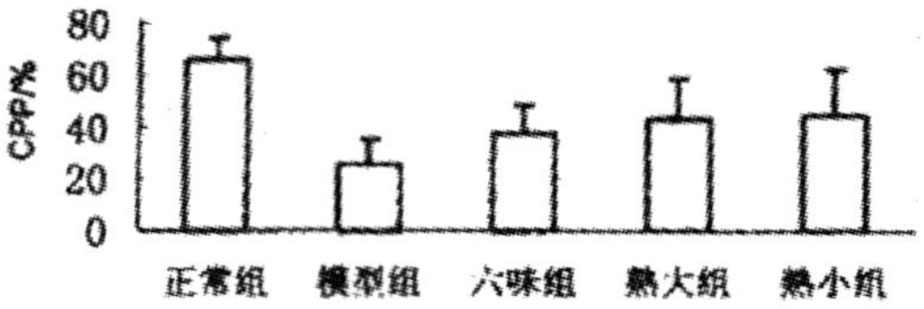

图 6－12 熟地黄 MCG 大鼠 GPP 的影响

（3）对海马 c－fos 和 NGF 表达的影响：见图 6－13，表 6－14。

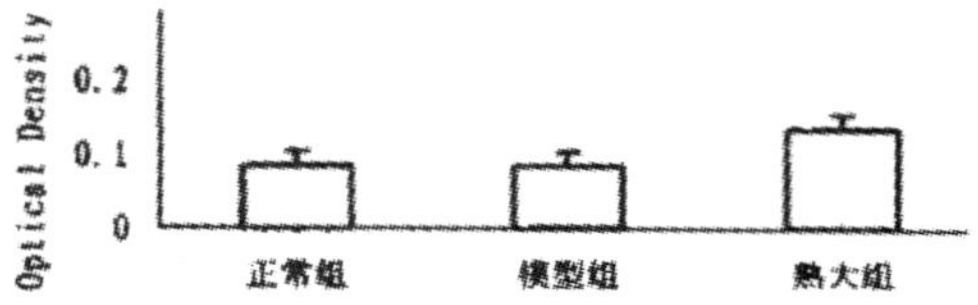

图 6－13 熟地黄对 MSG 大鼠海马 c－fos 表达的影响(n＝5)

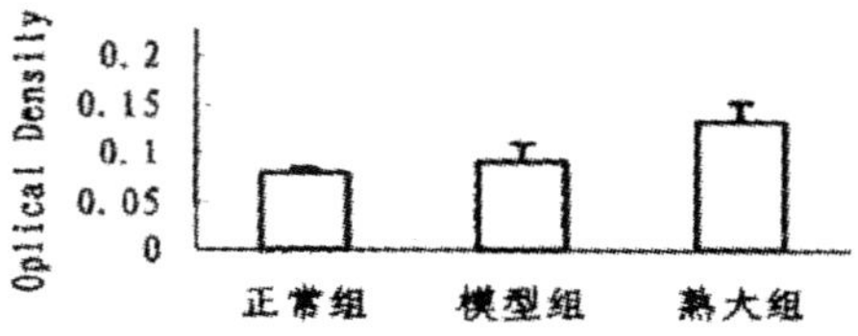

图 6－14 熟地黄 MCG 大鼠海马 NGF 的影响(n＝5)

（六）熟地黄具有改善学习记忆作用[27]

1. 受试动物 SD 大鼠。
2. 受试药物 熟地黄煎剂、六味地黄煎剂。
3. 实验方法 见表 6－86。

表 6－86 熟地黄改善学习记忆作用实验方法

组别	剂量(ig)	周期	造模	检测指标及方法
正常组			用 0.9% NaCl 代替 MSG	体温、跳台实验、空间记忆实验、ACTH 和 CORT 含量测定：按试剂盒说明书进行、GRmRNA 原位杂交、大鼠海马与肾上腺形态观察
模型组			雄性新生鼠于出生后第 2,4,6,8,10d 皮下注射 MSG 4mg·g⁻¹·d⁻¹。28d 离乳，分笼饲养，至第 8 周。	
六味地黄煎剂组	4g·kg⁻¹ ×1ml/100g	30d		
熟地黄大剂量组	8g·kg⁻¹ ×1ml/100g	30d		
熟地黄小剂量组	4g·kg⁻¹ ×1ml/100g	30d		

GRmRNA 原位杂交：新鲜鼠脑左半球，横切 3mm 厚度组织块，以 4% 多聚甲醛/0.1M PBS（pH7.0～7.4）含 1/1000DEPC 的固定液固定 2h，常规脱水、浸蜡、包埋。切片厚度 8μm，按原位杂交试验盒说明进行 GRmRNA 原位杂交。主要步骤：石蜡切片常规脱蜡至水，3% H_2O_2 室温处理 10min；滴加 3% 柠檬酸新鲜稀释的胃蛋白酶 37℃ 消化 60min；湿盒内加预杂交液，恒温箱 37℃ 4h；加杂交液，盖原位杂交专用盖玻片，恒温箱 40℃ 杂交过夜；37℃ 2×SSC 洗涤 5min，2 次；0.5×SSC 洗涤 15min，1 次；0.2×SSC 洗

涤15min，1次；滴加封闭液37℃30min；滴加生物素化鼠抗地高辛37℃60min，PBS洗；滴加SABC37℃20min，PBS洗；滴加生物素化过氧化物酶，37℃20min，PBS洗；苏木素复染，酒精脱水，二甲苯透明，中性树脂封片。实验所有用具经高压消毒。

统计学处理：多组间比较用ANOVA分析，再用LSD进行两两比较。海马尼氏体Olympus显微镜观察，SPOTⅡ照相，MotaMorph计算机图像分析系统分析，分别测出各组光密度。原位杂交染色结果评判：随机选取每组切片的10个高倍视野，计算阳性染色细胞数量，大量（+++）：10~15个；中等量（++）：6~10个；少量（+）：3~5个；偶见（±）：1~2个；阴性（-）：0。

4. 实验结果

（1）熟地黄对MSG大鼠体温的影响：如下图6-15。

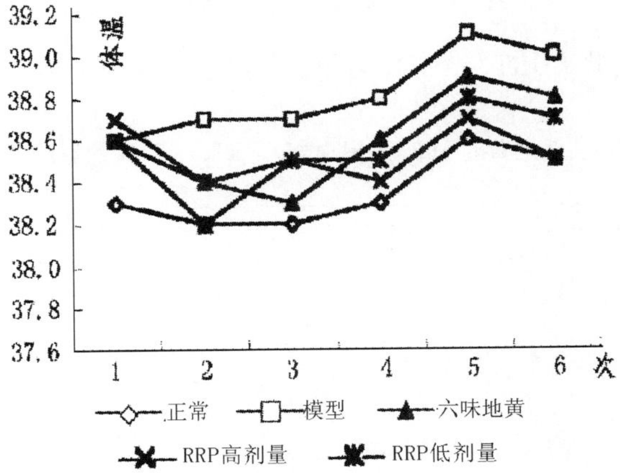

图6-15　熟地黄对MSG大鼠体温的影响

（2）熟地黄对MSG大鼠跳台实验的影响：见表6-87。

表6-87　熟地黄对MSG大鼠学习记忆的影响（$\bar{x} \pm s$）

组别	n	测试触电潜伏期(s)	错误反复次数(次/5min)	
			训练期	测验期
正常对照	10	251.9±101.5	0.80±0.8	0.3±0.7
MSG模型	13	64.3±80.1*	2.85±1.7**	2.31±1.0**
六味地黄汤	12	283.3±108.2△△	1.58±1.2△	0.42±0.5△△
RRP高剂量	12	177.1±108.4△	1.08±1.4△△	0.92±0.7△△
RRP低剂量	13	183.8±131.5△△	0.77±1.0△△	0.62±0.9△△

注：与正常组比较，*$P<0.05$，**$P<0.01$；与模型组比较，△$P<0.05$，△△$P<0.01$。

（3）熟地黄对MSG大鼠空间记忆的影响：见表6-88，表6-89。

表6-88　熟地黄对MSG大鼠寻台时间（SPL）的影响（Morris水迷宫）

组别	n	SPL($\bar{x} \pm s$)						
		1d	2d	3d	4d	5d	6d	7d
正常对照	10	133.6±33.6	42.0±21.1	29.7±15.8	28.6±15.7	39.9±25.7	20.0±10.9	19.3±10.9
MSG模型	13	172.6±35.1*	126.0±54.0**	123.3±53.2**	128.6±58.6**	136.6±60.7**	135.3±56.5**	132.2±53.4**
六味地黄汤	12	135.7±48.4△	112.7±38.1	101.1±23.3	121.0±41.7	107.6±34.3	95.2±26.3△	99.1±24.5△
RRP高剂量	12	148.3±41.3	93.1±49.7	106.6±25.1	104.7±48.9	76.0±35.6△	78.4±33.5△△	80.7±30.48△△
RRP低剂量	13	141.5±31.4	117.9±48.2	119.0±60.6	106.5±51.9	93.6±43.9△	96.0±45.2△	83.6±32.0△

注：与正常组比较，*$P<0.05$，**$P<0.01$；与模型组比较，△$P<0.05$，△△$P<0.01$。

表 6-89 熟地黄对 MSG 大鼠 CPP 的影响（$\bar{x} \pm s$）

组别	n	CPP(%)
正常对照	10	64.93 ± 8.69
MSG 模型	13	25.48 ± 10.45**
六味地黄汤	12	38.65 ± 10.62△△
RRP 高剂量	12	43.36 ± 16.31△△
RRP 低剂量	13	44.94 ± 18.33△△

注：与正常组比较，* $P<0.05$，** $P<0.01$；与模型组比较，△ $P<0.05$，△△ $P<0.01$。

（4）熟地黄对 MSG 大鼠血浆 CORT、ACTH 含量的影响：见表 6-90。

表 6-90 熟地黄对 MSG 大鼠血浆 CORT、ACTH 的影响（$\bar{x} \pm s$）

组别	n	CORT(ng/ml)	ACTH(pg/ml)
正常对照	10	41.70 ± 30.19	126.15 ± 73.08
MSG 模型	13	91.37 ± 46.21**	254.12 ± 77.81**
六味地黄汤	12	61.25 ± 38.12△	198.00 ± 111.70
RRP 高剂量	12	56.49 ± 32.92△△	267.09 ± 6.467**
RRP 低剂量	13	45.53 ± 33.34△△	308.89 ± 47.79**

注：与正常组比较，* $P<0.05$，** $P<0.01$；与模型组比较，△ $P<0.05$，△△ $P<0.01$（下表同）。

（5）熟地黄对 MSG 大鼠海马糖皮质激素受体（GRmRNA）表达的影响：

GRmRNA 主要在细胞胞浆着色，DAB 显色，苏木素复染。镜下观察，正常组海马可见 GRmRNA 染色细胞，处于 ±～+围；MSG 组海马可见多量 GRmRNA 阳性染色细胞，处于 ++～+++范围；给予熟地黄的 MSG 大鼠，其海马 GRmRNA 阳性染色细胞个数为中等量范围（++）。

（6）熟地黄对 MSG 大鼠海马尼氏体和肾上腺形成的影响：见表 6-91。

表 6-91 熟地黄对 MSG 大鼠脑神经细胞尼氏体染色光密度的影响（$\bar{x} \pm s$，$n=5$）

组别	Optical density
正常组	0.415 ± 0.055
模型组	0.351 ± 0.031
RRP 高剂量	0.415 ± 0.058

肾上腺 HE 染色示髓质层明显缩小，皮质层与髓质层之比增加，皮质束状带细胞数量增多，细胞绝对体积无明显变化，核有所缩小，核内染色质疏松淡染，胞浆相对增加，血窦明显扩张充血。

（七）熟地黄对雌激素缺乏所致的学习记忆障碍和海马神经元凋亡具有保护作用[28]

1. 受试动物　SD 雌性大鼠，SPF 级，体重 250～300g。

2. 受试药物　熟地黄煎剂。

3. 实验方法　见表 6-92。

表6－92　熟地黄大鼠学习记忆障碍和海马神经元凋亡实验方法

组别	给药剂量及时间	造模	检测指标及方法
假手术组	六周	假手术组大鼠开腹，但仅切除同样大小的脂肪。	大鼠学习记忆功能的检测：(1)定位航行实验；(2)空间探索实验；血清E2水平检测：采用放射免疫法；大鼠海马神经元凋亡的检测：(1)海马内半胱天冬氨酸蛋白酶－3(caspase－3)含量及活性的检测，caspase－3水平检测：以Bio－Rad公司DC Protein Assay蛋白定量试剂盒进行总蛋白定量，调蛋白浓度一致，按Towbin等报道的蛋白印记法进行检测。一抗为兔抗鼠caspase－3多克隆抗体(11000)37℃孵育1h，二抗为辣根过氧化物酶(1500)标记的羊抗兔IgG，37℃孵育1h，采用增强化学发光显色系统显色。以β－肌动蛋白(β－actin)作为内对照，以caspase－3/β－actin的密度比值表示caspase－3的表达水平。caspase－3活性测定：按caspase－3活性测定试剂盒(Clontech，USA)说明书提取蛋白、测定caspase－3活性，以分光光度计在405nm测定底物裂解产生的荧光强度(A值)。(2)DNA凝胶电泳
模型组	六周	各组动物均在腹腔注射10%的水合氯醛(0.35g/kg)麻醉下进行手术。无菌下腹部正中纵切口约3～4cm，摘除两侧卵巢组织，置输卵管入腹腔，肠管和胃回位。缝合腹肌前，向腹腔注入1×10^5U青霉素，缝合皮肤。	
雌激素组	7×10^{-4}g/(kg·d)；六周		
熟地黄高剂量组	8g/(kg·d)；六周		
熟地黄低剂量组	4g/(kg·d)；六周		

4. 实验结果（进行方差分析和多重比较）

（1）熟地黄对大鼠学习记忆功能的改善作用：

①定位航行：见表6－93。

表6－93　各组大鼠在定位航行实验中的平均逃避潜伏期（s，$\bar{x}\pm s$，$n=15$）

组别	平均逃避潜伏期				
	第1天	第2天	第3天	第4天	第5天
模型组	79.86±9.78	46.51±7.98*	37.30±6.91**	37.02±6.65**	37.16±6.53**
熟大组	80.71±10.09	42.23±7.74	33.95±6.69	31.48±6.18△	30.48±6.08△△
熟小组	79.79±9.98	43.34±7.81	34.04±6.82	33.56±6.41	31.49±6.34△
雌激素组	80.14±10.04	41.95±7.76	33.16±6.65	31.27±6.14△	30.07±5.98△△
假手术组	75.99±9.59	38.97±6.99	29.88±5.97	27.93±5.36	26.77±5.16

注：与假手术组比较*$P<0.05$　**$P<0.01$，与模型组比较△$P<0.05$，△△$P<0.01$

②空间探索实验：

假手术组、熟地黄治疗组和雌激素组大鼠运动轨迹多位于原平台所在象限，而模型组大鼠多围绕池壁游泳，在迷宫外环停留时间较长，较少游向原平台附近，其运动轨迹随机分布于各象限中。模型组大鼠跨越原平台位置次数为（3.48±1.14），与假手术组（10.04±2.06）相比明显减少（$P<0.01$）；熟大组、熟小组和雌激素组大鼠跨越原平台位置次数分别为（6.66±1.86）、（4.60±1.27）、（6.74±1.95），较模型组均明显增多（$P<0.01$或$P<0.05$）。

（2）各组大鼠血清E_2水平变化：

模型组大鼠血清E_2水平为（137.24±27.94），与假手术组（506.86±39.03）相比明显减低（$P<0.01$）；熟大组、熟小组和雌激素组大鼠血清E2水平分别为（149.25±29.42）、（142.57±28.18）、（487.62±38.64），其中雌激素组血清E2水平较模型组明显增高（$P<0.01$），而熟大组、熟小组血清E_2水平与模型组相比均无明显增高（均$P>0.05$）。

（3）大鼠海马神经元凋亡改变：

①大鼠海马中Caspase－3表达和活性的变化：见表6－94。

表 6－94 各组大鼠海马中 Caspase－3 表达和活性的变化（$\bar{x} \pm s$）

组别	Caspase－3 含量	Caspase－3 活性
模型组	0.25±0.07**	0.38±0.09**
熟大组	0.15±0.05△△	0.26±0.07△△
熟小组	0.19±0.06△	0.30±0.08△
雌激素组	0.13±0.05△△	0.23±0.07△△
假手术组	0.09±0.03	0.18±0.06

注：与假手术组比较 ** $P<0.01$；与模型组比较△$P<0.05$，△△$P<0.01$

②DNA 凝胶电泳结果（见图 6－16）。

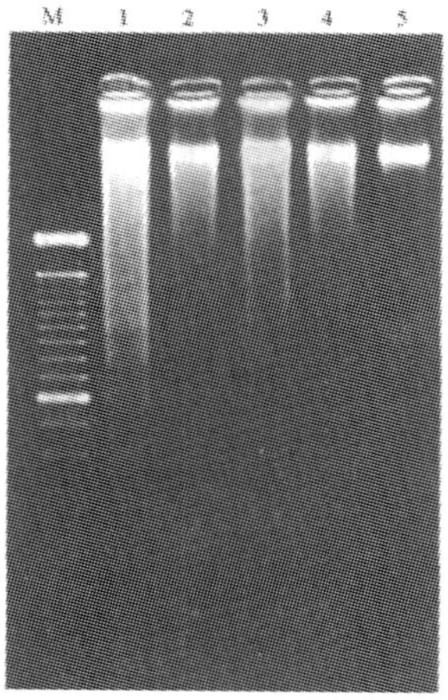

1：模型组；2：熟大组；3：熟小组；4：雌激素组；5：假手术组；M：DNA 标记

图 6－16 DNA 凝胶电泳图

（八）熟地黄对 $A\beta_{1-40}$ 诱导的大鼠海马神经元凋亡有保护作用，可能是其改善 AD 样大鼠学习记忆功能作用机制之一[29]

1. 受试动物　SD 大鼠，SPF 级，体重 250～300g。
2. 受试药物　熟地黄煎剂。
3. 实验方法　见表 6－95。

表 6－95 熟地黄改善大鼠学习记忆作用机制实验方法

组别	给药剂量、时间	造模	检测指标及方法模型组
雌激素组	7×10^{-4}g/(kg·d)；21d	SD 大鼠，腹腔注射 10% 水合氯醛（0.35g/kg）麻醉。头顶部去毛，消毒皮肤并切开，对大鼠行左侧侧脑室注射，定位坐标为 AP＝－0.8mm，ML＝1.5mm，DV＝4.0mm（参照 Paxinos 和 Watson 的大鼠定位图谱），以钻头钻开颅骨，缓慢注射 $A\beta_{1-40}$ 各 5μl（预先将 $A\beta_{1-40}$ 溶于灭菌双蒸水 3nmol/μl，用前 37℃下孵育 1 周）	大鼠学习记忆功能的检测：(1)定位航行实验；(2)空间探索实验。大鼠海马神经元凋亡的检测：(1)海马内半胱天冬氨酸蛋白酶－3(caspase－3)含量及活性的检测，caspase－3 水平检测：以 Bio－Rad 公司 DC Protein Assay 蛋白定量试剂盒进行总蛋白定量，调蛋白浓度一致，按 Towbin 等报道的蛋白印记法进行检测。一抗为兔抗鼠 caspase－3 多克隆抗体（11000）37℃孵育 1h，二抗为辣根过氧化物酶（1500）标记的羊抗兔 IgG，37℃孵育 1h，采用增强化学发光显色系统显色。以 β－肌动蛋白（β－actin）作为内对照，以 caspase－3/β－actin 的密度比值表示 caspase－3 的表达水平。caspase－3 活性测定：按 caspase－3 活性测定试剂盒（Clontech，USA）说明书提取蛋白、测定 caspase－3 活性，以分光光度计在 405nm 测定底物裂解产生的荧光强度（A 值）。(2)DNA 凝胶电泳
模型对照组	等量双黄水灌胃		
熟地黄高剂量组	8g/(kg·d)；21d		
熟地黄低剂量组	4g/(kg·d)；21d		

4. 实验结果

所有资料以 $\bar{x}\pm s$ 来表示，进行方差分析（F 检验）和多重比较（q 检验）。

（1）熟地黄对大鼠学习记忆功能的改善作用：

①定位航行：见表 6－96。

表 6－96　各组大鼠在定位航行实验中的平均潜伏期（$\bar{x} \pm s$）

组别	n	平均逃避潜伏期(s)				
		第 1 天	第 2 天	第 3 天	第 4 天	第 5 天
模型组		79.94 ±9.82	48.62 ±8.18*	38.02 ±6.85**	37.71 ±6.84**	37.58 ±6.51**
熟大组	15	80.66 ±10.1	43.67 ±7.69	33.95 ±6.43	31.69 ±6.27$^{\triangle}$	30.49 ±6.08$^{\triangle\triangle}$
熟小组	15	79.62 ±9.77	44.18 ±7.81	34.97 ±6.78	33.57 ±6.43	32.37 ±6.32$^{\triangle}$
雌激素组	15	80.23 ±10.08	43.27 ±7.55	33.34 ±6.33	31.49 ±6.35$^{\triangle}$	30.41 ±5.95$^{\triangle\triangle}$
载体对照组	15	75.87 ±9.61	39.75 ±6.99	29.54 ±5.85	27.24 ±5.48	26.95 ±5.14
F	15	0.5759	2.5620	3.3650	5.4510	6.2750
P		0.6810	0.0458	0.0141	0.0007	0.0002

注：与载体对照组比较，$*P<0.05$，$**P<0.01$；与模型组比较，$\triangle P<0.05$，$\triangle\triangle P<0.01$

②空间探索实验：见表 6－97。

表 6－97　各组大鼠在空间探索实验中跨越原平台位置的次数（$\bar{x} \pm s$）

组别(n)	跨越平台次数
模型组(15)	3.46 ±1.14**
熟大组(15)	6.48 ±1.85$^{\triangle\triangle}$
熟小组(15)	4.64 ±1.26$^{\triangle}$
雌激素组(15)	6.51 ±1.93$^{\triangle\triangle}$
载体对照组(15)	10.03 ±2.04
F	32.73
P	<0.0001

注：与载体对照组比较，$**P<0.01$；与模型组比较，$\triangle P<0.05$，$\triangle\triangle P<0.01$

（2）大鼠海马神经元凋亡改变：

①各组大鼠海马中 caspase－3 表达和活性的变化：见图 6－17，表 6－98。

表 6－98　各组大鼠海马中半胱天冬氨酸蛋白酶－3 含量和活性的变化（$\bar{x} \pm s$）

组别(n)	半胱天冬氨酸蛋白酶 3 含量	半胱天冬氨酸蛋白酶 3 活性
模型组(15)	0.23 ±0.06**	0.36 ±0.08**
熟大组(15)	0.13 ±0.04$^{\triangle\triangle}$	0.23 ±0.06$^{\triangle\triangle}$
熟小组(15)	0.19 ±0.06$^{\triangle}$	0.30 ±0.07$^{\triangle}$
雌激素组(15)	0.11 ±0.04$^{\triangle\triangle}$	0.21 ±0.06$^{\triangle\triangle}$
载体对照组(15)	0.09 ±0.03	0.19 ±0.04
F	22.57	18.54
P	<0.0001	<0.0001

注：与载体对照组比较，$**P<0.01$；与模型组比较，$\triangle P<0.05$，$\triangle\triangle P<0.01$

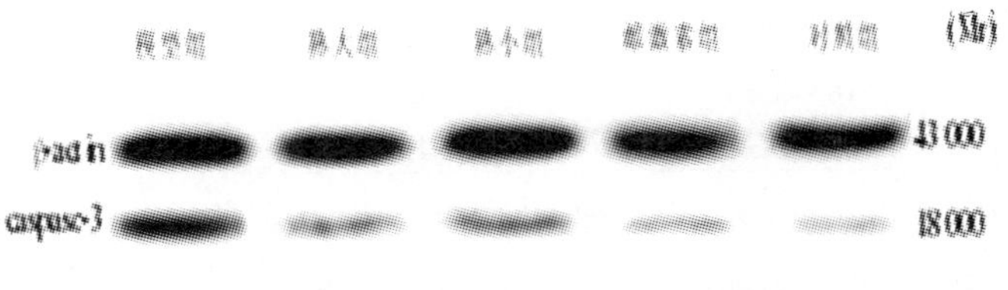

图 6－17　免疫印记法显示各组大鼠海马中半胱天冬氨酸蛋白酶－3 表达量变化

②DNA 凝胶电泳结果：

细胞凋亡时，细胞核染色质发生浓缩，染色质 DNA 在核小体单位之间的连接处因核酸内切酶的激活而被切割成为180~200bp整数倍的寡核苷酸片段，在凝胶电泳上表现为梯形电泳图谱，称为DNA梯形条带，其被认为是凋亡的特征性指标：见图6-18。

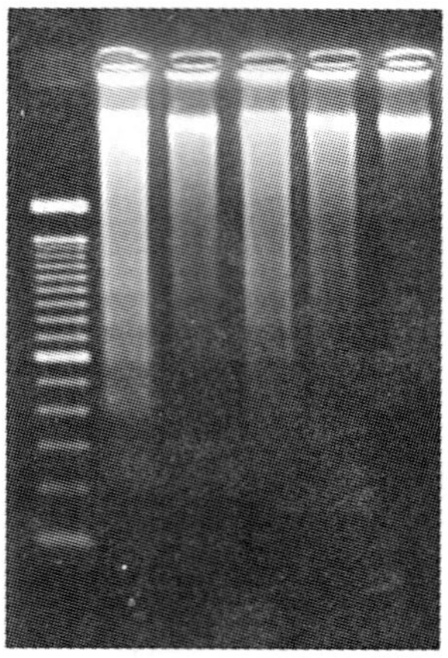

图6-18 DNA凝胶电泳图

（九）熟地黄对于$AlCl_3$拟痴呆模型小鼠具有增强其学习记忆能力的作用[30]

1. 受试动物 昆明种小鼠，雌雄各半。

2. 受试药物 熟地黄水煎剂。

3. 实验方法 见表6-99。

表6-99 熟地黄增强学习记忆作用实验方法

组别	剂量(ig)	造模	检测指标及方法
正常组		同下，用0.9% NaCl代替MSG	胆碱酯酶活性检测：按胆碱酯酶测定试剂盒说明书
模型组			跳台实验
脑复康组	500mg/kg×0.2ml/10g	给药同时，灌胃$AlCl_3$4mg/d/只，连续90d	铝离子含量测定
熟地黄高剂量组	$9g\cdot kg^{-1}\times0.2ml/10g$		谷氨酸、γ-氨基丁酸含量测定
熟地黄低剂量组	$4.5g\cdot kg^{-1}\times0.2ml/10g$		脑组织形态学观察

4. 实验结果

采用$\bar{x}\pm s$表示，组间比较进行方差齐性检验及t检验。

（1）对$AlCl_3$拟痴呆小鼠学习记忆的影响：见表6-100。

表6-100 对$AlCl_3$拟痴呆小鼠学习记忆的影响（跳台法）($\bar{x}\pm s$)

组别	n	触电潜伏期(s)	错误反应次数	
			训练期	测试期
空白对照组	20	208.9±85.1	1.2±0.8	0.8±0.7
模型组	20	91.4±36.9**	3.2±1.3**	2.8±0.8**
脑复康组	20	158.1±78.2##	1.5±0.8##	1.2±0.8##
熟地高剂量组	20	143.2±75.6#	1.6±0.8##	1.1±0.6##
熟地低剂量组	20	141.2±55.7#	1.8±0.9##	1.3±0.7##

注：与空白对照组比较，*$P<0.05$，**$P<0.01$；与模型组比较，#$P<0.05$，##$P<0.01$.（下同）

（2）对$AlCl_3$拟痴呆小鼠脑AchE活性、Al_3+的影响：见表6-101。

表 6－101　对拟痴呆小鼠脑组织中胆碱酯酶活性、铝离子含量的影响（$\bar{x} \pm s$）

组别	n	胆碱酯酶活性（μmol/ml）	Al^{3+}（μg/g）
空白对照组	10	0.53 ±0.10	1.08 ±0.24
模型组	10	1.36 ±0.38**	6.79 ±0.88**
脑复康组	10	0.72 ±0.21##	3.11 ±0.58##
熟地高剂量组	10	0.78 ±0.23#	3.07 ±0.63##
熟地低剂量组	10	0.84 ±0.20#	3.25 ±0.48##

（3）对 $AlCl_3$ 拟痴呆小鼠脑组织中 Glu、GABA 含量的影响：见表 6－102。

表 6－102　对拟痴呆小鼠脑组织中 Glu、GABA 含量的影响（$\bar{x} \pm s$）

组别	n	Glu（μg/g）	GABA（μg/g）
空白对照组	10	1431.75 ±140.06	503.68 ±61.04
模型组	10	2104.19 ±186.90**	403.04 ±58.41**
脑复康组	10	1744.38 ±203.91#	487.95 ±61.76##
熟地高剂量组	10	1398.18 ±119.95##	490.04 ±50.75##
熟地低剂量组	10	1668.18 ±210.83#	510.73 ±51.26#

（4）组织形态学观察：

空白对照组小鼠脑组织形态结构正常，神经细胞的胞浆丰富，核膜清楚，核仁明显，神经胶质细胞核仁清晰，胞浆透亮或淡染。

模型组小鼠大脑主要病变位于脑皮质、海马等区域，水肿区神经细胞的胞浆和胞核界线不清，有些核围缩变小或呈三角形，核仁消失，着色深染，少数神经细胞胞浆内见有空泡，神经纤维轴索肿胀、断裂或呈螺旋状。

熟地高剂量组、低剂量组及脑复康组小鼠脑组织的病理形态较模型组有明显改善，神经细胞个别有轻度的固缩及深染，神经纤维轴索轻度肿胀，表明其病变有所改善。

五、对肾脏的作用

（一）降低小鼠尿蛋白排泄，改善肾小球上皮细胞足突融合等病理变化[31]

1. 受试动物　SD 小鼠，雄性，180～200g。
2. 受试药物　地黄 10% 的水提取液。
3. 实验方法　见表 6－103，表 6－104。

表 6－103　分组造模

组别	造模		给药
	方法	周期	方法
实验组	嘌呤霉素氨基核甙（PAN），100mg/kg 体重，一次性尾静脉注射。	2 周	实验中每日经口灌服生理盐水，1ml/200g 体重。
地黄组	同上	2 周	造型之前开始，每日经口灌服，10% 地黄水提液，1ml/200g 体重。
健康组	用生理盐水作同样注射	2 周	同实验组

表 6－104　观察指标

尿蛋白	取样	所有 3 组小鼠均每日采集 24h 尿量
	测定	Lowry 法定量
血肌酐	取样	造型 2 周后，取动脉血
	测定	Jaffe 法
病理学检查	取样	造型 2 周后将动物处死，取肾作组织
	检查	（1）光镜：HE 染色，PAS 染色进行观察 （2）电镜：四氯化锇等固定，酒精脱水，包埋后薄切片，用醋酸双氧铀、枸橼酸铅二重染色后观察

4. 实验结果

（1）地黄治疗组小鼠在实验中尿蛋白排泄明显低于实验组：见表 6－105。

表 6－105　各小组小鼠 24h 尿蛋白定量变化

	健康组	实验组	地黄组
	（n＝14）	（n＝16）	（n＝16）
	m ± SE（mg/日）	m ± SE（mg/日）	m ± SE（mg/日）
第 1 日	12.08 ±3.27	13.18 ±2.18	12.86 ±1.89
第 3 日	11.28 ±1.72	15.58 ±2.28	8.81 ±1.85
第 5 日	12.64 ±2.23	49.01 ±5.42△	36.74 ±2.21
第 7 日	12.73 ±2.32	275.03 ±4.96△	124.08 ±12.61*
第 9 日	12.69 ±3.78	373.63 ±30.74△	246.54 ±16.23*
第 11 日	14.27 ±2.94	331.38 ±17.65△	176.19 ±13.22*
第 13 日	13.42 ±3.35	201.06 ±16.3△	125.93 ±9.53*
第 15 日	12.70 ±2.46	146.44 ±6.21△	65.69 ±3.38*

注：△为与健康组比较 $P<0.01$，* 为与实验组比较 $P<0.01$

（2）血肌酐变化（见表 6－106）：地黄治疗组小鼠血肌酐与实验组无显著差别，但 P 值小于 0.06。

表 6－106　各组小鼠血肌酐变化

	n	Scr m ± SE（mg/ml）	P
健康组	14	0.551 ±0.022	—
实验组	16	0.788 ±0.026	<0.01 与健康组比较
地黄组	16	0.715 ±0.019	<0.06 与实验组比较

（3）组织病理学变化：

与实验组相比较，光镜下，地黄组小鼠肾小球病变明显减轻；电镜下，地黄组小鼠肾小球上皮细胞足突融合明显减轻。

（二）改善缺血－再灌注诱导的急性肾功能衰竭大鼠肾功能不全，上调 AQP－2 和 Na，K－ATP 酶水平，下调 HO－1 水平[32]

1. 受试动物　雄性 SD 大鼠。

2. 受试药物　地黄 *Rehmannia glutinosa* Libosch. 根蒸馏得到的水提取物（ARR）。

3. 实验方法　见表 6－107。

表 6－107　地黄水提物改善肾衰实验设计方案

组别	造模		给药	
	方法	周期	方法	周期
ARF 组	大鼠麻醉后夹闭双侧肾动脉 45min 建立缺血－再灌注急性肾衰(ARF)模型	4 天		4 天
给药组	同上	4 天	ig ARR200mg/(kg・d)	4 天
假手术对照组		4 天	仅给蒸馏水	4 天

4. 观察指标　①肾功能参数；②水孔蛋白－2（AQP－2）。

5. 实验结果

（1）肾功能参数检测结果显示：与对照组比较，模型组大鼠尿量明显增加，尿钠排泄减少，无溶质水重吸收和肌酐清除率明显下降；而给药组这几项参数得到明显改善；尿钾和尿氯化物分泌各组间无明显差别。

（2）水孔蛋白－2（AQP－2）检测结果显示：与对照组比较，模型组内髓、外髓及皮质中 AQP－2、Na，K－ATP 酶 α_1 和 β_1 亚单位的表达水平均显著减弱，而 HO－1 的表达均明显增强；治疗组内髓、外髓及皮质中 AQP－2、Na，K－ATP 酶 α_1 和 β_1 亚单位表达的减弱及 HO－1 表达的增强均得到明显恢复。

（三）麦角甾苷对小鼠肾毒血清肾炎良好的治疗作用[33]

1. 受试动物　大耳白兔（2.0－2.5kg）、雄性 BALB/c 小鼠（18～22g）。

2. 受试药物　熟地黄麦角甾苷。

3. 实验方法　见表 6－108。

表 6－108　麦角甾苷对小鼠肾毒血清肾炎良好的实验方法

分组	剂量(mg/kg)	肾毒血清肾炎模型的制作	治疗 n	治疗 给药	观察指标
模型对照 环磷酰胺 麦角甾苷 麦角甾苷 麦角甾苷	 15 10 30 90	兔抗小鼠肾毒血清的制备:将 BALB/C 小鼠摘眼球放净血后,于无菌条件下取肾皮质用磷酸缓冲液(无钙、无镁)制成细胞悬液,经 150 目不锈钢丝网滤过,低温(4℃)离心(1500r/min,10min),弃上清,按沉淀的肾皮质体积 1∶9 加入弗氏完全佐剂研成乳剂,取 1ml 给兔颈、背、脚趾皮下多点注射,每周 1 次,连续 5 次(第 2 至 5 次用不完全佐剂),于末次注射时加淋巴结内注射。测定抗体效价后,颈总动脉放血,分离血清冷藏备用。 造模:取小鼠测定尿蛋白及血清生化指标后,剔除异常者,每鼠 ip 乳剂 0.25ml(含兔 IgG 0.5mg 和弗氏完全佐剂)预免疫,第 5 天经尾静脉 iv 肾毒血清 0.2ml/只。三天后每天测尿蛋白,待尿蛋白显著高于正常值后,根据眼眶取血检测血清生化指标的轻重,搭配分组。	10	除环磷酰胺组 ip 给药外,其余四组 ig 给药,每天 1 次,于 5d 后和 10d 后,分别检测尿蛋白及生化指标,并于给药 10d 后进行肾组织病理学检查。	① 尿蛋白 ② 血清生化指标(白蛋白、尿素氮、总胆固醇) ③ 肾组织病理学检查(给药 10d 后测)

4. 实验结果

（1）麦角甾苷对肾炎小鼠尿蛋白的影响：见表 6－109。

表 6－109　麦角甾苷对肾炎小鼠尿蛋白含量变化

组别	剂量 mg/kg	尿蛋白 mg/L($\bar{x}\pm s$) 造模前(n)	造模后(n)	给药 5 天(n)	给药 10 天(n)
模型对照	－	130 ±50(50)	2200 ±789(10)	1188 ±259(8)	1167 ±258(6)
环磷酰胺	15		2100 ±994(10)	844 ±129(8)	792 ±1.88(6)*
麦角甾苷	10		2100 ±876(10)	850 ±129(10)**	875 ±134(8)*
	30		2200 ±789(10)	900 ±129(10)*	813 ±177(8)*
	90		2100 ±876(10)	875 ±177(10)*	833 ±187(9)*

注：①（）内为鼠数；②与模型对照组比较，＊$P<0.05$，＊＊$P<0.01$，＊＊＊$P<0.001$，以下相同。

（2）血清生化指标：见表6－110，表6－111，表6－112。

表6－110 麦角甾苷对肾炎小鼠血清白蛋白的影响

组别	剂量 mg/kg	白蛋白 g/L($\bar{x} \pm s$) 造模前(n)	造模后(n)	给药5天(n)	给药10天(n)
模型对照	-	29.9±2.0(50)	22.2±4.0(10)	20.2±1.6(8)	19.2±2.2(6)
环磷酰胺	15		22.5±4.0(10)	24.0±2.4(8)**	23.2±1.4(6)**
	10		22.6±4.6(10)	21.0±2.2(10)	22.6±3.0(8)**
麦角甾苷	30		22.5±3.8(10)	22.2±2.1(10)*	26.7±2.3(8)***
	90		22.1±3.7(10)	22.9±2.5(10)*	27.4±2.6(9)***

表6－111 麦角甾苷对肾炎小鼠血清尿素氮的影响

组别	剂量 mg/kg	尿素氮 mmol/L($\bar{x} \pm s$) 造模前(n)	造模后(n)	给药5天(n)	给药10天(n)
模型对照	-	6.8±0.3(50)	17.6±11.9(10)	29.3±10.6(8)	19.2±4.6(6)
环磷酰胺	15		17.7±12.0(10)	14.4±10.4(8)*	7.7±1.4(6)***
	10		18.1±12.1(10)	20.5±11.4(10)	9.4±2.4(8)***
麦角甾苷	30		17.9±12.1(10)	17.6±10.6(10)*	9.1±3.5(8)***
	90		17.6±11.0(10)	22.0±9.40(10)	9.3±3.2(9)***

表6－112 麦角甾苷对肾炎小鼠血清总胆固醇的影响

组别	剂量 mg/kg	总胆固醇 mmol/L($\bar{x} \pm s$) 造模前(n)	造模后(n)	给药5天(n)	给药10天(n)
模型对照	-	2.16±0.28(50)	4.16±1.68(10)	9.54±0.96(8)	8.60±0.91(6)
环磷酰胺	15		4.04±1.39(10)	7.66±1.25(8)**	5.91±0.88(6)***
	10		4.16±1.12(10)	7.35±1.07(10)***	6.40±1.40(8)**
麦角甾苷	30		4.29±0.76(10)	7.83±0.87(10)***	7.15±1.01(8)*
	90		4.36±1.10(10)	7.98±1.53(10)*	7.32±1.14(9)*

（3）病理检验结果：

肾组织切片经HE，PAS—苏木素及Masson三色染色后，光镜下，麦角甾苷三个剂量组的肾小球毛细血管基底膜增厚程度明显比模型对照组减轻，毛细血管坏死、新月体形成、肾小管腔内蛋白管型数量均比模型组减少。

（四）熟地黄的滋阴补肾作用[34]

1. 受试动物　Wistar雄性大鼠，体重140～170g。

2. 受试药物

（1）熟地黄煎剂：熟地黄（据中国药典1985版炮制）饮片，蒸馏水煎煮两次，合并药液，浓缩成70%熟地黄水煎液，置4℃冰箱备用。

（2）六味地黄汤煎剂：煎法、浓度同上，置4℃冰箱备用。

（3）三碘甲腺原氨酸（T_3）混悬液：T_3片剂混悬于适量蒸馏水中（临时制备）浓度为20μg/3ml。

3. 实验方法

（1）分组造模：见表6－113。

表 6－113　熟地黄滋阴补肾模型制作与分组

组别	n	模型制作
①正常组	11	每鼠每日上午用蒸馏水 3ml 灌胃，下午①组用蒸馏水 3ml，②、③组分别用六味或熟地黄水煎液 3ml 灌胃，共 6 天。
②六味组	10	
③正常加熟地黄组	11	
④阴虚组	12	每鼠隔日（实验开始后的第一、三、五天）上午给 T_3 混悬液 3ml 共 3 次；每鼠每日下午④组给蒸馏水 3ml，⑤、⑥组分别给“六味”、熟地黄水煎液各 3mI，共 6 天。
⑤阴虚加“六味”组	11	
⑥阴虚加熟地黄组	11	

（2）观察指标：

①体征：观察给药前后大鼠的体征变化，包括整体状态及活动。

②体重改变：参考徐叔云等体重称量法 *。

③24 小时饮水量及尿量：从给药的第 3 天早晨开始，每日将大鼠分成 7 批（每批 2～3 只）放人各自的代谢笼内，分别测定其 24 小时饮水量及尿量，至第 7 天早晨结束（测定前禁食 12 小时；测定开始时轻压大鼠下腹，排尽余尿）。

④血浆三碘甲腺原氨酸（T_3），甲状腺素（T_4）、醛固酮（AD）浓度：从给药的第 4 天至第 7 天，每天早晨对测定过饮水量及尿量的大鼠，立即行心脏取血，共四批，按上述放射免疫药盒说明书，分别测定其血浆 T_3、T_4、AD 浓度。统计分析均采用 FQ 检验。

4. 实验结果

（1）体征：正常组和正常给药组，给药前后在整体状态及活动上未见明显变化。造模大鼠给药的第 1、第 2 天，不论阴虚组还是阴虚给药（六味和熟地黄）组在体征上未表现显著异常，只是较正常大鼠（包括正常组与正常给药组）食量有所增加，给药的第 3 天，开始有兴奋好斗现象，且食量又较前有所增加，从第 4 天开始，大鼠均变得消瘦、躁动不安。但阴虚组消瘦、躁动不安、相互打斗的程度较阴虚给药组为甚。至给药的第 6、第 7 天，阴虚组各有一只大鼠失明，而阻虚给药组则无此现象。

（2）体重改变：见表 6－114。

表 6－114　熟地黄和六味地黄汤对正常阴虚大鼠体重增长的影响（%）

分组	动物数	体重改变
正常组	11	$+7.41\pm2.37$
正常＋六味组	10	$+11.70\pm2.76$
正常＋熟地组	11	$+11.01\pm5.85$
阴虚组	12	$-13.80\pm6.92^{**}$
阴虚＋六味组	11	$-7.14\pm2.25^{\triangle**}$
阴虚＋熟地组	10	$-6.17\pm2.42^{\triangle\triangle**}$

注：表中“＋”表示增加；“－”表示减少与正常组相比 $*P<0.05$　$**P<0.01$ 与阴虚组相比 $\triangle P<0.05$　$\triangle\triangle P<0.01$（下同）

（3）24 小时饮水量及尿量：见表 6－115。

* 徐叔云等主编．药理实验方法学．北京：人民卫生出版社，1982：975.

表6－115 熟地黄和六味地黄汤对正常和阴虚大鼠24小时尿量的影响（$\bar{x} \pm s$，ml）

组别	动物数	饮水量	尿量
正常组	11	5.25 ±0.65	9.24 ±0.61
正常＋六味组	10	4.71 ±0.70	6.24 ±1.35
正常＋熟地组	11	5.30 ±0.77	8.18 ±1.80
阴虚组	12	11.88 ±3.59**	11.17 ±0.90**
阴虚＋六味组	11	8.29 ±1.30△△**	9.58 ±1.15△
阴虚＋熟地组	10	7.65 ±1.24△△**	1.88 ±1.66△△*

（4）血浆中T_3、T_4、AD浓度：见表6－116。

表6－116 熟地黄和六味地黄汤对正常和阴虚大鼠血浆T_3、T_4、AD浓度的影响

组别	动物数	T_3(ng/ml)	T_4(μg/dl)	AD(ng/ml)
正常组	11	1.02 ±0.40	25.75 ±2.39	1.51 ±0.30
正常＋六味组	10	1.35 ±0.56	26.91 ±10.79	1.49 ±0.68
正常＋熟地组	11	1.38 ±0.58	25.13 ±3.32	1.66 ±0.46
阴虚组	10	5.99 ±1.79**	8.92 ±1.22**	1.04 ±0.57*
阴虚＋六味组	9	3.94 ±1.29△△**	14.06 ±3.08△△**	1.68 ±0.36△
阴虚＋熟地组	10	3.88 ±1.21△△**	13.28 ±3.10△△**	1.65 ±0.40△

六、抗衰老的作用

（一）熟地黄（氯仿/乙醇/水）提取液对脑有延缓衰老的作用[35]

1. 受试动物 昆明种健康雄性小鼠，3～4月龄，体重（20±2）g。
2. 受试药物 熟地黄氯仿提取液；乙醇提取液；水提取液。
3. 实验方法 见表6－117。

表6－117 熟地黄抗衰老实验设计方法

组别	剂量(ig)	周期	造模	观察指标及检测方法
对照组	同剂量	30d	皮下注射同剂量的生理盐水	取鼠脑称重，用0.9%生理盐水制成1%脑匀浆，3000r/min离心10min，上清为待测液。 SOD测定采用黄嘌呤氧化酶法，MDA测定采用TBA法 蛋白测定采用双缩尿法
模型组	温开水	30d	每天皮下注射D－半乳糖（7mg/ml，100mg/kg），共30d	
模型衰老组	熟地黄氯仿提取液9.6g/kg 熟地黄乙醇提取液9.6g/kg 熟地黄水提取液4g/kg	30d		

4. 实验结果 见表6－118。

表6－118 熟地黄不同溶媒提取液对衰老小鼠脑SOD、MDA的影响（$\bar{x} \pm s$）

组别	n	SOD(Nu/mg蛋白)	MDA(nmol/mg蛋白)
对照组	12	3.29 ±0.40	25.16 ±3.29
衰老模型组	12	2.08 ±0.41*	33.23 ±3.83*
熟地氯仿提取液	10	3.99 ±0.48△△	29.48 ±4.71△
熟地乙醇提取液	10	3.61 ±0.74△△	31.83 ±5.63
熟地水提取液	10	33.9 ±0.52△△	32.04 ±4.82

注＊与对照组比较$P<0.01$△与模型组比较$P<0.05$，△△与模型组比较$P<0.01$

（二）地黄水提液能显著提高小鼠红细胞膜Na^+、K^+－ATPase活性，显著降低MDA含量[36]

1. 受试动物 昆明种健康雄性小鼠，3～4月龄，体重（20±2）g。
2. 受试药物 熟地黄水提取液。

3. 实验方法　见表6－119。

表6－119　地黄水提液抗衰老实验设计方案

组别	ig给药剂量周期	造模	观察指标及检测方法
对照组	灌胃温开水30d	皮下注射同剂量的生理盐水	Na^+,K^+－ATPase活性,按试剂盒方法 MDA含量测定按试剂盒方法 蛋白定量采用双缩尿法
模型组	灌胃温开水30d	衰老模型组每日皮下注射D－半乳糖(100mg/kg体重)共30d	
模型衰老组	熟地黄水提取液4g/kg;30d		

4. 实验结果　（见表6－120）采用t检验方法检测。

表6－120　熟地黄对小鼠红细胞膜Na^+、K^+－ATPase活性及MDA含量的影响

组别	n	MDA(μmol/mg蛋白)	Na^+,K^+－ATPase(μmol pi/mg蛋白/h)
正常对照组	12	31.54±269	0.292±0.038
衰老模型组	12	41.83±4.51$^{\Delta\Delta}$	0.164±0.016$^{\Delta\Delta}$
模型给药组	10	35.88±3.99**	0.127±0.026**

注：ΔΔ为与正常对照组比较$P<0.01$. ＊＊为与衰老模型组比较$P<0.01$

（三）熟地黄有抗衰老作用[37]

1. 受试动物　昆明种健康雌性小鼠，7月龄。

2. 受试药物　熟地黄（中药熟地黄饲料，每克含熟地黄0.1g）。

3. 实验方法　见表6－121。

表6－121　地黄抗衰老实验设计方案

组别	剂量(ig)	造模	观察指标及检测方法
对照组(分8、12、15、18月龄)		正常生长	血清E_2浓度测定:按放射免疫常规方法测定 脾细胞ER含量测定:主要参考Chae氏法,采用放射配体结合分析法(羟基磷灰石吸附分离)—HAP法。
熟地黄组(分8、12、15、18月龄)	每天上午,给熟地黄饲料1g	正常生长	成骨细胞PR含量测定:采用Kato氏法分离头盖骨成骨细胞,用培养液洗细胞两次,调整成骨细胞浓度为1×10^5个/管,台盼兰染色显示90%以上细胞存活,后测每管PR含量。PR含量测定参照Eriksen法进行

4. 实验结果

（1）对照组随着老化进程的发展，血清E_2浓度、脾细胞ER含量、成骨细胞PR含量的变化：见表6－122，图6－19。

表6－122　不同月龄雌性小鼠熟地黄组与对照组血清E2浓度、脾细胞ER含量、成骨细胞PR含量的比较（$\bar{x}\pm s$）

测时月龄		鼠数	E2(pmol/L)	ER(fmol/L)	PR(fmol/L)
8	对照组	5	169.0±24.6	51.8±5.5	32.5±5.1
	熟地黄组	5	176.1±26.4	53.2±5.6	34.9±4.9
12	对照组	5	97.9±22.3	32.3±4.8	18.1±2.2
	熟地黄组	5	109.1±23.3	36.6±5.2	23.1±2.9*
15	对照组	5	90.6±19.9	28.6±3.1	14.1±1.9
	熟地黄组	5	99.0±21.6	32.4±5.1	19.3±2.3*
18	对照组	5	73.1±15.2	21.5±2.9	10.3±1.2
	熟地黄组	5	89.3±18.4	29.1±3.3*	15.5±2.1**

注：与前一月龄同指标比较，$*P<0.05$，$**P<0.01$

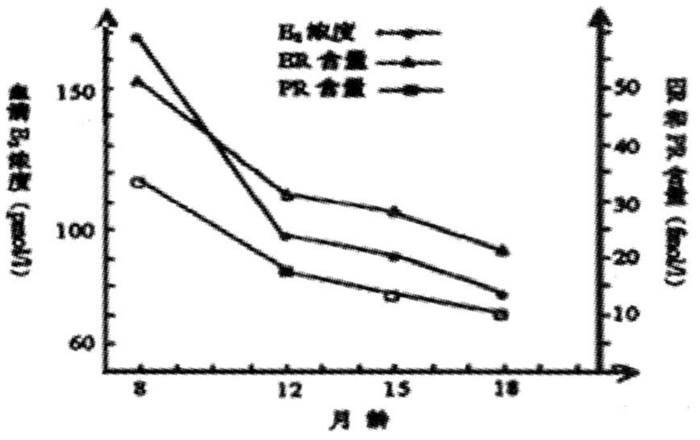

图6-19 不同月龄组雌性小鼠熟地黄组与对照组血清 E_2 浓度脾细胞 ER 含量、成骨细胞 PR 含量的比较

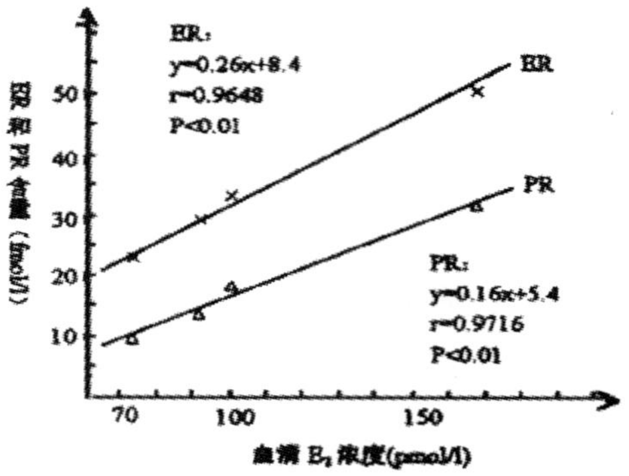

图6-20 不同月龄组雌性小鼠细胞 ER 含量、成骨细胞 PR 含量与血清 E_2 浓度间的相关分析

（2）血清 E_2 浓度与脾细胞 ER 含量和成骨细胞 PR 含量的相关分析：见表6-122，图6-20。

（3）熟地黄对雌性小鼠老化进程中血清 E_2 浓度的影响：见图6-21。

（4）熟地黄对雌性小鼠老化进程中脾细胞 ER 含量的影响：见图6-22。

（5）熟地黄对雌性小鼠老化进程中成骨细胞 PR 含量的影响：见图6-22。

（四）干地黄是作为整体发挥抗衰老作用的金匮肾气丸中不可缺少的主药[38]

1. 受试动物　昆明种小鼠，体重20~25g，雌雄各半。

2. 受试药物　干地黄，水煎剂，金匮肾气丸水煎剂，金匮肾气丸去干地黄水煎剂。

3. 实验方法　见表6-123。

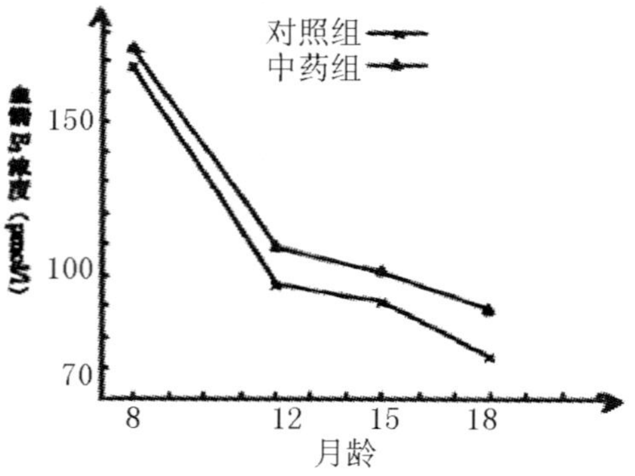

图6-21 不同月龄雌性小鼠中药组与对照组血清E2浓度比较

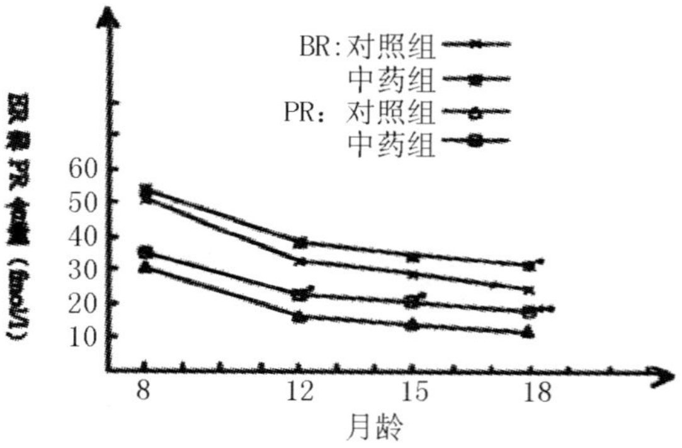

图6-22 不同月龄雌性小鼠中药组与对照组 ER、PR 含量比较

表6-123 干地黄抗衰老作用实验方法

组别	ig给药剂量及时间	造模	观察指标及检测方法
正常对照组			
模型组		背部皮下注射 D-半乳糖（100mg/kg·d）。连续给药6周 2~5组	小鼠记忆:采用暗箱法 巨噬细胞吞噬指数 吞噬百分率
干地黄组	0.02ml/g×1g/ml;6周		
金匮肾气丸去干地黄组	0.02ml/g×1g/ml;6周		
金匮肾气丸组	0.02ml/g×1g/ml;6周		

4. 实验结果

（1）对衰老小鼠记忆的影响：

续给药6周，第39天上午开始训练。测定时将小鼠放入明箱，记录自放入明箱到钻洞进入暗箱的潜伏期，以及5min内进入暗箱的错误次数。5min内未钻洞者，潜伏期按300s计算。结果见表6-124。

表 6－124　干地黄等水煎剂对衰老小鼠记忆的影响（$\bar{x} \pm s$）

组别	n	灌胃给药量/mL·(g 体重)$^{-1}$	潜伏期/s	5min 内错误次数/次
对照组	10	－	235.8 ±73.2*	0.40 ±0.49**
模型组	11	－	94.2 ±23.2$^{▲▲△}$	2.50 ±1.16
干地黄组	12	0.02	174.2 ±68.0$^{▲▲△}$	1.08 ±0.76$^{▲▲△}$
去干地黄组	9	0.02	175.8 ±59.8$^{▲▲△}$	1.11 ±0.57$^{▲▲△}$
肾气丸组	11	0.02	233.2 ±52.6$^{▲▲}$	0.45 ±0.50$^{▲▲}$

注：对照组与模型组比，＊＊$P<0.01$；用药组与模型组比，▲▲$P<0.01$；金匮肾气丸组；金匮肾气丸组与干地黄组、去干地黄组比，△$P<0.05$。

（2）对衰老小鼠巨噬细胞吞噬功能的影响：

连续给药 6 周后，末次给药的同时每只小鼠腹腔注射 5% 鸡红细胞悬液 0.4ml，10h 后眼球取血并用脱颈椎法处死小鼠，消毒腹部，剪开腹膜，注入汉氏液 2.5ml，轻揉腹部，用镊子提起腹膜，剪开一小孔，用长颈吸管吸取腹腔液 2ml 置于试管中。混匀后，吸出少量滴于载玻片上（液滴大小约为 2cm × 1.5cm）。将滴片平放在含湿沙的搪瓷盘中，置 37℃ 温箱内孵育 30min 后，在生理盐水中涮去浮于滴片上的鸡红细胞，冷风吹干，甲醇固定 5min，姬姆萨－瑞特氏染液染色 5～10min 冲洗，凉干。用油镜观察并计算巨噬细胞吞噬百分率及吞噬指数［吞噬百分率＝（吞噬鸡红细胞的巨噬细胞数 ÷ 100 个巨噬细胞）× 100%，吞噬指数＝100 个巨噬细胞所吞噬鸡红细胞的总和 ÷ 100］（见表 6－125）。

表 6－125　干地黄等水煎剂对小鼠巨噬细胞功能的影响（$\bar{x} \pm s$）

组别	n	灌胃给药量/ml·(g 体重)$^{-1}$	吞噬百分率(%)	吞噬指数
对照组	10		33.60 ±2.58*	0.82 ±0.09**
模型组	11		14.91 ±2.19	0.38 ±0.10
干地黄组	12	0.02	22.17 ±2.03$^{▲▲△△}$	0.50 ±0.09$^{▲▲△△}$
去干地黄组	9	0.02	23.67 ±1.49$^{▲▲\#\#}$	0.60 ±0.11$^{▲▲\#}$
肾气丸组	11	0.02	27.00 ±1.28$^{▲▲}$	0.72 ±0.10$^{▲▲}$

注：对照组与模型组比，＊＊$P<0.01$；用药组与模型组比，▲▲$P<0.01$；干地黄组与金匮肾气丸组组比，△△$P<0.01$；去干地黄组与金匮肾气丸组组比，#$P<0.05$，##$P<0.01$

（五）熟地黄水提液可显著降低心肌 LPF 含量、提高 GSH－Px 的活性[39]

1. 受试动物　昆明种健康雄性小白鼠，体重（20 ±2）g。

2. 受试药物　熟地黄水提液。

3. 实验方法　见表 6－126。

表 6－126　熟地黄水提液的实验方法

组别	剂量(ig)	造模	观察指标及检测方法
正常对照组	温开水	颈背部皮下注射生理盐水	称取心肌组织，用冷生理盐水制成 1% 匀浆，取匀浆 1.0ml，加入氯仿一甲醇混合液(2∶1)4ml，充分振荡提取，35℃水浴保温 5min，3000rpm 离心 10min，用岛津 RF－5000 型荧光光度计测定氯仿层中脂褐素的荧光强度，采用激发波长 360nm，发射波长 450nm。GSH－Px 测定按试剂盒说明的程序进行
衰老模型组	温开水	颈背部皮下注射 D－半乳糖(100mg/kg·d)。连续 30d。	
衰老模型给药组	4g/kg		

4. 实验结果（见表 6－127）　统计学处理采用 t 检验。

表 6－127 熟地黄水提液对小鼠心肌 LPF 和 GSH－Px 的影响（$\bar{x} \pm s$，$n=10$）

组别	LPF(μ/mg/ml)	GSH－Px(μ/mgpro)
正常对照组	17.60±1.56	109.34±9.68
衰老模型组	20.96±2.16$^{\Delta\Delta}$	61.38±7.15$^{\Delta\Delta}$
模型给药组	18.06±2.18*	86.93±7.59**

注：ΔΔ 为与正常对照组比较 $P<0.01$；＊为与衰老摸型组比较 $P<0.05$；＊＊为与衰老模型组比较 $P<0.01$。

（六）梓醇能上调衰老 CHOm2 细胞 M_2 受体密度，可能是地黄治疗阿尔采未病（AD）的主要有效成分[40]

1. 受试体　CHOm2 细胞。

2. 受试药物　梓醇（鲜地黄中分离，纯度＞95%）。

3. 实验方法

（1）细胞培养及分组：见表 6－128。

表 6－128 梓醇治疗 AD 实验设计方案

组别	细胞培养	检测指标及方法
生理盐水对照组 梓醇终浓度 10^{-6}mol·L^{-1} 梓醇终浓度 10^{-5}mol·L^{-1} 梓醇终浓度 10^{-4}mol·L^{-1}	CHOm2 细胞培养于 MEM 培养基(内含体积分数为 0.10 的胎牛血清、0.1mmol·L^{-1}脯氨酸、1×10^5U·L^{-1}青霉素、100mg·L^{-1}链霉素)，置培养箱内 5% CO_2、37℃常规培养。细胞长至铺满瓶底约 90% 时，用 0.25% 胰酶消化，离心 100×g，5min 收集细胞，加 MEM 稀释至 1×10^5 细胞/ml 均匀接种于 24 孔板，每孔加 1ml 继续培养供实验用。	完整培养细胞 M_2 受体密度的测定 梓醇对脑匀浆中 M 受体的竞争结合反应 梓醇对乙酰胆碱酯酶的作用

（2）完整培养细胞 M2 受体密度的测定

细胞在 24 孔板培养 48h 后，更换培养基，同时分别加入不同浓度梓醇溶液及生理盐水 10μl/孔，继续培养 72h，然后用^{3}H－NMS 单点结合法测定 M_2 受体密度。培养在 24 孔板内的 CHO 细胞弃 MEM 培养基，加冰冷的 KHB 缓冲液（10mmol·L^{-1}HEPES，118mmo·L^{-1}NaCl，14.3mmol·L^{-1}KC，1.17mmol·L^{-1}$MgSO_4$·7H_2O，1·3mmol·L^{-1}$CaCl_2$，25mmol·L^{-1}$NaHCO_3$，11·7mmol·L^{-1}Glucose，pH7·4）每孔 2ml 37℃振荡孵育 30min，弃缓冲液，加冰冷 KHB 洗两次后进行结合反应。总结合孔（TB）加^{3}HNMS 和 KHB 各 100μl 非特异结合孔（NSB）加^{3}HNMS 和阿托品各 100μl 总反应体积均为 200μl 37℃振荡孵育 45min。反应结束后立即置冰浴终止反应，每孔加冰冷磷酸缓冲液（PB，pH7·4）1ml 用刮匙刮下细胞，抽滤至双层 69 型玻璃纤维滤膜上，滤膜预先用 0·25% PEI 浸泡以降低非特异结合，每孔用 10ml 冰冷 PB 冲洗。滤膜 80℃烘干后浸入 1ml0.6% b－PBD 二甲苯溶液，液体闪烁仪测放射性计数率（cpm），Lowry 法测定蛋白含量，按下式计算每份样品的受体密度 RT。

$$RT(pmol\cdot g^{-1}蛋白)=\frac{总结合\ cpm-非特异结合\ cpm}{测量效率\%\times标记物比活度\ cpm/pnol\times标本蛋白量\ g}$$

（3）梓醇对脑匀浆中 M 受体的竞争结合反应：

SD 大鼠断头取脑，制成匀浆，冷冻离心 1800×g，15min，取上清液冷冻高速离心 27000×g，15min，取沉淀，加磷酸缓冲液（pH7·4）后低速匀浆，制成微粒悬浮液即膜碎片标本。用单位点竞争结合实验测定梓醇是否竞争^{3}H－NMS 同 M 受体的结合。以阿托品为阳性对照，阿托品和梓醇的浓度分别为 0、10^{-10}、10^{-9}mol·L^{-1}逐渐递增到 10^{-4}mol·L^{-1}，另各管都加相同量的^{3}H－NMS100μl 和膜碎片 200μl 全部做双复管，操作均在 0～4℃进行。加样完毕 37℃振荡孵育 45min，反应结束立即置冰浴终止反应，用预冷的蒸馏水抽滤至双层 69 型玻璃纤维滤膜上，滤膜预先用 0.25% PEI 浸泡以降低非特异结合。滤膜 80℃烘干，浸入 1ml 0.6% b－PBD 二甲苯溶液，液体闪烁仪测 cpm。以阿托品和梓醇为 0mol·L^{-1}时测得的 cpm

为 100% 结合，计算其余各管的结合百分率。

（4）梓醇对乙酰胆碱酯酶的作用：

SD 大鼠断头取脑后称重，加 9 倍生理盐水制成匀浆，离心 1800 × g，10min，取上清液备用。乙酰胆碱酯酶活力测定全部按试剂盒说明书操作，以每 mg 组织蛋白样本在 37℃ 保温 6min，水解反应体系中 1μmol 乙酰胆碱为 1 个活力单位，根据乙酰胆碱水解产物显色的 OD 值计算待测样品的酶活力。40μl 脑匀浆加 20μl 不同浓度药物为待测样品，Donepezil 为阳性对照样品，蒸馏水做阴性对照，每个样品酶活力测定重复 6 次，Lowry 法测定蛋白含量。

4. 实验结果　所有数据以 $\bar{x} \pm s$ 表示，各组间比较用单因素方差分析。

（1）CHO 细胞 M_2 受体密度与培养时间的关系：见图 6 – 23。

（2）梓醇对 CHOm2 细胞 M_2 受体密度的上调作用：见图 6 – 24。

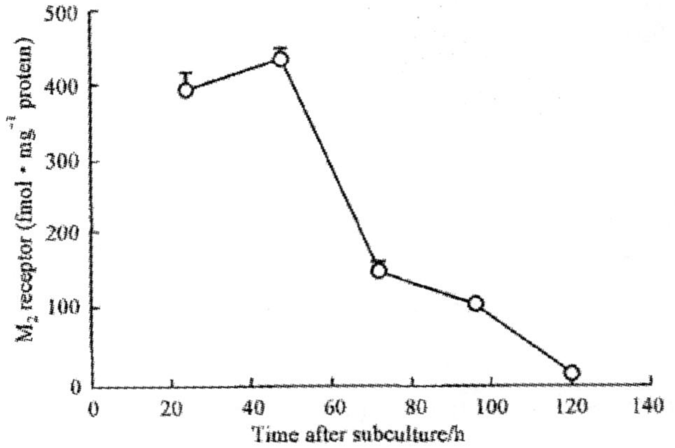

Fig6 – 23　Time course of M_2 receptor density after subculture（n = 6）

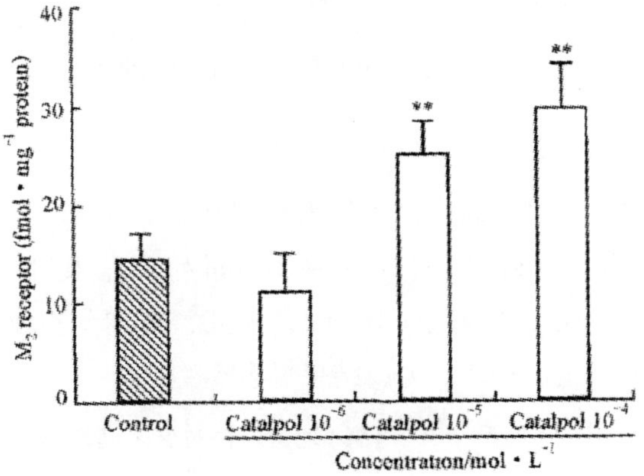

Fig6 – 24　Effect of catalpol on M_2 receptor density（n = 6）

（3）梓醇不占领 M 受体结合位点：

单位点竞争结合实验结果显示，随阿托品浓度逐渐加大，测得 cpm 值逐渐降低，作图呈现典型的“反 S”型竞争曲线，表明其与^{3}H – NMS 竞争 M 受体结合位点。而梓醇浓度逐渐加大至 10^{-4}mol · L^{-1}时测得的 cpm 值变化不大，在测量误差范围之内，作图近乎平直线，说明梓醇不与^{3}H – NMS 竞争 M 受体结合位点，即并非通过占领 M 受体结合位点发挥作用（见图 6 – 25）。

（4）梓醇不抑制乙酰胆碱酯酶活性：见图 6 – 26。

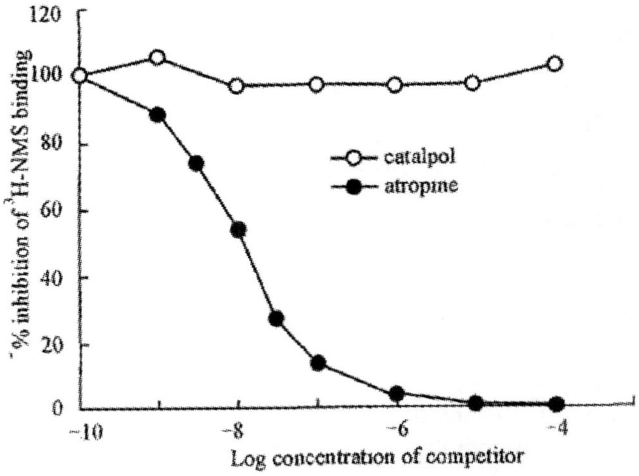

Fig6 – 25　Competithe curye of catalpol and atropine

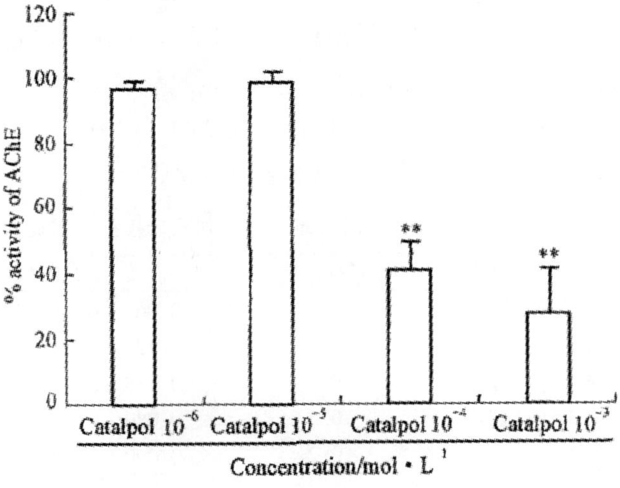

Fig6 – 26　Effect of drugs on actiyity of AChE（n = 6）

（七）（怀）熟地黄多糖有很好的抗氧化作用[41]

1. 受试动物　昆明种小鼠，体重 18～20g，雌雄各半。

2. 受试药物　（怀）熟地黄多糖。

3. 实验方法　见表 6－129。

表 6－129　地黄多糖抗氧化作用实验设计方案

组别	n	衰老模型小鼠的制作方法	观察指标
空白对照组 模型组 香菇多糖组 熟地黄多糖组	10	空白对照组除外，其余四组每鼠颈背部皮下注射 D－半乳糖(1.25g/kg)造衰老模型，每日注射 1 次，连续 40d；另 1 组颈背部皮下注射生理盐水作为空白对照组。每 3d 称重 1 次，根据体重调整用药量。从第 11 天开始，造模 4 组分别灌服大、小剂量的(怀)熟地黄多糖水溶液、香菇多糖片混悬液和同体积生理盐水；连续灌药 30d，于最后 1 次给 D－半乳糖。灌药后 1h，小鼠眼眶取血，血液肝素抗凝备用，再取小鼠肝、脑，制备肝匀浆和脑匀浆备用。	①衰老模型小鼠血超氧化物歧化酶(SOD)活力 ②衰老模型小鼠血过氧化氢酶(CAT)活力 ③衰老模型小鼠血谷胱甘肽(GSH－PX)活力 ④衰老模型小鼠血浆过氧化脂质(LPO)含量 ⑤衰老模型小鼠肝匀浆和脑匀浆中过氧化脂质(LPO)含量

4. 实验结果

（1）对衰老模型小鼠血超氧化物歧化酶（SOD）活力的影响

取小鼠血 50μl，加入盛有 5ml 生理盐水刻度离心管中离心，弃去上清液。加预冷双蒸馏水 0.2ml，溶血后加预冷 95% 乙醇 0.1ml，振摇，再加预冷氯仿 0.1ml，混合器上抽提 2min，离心得抽提液，按试剂盒说明书测血 SOD 活力，结果见表 6－130。

表 6－130　(怀)地黄多糖对衰老模型小鼠血 SOD、CAT、GSH－PX 活力的影响($\bar{x}\pm s$，u/ml，$n=10$)

组别	剂量(g/kg)	血 SOD 活力	血 GSH－PX 活力	血 CAT 活力(×10⁻³)
空白对照组	—	1335±377*	17.14±4.52**	6.354±1.353**
模型组	—	892±350	8.56±2.20**	3.878±1.037
香菇多糖组	0.1	1709±553**	36.00±2.50**	5.239±1.323*
(怀)熟地黄	0.4	1905±436**	33.33±4.23**	5.607±1.128**
多糖组	0.2	1633±449**	22.81±2.40**	5.570±1.539**

注：与模型组比较，$*P<0.05$，$**P<0.01$（下同）

（2）对衰老模型小鼠血过氧化氢酶（CAT）活力的影响

取 30% 过氧化氢 0.52ml，加水至 50ml，取出 4ml，加入 pH7.0 的 0.05mol/L 磷酸缓冲液 26ml，在 230nm 处测 1cm 光路的 OD 值为 0.53。可作为过氧化氢酶的底物溶液，按文献[*,**]法测定和计算血 CAT 活力，结果见表 6－130。

（3）对衰老模型小鼠血谷胱甘肽（GSH－PX）活力的影响：结果见表 6－130。

（4）对衰老模型小鼠血浆过氧化脂质（LPO）含量的影响：结果见表 6－131。

表 6－131　(怀)地黄多糖对衰老模型小鼠血血浆、脑匀浆、肝匀浆中 LPO 的影响($\bar{x}\pm s$，OD，$n=10$)

组别	剂量(g/kg)	血浆 LPO 水平	脑匀浆 LPO 水平	肝匀浆 LPO 水平
空白对照组		0.064±0.012**	0.054±0.010**	0.048±0.011**
模型组		0.129±0.029	0.160±0.028	0.104±0.017
香菇多糖组	0.1	0.115±0.017**	0.095±0.012**	0.075±0.014**
(怀)熟地黄	0.4	0.089±0.017**	0.107±0.017**	0.060±0.011**
多糖组	0.2	0.090±0.019**	0.099±0.016**	0.064±0.014**

* 1. 陈奇．中药药理研究方法学．北京：人民卫生出版社，1994，937.

** 陈勤．抗衰老实验方法学．北京：中国医药科技出版社，1997，38

（5）对衰老模型小鼠肝匀浆和脑匀浆中过氧化脂质（LPO）含量的影响

取少许肝脏，清洗后滤纸吸干水分。用匀浆器制5%的肝匀浆。精取肝匀浆1.5ml；按文献方法测肝匀浆LPO水平，脑匀浆中LPO的测定同肝匀浆，结果见表6－131。

七、抗炎症作用

（一）地黄水提液可显著性抑制阴虚热盛证型发热家兔血浆cAMP含量过高及cAMP/cGMP比值升高[42]

1. 受试动物　健康家兔体重（2.0～2.5kg），雌雄各半。

2. 受试药物　地黄水提液。

3. 实验方法　见表6－132。

表6－132　地黄水提液抗炎作用实验设计方案

分组		造模	治疗
正常组(NS)		耳缘静脉注射等量生理盐水	灌服相同剂量的生理盐水
模型组(M)			–
模型给药组(DM)	10mg/kg组 30mg/kg组 90mg/kg组	①禁水禁食18h后，耳缘静脉注射速尿注射液(2.5ml/kg) ②1h后同法注入等量速尿 ③1h后同法注射大肠杆菌300EU/kg	灌服地黄水提液(1∶1)，每日2次，连续2d，第3天给药1次，末次给药后1h、3h、5h心脏采血。造模前禁食禁水18h，第5次给药在注射内毒素同时灌服地黄水提液(1∶1)，剂量为2.5g/kg。

4. 观察指标

（1）症状及体征观察：动物呼吸、神志、二便、耳廓及舌象改变；

（2）体温；

（3）血浆中cAMP含量与cAMP/cGMP比值的变化；

（4）家兔外周血象。

5. 实验结果

（1）症状及体征：

正常组：未见异常变化。

造模组：注射速尿后，排尿次数及尿量均大增，攻毒后，出现耸毛等症状，体温不断升高，在体温达峰值及峰值发热持续阶段，家兔表现为烦躁、呼吸急促、大便干燥、耳廓发红发热、舌面干燥而红。

给药组：造模组出现的异常症状有不同程度的减轻或消除。

（2）地黄对家兔发热的影响：见表6－133。

表6－133　家兔体温变化表

组别	n	剂量 g/kg^{-1}	给药前体温(℃)	给药后体温(℃)									
				0.5h	1h	1.5h	2h	2.5h	3h	3.5h	4h	4.5h	5h
正常组	8	–	39.14±0.18	39.02±0.16△	38.8±0.17△	39.06±0.15△△	38.9±0.13△△	39.25±0.15△△	39.1±0.15△△	39.22±0.14△△	39.1±0.18△	39.31±0.12△	39.2±0.12
模型组	8	–	39.04±0.21	38.66±0.27*	39.6±0.29*	40.35±0.26**	40.5±0.29**	40.63±0.33**	40.3±0.27**	40.08±0.25**	39.8±0.27*	39.51±0.26*	39.3±0.13
模型给药组	8	2.5	39.07±0.21	39.29±0.18*	39.3±0.16*	39.77±0.16△	39.9±0.12△	39.73±0.17△	39.5±0.14△	39.31±0.15△	39.2±0.14△	39.20±0.14	39.0±0.13

注：与模型组比较，△$P<0.01$；与正常组比较，*$P<0.05$，**$P<0.01$。

（3）血浆cAMP含量及cAMP/cGMP比值：见表6－134，表6－135。

表 6-134 地黄对 ET 致热家兔血浆 cAMP 的影响 ($\bar{x} \pm s$)

组别	n	剂量 (g/kg⁻¹)	给药前 cAMP(pmol/ml)	给药后不同时间 cAMP(pmol/ml)		
				1h	3h	5h
正常组	8	—	0.99±0.20	1.03±0.27△△	1.06±0.25△	0.99±0.24
模型组	8	—	1.04±0.23	1.87±0.22**	1.47±0.39*	1.02±0.28
模型给药组	8	2.5	1.01±0.27	1.32±0.36△	1.09±0.24△	1.04±0.26

注：与模型组比较，△$P<0.05$，△△$P<0.01$；与正常组比较，*$P<0.05$，**$P<0.01$。

表 6-135 地黄对 ET 致热家兔血浆 cAMP/cGMP 的影响($\bar{x} \pm s$)

组别	n	剂量 (g/kg⁻¹)	给药前 cAMP/cGMP 比值	给药后不同时间 cAMP(pmol/ml)		
				1h	3h	5h
正常组	8	—	3.03±0.38	3.08±0.27△△	3.09±0.25△	3.09±0.34
模型组	8	—	3.04±0.23	3.97±0.32**	3.31±0.29*	3.12±0.28
模型给药组	8	2.5	3.01±0.31	3.42±0.36△	3.11±0.27	3.04±0.23

注：与模型组比较，△$P<0.05$，△△$P<0.01$；与正常组比较，*$P<0.05$，**$P<0.01$。

（4）外周血象的变化：见表 6-136。

表 6-136 地黄对阴虚热盛证型发热家兔血浆白细胞的影响 ($\bar{x} \pm s$)

组别	n	剂量 (g/kg⁻¹)	给药前白细胞 (千/毫米³)	给药后不同时间白细胞(千/毫米³)				
				1h	2h	3h	4h	5h
正常组	8	—	7.0±0.19	6.6±0.17	7.4±0.19	7.2±0.15	6.8±0.18	7.0±0.14
模型组	8	—	6.8±0.23	4.3±0.12*	2.8±0.23**	5.3±0.19*	8.8±0.24*	13.1±0.18**
模型给药组	8	2.5	6.9±0.17	4.8±0.16*	3.7±0.19**	5.6±0.24*	8.4±0.16*	12.3±0.18**

注：与模型组比较，△$P<0.05$，△△$P<0.01$；与正常组比较，*$P<0.05$，**$P<0.01$。

（二）地黄水提取液对组织胺引起的血管通透性亢进及醋酸引起的小鼠腹膜炎有明显抑制作用，对蛋清所致急性炎症也有抗炎作用[43]

1. 受试动物　SD 纯系大鼠，昆明种小鼠，雌雄不拘。

2. 受试药物　怀庆地黄块根（俗称金状元）制成 70% 地黄水提取液、醇提取液和醚提取液（70% 系 100ml 液体含 70mg 生药）。

3. 实验方法　见表 6-137。

表 6-137 抗炎作用实验方法

分组	急性实验性炎症		组织胺引起的毛细血管通透性		小鼠实验性腹膜炎给药	
	给药	大鼠(n) 142±20g (100)	给药 ml/kg	大鼠(n) 151±3g	给药 ml/kg	小鼠(n) 20±2g(64)
生理盐水组	20	灌胃至第三天，给药 1.5 小时后用 10% 新鲜蛋清 0.1ml 注入大鼠后肢足趾皮下，分别于 30′、60′、120′、180′时用容积测量法分别测量后肢的容积	20	灌胃，每天一次，至第三天给药 1.5 小时后在乙醚麻醉下于大鼠腹中线两侧相距 5cm 处各选一点，周围剃毛后皮下注射磷酸组胺 0.05ml（含磷酸组胺 50μg），然后舌下静脉注射 0.5% 伊文思兰液 lml/kg，半小时后将动物脱臼致死，剥开皮肤测量	60	分两次灌胃，至第三天给药 1.5 小时后静脉注射 0.5% 伊文思兰液 0.1ml/10g，10 分钟后腹腔注射 0.6% 醋酸液溶 0.2ml/只，20 分钟后脱臼致死，剪开腹腔，用 5 毫升蒸馏水冲洗腹腔两次收集冲洗液，过滤用蒸馏水加至 10 毫升，721 分光光度计（波长 590mm）比色，测得光密度，在伊文思兰标准曲线上查出每小鼠腹腔冲洗液的色素渗出量
70% 水提取液	20		20		60	
70% 醇提取液	20				60	
70% 醚提取液	20					
地塞米松组	30					
0.2% 地塞米松组			30		40	
评价指标	以给药前后的差值作抗炎的指标		注射组织胺处皮肤染兰的面积		以生理盐水组为 100% 计算给药组抑制百分率	

4. 实验结果　见表6-138，表6-139，表6-140。

表6-138　致炎后足趾肿胀容积（$\bar{x} \pm s$，ml）

组别	鼠数(只)	30′	60′	120′	180′	P值
生理盐水组	20	0.306±0.10	0.280±0.09	0.273±0.01	0.236±0.09	
70%水提取液	20	0.219±0.08	0.195±0.08	0.181±0.09	0.151±0.08	<0.01
70%醇提取液	15	0.267±0.05	0.291±0.07	0.290±0.08	0.287±0.08	>0.05
70%醚提取液	17	0.272±0.02	0.298±0.02	0.292±0.01	0.285±0.02	>0.05
地塞米松组	20	0.152±0.08	0.138±0.07	0.126±0.08	0.110±0.06	<0.01

表6-139　地黄水提取液对毛细管通透性的影响

组别	鼠数(只)	皮肤染蓝面积($\bar{x} \pm s$ cm^2)	抑制率%	P值
生理盐水组	11	1.030±0.74		
70%地黄水提取液	11	0.269±0.29	70.6	<0.001
地塞米松组	9	0.259±0.30	74.9	<0.001

表6-140　地黄对小鼠实验性腹膜炎的影响

组别	鼠数(只)	伊文思兰渗出液($\bar{x} \pm s$ mg%)	抑制率%	P值
生理盐水组	16	1.532±0.64		
70%地黄水提取液	16	0.947±0.35	38.2	<0.01
70%地黄醇提取液	16	1.244±0.41		>0.05
地塞米松组	16	0.896±0.17	41.6	<0.01

八、抗胃溃疡、保护胃黏膜的作用

（一）干地黄和熟地黄（水煎剂）对胃液分泌和幽门结扎型胃溃疡的发生均有显著的抑制作用[44]

1. 受试动物　Sprague-Dawley大鼠，体重160~180g，雌雄不拘。

2. 受试药物　50%的干地黄和熟地黄水提液。

3. 实验方法

（1）胃液的收集与测定：

大鼠禁食不禁水48小时。在乙醚麻醉下，切开腹壁，结扎胃幽门。2小时后处死大鼠，结扎胃贲门，取胃，沿大弯剪开收集胃内容物，测定胃液量。用0.01mol/L NaOH溶液在ZD-2型自动酸度滴定计上滴定至pH=7。计算总酸度和总酸排出量。

（2）制备胃溃疡模型：

手术操作同前。幽门结扎后10~12小时取胃，沿大弯剪开，倒净胃内容物，在生理盐水中轻轻漂洗胃内壁，将胃黏膜展平，在放大镜下计数溃疡发生率和溃疡数。溃疡抑制率用下式计算。

$$\text{溃疡抵制率} = \frac{\text{对照组平均溃疡数} - \text{实验组平均溃疡数}}{\text{对照组平均溃疡数}} \times 100\%$$

4. 实验结果　见表6-141，表6-142，表6-143。

表6-141　干地黄对胃液分泌的影响（$\bar{x} \pm s$）

组别	例数	胃液量(ml)	总酸度(μmol/ml)	总酸排出量(μmol)
去离子水	10	2.9±1.9	86.3±16.1	241.3±124.6
100%干地黄	10	0.5±0.6*	41.9±29.1*	32.4±56.6*
50%干地黄	9	1.4±0.9*	61.3±33.6	104.3±100.2*
F值		15.3186	6.7719	11.2260
P值		<0.001	<0.01	<0.001

注：本组数据系方差分析，两两比较用q检验。*与去离子水组比较差别有显著性意义（$P<0.05$）

表 6－142 熟地黄对胃液分泌的影响（$\bar{x} \pm s$）

组别	例数	胃液量(ml)	总酸度(μmol/ml)	总酸排出量(μmol)
去离子水	10	2.9 ±1.9	86.3 ±10.1	241.3 ±124.6
100%熟地黄	6	<0.1*	0*	0*
50%熟地黄	10	0.9 ±0.6*	73.3 ±29.1	72.5 ±53.4*

注：本组数据系用秩和检验。表中数值为0表示完全无酸分泌，此时pH值≥7。＊与去离子水组比较差别有显著性意义（$P<0.05$）

表 6－143 100%干地黄和熟地黄对幽门结扎型胃溃疡的影响

组别	例数	发生率	溃疡数	抑制率
去离子水	10	90%	10.2 ±12.3	－
100%干地黄	12	33%	3.1 ±7.6*	69.6%
100%熟地黄	11	36%	1.1 ±2.2*	89.2%
		$\chi^2=8.72$	F =5.5112	
		$P<0.05$	$P<0.01$	

注：均值的检验用方差分析，两两比较用q检验。率的检验用行×l列表的卡方检验。＊与去离子水组比较差别有显著性意义（$P<0.05$）

（二）干地黄既能预防溃疡的形成，又能促进溃疡的愈合[45]

1. 受试动物 Spague－Dawley纯种2级大白鼠，体重160±20g，雌雄不拘。

2. 受试药物 干地黄水提物A（80%乙醇溶性部分）、干地黄水提物B（80%乙醇不溶性部分）。

3. 实验方法

（1）模型制作与分组：见表6－144。

表 6－144 分组造模

分组	n	造模
Ⅰ	7	胃饲A液12g/kg,2h后胃饲1ml无水乙醇造模
Ⅱ	7	胃饲B液12g/kg,2h后胃饲1ml无水乙醇造模
Ⅲ	9	胃饲12ml/kg去离子水,2h后胃饲1ml无水乙醇造模(为Ⅰ、Ⅱ对照组)
Ⅳ	9	先给大鼠胃饲0.8ml无水乙醇造模,2h后胃饲A液6g/kg,每天2次,连续3d,72h后观察结果
Ⅴ	10	胃饲A液改为胃饲去离子水6ml/kg,其余处理同组Ⅳ(为Ⅳ对照组)
Ⅵ	7	在冰乙酸造模术后第2天起,每日胃饲A液6g/kg,连续8d,术后第10天观察结果
Ⅶ	7	将胃饲A液改为胃饲去离子水6ml/kg,其余处理同组Ⅵ(为Ⅵ对照组)
Ⅷ	7	肌注A液12g/kg,2h后胃饲无水乙醇1ml造模
Ⅸ	7	将肌注A液改为肌注去离子水12ml/kg,其余处理同组Ⅷ(为Ⅷ对照组)
Ⅹ	8	胃饲A液6g/kg,2h后测定胃壁结合黏液量
Ⅺ	8	将胃饲A液改为胃饲去离子水6ml/kg,其余处理同组Ⅹ(为Ⅹ对照组)

模型1：（急性无水乙醇性胃黏膜损伤模型）：实验前大鼠禁食24h，不禁水。给大鼠胃饲1ml（部分组为0.8ml，见动物分组）无水乙醇，1h后（部分为72h，见动物分组）脱臼处死大鼠，剖腹，结扎幽门、贲门，取出胃用10%甲醛固定10min。沿胃大弯剪开胃壁，收集胃内容物，测定胃液量，将胃漂洗干净后展平测量损伤指数。

模型2：慢性乙酸性胃溃疡模型：对照Okabe和董秀云等的慢性乙酸溃疡模型稍加修改制备。大鼠在1.5%戊巴比妥钠腹腔麻醉下消毒皮肤，打开腹壁，轻轻牵出胃，在腺胃部前壁窦体交界处浆膜面上贴上一沾有冰乙醇的圆形滤纸（直径5mm）30s，在同一位置上用另一浸有冰乙酸的滤纸重复以上步骤一次。缝合腹壁切口。术后置单笼喂养，次日开始分组给药。

（2）观察指标：

①胃壁结合黏液：胃饲 A 液 2h 后处死动物，取胃，沿胃大弯剪开并外翻，用生理盐水 2ml 稍冲洗后浸入 20ml 阿利新蓝染料中（阿利新蓝浓度为 20ml/100ml；缓冲液为 0.12mol/LNa_2HPO_4 和 0.04mol/L 柠檬酸，pH 值为 5.8），在 25℃温浴 2h 后取出胃，吸取 7ml 孵育液离心 10min（3000r/min），取离心后的上清液在 752 型分光光度计 615nm 波长处比色。根据下列公式计算结合染料量：结合染料量 = 4 - 20 × 实测光密度 /（5 × 标准光密度）

②损伤指数与溃疡面积：在无水乙醇模型中，损伤呈条索状者，测量其长度，每 1mm 计 1 分：若其宽度超过 1mm，则计分加倍；出血呈点状者（长度、宽度均小于 1mm）计 0.5 分；出血呈斑块状者（长、宽均大于 2mm），测量并计算其面积；将以上测量结果相加即为该动物的损伤指数。慢性乙酸溃疡模型溃疡面积计算方法：取其最大横径和竖径的均值作直径（R），按公式 $3.14 \times R^2/4$（mm^2）计算。

③损伤（溃疡）抑制率

$$损伤（溃疡）抑制率 = \frac{对照组平均损伤指数（或溃疡面积）- 实验平均损伤指数（或溃疡面积）}{对照组平均损伤指数（或溃疡面积）} \times 100\%$$

4. 实验结果　见表 6 - 145。

表 6 - 145　干地黄提取物 A、B 对溃疡形成与愈合的影响（$\bar{x} \pm s$）

分组	药物	给药剂量(g or ml/kg)	例数	损伤指数或溃疡面积	损伤(溃疡)抑制率(%)
Ⅰ	A 液	12	7	1.7 ± 2.4*	98.7
Ⅱ	B 液	12	7	51.6 ± 26.3*	61.0
Ⅲ	去离子水	12	9	132.4 ± 37.2	-
Ⅳ	A 液	12 × 3	9	8.0 ± 2.7*	78.3
Ⅴ	去离子水	12 × 3	10	36.8 ± 3.3	-
Ⅵ	A 液	6 × 8	7	10.2 ± 0.9*	67.5
Ⅶ	去离子水	6 × 8	7	31.4 ± 2.9	-
Ⅷ	A 液	12	7	178.5 ± 55.6*	-31.8
Ⅸ	去离子水	12	7	135.4 × 33.2	-

* 各实验组分别与各自的去离子水对照组比较 $P < 0.001$。

（三）干地黄对胃黏膜有快速保护作用[46]

1. 受试动物　Spague - Dawley 纯种 2 级大白鼠，体质量（160 ± 20）g，雌雄不拘。

2. 受试药物　干地黄煎剂。

3. 实验方法

（1）胃黏膜损伤模型：实验前大鼠禁食 24h，不禁水。给大鼠胃饲（或经十二指肠下段注射）2ml（或 1ml）无水乙醇（或 φ = 70% 乙醇），1h 后脱臼处死大鼠，剖腹，结扎幽门、贲门，取出胃用 φ = 10% 甲醛固定 10min。沿胃大弯剪开胃壁，收集胃内容物，测定胃液量，将胃漂洗干净后展平测量损伤指数。

（2）十二指肠上段—结肠吻合术：大鼠经 15g/L 戊巴比妥钠溶液 $50mg \cdot kg^{-1}$ 腹腔麻醉后切开腹壁，在距幽门约 1cm 处剪断十二指肠，缝合下段残端开口；将与胃相连的十二指肠上段通过一粗细适宜的塑料管与结肠相连通，用线结扎固定。实验时药物经十二指肠下段注入，使之不与胃内的无水乙醇混合。

（3）分组：见表 6 - 146。

表 6－146 分组造模及给药

分组		n	动物模型	给药
Ⅰ	Ⅰ－1	9	实验在未作特殊处理的大鼠上进行	先胃饲干地黄煎剂 6g·kg^{-1}，再立即胃饲无水乙醇 2ml
	Ⅰ－2	7		先胃饲提取物 A 6g·kg^{-1}再立即胃饲无水乙醇 2ml
	Ⅰ－3	9		先胃饲去离子水 6ml·kg^{-1}，再立即胃饲无水乙醇 2ml
Ⅱ	Ⅱ－1	10		先胃饲无水乙醇 2ml，再立即胃饲干地黄煎剂 6g·kg^{-1}
	Ⅱ－2	7		先胃饲无水乙醇 2ml，再立即胃饲提取物 A6g·kg^{-1}
	Ⅱ－3	12		先胃饲无水乙醇 2ml，再立即胃饲去离子水 6ml·kg^{-1}
Ⅲ	Ⅲ－1	8		先胃饲 φ＝70% 乙醇 2ml，再立即胃饲干地黄煎剂 6g·kg^{-1}
	Ⅲ－2	8		先胃饲 φ＝70% 乙醇 2ml，再立即胃饲去离子水 6ml·kg^{-1}
Ⅳ	Ⅳ－1	8	实验在十二指肠上段—结肠吻合术后的大鼠上进行	先胃饲无水乙醇 1ml，再十二指肠下段注射提取物 A6g·kg^{-1}
	Ⅳ－2	6		先胃饲无水乙醇 1ml，再十二指肠下段注射提取物 A12g·kg^{-1}
	Ⅳ－3	7		先胃饲无水乙醇 1ml，再十二指肠下段注射去离子水 12ml·kg^{-1}
Ⅴ	Ⅴ－1	6	实验在给大鼠胃饲 100g·L^{-1}辣椒煎剂 1ml24h 后进行	先胃饲提取物 A 6g·kg^{-1}，再立即胃饲无水乙醇 2ml
	Ⅴ－2	6		先胃饲去离子水 6ml·kg^{-1}，再立即胃饲无水乙醇 2ml
Ⅵ	Ⅵ－1	7	实验在给大鼠胃饲 400g·L^{-1}辣椒煎剂 1ml24h 后进行	先胃饲提取物 A 6g·kg^{-1}，再立即胃饲无水乙醇 2ml
	Ⅵ－2	7		胃饲去离子水 6ml·kg^{-1}，再立即胃饲无水乙醇 2ml
Ⅶ	Ⅶ－1	6	实验在给大鼠胃饲 800g·L^{-1}辣椒煎剂 1ml24h 后进行	先胃饲提取物 A 6g·kg^{-1}，再立即胃饲无水乙醇 2ml
	Ⅶ－2	7		先胃饲去离子水 6ml·kg^{-1}，再立即胃饲无水乙醇 2ml

4. 观察指标

（1）损伤指数测量：同赖晓嵘文方法[63]。损伤指数用观测到的黏膜损伤的总长度来表示，量/单位为 lt/mm。

（2）损伤抑制率计算，见下式：

损伤抑制率＝（对照组平均损伤指数－给药组平均损伤指数）/对照组平均损伤指数×100%

5. 实验结果 见表 6－147，表 6－148，表 6－149。

表 6－147 在给予乙醇前或后立即胃饲干地黄或提取物 A 对胃黏膜的保护

组别	ω(剂量)/(g·kg^{-1})	n	损伤指数 $l_t$$^{3)}$/mm	$r_i$$^{2)}$/(%)
胃饲 100% 乙醇给药组				
Ⅰ－1(干地黄煎剂)	6	9	30.3±29.6$^{1)}$	76.6
Ⅰ－2(提取物 A)	6	7	32.7±25.5$^{1)}$	74.7
Ⅰ－3(去离子水)	6	9	129.4±51.4	－
胃饲 100% 乙醇后给药组				
Ⅱ－1(干地黄煎剂)	6	10	270.0±90.1	－30.1
Ⅱ－2(提取物 A)	6	7	260.7±83.2	－25.6
Ⅱ－3(去离子水)	6	12	207.6±87.6	－
胃饲 70% 乙醇后给药组				
Ⅲ－1(干地黄煎剂)	6	8	35.9±23.11)	70.2
Ⅲ－2(去离子水)	6	8	120.5±51.3	－

注：1）与对照组比较 $P<0.001$；2）ri：抵制率；3）lt：胃黏膜损伤总长度

表 6-148　十二指肠内提取物 A 对胃黏膜的保护

组别	Drug	ω(剂量)/(g·kg^{-1})	n	损伤指数 l_t[3]/mm	r_i[2]/(%)
Ⅳ-1	extract A	6	8	93.8±33.1	10.9
Ⅳ-2	extract A	12	6	19.3±13.3[1]	81.7
Ⅳ-3	water	12	7	105.3±28.9	-

1）与对照组比较 $P<0.001$；2）ri：抵制率；3）lt：胃黏膜损伤总长度

表 6-149　不同浓度辣椒煎剂预处理对提取物 A 胃黏膜保护作用的影响

组别	n	PretreatmentP(chilli)/g·L^{-1}	Drug	Index of damage l_t[3]/mm	r_i[2]/(%)
Ⅴ	6	100	extract A	10.0±5.2[1]	88.2
Ⅴ	6	100	water	85.0±59.6	-
Ⅵ	7	400	extract A	102.0±38.5	38.2
Ⅵ	7	400	water	165.0±79.3	-
Ⅶ	6	800	extract A	233.3±113.9	0.7
Ⅶ	7	800	water	235.0±84.2	-

注：1）与对照组比较 $P<0.01$；2）ri：抵制率；3）lt：胃黏膜损伤总长度

（四）干地黄对胃黏膜有快速保护作用[47]

1. 受试动物　SD 二级纯种大白鼠，体重 150～210g，雄性。

2. 受试药物

（1）干地黄煎剂：干地黄 20g 去离子水煎煮 2 次，滤液加热浓缩，制成浓度为 1.0g/ml 的水煎剂，冷冻保存备用。

（2）干地黄 80% 乙醇提取物 A：干地黄 100g，去离子水煎煮 4 次，滤液浓缩制成浓度为 1.0g/ml 的水煎剂。用 80% 乙醇沉淀 72h。过滤，醇溶部分去除乙醇，制成浓度为 100% 的 A 液。分装后冷冻保存备用。

（3）辣椒煎剂的：四川红辣椒粉 40g，加水 1000ml，加热至 300ml 后过滤，残渣再加水 600ml，加热至 200ml 后过滤；滤液合并加热浓缩至 50ml，即得 800g/L 辣椒煎剂。按比例加水稀释可得 400 及 100g/L 的辣椒煎剂。

3. 实验方法

（1）胃黏膜损伤模型：实验前大鼠禁食 24h，不禁水。胃饲实验药物后再立即胃饲 1ml 或 2ml 无水乙醇，1h 后处死动物，解剖取胃，沿胃大弯剪开胃壁，清洗干净后展开测量损伤指数。

（2）损伤指数测量方法：损伤呈条索状者，测其长度，以 1mm 计 1 分，若宽度 >1mm，则计分加倍；出血呈点状者（长、宽均 <1mm）计 0.5 分；出血呈斑块状者（长、宽均 >2mm）测定其面积，以面积计分。将以上结果相加即为损伤指数。

（3）模型制作：见表 6-150。

表 6－150 干地黄对胃黏膜有快速保护作用的模型制作

分组		n	给药
Ⅰ	Ⅰ－1	8	胃饲干地黄煎剂 6g/kg，120min 后胃饲无水乙醇 1ml
	Ⅰ－2	7	胃饲去离子水 6ml/kg，120min 后胃饲无水乙醇 1ml
Ⅱ	Ⅱ－1	7	胃饲干地黄煎剂 6g/kg，30min 后胃饲无水乙醇 1ml
	Ⅱ－2	8	胃饲去离子 6ml/kg，30min 后胃饲无水乙醇 1ml
Ⅲ	Ⅲ－1	8	胃饲干地黄煎剂 6g/kg，15min 后胃饲无水乙醇 1ml
	Ⅲ－2	14	胃饲去离子水 6ml/kg，15min 后胃饲无水乙醇 1ml
Ⅳ	Ⅳ－1	9	胃饲干地黄煎剂 6g/kg，1min 后胃饲无水乙醇 2ml
	Ⅳ－2	7	胃饲提取物 A6g/kg，1min 后胃饲无水乙醇 2ml
	Ⅳ－3	9	胃饲去离子水 6ml/kg，1min 后胃饲无水乙醇 2ml
Ⅴ	Ⅴ－1	6	大鼠胃饲 100g/L 辣椒煎剂 1ml 预处理 24h 后，先胃饲提取物 A6g/kg，1min 后胃饲无水乙醇 2ml；
	Ⅴ－2	6	大鼠胃饲 100g/L 辣椒煎剂 1ml 预处理 24h 后，先胃饲去离子水 6ml/kg，1min 后胃饲无水乙醇 2ml；
Ⅵ	Ⅵ－1	7	大鼠胃饲 400g/L 辣椒煎剂 1ml 预处理 24h 后，先胃饲提取物 A6g/kg，1min 后胃饲无水乙醇 2ml
	Ⅵ－2	7	大鼠胃饲 400g/L 辣椒煎剂 1ml 预处理 24h 后，先胃饲去离子水 6ml/kg，1min 后胃饲无水乙醇 2ml
Ⅶ	Ⅶ－1	6	大鼠胃饲 800g/L 辣椒煎剂 1ml 预处理 24h 后，先胃饲提取物 A6g/kg，1min 后胃饲无水乙醇 2ml
	Ⅶ－2	7	大鼠胃饲 800g/L 辣椒煎剂 1ml 预处理 24h 后，先胃饲去离子水 6ml/kg，1min 后胃饲无水乙醇 2ml

4. 观察指标

损伤指数、损伤抑制率［损伤抑制率＝（对照组平均损伤指数－实验组平均损伤指数）/对照组平均损伤指数×100%］。

5. 实验结果　见表 6－151，表 6－152。

表 6－151 提前不同时间胃饲干地黄煎剂或提取物 A 对胃黏膜损伤的影响（$\bar{x}\pm s$）

分组	例数	损伤指数(mm)	损伤抑制率(%)
Ⅰ－1	8	49.0±29.3**	57.1
Ⅰ－2	7	114.4±32.2	—
Ⅱ－1	7	11.7±14.8**	89.3
Ⅱ－2	8	109.9±52.1	—
Ⅲ－1	8	2.1±1.4**	95.9
Ⅲ－2	14	51.8±29.0	—
Ⅳ－1	9	30.3±29.6**	76.6
Ⅳ－2	7	32.7±25.5**	74.7
Ⅳ－3	9	129.4±51.4	—

注：与相应对照组比较 ** $P<0.01$

表 6－152 不同浓度辣椒煎剂预处理对干地黄提取物 A 胃黏膜损伤作用的影响（$\bar{x}\pm s$）

分组	例数	辣椒预处理(g/L)	给药	损伤指数(mm)	损伤抑制率(%)
Ⅴ－1	6	100	提取物 A	10.0±5.2**	88.2
Ⅴ－2	6	100	水	85.0±59.6	—
Ⅵ－1	7	400	提取物 A	102.0±38.5	38.2
Ⅵ－2	7	400	水	165.0±79.3	—
Ⅶ－1	6	800	提取物 A	233.3±113.9	7.2
Ⅶ－2	7	800	水	235.0±84.2	—

注：与相应对照组比较 ** $P<0.01$

（五）干地黄通过辣椒素敏感神经元和胆碱能神经介导，引起胃黏膜血流量增多[48]

1. 受试动物　动物 SD 纯种 2 级大白鼠，体重（180±20）g，雌雄各半。

2. 受试药物　（1）200% 干地黄提取物 A：干地黄 100g，清水 1500ml，加热煮沸，连续 4 次。滤液先分别浓至150ml再合并浓缩至100ml，制成浓度为1.0g/ml水煎剂。将980ml无水乙醇和145ml双蒸水混匀后，缓慢加入100ml煎剂中不断搅拌30min。使含醇80%，密闭静置72h，期间搅拌2次，10min/次。过滤，去除乙醇，加双蒸水至50ml即可。

（2）1.25%辣椒素溶液：精确称取1.25g辣椒素粉末，加入10ml吐温-80溶液里搅拌5min，充分溶解后加入10ml无水乙醇和80ml生理盐水搅拌5min，即得。

3. 实验方法

（1）去神经大鼠模型制作：取1.25%辣椒素总剂量125mg/kg，分3天皮下注射，每天的剂量分别按总剂量的1/5，2/5和2/5给予，10天后以0.01%辣椒素溶液滴眼，去神经大鼠无反应；若没有去神经的大鼠则出现显著的前肢擦摸眼部反应，为不符合要求大鼠，应被淘汰掉。

（2）阻断胆碱能神经大鼠模型：皮下注射阿托品0.0025mg/100g，30min后用于实验。

（3）分组造模：见表6-153。

表6-153　模型制作

组别	n	模型制作
空白对照组	6	手术后不注射任何药物或试剂，记录30min的GMBF
生理盐水对照组	9	通过细软管向胃内注人37℃ 0.9%生理盐水0.3ml/100g
A液组	10	通过细软管向胃内注人37℃ 200%干地黄提取物A液0.3ml/100g
去神经加A液组	7	用去神经大鼠，通过细软管向胃内注人37℃ 200%干地黄提取物A液0.3ml/100g
阿托品加A液组	6	用阿托品阻断大鼠胆碱能神经，通过细软管向胃内注人37℃ 200%干地黄提取物A液0.3ml/100g

4. 观察指标　胃黏膜血流量

大鼠禁食24h，自由饮糖盐水，实验前2h禁水。20%乌拉坦0.6ml/100g腹腔麻醉，仰卧固定，用恒温灯维持肛温于36~37℃，气管切开，插管接呼吸机后开腹。在胃大弯腺膜交界处的膜部针刺一小孔，插入直径1mm的细软管至胃窦部，同时将LDF光纤探头插入胃内，轻轻固定于离腺膜交界约1cm的胃大弯腺胃部，测量胃黏膜血流量，待血流稳定后开始实验。每隔0.2s采样1次。血流量单位以灌注单位（PU）表示，1PU约等于0.1ml·min^{-1}·100g^{-1}组织。每个时间点取连续测量的10个读数的平均值为该时间点所得的PU值。0min的PU值是未给予处理因素的PU值，以后每5min所测的PU值则为给予处理因素以后所测的PU值，持续观察30min。通过下式将PU值转化为PU值变化百分率：PU值变化百分率=（每一时间点的PU值/0min的PU值）×100%。

5. 实验结果　见表6-154。

表6-154　各组大鼠不同时间胃黏膜GMBF测定结果比较（%，$\bar{x}\pm s$）

组别	n	GMBF						
		0	5	10	15	20	25	30(min)
空白对照	6	100.00±0	99.00±3.16	100.50±4.93	100.83±3.06	101.00±2.45	100.33±4.23	97.17±6.24
生理盐水对照	9	100.00±0	93.00±10.11*	92.56±10.11*	91.11±19.93*	87.11±15.27*	88.00±14.18*	86.22±16.90*
A液	10	100.00±0	130.40±17.30△	132.9±20.15△	124.70±31.03	111.90±23.70	102.20±16.18	93.90±11.39
去神经加A液	7	100.00±0	98.21±13.54*	90.44±11.88*	84.63±16.02	80.56±17.85*	79.29±17.24	75.37±21.72
阿托品加A液	6	100.00±0	105.88±9.55	108.0±23.49	98.53±15.77	101.23±15.64	106.92±18.42	107.06±20.26

注：与A液组比较，* $P<0.05$；与本组0min比较，△$P<0.05$

（六）干地黄提取物A有明显的胃黏膜保护作用[49]

1. 受试动物　SD纯种2级大白鼠，体重（180±20）g，雌雄各半。

2. 受试药物　200%干地黄提取物A。

3. 实验方法 见表6－155。

表6－155 地黄提取物胃黏膜保护作用实验设计方案

组别	n	给药	动物模型
A 液组	48	包括6个时间段，每时间段8只；每只大鼠胃饲200% A 液0.6ml/100g，分别观察A液作用于胃黏膜5、20、35、50、65和115min后，胃黏膜形态和HSP70含量的变化	实验前大鼠禁食24h，自由饮用糖盐水。分别提前不同的时间（1、5、20、35、50、65、115min）胃饲A液或生理盐水后，胃饲2ml无水乙醇，1h后颈椎脱臼处死大鼠。剖腹，结扎幽门、责门，取出胃，在中性缓冲福尔马林溶液中固定10min。沿胃大弯剪开胃壁，将胃用PBS漂洗干净后，展平于滤纸上，测量损伤指数。然后将胃置于中性缓冲福尔马林溶液中固定24h，用水冲洗后即可应用于HSP70免疫组织化学的实验中。
NS 组	48	包括6个时间段，每时间段8只；每只大鼠胃饲0.9% NaCl液0.6ml/100g，分别观察NS作用于胃勃膜5、20、35、50、65和115min后，胃黏膜形态和HSP70含量的变化	
A 液加无水乙醇组	56	包括7个时间段，每时间段8只。每只大鼠先胃饲200% A液0.6ml/100g，各小组分别在1、5、20、35、50、65和115min后给予无水乙醇，1h后，观察损伤指数、损伤深度及HSP70产生的相应情况	
NS 加无水乙醇组	56	包括7个时间段，每时间段8只；每只大鼠先胃饲0.9% NaCl0.6ml/100g，各小组分别在1、5、20、35、50、65和115min后给予无水乙醇，1h后，观察损伤指数、损伤深度及HSP70产生的相应情况	

组织化学方法 取材：组织块的采取在正常与病灶交界处，尽量沿胃大弯取材以呈现整个胃黏膜的病变。切片厚度为3μm，每一标本切两张片，一张做常规HE染色，另一张置于防脱片上做HSP70免疫组化实验，结果均置光镜下观察。HSP70免疫组化实验，（1）抗原修复：上述防脱片于60℃烤30～60min，然后脱蜡至水。用3% H_2O_2 室温浸泡10min以灭活内源性酶，再用蒸馏水洗3次，每次2min。接着，切片浸入0.01M枸橼酸盐（pH6.0）中，置于微波炉内加温使其沸腾，再中低火加温5min，至此抗原修复完成。（2）HSP70免疫组化染色方法：将经抗原修复处理后的切片每张滴加50μl封闭用正常羊血清工作液，37℃置10min，再用PBS洗3次，每次2min，然后加50μl Mouse anti HSP70（一抗）；另取一张切片加等量封闭用正常羊血清工作液作为阴性对照，均在37℃恒温下孵育25min，再用PBS洗3次，每次5min。接着加5μl Envision + TM，Peroxidase，Mouse（二抗），在37℃恒温下孵育20min，再用PBS洗3次，每次5min。最后，用DAB显色，再用流水冲洗，苏木素复染，中性树胶封片后可阅片。

4. 观察指标 损伤指数、损伤深度、HSP70阳性细胞比值：见表6－156。

表6－156 损伤指数、损伤深度、HSP70阳性细胞比值

损伤深度				HSP70阳性细胞比值
0级（计0分）	Ⅰ级（计1分）	Ⅱ级（计2分）	Ⅲ级（计3分）	
所有胃黏膜细胞完整，保持正常的形态、位置与密度，黏膜表面细胞呈柱形或立方形，胃小凹呈理想的浓度，胃腺由完整的黏液颈细胞、壁细胞、主细胞和内分泌细胞组成，仅有少量脱落	黏膜表面细胞有空泡，有核浓缩，胞浆轻染或胞浆溶解，一些细胞脱落，胃小凹细胞完整	黏膜表面细胞广泛损伤，胃小凹细胞中断或片状脱落，腺体细胞无损害	黏膜表面、胃小凹和腺体细胞均受损害，壁细胞普遍呈空泡状，大量细胞脱落，整个表面上皮层坏死脱落	运用BI2000医学图像分析系统进行测定，以每一高倍视野（40×）的面积为1，则HSP70所占该视野的面积用小数表示，作为HSP70阳性细胞比值。每张切片随机选取5个视野作图像分析，取其均数作为每张切片的HSP70平均阳性细胞比值。

5. 实验结果

（1）A液对胃黏膜细胞HSP70含量的影响：光镜下观察，A液不影响胃的正常结构，但使胃黏膜下血管扩张、充血（表6－157）。

表 6-157 A 液组与 NS 组大鼠不同时间胃黏膜 HSP70 阳性细胞比值测定结果比较（$n=8$，$\bar{x} \pm s$）

组别	胃黏膜 HSP70 阳性细胞比值					
	5	20	35	50	65	115(min)
A 液	0.01392 ±0.4000	0.00025 ±0.01400	0.01580 ±0.03200	0.01215 ±0.03000	0.02505 ±0.03600	0.01828 ±0.04000
NS	0.00770 ±0.02200	0.00010 ±0.00060	0.03020 ±0.03600	0.00690 ±0.03200	0.01650 ±0.03000	0.01702 ±0.02700

（2）A 液对胃黏膜损伤指数防治的影响：见表 6-158。

表 6-158 两组大鼠不同时间胃黏膜损伤指数测定结果比较（$n=8$，$\bar{x} \pm s$）

组别	胃黏膜损伤指数						
	提前 1	5	20	35	50	65	115(min)
A 液加无水乙醇	30.63 ±4.65*	8.38 ±4.21*△	2.00 ±2.20*△	8.13 ±10.63*△	10.25 ±12.82*△	1.50 ±1.77*△	14.25 ±14.26*△
NS 加无水乙醇	152.63 ±26.00	62.50 ±15.33	60.88 ±16.86	64.63 ±7.50	71.75 ±15.87	72.63 ±24.97	102.75 ±25.39

注：与同时间 NS 加无水乙醇组比较，$*P<0.01$；与本组提前 1min 比较，$\triangle P<0.01$

（3）A 液对胃黏膜损伤深度防治的影响：见表 6-159。

光镜下观察胃黏膜 HE 染色切片发现 A 液加无水乙醇组的胃黏膜损伤主要表现在黏膜表面细胞有空泡，有核浓缩，胞浆轻染或胞浆溶解，一些细胞脱落，但胃小凹细胞完整。偶尔有黏膜表面细胞广泛损伤，胃小凹细胞中断或片状脱落，但腺体细胞无损害。而 NS 加无水乙醇组则主要表现为黏膜表面细胞广泛损伤，胃小凹细胞中断或片状脱落，腺体细胞受到损害，壁细胞普遍呈空泡状，大量细胞脱落，甚至整个表面上皮层坏死脱落（见图 6-27A，B）。

表 6-159 两组大鼠不同时间胃黏膜损伤深度测定结果比较（$n=8$，$\bar{x} \pm s$）

组别	胃黏膜损伤深度						
	提前 1	5	20	35	50	65	115(min)
A 液加无水乙醇	2.00 ±0.54	2.00 ±0.00*	1.50 ±0.54*	1.25 ±0.46*	1.38 ±0.52*	1.13 ±0.35*	1.25 ±0.46*
NS 加无水乙醇	2.00 ±0.00	2.88 ±0.35	3.00 ±0.00	2.75 ±0.46	3.00 ±0.00	2.50 ±0.54	3.00 ±0.00

注：与同时间 NS 加无水乙醇组比较，$*P<0.01$

（4）A 液对胃黏膜 HSP70 表达的影响：见表 6-160。

光镜下观察，A 液加无水乙醇组和 NS 加无水乙醇组胃黏膜全层均有 HSP70 表达（呈棕褐色），主要位于黏膜的腺体部，细胞核和细胞浆均有 HSP70 的表达（图 6-27）。

表 6-160 两组大鼠不同时间胃黏膜 HSP70 阳性细胞比值测定结果比较（$n=8$，$\bar{x} \pm s$）

组别	胃黏膜 HSP70 阳性细胞比值						
	提前 1	5	20	35	50	65	115(min)
A 液加无水乙醇	0.25 ±0.04*	0.29 ±0.09	0.19 ±0.07**	0.23 ±0.08**	0.22 ±0.04**	0.19 ±0.03**	0.18 ±0.05**
NS 加无水乙醇	0.30 ±0.07	0.32 ±0.12	0.34 ±0.10	0.31 ±0.06	0.34 ±0.03	0.30 ±0.05	0.35 ±0.02

注：与同时间 NS 加无水乙醇组比较，$*P<0.05$，$**P<0.01$

九、抗肿瘤作用

低分子质量地黄多糖（LRPS）可能通过调控 p53 基因的表达而影响肿瘤细胞的增殖、分化和凋亡[50]

1. 受试药物　LRPS［主要由四糖（60%）和三糖（30%）组成］。

2. 实验方法

（1）细胞试验：将 Lewis 肺癌细胞在体积分数为 20% 牛血清 RPMI 1640 液中扩大培养，随机分成生

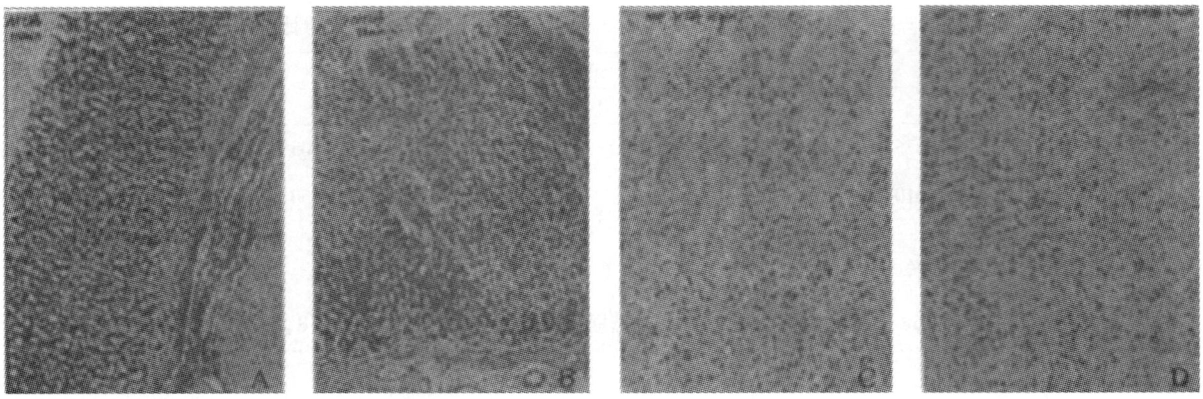

图 6 - 27 各组大鼠胃黏膜损伤情况及胃黏膜细胞 HSP70 表达

注：A 液加无水乙醇组的胃黏膜损伤情况（HE ×100）；B：NS 加无水乙醇组的胃黏膜损伤情况（HE ×100）；C：A 液加无水乙醇组，黏膜细胞 HSP70（×400）；D：NS 加无水乙醇组胃黏膜细胞 HSP70（×400）

理盐水对照组、LRPS 0.1 和 0.5g · L^{-1}组，使每组的细胞总数约为 5×10^7 个。给药后，在 37℃、0.05 CO_2 孵箱中连续培养 12、24h，收集细胞，用 1×PBS 洗 2 次，迅速置液氮中保存备用。

（2）总 RNA 提取：每组取 5×10^7 个细胞置 50ml 离心管中，加预冷的异硫氰酸胍变性溶液 6ml，以下按试剂盒中的方法进行。提取的总 RNA 于 -20℃保存备用，同时进行紫外定量，用甲醛变性凝胶电泳鉴定 RNA 的质量。

（3）引物设计：根据文献报道的序列[51,52]，用 Godkey 软件分别在 5′端和 3′端设计 β - actin 和 p53 引物。β - actin 上下游引物分别是：5′ - CTGTGCT - ATGTTGCTCTAGACTTC - 3′，5′ - AACGCTCAG - TAACAGTCCGC - 3′，合成片段长度为 506 bp（碱基对）。p53 上下游引物分别是：5′ - CACGTACT - CTCCTCCCCTCAATA - 3′，5′ - TCTTCCAGTGT - GATGATGGTAAGG - 3′，合成片段长度为 405 bp。经检验引物的内部无发夹结构，引物之间无二聚体形成，引物与基因库之间无非特异性同源区域。引物由军事医学科学院放射医学研究所合成。

（4）逆转录反应：按试剂盒中的方法进行。

（5）PCR 条件的选择：取一样本的总 RNA 逆转录混合物 8L 进行 PCR 扩增，从第 21 循环起每间隔 3 个循环取样 10μl 至第 36 循环，产物进行 10% 聚丙烯酰腚凝胶电泳，压片，放射自显影，扫描，以 p53 与 B - actin 吸收峰面积的比值对扩增环数作图，选择最适的扩增循环数。取一样本的总 RNA 0.25，0.5，1.0，2.0，4.0，8.0μl，分别作模板进行 PCR 扩增，产物进行 10% 聚丙烯酰胺凝胶电泳，压片，放射自显影，扫描，以 p53 与 B - actin 吸收峰面积的比值对模板量作图，选择最适的模板量。

（6）PCR 反应：按文献方法进行[53-55]。

（7）PCR 产物定量：PCR 反应产物 5μl 加 1.5μl 载样缓冲液，以 1×TBE 为电泳缓冲液，在 10% 聚丙烯酰胺凝胶电泳上 100V 电泳 3～5h，将聚丙烯酰胺凝胶与 X 光片进行压片，-70℃放置 6～8h。将 X 光片显影，定影，薄层扫描仪扫描。然后计算 p53 与 β - actin 吸收峰面积的比值，比较各组间 p53/β - actin 比值的大小。

3. 实验结果

（1）总 RNA 的鉴定：本实验提取的 RNA 经紫外测得 A_{260}/A_{280} 及 A_{260}/A_{230} 的比值分别为 1.77～1.85 及 2.20～2.30，表明所提 RNA 纯度高，污染低。从甲醛变性凝胶电泳上可清晰看到 28 S 和 18 S 两条带，其亮度之比为 2∶1，并隐约可见 5 S 条带。表明 RNA 带完整，没有降解，可作为逆转录反应的模板。

（2）PCR 条件的选择：我们设了一个内对照（内标 β - actin），在同一反应管内同时 RT - PCR 扩增 p53 和内对照 β - actin，并以二者的比值（p53/β - actin）来衡量 p53 基因的表达水平。扩增产物进行凝胶电泳（图6－28）。

p53和β－actin的扩增动力学相似，循环数小于33时，p53基因表达水平与扩增循环数之间有很好的线性关系（图6－29）。本实验选定29作为实验的循环数。

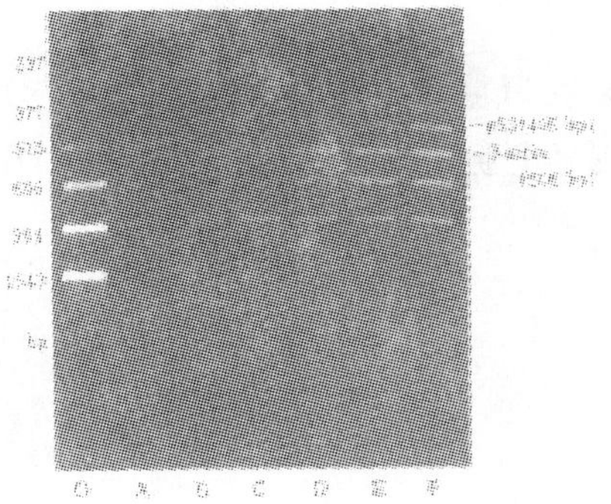

O: PCR maker; A, B, C, D, E, F: cDNA 分别用 21, 24, 27, 30, 33, 36 个循环扩增

图6－28　不同循环数PCR产物的凝胶电泳图谱

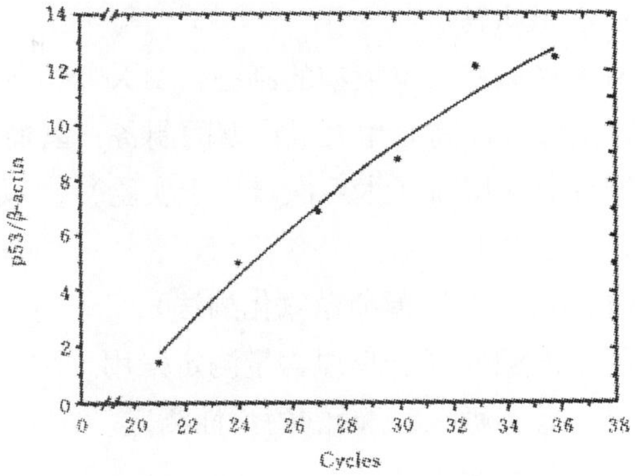

图6－29　不同循环数对p53基因表达的影响

当模板量小于4μl时，模板量与p53/β－actin呈线性关系（图6－30）。故本实验选定2μl（约1μg）作为实验的模板量。

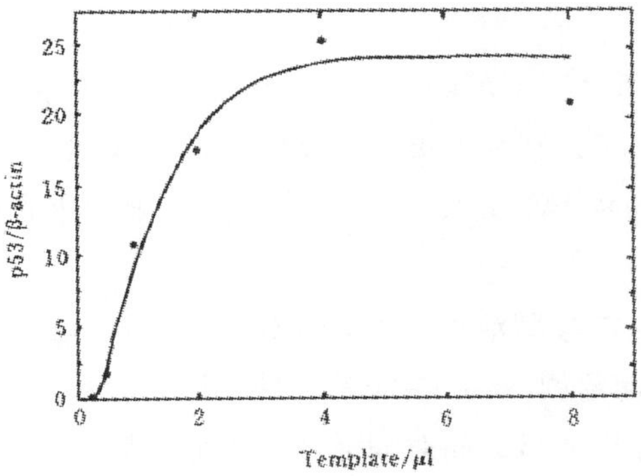

图6－30　不同模板量对p53基因表达的影响

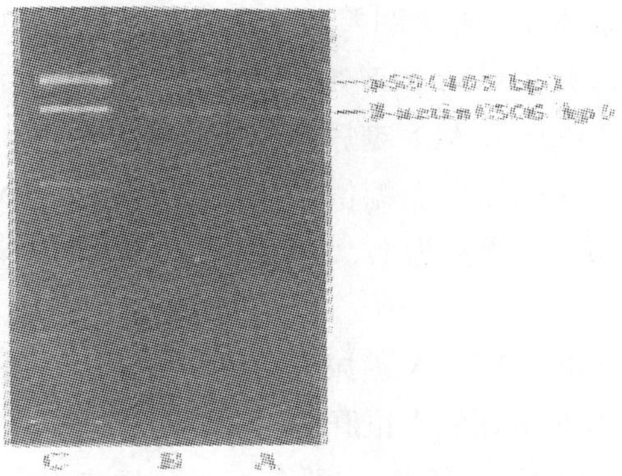

A: 生理盐水; B: LRPS 0.1 g·L^{-1}; C: LRPS 0.5 g·L^{-1}

图6－31　样本PCR产物的凝胶电泳图谱

（3）实验样本的检测结果：利用竞争性RT－PCR技术和设定的两对引物，在上述选定的实验条件下，分别得到p53（405bp）和β－actin（506bp）的扩增产物，各实验组中均有p53和β－actin表达（图6－31）。

（4）LRPS对Lewis肺癌细胞p53基因表达的影响：（$\bar{x}\pm s$，$n=3$），见表6－161。

表6－161　LRPS对p53基因表达的影响（$\bar{x}\pm s$，$n=3$）

组别/g·L^{-1}		p53/β－actin 12h	p53/β－actin 24h
生理盐水		0.483±0.117	0.226±0.142
LRPS	0.1	0.790±0.146	0.957±0.077**
	0.5	0.718±0.094	0.590±0.136*

注：与生理盐水相比，*$P<0.05$. **$P<0.01$

十、对糖尿病的作用

（一）地黄低聚糖可以调节实验性糖尿病的糖代谢紊乱，亦可调节生理性高血糖状态[56]

1. 受试动物　Wistar 大鼠，雌性，180～200g。

2. 受试药物　地黄低聚糖（ROS）［主要成分为分子量为666 的四聚搪，单搪组成为半乳糖、葡萄糖、果搪（2＝1∶1）］。

3. 实验方法

ALX 糖尿病大鼠模型的制备：ALX 150mg/kg ip 诱发 Wistar 大鼠糖尿病，血糖稳定后用于实验。葡萄糖或肾上腺素性高血糖大鼠模型的制备：以葡萄糖（2g/kg）或肾上腺素（300μl/kg）ip 分别在正常大鼠或双侧肾上腺切除（术后次日用于实验）大鼠造成高血糖症。

4. 评价指标

（1）血糖（用葡萄糖氧化酶法）；

（2）肝糖原（肝糖原含量测定采用蒽酮法）；

（3）葡萄糖－6－磷酸酶活性测定。

5. 实验结果

（1）ROS 对正常大鼠血糖的影响：

ROS 50、100、200、400mg/kg 单次 ip，7h 后检测血糖值。各给药组血糖与正常对照组比较无明显差别，各组（n＝6）血糖值（mmol/L，$\bar{x} \pm s$）分别为对照组 7.07±0.5，ROS50、100、200 及 400mg/kg 为 6.52±1.02、6.91±0.43、6.63±0.63 及 7.37±0.79，ROS 100mg/kg ip qd 连续 6 日，给药组大鼠血糖与对照组相比，亦无明差别，分别为 6.37±0.98 及 6.52±0.91。

（2）ROS 对 ALX 糖尿病大鼠糖代谢的调节作用：

①ROS 对 ALX 糖尿病大鼠血糖的影响　ROS 100mg/kg ip 15d，可明显降低 ALX 糖尿病大鼠血糖值，对照组（n＝6）血糖值为 4.72±0.45，ALX 组（n＝8）为 21.78±3.96（$P<0.001$），ALX 加胰岛素（5u/kg，n＝8）为 13.09±5.99，ALX 加 ROS 组（n＝9）为 8.44±4.12，后两组与 ALX 组相比 P 值均＜0.01。

②ROS 对 ALX 糖尿病大鼠肝糖原含量及肝葡萄糖－6－磷酸酶活性的影响 ROS（100mg/kg×15dip）可使 ALX 糖尿病大鼠肝糖原含量明显增加（$P<0.05$），肝葡萄糖－6－磷酸酶活性下降（$P<0.05$）。胰岛素（5U/kg×15dip）可使 ALX 糖尿病大鼠肝糖原含量增加更明显，而对酶活性无明显影响。

表 6－162　地黄低聚糖（ROS）对 ALX 糖尿病大鼠肝糖原含量及肝葡萄糖－6－磷酸酶活性的影响（$\bar{x} \pm s$）

组别	剂量（kg^{-1}）	动物数	肝糖原含量（mg/g 肝）	肝葡萄糖－6－磷酸酶活性（U/g 肝）
正常对照	0	6	0.35±0.16	3.66±1.48
ALX	150mg	8	1.45±0.30***	5.11±0.92*
ALX＋INS	150mg＋5U	8	3.33±1.10###	5.72±1.59
ALX＋ROS	150mg＋100mg	9	2.31±1.20#	3.95±1.14#

ALX：alloxan；INS：insulin 与正常对照比较 * $P<0.05$，*** $P<0.01$；与 ALX 组比较# $P<0.05$，### $P<0.001$

（3）ROS 对葡萄糖、肾上腺素诱发之高血糖大鼠血糖的调节作用：

正常大鼠 ROS 100mg/kg×3～6d ip 连续给药，末次药后 6h 分别用葡萄糖（2g/kg ip）或肾上腺素（300μg/kg ip）造成大鼠高血糖症，检测给予葡萄糖或肾上腺素前后不同时间内血糖的动态变化。结果表明，ROS 可使葡萄糖或肾上腺素性高血糖大鼠血糖值部分下降，加速回到正常水平。

ROS（100mg/kg×6d ip）对肾上腺切除大鼠葡萄糖性高血糖的正常化过程无明显影响，但高血糖峰值与肾上腺切除组比较，升高更为显著（$P<0.05$）。

（二）地黄寡糖具有降低四氧嘧啶（ALX）糖尿病大鼠血糖及调节肠道菌群功能的作用[57]

1. 受试动物　Wistar 大鼠，体重 180～220g，雌雄兼用。

2. 受试药物　地黄寡糖（ROS）（四聚糖占60%，三糖占20%，其余为单糖或二糖）。

3. 实验方法　见表6－163。

表6－163　ROS降血糖实验设计方案

组别	n	造模	治疗	取样	观察指标
正常对照组	10	大鼠禁食12h，四氧嘧啶（以生理盐水配制成30mg·ml^{-1}溶液）按150mg·kg^{-1}，ip，ALX处理3～5d后禁食测定血糖值，选取血糖在16.67～27.78mmol·L^{-1}（300～500mg·d^{-1}）者用于实验	蒸馏水灌胃	①血浆样品 ②大鼠粪便	血浆葡萄糖 肝糖原 血胰岛素 肠内菌群
糖尿病模型组	9				
ROS治疗组	10		ROS 200mg·kg^{-1}灌胃		

4. 样品采集

（1）血浆样品：分别于给药前、给药7d及给药14d，大鼠禁食8h后乙醚麻醉，眼球后静脉丛采血。0.1mol·L^{-1}EDTA抗凝，立即离心并分离血浆用于测定或存于－70℃

（2）大鼠粪便：肠道菌群分析以无菌方法取大鼠粪便0.1～0.2g，置于带玻璃珠的无菌小瓶内，按1:10加入适量稀释液，然后将小瓶置于振荡器上充分振荡15min，使其均质化后，再依次进行10倍系列稀释至10^{-7}。按选择培养基选择适宜的稀释度用取液器（25ul）滴种，然后分别进行需氧和厌氧培养。双歧杆菌，改良BL培养基，37℃，48～72h厌氧培养；乳酸菌，LBS培养基，37℃，48h培养；肠杆菌，EMB培养基，37℃，24h培养；肠球菌，EC培养基，37℃，24h培养。最后计数各目的菌菌落数。每1g粪便的细菌数CFU·g^{-1}＝菌落数×10^n×40（10^n为与菌落数相对应的稀释度；40为换算常数），结果以每克粪便中的细菌菌落数的对数值Log CFU·g^{-1}表示。

5. 实验结果　见表6－164，表6－165，表6－166，表6－167。

表6－164　ROS对四氧嘧啶诱发糖尿病模型大鼠血糖值影响

组别	动物	血糖值（mmol·L^{-1}）		
		治疗前（0d）	治疗后7d	治疗后14d
正常对照组	10	6.45±0.34	6.23±0.44	6.40±0.31
糖尿病模型组	9	21.92±3.56	20.18±3.72^b	19.69±2.51^b
ROS治疗组	10	21.66±3.81	8.62±2.03^d	7.32±1.49^d

注：$^bP<0.01$ vs 正常对照组；$^dP<0.01$ vs 糖尿病模型组

表6－165　地黄寡糖对糖尿病大鼠肝糖原含量的影响

组别	动物	肝糖原含量（mg·g^{-1}肝组织）		
		治疗前	治疗后7d	治疗后14d
正常对照组	10	3.34±0.40	3.51±0.52	3.38±0.57
糖尿病模型组	9	1.45±0.26^b	1.54±0.31^b	1.57±0.38^b
ROS治疗组	10	1.43±0.34	1.98±0.46^c	2.37±0.48^d

注：$^bP<0.01$ vs 正常对照组；$^cP<0.05$、$^dP<0.01$ vs 糖尿病模型组

表6－166　地黄寡糖对糖尿病大鼠肝糖原含量的影响

组别	动物	血浆胰岛素水平（mIU·L^{-1}）		
		治疗前	治疗后7d	治疗后14d
正常对照组	10	12.5±4.0	13.4±4.4	13.0±3.8
糖尿病模型组	9	4.1±1.8^b	4.4±1.1^b	4.3±1.3^b
ROS治疗组	10	4.2±1.2	9.0±2.5^d	10.7±2.6^d

注：$^bP<0.01$ vs 正常对照组；$^dP<0.01$ vs 糖尿病模型组

表 6-167 地黄寡糖治疗后对糖尿病大鼠肠道菌群的影响

组别	动物	肠道菌群(log 10n · g^{-1})			
		肠杆菌	肠球菌	双歧菌	乳杆菌
正常对照组	10	8.04 ±0.86	7.08 ±0.32	9.61 ±0.78	8.52 ±0.49
糖尿病模型组	9	7.14 ±0.63	7.56 ±0.31	7.40 ±0.56^b	7.05 ±0.27^b
ROS 治疗组	10	7.23 ±0.21	7.13 ±0.27	8.89 ±0.42^d	8.67 ±0.34^d

注：$^bP<0.01$ vs 正常对照组；$^dP<0.01$ vs 糖尿病模型组

（三）地黄寡糖可以促进前脂肪细胞的增殖，抑制脂肪细胞的增殖，地黄寡糖对地塞米松诱导的 3T3-L1 脂肪细胞胰岛素抵抗具有明显的改善作用[58]

1. 受试药物　地黄寡糖（四聚糖占 60%，三糖占 20%，其余为单糖或二糖）。

2. 实验方法

（1）3T3-L1 前脂肪细胞的培养和诱导分化：将 3T3-L1 前脂肪细胞置于含 10% 小牛血清的 DMEM 高糖培养基中，37℃，5% CO_2 饱和湿度下培养。细胞状态良好时接种于培养板，待细胞融合 2d 后，加含 0.5mmol · L^{-1}3-异丁基-1-甲基黄嘌呤，0.25μmol/L^{-1}地塞米松，10μg · ml^{-1}胰岛素，10% 小牛血清的 DMEM 高糖培养基培养 48h，换以含 10μg · ml^{-1}胰岛素的培养基再培养 48h，随后以 10% 小牛血清的 DMEM 高糖培养基继续培养，2d 换培养液 1 次，诱导分化 8~12d 的 3T3-L1 细胞，90% 以上呈脂肪细胞表型可用于试验。

（2）油红 O 染色：移去诱导分化结束细胞的培养基，用 PBS 洗 3 次，用 10% 甲醛室温下固定细胞 1h，弃去固定液，PBS 洗 3 次，然后将细胞晾干 20min；加入油红 O 溶液，室温下染色 2h，弃去染色剂，用异丙醇洗去未着色的染料，然后用苏木精复染细胞核倒置显微下观察、照相。

（3）MTT 法测定 3T3-L1 前脂肪细胞和 3T3-L1 脂肪细胞增殖：当接种于 96 孔板的 3T3-L1 前脂肪细胞及脂肪细胞达到约 80% 融合时，换以含不同浓度地黄寡糖的培养基孵育 48h，用葡萄糖临床检测试剂盒测定培养基上清液中的葡萄糖含量，计算每组细胞的葡萄糖消耗量，然后每孔加入 MTT（5mg · ml^{-1}）10μl 继续孵育 4h，将培养基倒尽，吸干，每孔加入二甲基亚砜 200μl，混匀后置酶标仪 570nm 处测定吸光度，观察地黄寡糖对 3T3-L1 前脂肪细胞和脂肪细胞增殖的影响。

（4）3T3-L1 脂肪细胞胰岛素抵抗细胞模型的建立及药物处理：对分化好的细胞分组进行处理，加 1μmol · L^{-1}地塞米松诱导胰岛素抵抗，每 2 天换 1 次液，取上清液，以培养基中的葡萄糖的消耗量反映胰岛素抵抗的程度。葡萄糖含量用葡萄糖检测试剂盒测定。在胰岛素抗性成立以后，设空白对照组、地塞米松模型组、阳性对照组（罗格列酮，终含量为 3.4μg · ml^{-1}），ROS 处理组，终含量分别为 0.1，0.3，1，3，10，30μg · ml^{-1}。上述各组分别不加胰岛素处理和加胰岛素（10μmol · L^{-1}）处理。分别在药物处理 24，48，72，96h 后检测培养基中葡萄糖含量。

3. 实验结果

（1）3T3-L1 前脂肪细胞分化前及分化后形态学的变化与比较：

诱导分化前的 3T3-L1 脂肪细胞呈典型的梭形，胞浆中无脂滴，形态与成纤维细胞相似（图 6-32，6-33）。当细胞完全汇合后，处于生长停滞，在多个视野下均未见处于明显分裂相的细胞，诱导分化第 4 天时，细胞变大、变圆，细胞中有脂滴出现，用油红 O 染色后脂滴着红色，细胞核着蓝色。诱导分化第 8 天时，有较多的细胞出现双核；诱导分化第 12 天时，90% 的 3T3-L1 前脂肪细胞都分化为成熟的脂肪细胞，表现为细胞浆丰富，含有大量的脂滴，脂滴分布于核周围，形成“戒环样”结构，为典型的成熟脂肪细胞形态，能观察到许多富含脂滴的脂肪细胞正在分裂成为 2 个细胞，油红染色后脂滴着红色，细胞核着蓝色（图 6-34，6-35）。

（2）地黄寡糖对前脂肪细胞与脂肪细胞增殖（A_{570}）的影响：见表 6-168。

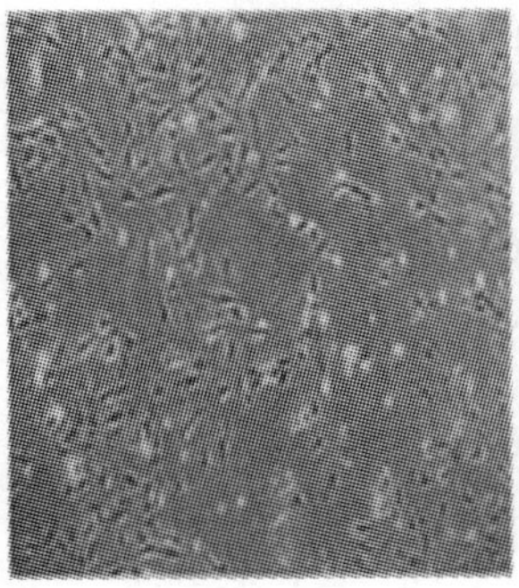

图 6－32　3T3－L1 脂肪细胞分化前（×100）

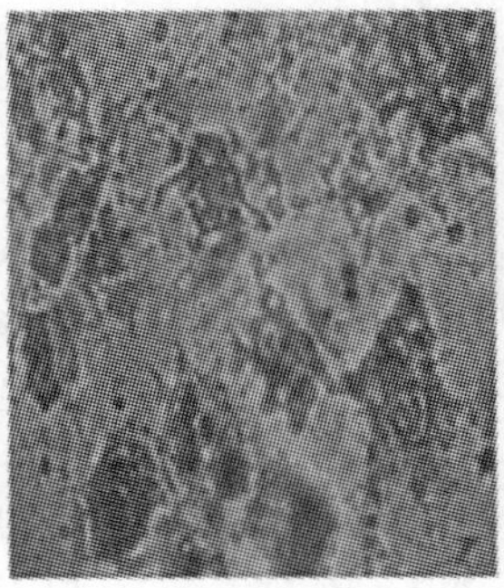

图 6－33　3T3－L1 脂肪细胞分化前（×200）

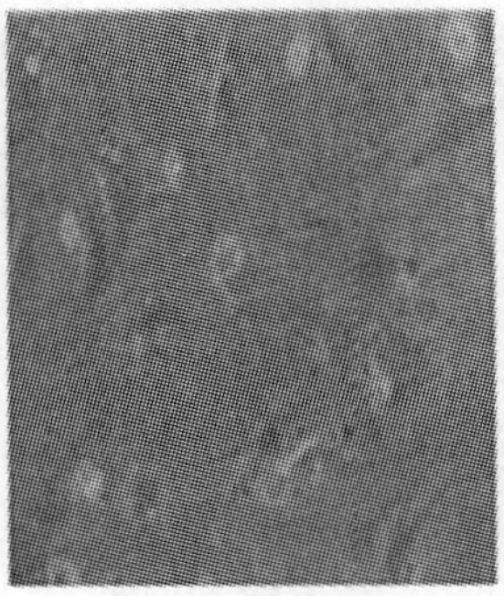

图 6－34　3T32L1 脂肪细胞分化第 12 天（×200）

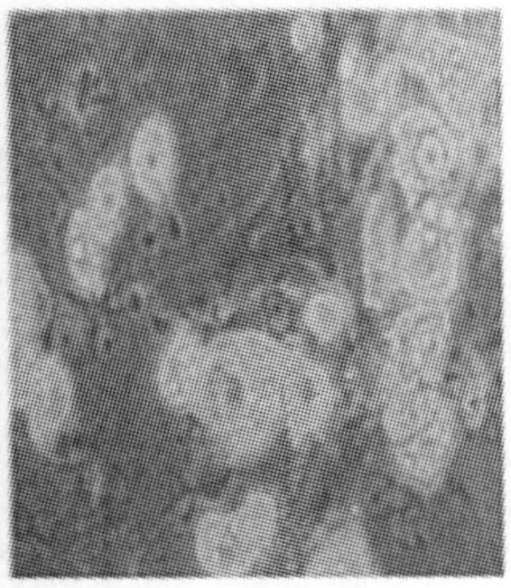

图 6－35　3T32L1 脂肪细胞分化第 12 天油红 O 染色后（×200）

表 6－168　地黄寡糖对前脂肪细胞与脂肪细胞增殖（A_{570}）的影响（$\bar{x} \pm s$，$n=6$）

组别	剂量（μg·ml⁻¹）	前脂肪细胞		脂肪细胞	
		不含胰岛素	含胰岛素	不含胰岛素	含胰岛素
空白对照	0	0.59±0.09	0.73±0.05	1.91±0.08	1.74±0.15
罗格列酮	3.4	0.52±0.09	0.61±0.12 1)	1.65±0.12	1.82±0.10
ROS	0.1	0.56±0.07	0.68±0.09	1.80±0.11	1.86±0.07
	0.3	0.68±0.10	0.78±0.10	1.76±0.05 1)	1.83±0.05
	1	0.72±0.04 1)	0.78±0.11	1.73±0.07 1)	1.81±0.03
	3	0.77±0.04 2)	0.79±0.09	1.69±0.08 2)	1.78±0.08
	10	0.78±0.10 2)	0.87±0.04 1)	1.62±0.03 3)	1.73±0.05
	30	0.82±0.11 3)	0.90±0.07	1.44±0.07 3)	1.53±0.07 2)

注：与空白对照组比较 1) $P<0.05$　2) $P<0.01$　3) $P<0.001$（表 6－169 同）

（3）地黄寡糖对前脂肪细胞与脂肪细胞葡萄糖量消耗的影响的影响：见表 6－169。

表 6－169　地黄寡糖对前脂肪细胞与脂肪细胞葡萄糖量消耗的影响的影响（$\bar{x} \pm s$，$n=6$，mmol·L⁻¹）

组别	剂量/μg·ml⁻¹	前脂肪细胞		脂肪细胞	
		不含胰岛素	含胰岛素 10mmol·L⁻¹	不含胰岛素	含胰岛素 10mmol·L⁻¹
空白对照	0	3.59±0.03	3.11±0.04	4.05±0.01	5.56±0.03
罗格列酮	3.4	3.01±0.04	3.89±0.03 2)	3.09±0.07 3)	5.81±0.02
ROS	0.1	4.43±0.01 1)	3.30±0.03	4.90±0.01	5.75±0.03
	0.3	4.50±0.07 1)	3.38±0.04	4.95±0.01	5.77±0.02
	1	4.53±0.01 3)	3.44±0.05	4.97±0.01	5.82±0.02
	3	4.73±0.13 2)	33.6±0.07	5.46±0.05 2)	5.93±0.03 1)
	10	5.12±0.06 3)	3.28±0.42	5.53±0.05 3)	5.93±0.01 3)
	30	5.77±0.07 3)	3.39±0.03	5.72±0.01 3)	6.01±0.00 3)

（4）地黄寡糖对胰岛素抵抗 3T3－L1 脂肪细胞培养基中葡萄糖消耗的影响：见表 6－170。

表 6－170 地黄寡糖对胰岛素抵抗 3T3－L1 脂肪细胞培养基中葡萄糖消耗的影响（$\bar{x}\pm s$，n＝6）

组别	剂量(μmml·L－1)	葡萄糖消耗量/mmol·L^{-1}			
		24h	48h	72h	96h
空白对照	0	3.75±0.01	4.24±0.02	4.43±0.02	5.87±0.02
Dex 模型	0	0.28±0.04 1)	0.90±0.06 1)	1.80±0.02 1)	3.22±0.02 1)
Dex＋Ins	0	1.90±0.03 2)	2.44±0.05 2)	2.59±0.03 2)	4.65±0.01 2)
罗格列酮＋Ins	3.4	3.05±0.02 2)	3.20±0.02 2)	3.69±0.01 2)	5.37±0.01 2)
ROS	0.1	1.86±0.04 2)	2.44±0.02 2)	2.60±0.06 2)	4.67±0.02 2)
	0.3	1.85±0.05 2)	2.50±0.02 2)	2.70±0.07 2)	4.69±0.01 2)
	1	1.99±0.06 2)	2.36±0.04 2)	2.74±0.09 2)	4.81±0.00 2)
	3	2.06±0.07 2)	2.53±0.02 2)	2.79±0.08 2)	4.97±0.01 2)
	10	2.19±0.03 2)	2.49±0.01 2)	3.27±0.04 2)	5.12±0.00 2)
	30	1.76±0.05 2)	2.26±0.01 2)	2.30±0.06 2)	4.45±0.00 2)
ROS＋Ins	0.1	2.60±0.03 2)	2.85±0.03 2)	3.33±0.01 2)	4.94±0.00 2)
	0.3	2.70±0.04 2)	3.04±0.04 2)	3.26±0.02 2)	4.98±0.01 2)
	1	2.62±0.04 2)	2.94±0.04 2)	3.26±0.02 2)	5.13±0.00 2)
	3	2.57±0.03 2)	2.86±0.05 2)	3.16±0.02 2)	5.20±0.00 2)
	10	3.07±0.01 2)	3.33±0.02 2)	3.45±0.02 2)	5.42±0.00 2)
	30	2.58±0.03 2)	2.66±0.05 2)	2.89±0.02 2)	4.79±0.00 2)

注：与空白对照组比 1) $P<0.001$；与 Dex 模型组比 2) $P<0.001$

（四）地黄寡糖（ROS）灌胃给药对 2 型糖尿病大鼠的血糖有降低作用，ROS 亦有降低大鼠肾上腺素性高血糖的作用[59]

1. 受试动物 Wistar 大鼠，普通级，体重 180～220g，♀、♂兼用。

2. 受试药物 地黄寡糖（ROS）（其中四聚糖占 60%，三糖占 20%，其余为单糖或二糖）。

3. 实验方法

（1）2 型糖尿病大鼠模型的建立、分组及给药：见表 6－171。

表 6－171 ROS 降糖作用实验设计方案

组别	造模	灌胃给药	周期	血浆样本采集	观察指标
正常对照组		等量生理盐水	22 天	实验期间 2 型糖尿病模型于末次给药后禁食 6～7h，乙醚麻醉，眼球后静脉丛采血。0.1mol·L^{-1} EDTA 抗凝，立即离心并分离血浆用于测定；实验结束时大鼠断头处死收集全部血液，立即离心并分离血浆用于测定或存于－70℃。	①血浆葡萄糖 ②血浆血脂 ③血浆胰岛素 ④肝糖原 ⑤肝脏葡萄糖－6－磷酸酶活性
2 型糖尿病模型组	♀Wistar 大鼠高脂肪饲料加小剂量链脲佐菌素饲养，2～3 个月后再以 STZ（30mg·kg^{-1}，ip）诱发糖尿病，STZ 注射前大鼠禁食 1h。注射后 3～7d，血糖值大于 14mmo·L^{-1}者纳入实验。	－			
ROS 给药组		100mg·kg^{-1}·d^{-1}			
二甲双胍组		200mg·kg^{-1}·d^{-1}			
		200mg·kg^{-1}·d^{-1}			

（2）正常大鼠葡萄糖或肾上腺素高血糖模型的建立、分组及给药

选用♂ Wistar 大鼠，分为正常对照组、高血糖模型组、ROS 给药组（200mg·kg^{-1}·d^{-1}）及二甲双胍给药组（200mg·kg^{-1}·d^{-1}）。正常对照组及高血糖模型组给予等量生理盐水，均为灌胃给药。给药 6d 后分别采用葡萄糖（2.5g·kg^{-1}，ip）或盐酸肾上腺素（300μg·kg^{-1}，ip）诱导正常大鼠葡萄糖和肾上腺素性高血糖模型。

4. 实验结果 见表 6－172，表 6－173，表 6－174，表 6－175，表 6－176，表 6－177。

表 6 - 172　ROS 对 2 型糖尿病大鼠血糖的影响

组别	n	剂量(mg·kg⁻¹·d⁻¹)	d0 的血糖水平(mmol·L⁻¹)	d11 的血糖水平(mmol·L⁻¹)	d22 的血糖水平(mmol·L⁻¹)
对照组	8	0	7.02 ± 0.86	7.25 ± 1.15	7.64 ± 0.46
T2DM	8	0	19.09 ± 5.10**	27.92 ± 7.01**	32.31 ± 6.59**
T2DM + MET	7	200	20.19 ± 6.38**	23.96 ± 8.50	25.69 ± 7.71
T2DM + ROS	6	100	21.59 ± 5.59**	24.91 ± 5.31	26.38 ± 5.99
T2DM + ROS	7	200	20.16 ± 6.16**	21.96 ± 7.14	20.63 ± 7.82##

T2DM：2 型糖尿病；MET：二甲双胍；**$P<0.01$ 与对照组比较；##$P<0.01$ 与 T2DM 组比较

表 6 - 173　ROS 对 2 型糖尿病大鼠血脂的影响

组别	n	剂量(mg·kg⁻¹·d⁻¹)	TC/mmol·L⁻¹	TG/mmol·L⁻¹	HDL - C/mmol·L⁻¹
对照组	8	0	1.02 ± 0.21	0.67 ± 0.17	0.91 ± 0.25
T2DM	8	0	1.90 ± 0.37**	1.83 ± 0.79**	0.58 ± 0.20**
T2DM + MET	7	200	1.47 ± 0.33#	1.98 ± 0.50	0.71 ± 0.27
T2DM + ROS	6	100	1.59 ± 0.19	1.19 ± 0.49	0.84 ± 0.15#
T2DM + ROS	7	200	1.60 ± 0.41	1.32 ± 0.60	0.83 ± 0.09##

T2DM：2 型糖尿病；MET：二甲双胍；TC：总胆固醇；TG：甘油三酯；HDL - C：高密度脂蛋白胆固醇；**$P<0.01$ 与对照组比较；#$P<0.05$，##$P<0.01$ 与 T2DM 组比较

表 6 - 174　ROS 对 2 型糖尿病大鼠肝糖原的影响

组别	n	剂量(mg·kg⁻¹·d⁻¹)	肝糖原水平(mg·g⁻¹)
对照组	8	0	3.30 ± 0.87
T2DM	8	0	0.79 ± 0.39**
T2DM + MET	7	200	0.74 ± 0.36
T2DM + ROS	6	100	0.77 ± 0.30
T2DM + ROS	7	200	1.16 ± 0.64

T2DM：2 型糖尿病；MET：二甲双胍. **$P<0.01$ 与对照组比较

表 6 - 175　ROS 对 2 型糖尿病大鼠肝 G - 6 - Pase 活性的影响

组别	n	剂量(mg·kg⁻¹·d⁻¹)	治疗后 G - 6 - Pase 的活性(IU·g⁻¹ liver)
对照组	8	0	5.34 ± 0.61
T2DM	8	0	9.44 ± 1.24**
T2DM + MET	7	200	7.75 ± 1.17#
T2DM + ROS	6	100	8.10 ± 1.23
T2DM + ROS	7	200	7.12 ± 0.95##

T2DM：2 型糖尿病；MET：二甲双胍. **$P<0.01$ 与对照组比较；#$P<0.05$，##$P<0.01$ 与 T2DM 组比较

表 6 - 176　ROS 对 2 型糖尿病大鼠血浆胰岛素含量的影响

组别	n	剂量(mg·kg⁻¹)	d0 的血浆胰岛素水平/μIU·ml⁻¹	d22 的血浆胰岛素水平/μIU·ml⁻¹
对照组	8	0	22.30 ± 4.65	26.51 ± 4.58
T2DM	8	0	19.82 ± 7.78	18.02 ± 8.54*
T2DM + MET	7	200	21.87 ± 8.79	21.50 ± 13.55
T2DM + ROS	6	100	20.90 ± 7.18	27.93 ± 11.34
T2DM + ROS	7	200	21.56 ± 11.48	25.94 ± 5.45

T2DM：2 型糖尿病；MET：二甲双胍. *$P<0.05$ 对照组比较

表 6－177 ROS 对葡萄糖和肾上腺素致大鼠高血糖的影响

组别	剂量 mg·kg^{-1}·d^{-1}	时间（分钟）	n	血糖水平(mmol·L^{-1})	
				肾上腺素致高血糖	葡萄糖致高血糖
对照组	0	0	7	7.58±0.75	5.60±1.00
		30	7	7.54±0.59	7.05±1.13
		60	7	7.71±0.72	6.65±0.68
		120	7	8.61±0.67	7.42±1.23
模型组	0	0	8	7.08±0.57	3.51±1.40
		30	8	18.13±4.11**	16.12±3.92**
		60	8	21.86±4.48**	10.33±1.69**
		120	8	22.37±3.16**	11.07±1.99**
模型+ROS	200	0	8	6.75±1.04	3.99±1.07
		30	8	16.30±4.20	14.39±5.12
		60	8	19.65±3.79	10.23±2.05
		120	8	16.48±5.74#	10.59±1.86
模型+MET	200	0	8	6.76±1.01	3.75±0.60
		30	8	12.77±4.27#	14.77±3.38
		60	8	14.18±5.04##	11.26±0.94
		120	8	12.57±4.96	10.79±1.01

注：MET：二甲双胍．**$P<0.01$ 与对照组比较；#$P<0.05$，##$P<0.01$ 与模型组比较

（五）地黄寡糖具有降低妊娠糖尿病大鼠血糖和改善胰岛素释放的作用[60]

1. 受试动物　SD 大鼠共 240 只，一级．雄性 120 只，体重 80～300g；雌性 120 只，体重 80～150g。

2. 受试药物　地黄寡糖。

3. 实验方法

（1）模型制作

①孕鼠模型：先将 60 套鼠盒采取悬挂式固定在鼠架上，每个鼠盒下放置一个托盘。主要饲养环境条件为温度：16～20℃；相对湿度：30%～65%；照度：150～300Lx；昼夜比：12∶12。分别取 30 只正常雌性大鼠、60 只糖尿病雌性大鼠与同龄正常雄性大鼠按 1∶1 合笼 7d，每 12h 检查一次笼下托盘，观察、收集并测量雌鼠所排放的阴栓，检查受试雌鼠的受孕情况及胚胎数。采用一般阴栓检查法，用滴管轻触阴门口处，如发现有乳白色、固态胶状物即阴道栓，阻塞阴道口而使滴管不能进入阴道内，可判定为阳性；否则为阴性。

②妊娠糖尿病大鼠模型：将上述妊娠大鼠禁食 12h，四氧嘧啶（以生理盐水新鲜配制成 30mg/ml 溶液）按 150mg/kg 腹腔注射一次，诱发大鼠糖尿病。ALX 诱发 3～5d 后禁食测定血糖值，血糖值在16.67～27.78mmol/L 者为妊娠糖尿病大鼠，共 40 只，用于试验。

（2）治疗及评价：见表 6－178。

表 6－178 地黄寡糖的作用与治疗及评价

组别	n	灌胃给药	周期	取样	观察指标
正常妊娠对照组	10	蒸馏水	14d	分别于给药前（d 0）、给药 7d（d7）及给药 14d（d14），大鼠禁食 8h 后乙醚麻醉，眼球后静脉丛采血。0.1mol/L EDTA 抗凝，立即离心并分离血浆用于测定或存于－70℃。	①血浆葡萄糖
妊娠糖尿病模型组		蒸馏水			②血胰岛素
地黄寡糖给药组		200mg/kg			③妊娠糖尿病模型大鼠体重
二甲双胍组		250mg/kg			

4. 实验结果　见表 6－179，表 6－180，表 6－181。

表 6－179　地黄寡糖对四氧嘧啶妊娠糖尿病模型大鼠血糖的影响（$\bar{x} \pm s$）

组别	动物数（只）	剂量（mg/kg）	血糖值（mmol/L）		
			0d	7d	14d
正常妊娠对照	10	0	4.97±0.86	4.88±1.19	4.98±1.13
妊娠糖尿病模型	9	0	5.03±1.07	10.31 ± 1.07^{b}	8.01 ± 0.72^{b}
地黄寡糖组	10	200	4.93±0.99	6.75 ± 1.56^{d}	6.82±1.46
二甲双胍组	10	250	4.90±0.81	7.34 ± 1.78^{d}	7.50±1.62

$^{b}P<0.01$ vs 正常对照组；$^{d}P<0.01$ vs 糖尿病模型组

表 6－180　地黄寡糖提取部位Ⅲ对糖尿病大鼠血浆胰岛素水平的影响（$\bar{x} \pm s$）

组别	动物数（只）	剂量（mg/kg）	血浆胰岛素水平（mIU/L）		
			0d	7d	14d
正常妊娠对照	10	0	12.5±4.0	13.4±4.4	13.0±3.8
妊娠糖尿病模型	9	0	4.1 ± 1.8^{b}	4.4 ± 1.1^{b}	4.3 ± 1.3^{b}
地黄寡糖组	10	200	4.2±1.2	9.0 ± 2.5^{d}	10.7 ± 2.6^{d}
二甲双胍组	10	250	4.3±1.1	7.0 ± 1.6^{d}	6.7 ± 1.4^{d}

$^{b}P<0.01$ vs 正常对照组；$^{d}P<0.01$ vs 糖尿病模型组

表 6－181　地黄寡糖对妊娠糖尿病模型大鼠体重的影响（$\bar{x} \pm s$）

组别	动物数（只）	剂量（mg/kg）	体重（g）		
			0d	7d	14d
正常妊娠对照	10	0	225±17	242±20	252±20
妊娠糖尿病模型	9	0	163 ± 20^{b}	158 ± 27^{b}	162 ± 30^{b}
地黄寡糖组	10	200	164±10	174±17	184±19
二甲双胍组	10	250	167±10	172±13	186±15

$^{b}P<0.01$vs 正常对照组

（六）高剂量地黄寡糖促进 HepG2 增殖，低剂量则抑制其增殖，地黄寡糖对高胰岛素诱发的 HepG2 细胞胰岛素抵抗具有明显的改善作用[61]

1. 受试药物　地黄寡糖（ROS）（四聚糖占 60%，三糖占 20%，其余为单糖或二糖）

2. 实验方法

（1）HepG2 细胞的培养：HepG2 细胞复苏后用含 10% 灭活小牛血清的 RPMI 1640 培养液转入 100ml 培养瓶中，在 37℃，5% CO_2 条件下培养。当细胞贴壁长满后，倾去培养基，用 0.25% 胰蛋白酶消化，每 3d 按 1∶3 比例传代 1 次，取对数生长期的细胞用于实验。

（2）葡萄糖消耗实验：

将 HepG2 细胞用含 10% 小牛血清的 DMEM 培养基转入 96 孔板中，待细胞长至 80%～90% 融合后，更换无血清的 DMEM 培养液继续孵育 12h，待细胞适应无血清的环境后再将培养基移出，换上无小牛血清的含药培养基，将细胞分为空白组、罗格列酮组（终剂量为 3.4mg·L^{-1}），ROS 处理组（终剂量分别为 0.1，0.3，1.0，3.0，10，30mg·L^{-1}）。上述各组再分别加胰岛素（10nmol·L^{-1}）处理和不加胰岛素处理。孵育 24h 后，用葡萄糖临床检测试剂盒检测培养基上清液的葡萄糖含量。以不铺细胞的空白孔为空白对照，计算 24h 葡萄糖消耗量。不同浓度葡萄糖的培养液由低糖 DMEM 加入不同量的葡萄糖后抽滤而成。

（3）MTT 实验：

葡萄糖消耗实验结束后，移出培养液，将 5g·L^{-1}的 MTT 原液与无血清 DMEM 培养基按体积 1∶9 配成 MTT 培养液，每孔加入 MTT 培养液，37℃继续培养，4h 后终止培养，小心吸弃孔内的培养上清液，每孔加入 200μl 的二甲基亚砜，震荡器震荡 10min，使结晶物充分溶解。在酶标仪 570nm 波长下测定各孔的吸光度（A），以监测细胞的数目与活力。

（4）胰岛素抵抗 HepG2 细胞模型的建立及药物处理：

将处于对数生长期的细胞消化后，用含 2% FBS 的 DMEM 培养基调整细胞密度为 106 个/L，转入 96 孔板中。待细胞单层贴壁后，加入新配制的含有胰岛素的培养液，并设无胰岛素的空白孔，于 37℃，5% CO_2 培养箱中孵育 36h。弃去培养液，先用 0.01mol·L^{-1}PBS 洗涤 1 次，再用 pH6.0 的培养基 37℃孵育 20min。重复上述过程 1 次，最后用 0.01mol·L^{-1}PBS 洗涤后，换上无血清的培养基。孵育 24h 后，用葡萄糖临床试剂盒检测培养基的葡萄糖含量。以不铺细胞的空白孔为空白对照，计算 24h 各组细胞的葡萄糖消耗量。采用此方法通过优化胰岛素浓度和胰岛素作用时间建立适宜的高浓度胰岛素诱发的 HepG2 细胞胰岛素抵抗模型。

（5）分组、给药：在以高胰岛素诱发 HepG2 细胞建立的胰岛素抵抗模型后，分别设空白组、胰岛素抵抗模型组、罗格列酮组（终剂量为 3.4mg·L^{-1}），ROS 处理组（终剂量分别为 0.1，1.0，3.0，10，30，100mg·L^{-1}）。上述各组均包括加胰岛素（10nmol·L^{-1}）处理组和不加胰岛素处理组。在药物处理 24h 后检测培养基中葡萄糖含量。以不铺细胞的空白孔为空白对照，计算 24h 各组细胞的葡萄糖消耗量。

3. 实验结果　见表 6－182，表 6－183，表 6－184，表 6－185，表 6－186，表 6－187。

表 6－182　地黄寡糖对 HepG2 细胞葡萄糖消耗的影响（$\bar{x} \pm s$，$n=6$）

组别	剂量/mg·L^{-1}	葡萄糖消耗/mmol·L^{-1}	
		不含胰岛素	含胰岛素
空白	–	1.467 ± 0.029	1.630 ± 0.029
罗格列酮	3.4	2.006 ± 0.015 1)	2.332 ± 0.106 2)
ROS	0.1	1.864 ± 0.014	2.207 ± 0.038
	0.3	1.901 ± 0.058 1)	2.274 ± 0.012 2)
	1	1.920 ± 0.016 1)	2.281 ± 0.015 2)
	3	1.989 ± 0.028 1)	2.309 ± 0.028 2)
	10	2.518 ± 0.004 2)	2.635 ± 0.007 2)
	30	2.421 ± 0.025 2)	2.488 ± 0.013 2)

注：与空白组比较 1）$P<0.05$，2）$P<0.01$（表 6－183 同）

表 6－183　地黄寡糖对不同浓度葡萄糖培养基中葡萄糖消耗的影响（$\bar{x} \pm s$，$n=6$）

组别	剂量/mg·L^{-1}	葡萄糖/mmoL^{-1}	葡萄糖消耗/mmoL^{-1}
空白	–	5.5	2.080 ± 0.033
		11.1	2.590 ± 0.097
		16.7	2.861 ± 0.045
		22.2	4.358 ± 0.090
罗格列酮	3－4	5.5	2.385 ± 0.021
		11.1	2.710 ± 0.072
		16.7	3.159 ± 0.046
		22.2	4.939 ± 0.066
ROS	10	5.5	2.422 ± 0.023 2)
		11.1	2.952 ± 0.032 1)
		16.7	3.861 ± 0.053 1)
		22.2	5.212 ± 0.015 1)

表 6－184　地黄寡糖对 HepG2 细胞增殖（A_{570}）的影响（$\bar{x} \pm s$，$n=6$）

组别	剂量/mg·L^{-1}	A_{570} 不含胰岛素	A_{570} 含胰岛素
空白	－	1.855 ±0.070	1.771 ±0.026
罗格列酮	3.4	1.799 ±0.026	1.814 ±0.025
ROS	0.1	1.645 ±0.040 2)	1.738 ±0.078
	0.3	1.705 ±0.062 1)	1.761 ±0.047
	1	1.798 ±0.025	1.765 ±0.053
	3	1.815 ±0.060	1.818 ±0.039
	10	2.165 ±0.038 3)	2.159 ±0.067 3)
	30	3.021 ±0.097 3)	2.784 ±0.044 3)

注：与空白组比较 1) $P<0.05$，2) $P<0.01$，3) $P<0.001$

表 6－185　不同浓度胰岛素对 2 细胞胰岛素抵抗的影响（$\bar{x} \pm s$，$n=6$）

组别	胰岛素浓度/mol·L^{-1}	葡萄糖消耗/mmol·L^{-1}
空白	0	3.388 ±0.006
胰岛素	10^{-5}	2.928 ±0.032 1)
	10^{-6}	2.703 ±0.004 2)
	10^{-7}	2.859 ±0.013 2)
	10^{-8}	3.161 ±0.014 1)

注：与空白组比较 1) $P<0.01$，2) $P<0.001$

表 6－186　胰岛素作用时间对 2 细胞胰岛素抵抗的影响（$\bar{x} \pm s$，$n=6$）

组别	葡萄糖消耗/mmol·L^{-1} 24h	36h	48h	60h
空白	4.436 ±0.059	4.353 ±0.030	4.172 ±0.047	3.921 ±0.010
胰岛素	3.860 ±0.040 1)	3.780 ±0.014 2)	3.460 ±0.027 2)	2.724 ±0.029 2)

注：与空白组比较 1) $P<0.05$，2) $P<0.001$

表 6－187　地黄寡糖对 HepG2 细胞胰岛素抵抗模型葡萄糖消耗的影响（$\bar{x} \pm s$，$n=6$）

组别	剂量/mg·L^{-1}	葡萄糖消耗/mmol·L^{-1} 不含胰岛素	葡萄糖消耗/mmol·L^{-1} 含胰岛素
空白	－	3.540 ±0.044	4.011 ±0.006
模型	－	2.271 ±0.010 1)	3.054 ±0.024 1)
罗格列酮	3.4	2.905 ±0.089	3.364 ±0.006
ROS	0.1	3.015 ±0.041 2)	3.330 ±0.016 2)
	1	3.064 ±0.041 3)	3.346 ±0.026 2)
	3	3.167 ±0.012 4)	3.392 ±0.012 3)
	10	3.437 ±0.054 4)	3.941 ±0.016 4)
	30	3.182 ±0.026 4)	3.740 ±0.033 3)
	100	3.110 ±0.049 3)	3.269 ±0.014 2)

注：与空白组比较 1) $P<0.001$；与模型组比较 2) $P<0.05$，3) $P<0.01$，4) $P<0.001$

（七）地黄水提液（RGLE）通过抑制脂肪组织抵抗素基因的表达，降低血胰岛素抵抗水平、改善脂代谢紊乱，从而降低 2 型糖尿病大鼠血糖[62]

1. 受试动物　健康纯系 wistar 大鼠，体重 220～250，雌雄各半。

2. 受试药物　地黄水提液。

3. 实验方法　见表 6－188。

表 6 – 188 RGLE 降糖作用实验方法

组别	模型制作	治疗 剂量	治疗 周期	标本收集	观察指标
正常对照组	14 只大鼠喂以正常饲料 8 周后，注射相同体积的柠檬酸钠拧檬酸缓冲液	蒸馏水	8 周	各组大鼠乙醚麻醉，眼内眦静脉从采血；腹正中切口，迅速剖开腹腔，取大网膜脂肪组织。	①空腹血 ②空腹血胰岛素 ③甘油三酯、高密度脂蛋白、低密度脂蛋白、胆固醇的含量 ④计算胰岛素抵抗指数 IR = (FPG × FINS)/22.5 ⑤脂肪组织 resistin 基因 mR-NA 及蛋白表达
糖尿病模型组	健康 Wistar 大鼠 66 只喂以高热量饮食，持续喂养 8 周后，尾静脉注射 STZ 注射剂 $25mg \cdot kg^{-1}$。随机选取造模成功大鼠 56 只分组	蒸馏水			
RGLE		$2.4g \cdot kg^{-1} \cdot d^{-1}$ $1.2g \cdot kg^{-1} \cdot d^{-1}$ $0.6g \cdot kg^{-1} \cdot d^{-1}$			

脂肪组织 resistin 基因 mRNA 及蛋白表达检测：Trizol 法提取大网膜脂肪组织总 RNA，逆转录为 cD–NA。PCR 反应体系 50μl 条件为：95℃预变性 5min，94℃变性 1min，54℃退火 40s、72℃延伸 40s、循环 33 次，72℃终末延伸 10min。以 β – actin 作为内参照。β – actin（280bp）上游引物：5’ – TTGC – CTCT-CAGACAATGCCTG – 3’；下游引物：5’ – TCGCTC – CTGGAAGATGGTGAT – 3’。Resistin（396bp）上游引物：5’ – CGGAGTCAACGGATTTGGTGGTAT – 3’；下游引物：5’ – AGGCTTCTCCATGGTGGTAGAGAC – 3’。将 PCR 产物经 1.5% 琼脂糖凝胶电泳，凝胶成像系统分析。蛋白表达检测：取脂肪组织加入预冷的组织裂解液，匀浆后移入 1.5mlEP 管中。以 300W，4s × 14（间隔时间）× 6 次、碎裂细胞，$18000r \cdot min^{-1}$离心，吸取上清。以 15% SDS – PAGE 电泳，结果用凝胶成像系统分析。

4. 实验结果

（1）RGLE 对 2 – DM 大鼠 FPG，FINS，TG，CH，LDL，HDL 及 IR 影响。

表 6 – 189 对大鼠 FPG，FINS，TG，CH，LDL，HDL 的影响（$\bar{x} \pm s$，$n = 14$）

组别	剂量/$g \cdot kg^{-1}$	FPG/$mmol \cdot L^{-1}$	FINS/$mIU \cdot L^{-1}$	TG/$mmol \cdot L^{-1}$
正常	–	4.96 ± 1.12	22.78 ± 15.97	0.58 ± 0.24
模型	–	14.89 ± 8.24$^{1)}$	42.83 ± 16.95$^{1)}$	2.62 ± 0.76$^{1)}$
RGLE	2.4	6.15 ± 3.09$^{3)}$	21.77 ± 11.04$^{3)}$	1.58 ± 0.32$^{3)}$
	1.2	7.91 ± 3.06$^{3)}$	24.64 ± 8.97$^{3)}$	1.61 ± 0.28$^{3)}$
	0.6	9.14 ± 5.89$^{2)}$	25.08 ± 12.28$^{3)}$	1.66 ± 0.65$^{3)}$

组别	剂量/$g \cdot kg^{-1}$	CH/$mmol \cdot L^{-1}$	LDL/$mmol \cdot L^{-1}$	HDL/$mmol \cdot L^{-1}$	IR
正常	–	1.66 ± 0.38	2.09 ± 0.14	1.80 ± 0.35	1.46 ± 0.97
模型	–	3.85 ± 0.51$^{1)}$	4.02 ± 0.25$^{1)}$	1.11 ± 0.15$^{1)}$	3.16 ± 1.06$^{1)}$
RGLE	2.4	2.31 ± 0.64$^{2)}$	3.57 ± 0.18$^{2)}$	1.36 ± 0.19$^{2)}$	1.80 ± 0.81$^{3)}$
	1.2	2.49 ± 0.26$^{2)}$	3.59 ± 0.20$^{2)}$	1.29 ± 0.38$^{2)}$	1.83 ± 0.48$^{3)}$
	0.6	2.79 ± 0.30$^{2)}$	3.62 ± 0.17$^{2)}$	1.21 ± 0.19$^{2)}$	1.91 ± 0.62$^{3)}$

注：与正常组比较$^{1)}$$P < 0.01$；与模型组比较$^{2)}$$P < 0.05$，$^{3)}$$P < 0.01$

（2）RGLE 对 2 – DM 大鼠大网膜脂肪组织 resistin 基因 mRNA 及蛋白表达

扩增后得到 β – actin 280bp 和 resistin 396 bp 2 个片段。图像分析结果显示，与正常组相比 2 型糖尿病模型组大鼠大网膜脂肪组织 resistin 基因 mR – NA 及蛋白表达量显著增高（$P < 0.01$）；给 RGL 后能降低的 resistin 基因 mRNA 及蛋白表达（$P < 0.05$），其中高剂量组最明显，但是 3 组间无显著性差异（图 6 – 36，6 – 37）。

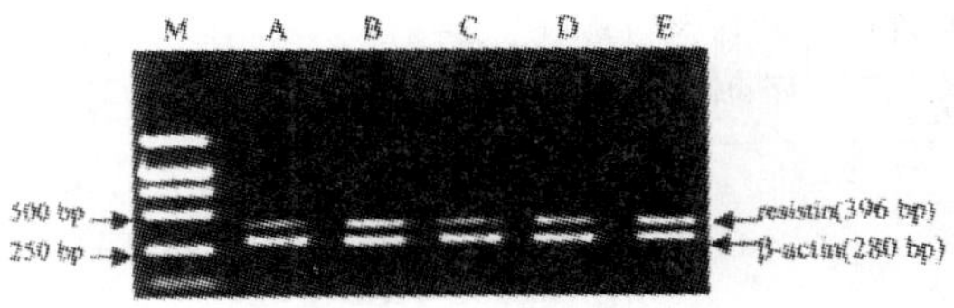

图 6－36 大鼠脂肪组织 resisitin 基因 mRNA 表达产物

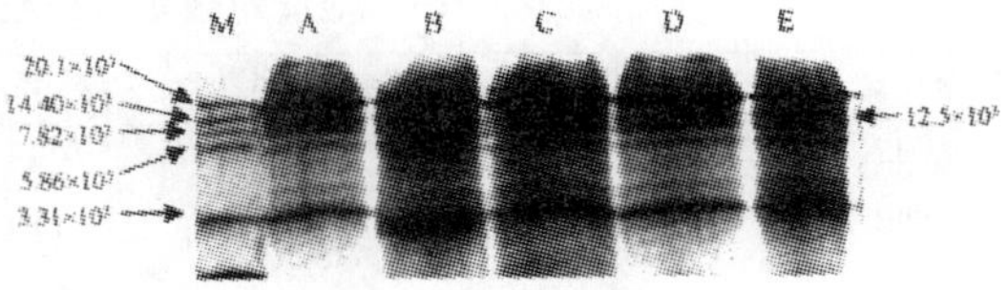

图 6－37 大鼠脂肪组织 resisitin 基因蛋白表达产物

十一、其他

（一）地黄预防性给药，可有效保护心、脑、肾组织线粒体的呼吸产能功能，对肾脏的保护作用最显著[63]

1. 受试动物　SD 大鼠，体重 180～220g，雌雄不拘。

2. 受试药物　地黄浸膏（Reh）（2g/ml）。

3. 实验方法　见表 6－190。

表 6－190　地黄浸膏对肾脏保护作用实验设计方案

组别	预给药 剂量	预给药 时间	取样	观察指标：心、脑、肾线粒体呼吸功能
正常对照组	po 3ml/kg 生理盐水	2h	大鼠断头处死，模型组和给药组室温放置 15min，速取心脏、大脑、肾脏，用冰冻生理盐水洗净，冰台上剪去心脏的心耳及结缔组织，大脑取除脑干及间脑部分，肾脏取除肾的表面膜及肾盂处的脂肪组织，正常组动物处死后，速取脏器。所有标本用铝铂包裹，置液氮中封存	测定：由液氮中取出标本，按文献[1]的方法分离线粒体，用 clark 氧电极法测定线粒体呼吸功能。测定系统总体积 6.05ml，琥珀酸浓度 3.3mmol/L，ADP0.3mmol/L，温度控制在 28℃。实验中以线粒体 3 阶段摄氧速度（ST_3），4 阶段摄氧速度（ST_4）和呼吸控制指数（RCI）为指标观察线粒体呼吸活力，线粒体蛋白质含量用考马斯亮蓝 G－250 染色法测定，小牛血清白蛋白做标准品。
模型对照组	po 3ml/kg 生理盐水	2h		
苄普地尔（Bep）组	ip 5mg/kg	30min		
地黄组	po 2g/kg po 4g/kg	2h 2h		

4. 实验结果　见表 6－191，表 6－192，表 6－193。

表 6－191　地黄对缺氧心肌线粒体呼吸功能的保护作用（$n=6$，$\bar{x}\pm s$）

组别	剂量(g/kg)	ST_3(nmol/min. mg)	ST_4(nmol/min · mg)	RCI
正常对照	-	512 ±70	128 ±40	4.1 ±0.5
模型对照	-	243 ±20**	108 ±27	2.5 ±0.7**
Bep	5×10^{-3}	471 ±95##	145 ±31	3.4 ±0.5##
Reh	2	249 ±42*	80 ±16	3.2 ±0.5*#
	4	353 ±66**##	116 ±20	3.2 ±0.3*#

与正常对照组相比：*$P<0.05$　**$P<0.01$；与模型对照组相比：#$P<0.05$##$P<0.01$

表 6－192　地黄对缺氧大脑线粒体呼吸功能的保护作用（$n=6$，$\bar{x}\pm s$）

组别	剂量(g/kg)	ST_3(nmol/min. mg)	ST_4(nmol/min · mg)	RCI
正常对照	-	207 ±47	69 ±11	3.42 ±0.8
模型对照	-	93 ±16**	39 ±5**	2.33 ±0.2*
Bep	5×10^{-3}	226 ±38##	58 ±8##	3.69 ±1.0##
Reh	2	118 ±24*	45 ±6	22.36 ±0.3*
	4	143 ±30*##	50 ±12	3.21 ±0.3#

与正常对照组相比：*$P<0.05$　**$P<0.01$；与模型对照组相比：#$P<0.05$##$P<0.01$

表 6－193 地黄对缺氧肾线粒体呼吸功能的保护作用（$n=6$，$\bar{x}\pm s$）

组别	剂量(g/kg)	ST3(nmol/min. mg)	ST_4(nmol/min·mg)	RCI
正常对照	-	233±20	61±11	3.9±0.7
模型对照	-	117±26**	53±9	2.2±0.3**
Bep	5×10^{-3}	280±96##	71±24##	3.1±0.8#
Reh	2	197±41#	61±8	3.3±0.9#
	4	231±60##	67±14	3.5±0.6#

与正常对照组相比：**$P<0.01$；与模型对照组相比：#$P<0.05$，##$P<0.01$

（二）地黄消退 L－甲状腺素诱发的大鼠缺血性心肌肥厚并抑制升高的心脑线粒体 Ca^{2+}，Mg^{2+}－ATP 酶活力，保护心脑组织避免 ATP 耗竭和缺血损伤[64]

1. 受试动物 Spraque－Dawley 大鼠♀♂不拘，体重 180±20g。

2. 受试药物 地黄煎剂。

3. 实验方法 见表 6－194。

表 6－194 地黄煎剂保护心脑组织实验设计方案

组别	造模	治疗 po 给药			观察指标
		n	剂量(g/kg)	周期	
正常组	L－甲状腺素诱发实验性甲亢大鼠心肌肥厚：大鼠 po L－甲状腺素 4mg/kg·d×7d，d 8 起分组给药	8	—	1 次/d ×3d	①心脏质量：d11 将大鼠脱颈断头处死，在冰台上迅速取出心脏和脑组织，用预冷的生理盐水洗去血液，滤纸吸干表面液体后，测得心重/体重（HW/BW）和左心室重/体重（LVW/BW）。然后将组织放入液氮中供下述实验使用。②心、脑线粒体 Ca^{2+}，Mg^{2+}－ATP 酶活力
肥厚组		8	等体积生理盐水		
普萘洛尔		7	0.01		
地黄		7	4		

4. 实验结果

（1）地黄消退 Thy 诱发的大鼠心肌肥厚：见表 6－195。

表 6－195 地黄对 L－甲状腺素诱发的大鼠肥厚心脏重量参数的影响（$\bar{x}\pm s$）

组别	剂量(g/kg)	n	HW/BW(mg/g)	LVW/BW(mg/g)
正常组	—	8	2.93±0.19**	2.19±0.15**
肥厚组	—	8	3.19±0.24	2.84±0.35
普萘洛尔	0.01	7	3.46±0.06**	2.40±0.07**
地黄	4	7	3.47±0.23**	2.49±0.17*

与肥厚组比较 *$p<0.05$，**$p<0.01$

（2）地黄抑制 Thy 诱发升高的 Ca^{2+}，Mg^{2+}－ATP 酶活力：见表 6－196。

表 6－196 地黄对 L－甲状腺素诱发升高的大鼠心、脑线粒体 Ca^{2+}，Mg^{2+}－ATP 酶活力的抑制作用（$\bar{x}\pm s$）

组别	n	Ca^{2+}，Mg^{2+}－ATP 酶活力(μmol Pi/mg protein·h)	
		左心室线粒体	脑线粒体
正常组	8	3.50±0.22**	3.14±0.07**
肥厚组	8	9.10±0.50	5.94±0.10
普萘洛尔	7	3.81±0.10**	3.27±0.41**
地黄	7	6.37±0.10**	4.23±0.43**

与肥厚组比较 **$p<0.001$

（三）熟地黄在小鼠明暗箱模型和小鼠高架十字迷宫模型上均表现出抗焦虑作用，其作用效果与地西泮类似[65]

1. 受试动物　昆明种小鼠 60 只，体质量（20 ± 2）g，雌雄兼用。

2. 受试药物　熟地黄水煎液（1g/mL）。

3. 实验方法　见表 6 – 197。

表 6 – 197　熟地黄煎剂抗焦虑实验设计方法

组别	n	剂量 g/（kg・d）	造模	小鼠焦虑行为实验		
				①小鼠明暗穿箱实验	②小鼠高架十字迷宫实验	③γ – 氨基丁酸、谷氨酸含量测定
对照组	10		对照组每天灌胃生理盐水；地西泮组前4d每天灌胃生理盐水，后3d 灌胃地西泮药 2.5mg/（kg・d）；熟地黄高、中、低剂量组灌胃，连续7d。给药期间小鼠自由进食饮水。	末次给药后 60min 开始实验。将小鼠置于明箱中央，背朝暗室，记录 10min 内小鼠穿箱次数	末次给药后 60min 开始实验。实验将小鼠置于迷宫中央，头朝封闭臂，观察者距离迷宫中央约 1m。分别记录实验期 5min 内小鼠进入开放臂和封闭臂的次数、停留时间，及在两臂滞留的总时间。计算小鼠进入开臂的次数和在开臂滞留时间分别占总入臂次数（进入开臂和闭臂的次数之和）和总入臂时间（在开臂和闭臂滞留时间之和）的百分率	小鼠行为学观察后立即处死，断头，冰台上迅速剥离大脑，将大脑沿矢状缝切成左右半球。左脑置于液氮中保存，用于 γ – 氨基丁酸、谷氨酸含量测定；右脑用 10g/L 甲醛溶液固定，用于 $GABA_A$R1、N – 甲基 – D – 天冬氨酸受体 1 表达测定
地西泮组		0.0025				
熟地黄		12				
		8				
		4				

（1）薄层层析条件：吸附剂为硅胶 G。γ – 氨基丁酸展开条件：正丁醇 – 乙酸 – 水 = 13 ∶ 3 ∶ 4；谷氨酸展开条件：正丁醇 – 乙酸 – 水 = 13 ∶ 4 ∶ 4。20℃以下展开，10g/L 茚三酮乙醇液喷雾显色。测定波长：λs = 500nm，λR = 700nm。

（2）样品处理：取出大脑半球漂洗、拭干、称质量（1min 内完成），用预冷的 80% 酸化乙醇在冰浴中迅速制成 1 ∶ 15 的匀浆。取匀浆置冰箱内放置，低温 4℃，以 2300r/min 离心 20min。取上清液用适量氯仿充分乳化。再以同样条件离心 30min，吸取上层水相供点样用。

γ – 氨基丁酸、谷氨酸含量测定结果计算：按外标两点法计算。

（3）免疫组化法测定 $GABA_A$R1、N – 甲基 – D – 天冬氨酸受体 1 表达：将脑组织在甲醛中固定 24h，取出，经梯度酒精脱水，二甲苯透明后石蜡包埋，于海马部位连续冠状切片，厚度 5μm，切片隔 4 张取 1 张，用于素木精 – 伊红染色（以观察小鼠海马的神经病理改变），相邻切片进行 $GABA_A$R1、N – 甲基 – D – 天冬氨酸受体 1 免疫组织化学染色。

（4）组织切片进行脱蜡，磷酸盐缓冲液冲洗 3 次（3 × 5min），双氧水封闭 15min，再用磷酸盐缓冲液冲洗 3 次（3 × 5min），进行抗原修复（ABZ 工作液），用磷酸盐缓冲液冲洗 3 次（3 × 5min），加入正常羊血清孵育 20min，甩干，每张切片直接加 50μl Ⅰ抗（兔抗，$GABA_A$R11 ∶ 800；N – 甲基 – D – 天冬氨酸受体 11 ∶ 400 稀释），4℃孵育过夜，磷酸盐缓冲液冲洗后加 50μl/片生物素标记的羊抗兔Ⅱ抗处理 40min，磷酸盐缓冲液冲洗（3 × 5min），生物素标记的辣根过氧化物酶（ABC，A ∶ B ∶ C = 1 ∶ 1 ∶ 400，提前 60min 配制）振荡孵育 2h，磷酸盐缓冲液冲洗 3 次（3 × 5min），用新鲜配制的 0.03% H_2O_2，0.05% 二氨基联苯胺显色，适时用磷酸盐缓冲液终止反应，苏木精复染、蓝化，酒精梯度脱水、二甲苯透明、中性树脂封固。免疫组化空白对照组不加第Ⅰ抗体，用磷酸盐缓冲液代替，其余步骤同前。镜检细胞浆中有棕黄色颗粒者为阳性细胞，观察细胞阳性着色情况。

4. 实验结果（组间比较采用 t 检验）　见表 6 – 198，表 6 – 199，表 6 – 200。

表 6-198 熟地黄对小鼠明暗箱穿箱次数的影响（$\bar{x} \pm s$）

组别	n	给药剂量	穿箱次数
对照组	10	–	17.1 ±4.6
地西泮组	10	2.5mg/kg	32.5 ±13.7[b]
熟地黄高剂量组	10	12.0g/kg	21.2 ±7.2
熟地黄中剂量组	10	8.0g/kg	26.7 ±4.1[a]
熟地黄低剂量组	10	4.0g/kg	23.3 ±5.2

注：与对照组比较，$^aP<0.05$，$^bP<0.01$

表 6-199 熟地黄对小鼠进入高架十字迷宫开放臂时间、次数百分率的影响（$\bar{x} \pm s$,%）

组别	n	给药剂量	入臂时间百分率	入臂次数百分率
对照组	10	–	4.51 ±2.31	14.46 ±10.71
地西泮组	10	2.5mg/kg	10.83 ±6.92[a]	25.80 ±3.61[b]
熟地黄高剂量组	10	12.0g/kg	7.95 ±7.32	21.02 ±7.58
熟地黄中剂量组	10	8.0g/kg	9.29 ±6.33	25.42 ±6.86[b]
熟地黄低剂量组	10	4.0g/kg	9.59 ±8.75	18.79 ±8.30

注：与对照组比较，$^aP<0.05$，$^bP<0.01$

表 6-200 熟地黄对小鼠脑内 γ-氨基丁酸、谷氨酸含量影响（$\bar{x} \pm s$，μg/g）

组别	n	剂量	γ-氨基丁酸	谷氨酸	谷氨酸/γ-氨基丁酸
对照组	10	–	182.52 ±8.65	2.50 ±1.09	571.70 ±52.27
地西泮组	10	2.5mg/kg	295.10 ±14.83[a]	1.28 ±0.57[a]	454.64 ±32.60[a]
熟地黄组	10	8.0g/kg	239.56 ±18.00[a]	1.81 ±0.79[a]	477.41 ±41.10[a]

注：与对照组比较，$^aP<0.01$

小鼠大脑（$GABA_AR_1$、N-甲基-D-天冬氨酸受体 1 表达在高倍光学显微镜下，选取海马区不重叠的 4 个视野（400 倍），观察视野范围内细胞阳性着色情况。结果表明，与对照组比较，地西泮组和熟地黄组 $GABA_AR_1$ 免疫阳性细胞表达增加；N-甲基-D-天冬氨酸受体 1 免疫阳性细胞表达表达减少。

（四）熟地黄具有抑制上皮细胞有丝分裂的作用[66]

1. 受试动物　雌性成年昆明小白鼠，体重 20~30g。

2. 受试药物　熟地黄水提浓缩液（1∶1）（地黄品种为河南武涉县产“金状元”）。

3. 实验方法　见表 6-201。

表 6-201 熟地黄水提液抑制上皮细胞有丝分裂实验方法

组别	n	造模	治疗		观察指标
			剂量	方法	
熟地黄组	16	连续 3 天腹腔注射己烯雌酚 0.2mg/次，1 次/d。第 4 天分别进行实验	20g/kg	每天上午分别灌胃给药 1 次，每天下午腹腔注射己烯雌酚 0.2mg（0.2ml）各 1 次，共 10 天。第 11 天下午腹腔注射秋水仙碱 2mg/kg，6h 后处死。	取阴道组织常规切片，HE 染色，光镜下计数 300 个阴道基底细胞中所出现的有丝分裂数，换算成每 100 个基底细胞的有丝分裂数（有丝分裂指数）
0.66% 乙亚胺组	18		66mg/kg		
注射用水组	13		20ml/kg		

注：熟地黄组与乙亚胺组间相应数据用 u 检验，进行对比分析

4. 实验结果　见表 6-202。

表 6－202　熟地黄抑制上皮细胞增生作用

组别	动物(只)	药物剂量(ml/kg)	有丝分裂指数(%)	P 值
熟地黄组	16	20	8.66	<0.01
乙亚胺组	18	22	9.96	<0.01
注射用水组	13	20	12.08	

＊（与注射用水组相比）

（五）止血和免疫作用[67]

1. 受试动物　昆明种小鼠和 Balb/c 小鼠（体重均为 19～21g）。

2. 受试药物　鲜地黄（榨汁、水煎）、干地黄（水煎）。

3. 实验方法、结果　见表 6－203，表 6－204，表 6－205，表 6－206。

表 6－203　鲜、干地黄对阿司匹林造模小鼠凝血时间的影响

组别	n	模型及标本制作	剂量 $g \cdot kg^{-1}$	凝血时间 s
正常对照	10	分别灌胃给予不同剂量的鲜地黄汁、鲜地黄水煎液及干地黄水煎液，每日 1 次，连续 4d。末次给药后，除正常对照组外，其余各组同时灌胃给予阿司匹林 500mg·kg⁻¹，1h 后，从小鼠眼眶静脉丛用玻璃毛细管取血。观察指标：从血液流入毛细管内到血凝丝出现的时间		41.6±10.6
阿司匹林模型			0.5	107.2±34.3
鲜地黄汁			2.5	$51.3 \pm 38.0^{2),3)}$
			5.0	$62.9 \pm 29.3^{2)}$
			10.0	$63.3 \pm 15.1^{2),3)}$
鲜地黄水煎液			2.5	$64.4 \pm 38.5^{1)}$
			5.0	$65.3 \pm 24.8^{2)}$
			10.0	98.8±65.5
干地黄水煎液			2.5	99.3±47.2
			5.0	$78.6 \pm 23.4^{1)}$
			10.0	83.5±22.1

注：n＝10，$\bar{x} \pm s$；与阿司匹林模型组比较 $^{1)}P<0.05$，$^{2)}P<0.01$；同剂量干地黄煎液组与鲜地黄汁组比较，$^{3)}P<0.05$

表 6－204　鲜、干地黄对小鼠腹腔巨噬细胞吞噬功能的影响

组别	n	给药	剂量 $g \cdot kg^{-1}$	吞噬百分率	吞噬指数
正常对照	10	分别灌胃给予不同剂量的鲜地黄汁、鲜地黄水煎液及干地黄水煎液，每日 1 次，连续 10d，实验第 8 天，所有动物均腹腔注射 0·2% 无菌糖原 2ml/只，第 8，9 天除正常对照外，其余组动物均肌肉注射醋酸强的松龙 5mg·kg⁻¹，第 11 天收取腹腔巨噬细胞，于细胞悬液中加入 2% 鸡红血球，并加入一盖玻片条，于 37℃ 水浴孵育 30min 后取出玻片条，用生理盐水轻轻冲洗，室温干燥后，甲醇固定，姬姆萨染色，封片后于普通显微镜下计数 200 个巨噬细胞，计算巨噬细胞吞噬百分率和吞噬指数		39.78±11.69	0.888±0.364
强的松龙模型			$5mg \cdot kg^{-1}$	4.10±1.99	0.049±0.020
鲜地黄汁			0.25	$24.30 \pm 19.04^{2),3)}$	$0.484 \pm 0.488^{2),3)}$
			0.5	$15.60 \pm 4.24^{2),3)}$	$0.240 \pm 0.071^{2),3)}$
			1.0	$31.18 \pm 9.57^{2),3)}$	$0.608 \pm 0.316^{2),3)}$
鲜地黄水煎液			0.25	$14.56 \pm 12.52^{1)}$	$0.243 \pm 0.252^{1)}$
			0.5	$16.25 \pm 12.11^{2),3)}$	$0.312 \pm 0.361^{1)}$
			1.0	$15.85 \pm 5.81^{2),3)}$	$0.221 \pm 0.098^{2),3)}$
干地黄水煎液			0.25	$8.05 \pm 4.98^{1)}$	$0.112 \pm 0.074^{1)}$
			0.5	$8.39 \pm 5.79^{1)}$	$0.134 \pm 0.097^{1)}$
			1.0	6.15±4.93	0.093±0.083

注：n＝10；与强的松龙模型组比较 $^{1)}P<0.05$，$^{2)}P<0.01$；与同剂量干地黄煎液组比较 $^{3)}P<0.05$；巨噬细胞吞噬百分率% ＝吞噬鸡血球的 MΦ·MΦ 总数 $^{-1}$·100；吞噬指数＝吞噬的鸡血球总数·MΦ 总数 $^{-1}$。

表 6-205 鲜、干地黄对类阴虚小鼠脾脏淋巴细胞转化的影响

组别	n	模型制作及治疗	剂量 $g \cdot kg^{-1}$	淋巴细胞转化 OD
正常对照	10	雌性小鼠分别灌胃给予鲜、干地黄各种药液，每日1次，连续10d，从第4天起，除正常对照组外，每鼠皮下注射甲状腺素钠 $20mg \cdot kg^{-1}$，连续7d，使小鼠造成类阴虚。于实验第11天，按文献方法制备脾脏淋巴细胞悬液*，稀释成 $2 \times 10^6 \cdot ml^{-1}$，接种于96孔培养板，180μl/孔，然后，加入ConA 20μl/孔（终浓度 $10\mu l \cdot ml^{-1}$），于5% CO_2 孵箱中在37℃温度下培养72h，离心弃上清，按MTT法测定淋巴细胞转化活性。		0.240 ± 0.096
甲状腺素模型			0.02	0.192 ± 0.052
鲜地黄汁			0.5	0.260 ± 0.107
			1.0	0.245 ± 0.062
鲜地黄水煎液			0.5	0.233 ± 0.065
			1.0	0.221 ± 0.051
干地黄水煎液			0.5	0.164 ± 0.049
			1.0	0.164 ± 0.047

注：n=8；与甲状腺素模型组比较1) $P<0.05$，2) $P<0.01$；与同剂量干地黄煎液比较4) $P<0.05$

表 6-206 鲜、干地黄对类阴虚小鼠脾脏淋巴细胞碱性磷酸酶表达的影响

组别	n	模型制作及治疗	剂量 $g \cdot kg^{-1}$	碱性磷酸酶 OD
正常对照	10	小鼠类阴虚造模方法、给药处理及脾细胞制备均同上述脾脏淋巴细胞转化实验。脾淋巴细胞被稀释成 $1 \times 10^6 \cdot ml^{-1}$，每管2ml，加入大肠杆菌（E. coli $O_{55}:B_5$）脂多糖（LPS）使终浓度为 $10\mu l \cdot ml^{-1}$，于5% CO_2 孵箱中在37℃温度下培养96h，离心弃上清后，按金氏法测定淋巴细胞的碱性磷酸酶活性		$0.574 \pm 0.164^{2)}$
甲状腺素模型			0.02	0.311 ± 0.069
鲜地黄汁			0.5	$0.434 \pm 0.117^{1)}$
			1.0	$0.459 \pm 0.091^{2)}$
鲜地黄水煎液			0.5	$0.482 \pm 0.087^{2)}$
			1.0	$0.494 \pm 0.200^{1)}$
干地黄水煎液			0.5	$0.383 \pm 0.089^{1)}$
			1.0	$0.380 \pm 0.088^{1)}$

注：n=8；与甲状腺素模型组比较1）$P<0.05$，2）$P<0.01$；与同剂量干地黄煎液比较4）$P<0.05$

参考文献

[1] 常东明，岳苏华，刘鹤香等．地黄对大鼠血压的影响．新乡医学院学报，1989，9（1）：9-11.

[2] 常吉梅，刘秀玉，常吉辉．地黄对血压调节作用的实验研究．时珍国医国药，1998，9（5）：416-417.

[3] 刘鹤香，曹中亮，常东明，等．怀地黄的降压镇静抗炎作用及有效部分分析．新乡医学院学报，1989，9（3）：219-221.

[4] 刘福君，程军平，茹祥斌，冯杏婉，顾国明．地黄多糖对小鼠造血功能的影响．中国药理学与毒理学杂志，1994，5，8（2）：118.

[5] 刘福君，程军平，赵修南，汤挣芳，茹祥斌，冯杏婉，顾国明．地黄多糖对正常小鼠造血干细胞、祖细胞及外周血像的影响．中药药理与临床，1996（2）：12-14.

[6] 刘福君，赵修南，聂伟，汤建芳，茹祥斌，顾国明．地黄低聚糖对小鼠免疫和造血功能的作用．中药药理与临床，1997；13（5）：19-21.

[7] 刘福君，赵修南，汤建芳，茹祥斌，张永祥，顾国明．地黄低聚糖对快速老化模型小鼠造血功能的影响．中国药理学通报，1997，13（6）：509-512.

[8] 袁媛，候士良，连天顺，等．怀地黄补血作用的实验研究．中国中药杂志，1992，17（8）：366-368.

[9] 刘福君，赵修南，汤建芳，等．地黄寡糖对 $SAMP_8$ 小鼠造血祖细胞增殖的作用．中国药理学与毒理学杂志，1998，5，12（2）：127-130.

[10] 于震，土军，李更生，等．地黄甙D滋阴补血和降血糖作用的实验研究．辽宁中医杂志，2001，28（4）：240-242.

[11] 刘庆丰，孙启祥，胡雅儿，等．地黄中的梓醇对β肾上腺素受体cAMP系统的调整作用．放射免疫学杂志，2004，17（5）：358-360.

[12] 蔡光先，林琳，刘柏炎，等．地黄多糖诱导骨髓间充质干细胞分化为神经样细胞的效应．中国临床康复，2005，9，（17）：46-48.

* 徐叔云．药理实验方法学．第二版．北京：人民卫生出版社，1994，1215，1235

[13] 于震，工军，李更生，等．地黄苷 A 对环磷酰胺致小鼠白细胞减少症的影响．中草药，2001，32，(11)：1002-1004.

[14] 曹中亮，刘鹤香，朱明，等．熟地黄醚溶物对小鼠 T 淋巴细胞的抑制作用．新乡医学院学报，1988，5 (4)：5-6.

[15] 刘福君，赵修南，聂伟，汤建芳，茹祥斌，顾国明．地黄低聚糖增强小鼠免疫功能的作用．中国药理学通报，1998，14 (1)：90.

[16] 苗明三，方晓艳．怀地黄多糖免疫兴奋作用的实验研究．中国中医药科技，2002，9 (3)：159-160.

[17] 王军，于震，李更生，等．地黄苷 A 对"阴虚"及免疫功低下小鼠的药理作用．中国药学杂志，2002，37 (1)：20-22.

[18] 苗明三，孙艳红，史晶晶，等．熟地黄粗多糖对血虚模型小鼠胸腺和脾脏组织形态的影响．中华中医药杂志（原中国医药学报），2007，22 (5)：318-320.

[19] 苗明三，王智明，孙艳红．怀熟地黄多糖对血虚大鼠血像及细胞因子水平的影响．中药药理与临床，2007，23 (1)：39-40.

[20] 陈力真，冯杏婉，周金黄，等．地黄多糖 b 的免疫抑瘤作用及其机理．中国药理学与毒理学杂志，1993，7 (2)：153~156.

[21] 陈力真，冯杏婉，周金黄．地黄多糖 b 对正常及 S180 荷瘤小鼠 T 淋巴细胞功能的影响．中国药理学与毒理学杂志，1994，8 (2)：125~127.

[22] 吴尚魁，刘鹤香，刘春霞，等．怀地黄对中枢神经系统的抑制效应．新乡医学院学报，1989. 6 (1)：12-14.

[23] 崔豪，玛静，崔瑛，等．熟地黄及其多糖中枢抑制作用研究．河南中医学院学报，2006，21 (127)：18-19.

[24] 王金红，张瑞，胡雅儿，夏宗勤．地黄活性成分梓醇抗 $A\beta_{25-35}$ 诱导的 PC12 细胞凋亡作用．上海交通大学学报（医学版），2007，27 (7)：805-808.

[25] 崔瑛，沈云辉，侯士良，等．熟地黄对记忆障碍模型小鼠记忆力影响的实验研究．河南中医学院学报，2003，12 (108)：32-34.

[26] 崔瑛，侯士良，颜正华，等．熟地黄对毁损下丘脑弓状核大鼠学习记忆及海马 c-fos，NGF 表达的影响．中国中药杂志，2003，28 (4)：362-365.

[27] 崔瑛，颜正华，侯士良，等．熟地黄对毁损下丘脑弓状核大鼠学习记忆及下丘脑—垂体—肾上腺—海马轴的影响．中药材，2004，27 (8)：589-592.

[28] 李龙宣，赵斌，许志恩，等．熟地黄对去势大鼠海马神经元凋亡的抑制作用．华中科技大学学报（医学版），2006，35 (6)：751-754.

[29] 李龙宣，赵斌，许志恩，等．熟地黄抑制阿尔茨海默病样大鼠海马神经元凋亡的作用．中华神经医学杂志，2006，5 (1)：10-13.

[30] 沈云辉，曹玉净，崔瑛，等．熟地黄对拟痴呆模型小鼠记忆力的影响及机制研究．上海中医药杂志，2007，41 (4)：67-68.

[31] 章永红．地黄对小鼠实验性肾病模型的作用．河南中医，1999，19 (2)：27-28，72.

[32] Kang DG. 地黄对缺血-再灌注诱导的急性肾功能衰竭大鼠肾功能的保护作用（英）. Biol Pharm Bull. 2005，28 (91)：1662-1667.

[33] 熊玉兰，王金华，屠国瑞，等．熟地黄麦角甾苷对小鼠肾毒血清肾炎治疗作用的研究．世界科学技术——中医药现代化★基础研究，2006，8 (5)：46-48.

[34] 侯士良，盛经纬．怀庆熟地黄滋阴作用的初步研究．中国中药杂志，1992，17 (5)：301-303.

[35] 曲凤玉，于德成，欧芹，等．熟地黄不同溶媒提取液对 D-半乳糖衰老小鼠脑 SOD 和 MDA 影响的实验研究．黑龙江医药科学，1998，21 (5)：6-7.

[36] 田丽华，武冬梅，张楠楠，等．熟地黄水提液对小鼠红细胞膜 Na^+、K^+-ATPase 活性及 MDA 含量的影响. HEILONGJIANG MEDICINE AND PHARMACY 1999，22 (6)：13.

[37] 高治平．熟地黄对雌性小鼠老化进程中雌、孕激素受体含量的上调作用．山西中医学院学报，2000，1 (4)：1-3.

[38] 管家齐，刘军莲，王传金．干地黄在金匮肾气丸中抗衰老实验研究．南京中医药大学学报，2002，18 (3)：169-170.

[39] 武冬梅，付正宗，楚振升，等．熟地黄水提液对小鼠心肌 LPF、GSH-Px 的影响. HEILONGJIANG MEDICINE AND PHARMACY，2000，23 (1)：37.

[40] 王金红，孙启祥，夏宗勤，等．地黄活性成分梓醇对转基因 CHO 细胞 M_2 受体的调节作用．中国药理学通报，2006. 22 (12)：1462-1466.

[41] 苗明三，孙艳红，方晓艳．（怀）熟地黄多糖抗氧化作用．中国中医药信息杂志，2002，9 (10)：32-33.

[42] 崔瑛，王君明，冯志毅，等．地黄对家兔阴虚热盛证型发热的解热作用．河南中医，2007，27 (1)：31-33.

[43] 岳苏华，马忠敏，刘鹤香，等．怀庆地黄对实验性炎症疗效观察．新乡医学院学报，1989，6 (4)：225-227.

[44] 李林，王竹立．地黄的抑制胃酸分泌和抗溃疡作用．湖南中医学院学报，1996，16（2）：49－51.
[45] 王竹立，李林，赖晓嵘，等．干地黄提取物 A、B 抗大鼠实验性胃溃疡作用．广东医学，1999，20（4）：244－246.
[46] 李林，王竹立，叶美红，等．辣椒辣素敏感神经元介导干地黄胃黏膜保护效应．中山医科大学学报，2000，21（2）：133－136.
[47] 王竹立，李林，叶美全，等．干地黄对胃黏膜的快速保护作用及其机制．中国中西医结合脾胃杂志，2000，8（5）：265－267.
[48] 崔颖，王竹立，叶美红．干地黄提取物 A 对胃黏膜血流量的影响．中国中西医结合杂志，2005，6（25）：36－38.
[49] 王竹立，崔领，叶美红．于地黄提取物 A 保护胃黏膜作用的形态学研究及与热休克蛋白的关系．中国中西医结合杂志，2005，6（25）：38－42.
[50] 魏小龙，茹祥斌，低分子质量地黄多糖体外对 Lewis 肺癌细胞 p53 基因表达的影响．中国药理学通报，1998；14（3）：245－248.
[51] Tokunaga K, Taniguchi H, Yoda K et al. Nucleotide Sequence of a full－length cDNA for mouse cytoskeletal beta－actin mRNA. Nucleic Acids Res, 1986; 14: 2829－33.
[52] Arai N. Nomura D. Yokata K et al. Immunologically distinct p53 molecules generated by alternative splicing. Mol cell Biol, 1986; 6: 3232－9.
[53] Lane DP. Cancer. P53, guardian of the genome. Nature, 1992; 385: 15－6.
[54] Dukas K, Sarfati P, Vaysse N et al. Quantitation of changes in the expression of multiple genes by simultaneous polymerase chain reaction. Anal Biochem, 1993; 215: 66－72.
[55] Babu JS, Kanangat S, Rouse BT. Limitations and modifications of quantitative polymerase chain reaction. J Immunol Methods, 1993; 165: 207－16.
[56] 张汝学，顾国明，张永祥，等．地黄低聚糖对实验性糖尿病与高血糖大鼠糖代谢的调节作用．中药药理与临床，1996（1）：14－17.
[57] 王晓莉，张汝学，贾正平．地黄寡糖灌胃对糖尿病大鼠的降糖作用及对肠道菌群的影响．西北国防医学杂志，2003，24（2）：121－123.
[58] 郭晓农，张汝学，贾正平，等．地黄寡糖对 3T3－L1 脂肪细胞增殖及胰岛素抵抗的作用．中国中药杂志，2006，31（5）：403－407.
[59] 曾艳，贾正平，张汝学，等．地黄寡糖在 2 型糖尿病大鼠模型上的降血糖作用及机制．中国药理学通报，2006，22（4）：411－415.
[60] 王晓莉，李妍芹，苏志红，等．地黄寡糖对妊娠期糖尿病大鼠血糖和胰岛素水平的影响．西北国防医学杂志，2007，28（3）：204－206.
[61] 郭丽民，张汝学，贾正平，等．地黄寡糖对 $HepG_2$ 胞细增殖及胰岛素抵抗的作用．中国中药杂志，2007，32（13）：1328－1332.
[62] 吕秀芳，孟庆宇，郭新民．地黄水提液对 2 型糖尿病大鼠胰岛素抵抗及 resistin 基因 mRNA 和蛋白表达的影响．中国中药杂志，2007，32（20）：2182－2184.
[63] 汤依群，戴德哉，黄宝．地黄对缺氧大鼠心脑肾线粒体呼吸功能的保护作用．中草药，2002，33（10）：915－917.
[64] 陈丁丁，戴德哉，章涛．地黄煎剂消退 L－甲状腺素诱发的大鼠心肌肥厚并抑制其升高的心、脑线粒体 Ca^{2+}，Mg^{2+}－ATP 酶活力．中药药理与临床，1997，13（4）：27－28.
[65] 崔瑛，冯静，王辉，等．熟地黄干预小鼠焦虑行为实验．中国临床康复 2006，10（43）：61－63.
[66] 王槐三，梁庆昌，李俊英，等．熟地黄抑制上皮细胞增生作用的实验研究．中国皮肤性病学杂志，1995，9（2）：77－78.
[67] 梁爱华，薛宝云，王金华，等．鲜地黄与干地黄止血和免疫作用比较研究．中国中药杂志，1999，24（11）：663－702.
[68] 赖晓嵘，王竹立，李林，等．干地黄煎剂防止无水乙醇性胃黏膜损伤作用及其机制．中国中西医结合杂志，1998. 18（基础理论研究特集）：145.

第七章　地黄临床研究

一、现代文献记载

（一）熟地黄

1. 高血压[1]

熟地黄煎剂治疗62例高血压患者，每日服用30～50g，连服2周，血压、血清胆固醇和甘油三脂均有下降，且脑血流图和心电图也有所改善。

2. 治疗药源性便秘[2]

120例均系精神病人。男37例，女83例；平均年龄27岁；服氯丙嗪65例，丙咪嗪8例，阿米替林17例，氯氮平26例，奋乃静4例。服用抗精神病药发生便秘者即可入组，排除习惯性便秘及其它原因所致便秘。治疗方法：熟地黄100g煎浓液500ml，每晚顿服，连服3d 1。服药期间停服其它泻下药。

治疗效果：有效（服药3d内人便排出，便秘解除）112例，无效（服药3d内无人便排出）8例。仅有1例女性患者出现短暂轻微腹痛。

3. 治疗银屑病[3]

50%熟地黄注射液（我院药剂科制剂室提供，每支2毫升，内含熟地黄1克）每次2～4毫升，每日或隔日一次，肌肉注射。治疗期间不给其它治疗银屑病的药物。临床观察表明，有效病例于注射熟地黄注射液5～15天后即见自觉症状减轻，皮损变薄，鳞屑减少，炎症减退。少数患者长期用药疗效不减，皮损改善持续稳定，而大部分患者用药三周后皮损消退明显减慢或稍有增厚，当改为间断给药（隔日一次或连用三天停用三天）后皮损又持续好转。临床41例中，临床痊愈13例，显效4例，有效4例，无效10例。

（二）生地黄

1. 眼科疾病[4]

麦粒肿可用生地汁醋拌涂敷，急性结膜炎、电旋光性眼炎，可用生地60克捣敷眼皮，热后再换。有用生地外敷法治疗电旋光性眼炎24例，用药1～2次获效。

2. 风湿性、类风湿性关节炎[5]

取干地黄90g切碎，煮沸，滤出内服，对于风湿性、类风湿性关节炎有较好的治疗效果。

3. 席汉氏综合征[6]

1979年以来作者用地黄治疗席汉氏综合征共10例，取得显着疗效。本文10例中有8例采用每日服用地黄90g治疗，2例采用每日服地黄50g治疗。经3～5个月治疗，子宫恢复正常大小者3例，1例恢复月经，2例恢复生育能力，10例尿17羟皮质类固醇和17酮类固醇排出量均见增加。认为此法较激素补偿疗法合理，作用部位在下丘脑垂体系统。10例中经过治疗后症状体征消失者2例，显着进步者7例，经治疗两个月进步而在继续治疗者1例，经3个月以上治疗者均见食欲恢复正常或显着好转，体力显着好转或恢复。治疗后能参加生产劳动或工作者6例。

（三）鲜地黄

1. 中耳炎[7]

取鲜地黄60%乙醇液，滴药前用乙醇消毒棉签，清除脓液再滴此药，每次2～滴，每日3次。4天后症状好转，8天后治愈。

2. 眼部疾病[8]

据文献报道，将鲜地黄的根50g洗净，捣碎，挤成汁盛放于干净瓶内，每天4次用棉签将鲜地黄汁涂抹在眼患处，红肿严重处可湿敷20min。连续治疗5d为1疗程治疗麦粒肿、霰粒肿。

（四）地黄叶

1. 消炎[9]

即用鲜地黄叶敷贴化脓伤口，可使其很快痊愈。

其具体做法是：1. 选取生长期的（野生或人工栽培均可）鲜地黄叶片，使用前一、二小时采，取下部第三、四片叶子为好。2. 将采回的叶片用清水洗净，洒干。然后把叶片放在手心，两手用力一拍一拧，把叶片背后的表层薄膜揭去。然后根据伤口大小，把揭去膜的叶片切成比伤口略大的形状待用。3. 先用盐开水或者开水洗净伤口，然后把待用的叶片敷贴在伤口上，用手心按几分钟，至叶片黏稳为止，敷后不要包裹。每天敷贴两次（早晚各一次），换敷时，先用开水将第一次贴的叶浸湿揭去（化脓附着在叶片上），并洗净伤口，用前边讲的方法再敷贴上新的叶片。小伤口一两次就可把化脓去净，四、五次伤口痊愈。

2. 治疗呋喃丹皮肤中毒[10]

将新鲜地黄叶片用清水洗净后，用手掌拍打至破碎（但叶片尚整连），并出现水湿现象，敷于患者过敏部位，并用纱布包扎。同时给予阿托品0.6mg每日8～4次口服。局部用药7天，肿退，但仍有头痛、头昏等症状，继续口服阿托品12日而愈。

二、历代本草记载

（一）《神农本草经》

味甘寒。主折跌绝筋，伤中，逐血痹，填骨髓，长肌肉。作汤除寒热积聚，除痹。生者尤良。久服轻身不老。

（二）《本草经集注》

生地黄　大寒。治妇人崩中血不止，及产后血上薄心闷绝，伤身胎动下血，胎不落；堕坠，踠折，瘀血，留血，衄鼻，吐血，皆捣饮之。

（三）《名医别录》

生地黄　大寒。主治妇人崩中血不止，及产后血上薄心、闷绝，伤身、胎动、下血，胎不落，堕坠，踠折，瘀血，留血，衄鼻，吐血，皆捣饮之。

（四）《千金翼方》

生地黄　大寒。主妇人崩中血不止。及产后血上薄，心闷绝，伤身胎动。下血，胎不落。堕坠，踠折。淤血留血，衄血吐血，皆捣饮之。

（五）《开宝本草》

生地黄　大寒。主妇人崩中血不止，及产后血上薄心闷绝，伤身胎动下血，胎不落；堕坠，踠折，瘀血，留血，衄鼻，吐血，皆捣饮之。

（六）《本草图经》

【肘后方】：疗踠折四肢骨破碎及筋伤蹉跌，烂捣生地黄熬之，裹所伤处，以竹简编夹之，遍急缚勿令转动，一日一夕，可以十易，则差。

崔元亮【海上方】：治一切心痛，无问新久。以生地黄一味，随人所食多少，捣绞取汁，搜面作馎饦，或冷淘食，良久当利出虫长一尺许，头似壁宫，后不复患矣。

（七）《重修政和经史证类备用本草》

【药性论】云：干地黄，君。能补虚损，温中下气，通血脉，久服变白，延年。

【图经曰】神仙方服食地黄，采取根净洗，捣绞取汁，煎令小稠，内白蜜更煎，令可丸晨朝酒送三十丸，晨朝酒送三十丸如梧子，日三。

【食疗】地黄微寒。以少蜜煎，或浸食之，或煎汤或入酒饮，并妙。生则寒，主齿痛，唾血，折伤。叶可以羹。

【外台秘要】张文仲治骨蒸方：生地黄一升，捣取汁。三度捣绞尽，分再服。若利即减之。以身体凉为度。

【千金方】治牙齿根欲动脱：生地黄细剉，绵裹着齿上咂之，渍齿根，日三、四并咽之，十日，大佳。

【肘后方】治耳中常鸣：生地黄截塞耳，数易之，以差为度。一云以纸裹微灰火中煨之用，良。

【百一方】妊娠漏胎：生地黄汁一升，渍酒四合，煮三、五沸服之，不止又服。

【又方】治猘犬咬人：捣地黄汁饮之并涂疮口。百度止。

【梅师方】治坠损筋骨，蹉跌骨碎破：捣生地黄熨热裹三日夜，数易。若血聚，以针决之。

【又方】治吐血神效方：生地黄汁一升二合，白胶香二两，以瓷器盛入甑蒸，令消服。

【又方】治乳痈：捣生地黄汁傅之，热即易之，无不见效也。

【食疗心镜】主劳瘦骨蒸，日晚寒热，咳嗽唾血：生地黄汁二合煮白粥，临熟入地黄汁搅令匀，空心食之。

【子母秘录】小儿患虫毒痢：生地黄汁一升二合，分三、四服，立效。

【抱朴子】楚文子服地黄八年，夜视有光，手上车弩。

（八）《本草衍义补遗》

生地黄大寒。治妇人崩中血不止及产后血上薄心闷绝。胎动下血。胎不落。坠折伤、瘀血、衄血、吐血。皆可捣饮之。

（九）《食物本草》

崔元亮【海上方】，治一切心痛，无问新久，以生地黄一味，随人所食多少。捣绞取汁，搜面作馎饦或冷淘食，良久，当利出虫，长一尺许，头似壁宫，后不复患矣。

1. 叶　治恶疮似癞。十年者，捣烂日涂，盐汤先洗。按《抱朴子》云：韩子治用地黄苗，喂五十岁老马，生三驹，又活一百三十岁，乃死也。《朝野佥载》云：雉被鹰伤，衔地黄叶点之；虎中药箭，食清泥解之，鸟兽犹知解毒，何况人乎？

2. 根　用地黄根洗净，捣绞汁，煎令稠，入白蜜更煎，令可丸，丸如桐子大，每晨温酒送下三十丸，百日面如桃花，身轻不老。

3. 治骨蒸劳热，用生地黄一斤，捣三度，绞尽分，每日服一盏。

4. 治小儿初生七八日，大小便出血，乃热传心肺，不可服凉药，只以生地黄汁五七匙，酒蜜各半匙，和服之。

5. 治咳嗽唾血，劳瘦骨蒸，日晚寒热。用生地黄捣汁，煮白粥临熟，入汁搅匀，空心服食之。

6. 治月水不止，用生地黄汁，无灰酒各一盏，煎服，日二次。

（十）《本草纲目》

生地黄　主治：大寒。治妇人崩中血不止，及产后血上薄心。闷绝伤身。胎动下血，胎不落，坠堕。踠折。瘀血留血，鼻衄吐血，皆捣饮之。崔元亮海上方。治一切所能的痛。无问新久。以生地黄一味。随入所食多少。捣绞取汁。溲面作馎饦或冷淘食。良久当利出虫。

（十一）《太乙仙制本草药性大全》之《仙制药性》

主治　疗凉血生血。补肾水真阴不足。泻脾中温热及血热。生妇人崩中不止。及产后血上薄心。伤身胎动下血。胎不落。坠堕折伤瘀血、衄血、吐血。皆捣饮之。患人虚而多热加用之。

（十二）《本草原始》

干地黄主治伤中，逐血痹，填骨髓，长肌肉，作汤，除寒热积聚，除痹，疗折跌绝筋。久服轻身不老，鲜者优良。

鲜地黄大寒。主治崩中血不止，及产后血上薄心闷绝。伤身胎痛下血，胎不落。坠堕踠折，瘀血，留血衄鼻，吐血。皆捣饮之。解诸热，通月水，利水道。捣贴心腹，能消瘀血。

【千金方】治吐血唾血，补虚除热，取乳石，去痈疖等疾，鲜地黄不拘多少，三捣三压，取汁令尽，以磁器盛之，密盖勿泄气，汤上煮，减半，绞去滓，再煎如饧，丸弹子大。每温酒服一丸，日二服，良。

【圣惠方】治病后虚汗，口干心燥，熟地黄五两，水三盏，煎一盏半，分三服，一日尽。

（十三）《本草汇言》

【马瑞云传】：治大肠血热血燥，虚闭不通。以生地黄八两，酒水各四碗，煎汁饮。

（十四）《本草经疏》

生地黄　大寒。主妇人崩中血不止及产后血上薄心闷绝，伤身胎动下血，胎不落，堕坠踠折，瘀血留血，鼻衄吐血，皆捣饮之。久服轻身不老。

（十五）《本经逢原》

【本经】主伤中，逐血痹，填骨髓，长肌肉，作汤除寒热积聚，疗折跌伤筋，久服轻身不老，生者尤良。

三、历代医方书记载

（一）《太平圣惠方》

1. 治伤寒虚羸。盗汗不止方：熟干地黄五两细锉。以水三大盏。煎至二大盏半。去滓分为三服。空心午前夜后临卧时服。

2. 治热病烦渴。诸脏不安。【又方】以生地黄。捣绞取汁。每服一合。时时服之。

3. 治热病。胸膈烦闷。喘息奔急。【又方】以生地黄。捣绞取汁。每服一小盏。频三五服。即差。

4. 治眼。血灌瞳人。生障膜。【又方】以生地黄汁。每温服一小盏。顿服。以差为度之。

5. 治鼻衄。终日不止。心神烦闷。【又方】以生干地黄一两。细锉。于银器中。以酒一中盏。煎三五沸。去滓。顿服。其血立止。

6. 治忧恚致伤。胸膈疼痛。及虚劳唾血。地黄煎方：生地黄汁五升。于银锅内。以慢火煎至三升。又入白蜜一升。酒一升。却煎至二（三）升。每于食后。温温服一小盏。

7. 治乳石发动。壅热至甚。心闷吐血。【又方】以生地黄。捣绞取汁。每服二（三）合。宜频服即止。

8. 治热暍心闷方。【又方】以生地黄汁一中盏。温煖服之。

9. 治血痢日夜不止。腹中疞痛。心神烦闷。【又方】以生地黄汁三合。煎取二合。下蜜一合。搅令匀。温服频服效。

10. 治一切丹毒方。【又方】用生地黄。捣取汁涂之。

11. 治中毒箭方。【又方】以生地黄汁。煎作膏。每服。以热水调下半匙。

12. 治妇人月水不调。或一月再来。或多或少。脐下疞痛。面色萎黄。四体虚翕。羸瘦。不能饮食。【又方】以生地黄切一斤。以酒三大盏。煎取一盏半。去滓。分为三服。一日服尽。

13. 治妇人小便出血不止方。【又方】以生地黄。捣绞取汁。每服一小盏。日三服。

14. 治妊娠卒尿血不止方。【又方】生地黄切三两。以水一大盏半。煎至八分。去滓。食前分为二服。

15. 令胞衣便出方。【又方】生地黄汁一大盏。酒一小盏。同煖。分温三服。立效。

16. 治产后妬乳肿痛方。【又方】以生地黄烂捣傅之。

17. 治小儿吐乳不定。【又方】生地黄汁一合。人乳一合。

18. 治小儿热疾。烦渴头痛。状热不止方：生地黄汁三合。入生蜜半合和匀。时时与一合服。量儿大小。加减服之。

19. 治小儿吐血。心躁烦闷。【又方】生地黄汁一合。煖令温。调下面尘半钱。不计时侯。量儿大小。以意加减。服之。

20. 神仙服地黄。延年不老方：取地黄洗净。随多少。捣绞取汁。煎令小稠纳白蜜更煎。令可圆即圆。如梧桐子大。每日食前。以温酒下三十圆。日三服。如此十年。白发再黑。力如二十时。令人多子。神效无比。

21. 服地黄延年法。生地黄不限多少肥者阴干。捣罗为末。炼蜜和为圆。如梧桐子大。每服。以温酒下三十圆。日三服。百日颜如桃花。服三年。令人长生不死。

22. 肥地黄成神仙法。生地黄五十斤捣绞取汁。于银铛内。以慢火煎之。减半。入白蜜二升。青州枣肉一斗。相和。搅令得所。为圆如弹子大。每服一圆。以温酒研破服之。日三服。填骨髓。益气力。变白发。延年寿。忌陈臭物。

23. 神仙服地黄。延年不老方：生地黄实不限多少。常以四月采取。阴干。捣罗为末。每服一钱。以水调下。日三服。令人长寿。

24. 神仙饵地黄。治病长生方：生地黄十斤。掣碎。于一大铜器上安炊箄。箄上安地黄。入甑蒸之。汁当下流入于铜器中。侯销地黄汁尽。即止。时铜器内汁。置于重汤中煎之。可圆即圆。如半鸡子大。每服一圆。以温酒化破服之。日三服。服之百日。于天地相保。白子高从太上传受此方。

（二）《外台秘要》

1. 虚劳体疼方。地黄一石取汁。酒二斗相搅重煎。温服。日三。补髓。忌芜荑。

2. 疗肾腰方。生地黄捣绞取汁三升。煎得二升。内蜜一升。和煎之三五沸。日服一升。亦可一日尽三升。以差止。甚效。

3. 千金疗齿痛方。【又方】生地黄一节，蒜一瓣，右二味捣。以绵裹著痛处咬之。勿咽汁。汁尽吐出。日日为之。差止。

4. 肘后疗喉痹者。喉裹肿塞痛。水浆不下入。七八日即杀人疗之方。【又方】生地黄汁二升蜜二升。合微火煎之。取二升稍稍含之。

5. 文仲疗肠痔方。【又方】生地黄一斤切。酒二斗。右二味以酒渍地黄三日。随意饮多少。即差。

6. 肘后疗卒从高堕下。瘀血胀心。面青。短气欲死方：【又方】生地黄二两熬末以酒服之。【又方】生地黄捣取汁。服一升或二升尤佳。

7. 千金疗四肢骨碎。及伤筋蹉跌方。生地黄多少熟捣熬。以裹伤骨处。频易。

8. 集验妊娠血下不止。名曰漏胞。血尽子死方。【又方】生地黄汁一升。酒四合煮三四沸。顿服之。不止频服。

9. 崔氏疗妊娠漏胞方：干地黄四两。干姜二两。右二味捣筛。酒服方寸匕。日再服。【又方】干地黄捣末。以三指撮酒服之。不过三服甚良。

10. 千金疗妊娠卒下血方。【又方】生地黄切一升。以酒四升。煮取二升。分三服。亦疗落身后血。

11. 必效疗胞衣不出。【又方】生地黄汁一升。苦酒三合煖服之。不能顿服再服之。

12. 千金易产方。【又方】生地黄汁半升。生姜汁半合煎热顿服。

13. 疗性热虚羸。补益方：生地黄二石细切。蒸之极熟。右一味。以好酒一升洒之。暴干捣。众并手丸之。每食前含一丸如胡桃的。咽令尽。日三五度甚妙。

14. 小品疗狂犬咬人方。生地黄汁饮之。并涂疮上过百日止。

（三）《千金方》

1. 治妊娠血下不止，名曰漏胞，血尽子死方。干地黄，捣末。以三指撮酒服，不过三服。【又方】生地黄汁一升，以清酒四合，煮三四沸。顿服之，不止频服。

2. 治妊娠腹中痛方。生地黄三斤，捣绞取汁，用清酒一升，合煎减半，顿服。

3. 治妊娠腰痛方。地黄汁八合，酒五合，合煎，分温服。

4. 治妊娠卒下血方。【又方】生地黄切一斤，以酒五升，煮取三升，分三服。亦治落身后血。

5. 治妊娠胎堕，下血不止方。【又方】地黄汁和代赭末，服方寸匕。

6. 治产难累日，气力乏尽，不能得生，此是宿有病。【又方】生地黄汁半升，生姜汁半升，上二味，合煎熟，顿服之。

7. 治产后下血不尽，烦闷腹痛方。【又方】生地黄汁一升，酒三合和，温顿服之。

8. 治产后月水往来，乍多乍少，仍复不通，时时疼痛，小腹里急，下引腰身重方。【又方】生地黄汁三升，煮取二升。服之。

9. 治齿根动，欲脱落方。【又方】生地黄绵裹著齿上，咋之，又㕮咀，以汁渍齿根，日四五著之，并咽汁，十日大佳。

10. 治头面风，口齿疼痛不可忍方。【又方】生地黄一节，蒜一瓣，上二味，熟捣，紧裹著痛上，咬之，勿咽汁，汁出吐之，日日为之，瘥止。

11. 治吐血方。生地黄肥者五升，捣，以酒一升，煮沸三上三下，去滓，顿服之。

12. 治虚劳吐血方。生地黄五斤，绞取汁，微火煎之三沸，投白蜜一升又煎，取三升，服半升，日三。主胸痛百病，久服佳。

13. 治小儿赤白痢方。单服生地黄汁一合。

14. 主益气、调中、补绝，令人嗜食，除热方。生地黄三十斤，细切曝干，取生者三十斤，捣取汁，渍之，令相得，出曝干，复如是九反曝，捣末。酒服方寸匕，食后服，勿令绝。

15. 治恶疮十年不瘥似癞者方。【又方】盐汤洗，捣地黄叶贴之。

16. 治鼠漏方疮瘥复发，及不愈，出脓血不止。以不中水猪脂，㕮咀生地黄纳脂中，令脂与地黄足相淹和，煎六七沸。桑灰汁洗疮去恶汁，以地黄膏敷疮上，日一易。

17. 治癣方。【又方】服地黄汁佳。

18. 治热暍方。【又方】地黄汁一盏服之。

19. 治卒被毒矢方。【又方】煎地黄汁作丸服之。百日矢当出。

20. 治齿牙根摇欲落方。生地黄大者一寸，绵裹著牙上，嚼咽汁，汁尽去之，日三即愈，可十日含之，更不发也。

21. 治齿牙根空肿痛，困弊无聊赖方。【又方】取地黄如指大，长一寸，火灸令大热，著木椎之。以绵裹著齿上嚼之。咽汁尽，即三易。瘥止。

22. 凡忧患绝伤、吐血、胸痛、虚劳地黄煎方。生地黄五斤，捣绞取汁，上一味，微火煎三沸，纳白蜜一升，又煎三沸，服之日三。

23. 治亡血脱血，鼻头白色，唇白去血，无力者方。生地黄十斤，上一味，捣，以酒一斗，绞取汁令极尽，去滓，微火煎减半，纳白蜜五升，枣膏一升以搅之，勿止，令可丸下之，酒服如鸡子一丸，日三。久服不已，老而更少，万病除愈。

论曰：凡亡血吐血衄血愈后，必须用此二方补服三四剂，乃可平复，不尔，恐有大虚及妇人崩中下血，亦同此方。

24. 治阴疮黄汁出方。【又方】生地黄一把，并叶捣取汁，饮之良。

25. 疗痔方。【又方】取地黄末傅下部，日三夜一，良。

26. 治癣方。【又方】服地黄汁佳。

（四）《医学入门》

1. 生地黄　寒甘苦味，滋肾凉心清肺胃，调脾养肝润二肠，妇人崩漏胎产治。

水试浮者为天黄，半沉者为人黄，俱不用，沉重者为地黄，最胜。无毒。沉而降，阴也。入手太阳、少阴，足少阴本药也。滋肾水，真阴不足，劳瘦骨蒸，日哺寒热，唾血，耳鸣，凉心火血热，五心潮烦，惊悸。清肺热咳嗽，鼻衄，泻脾胃湿热，吐血，牙痛欲脱。丹溪云：生地较之熟地更宣通不滞。劳倦伤脾者，以实脾药中用二三分，以固脾气，使脾家永不受邪，盖湿热去而脾胃自固。所以本草曰：除寒热积聚，去胃中宿食，养肝血，益胆气。主折伤绝筋伤中，逐血痹，明眼目，利大小二肠，治便血溺血。老人津枯便燥者必用之。女子崩中血不止，胎动胎漏，产后血上洎心闷绝。大抵补五脏，通血脉，益气力，虚而多热加而用之。多用恐倒脾胃，中虚寒者禁用。生采者大寒，日干者微寒，火干者微温。脉洪实热者，生采捣汁服之；脉虚血热者，用姜汁拌炒，免致泥膈痰。得门冬、清酒良，恶贝母，畏芜荑。若犯铜铁器，令肾消白发，男伤荣，女损卫。又合萝卜食，则能耗诸血。

2. 熟地黄　甘苦温平，补血填髓滋肾精，疗伤寒后腰股痛，除新产罢腹脐疼。

无毒。沉而降，阴也。入手足少阴、厥阴经：东垣云：熟地黄补血，且疗虚损。又曰：活血气，填骨髓，滋肾水，补真阴，治伤寒后血衰、腰股酸疼，除新产后血虚脐痛难禁。丹溪云：下元血衰者须用之，尺脉微者，佐以桂、附则填精补髓；尺脉旺者，佐以知、柏则滋阴降火。独用则泥膈，故中满痰盛者慎用。余治与生地悉同。盖本经只言干生二种，后世改用熟者，生寒熟滞，中寒有痞易泄者全禁。怀庆者佳。水洗，用生地捣汁九蒸九晒，或酒或姜汁俱好。畏忌同生地。

（五）《普济方》

1. 熟干地黄汤　治虚热多汗：用熟干地黄五两。剉如麻豆大。以水五盏。煎指三盏。去渣。温分三服。空心日午临卧服之。

2. 治腹中虚冷不能饮食。食辙不消。羸瘦。致之四肢尫弱百病因此生：生地黄十斤捣绞取汁。和好面三斤。向日曝干更和。以汁尽止。未食后服半合。日三。稍增至五合。

3. 治口中血腥。吐红咳嗽：用熟地黄。干嚼酒下。又为末。酒调下。

4. 生地黄汤补肾气虚弱：生地黄二斤，面一斤，右同炒干。捣筛。酒服方寸比。日三服。

5. 地黄散　治骨髓虚。冷痛无力：生地黄八斤，豉二升，右同于甑上炊两次。曝干为散。每服二钱。温酒调下。不拘时候服。

6. 地黄酒　治骨髓虚冷痛：用生地黄一石洗切，木臼中捣取自然汁。绞去滓。用酒二斗和匀。用与瓷石器中煎熟为度。瓷器盛贮。每服酒饮一盏。不拘时候。

7. 治耳中常鸣：用生地黄截塞耳。日十数易之。以瘥为度。一云以纸裹。微火灰中煨用。

8. 治喉痹水浆不通：用生地黄汁二升。蜜三（二）升合微火煎之。取二升。稍稍含之。

9. 疗牙疼：生地黄一节，蒜一瓣。右捣。以绵裹著痛处。咬之勿咽汁。汁尽吐之。日日为之。瘥止。

10. 地黄饼子　治牙齿痛：用地黄五斤，净洗去苗，于甑内蒸。先铺布一重，以土层密闭令熟，出暴之。当日干，如经三度。以生地黄二升洒之，曝干，然后捣为饼。每服一饼，噙化咽津。一治齿，二生津液，三变白发髭鬓为黑。其功极妙。

11. 治热暍方　用地黄汁一盏服之。

12. 治伤寒汗出不解。已三四日。胸中闷吐：以生地黄三斤，细切，水一斗，煮取三升，分三服。

13. 治伤寒鼻衄：生地黄汁二合，蜜二合，右搅匀，顿服。

14. 地黄煎　治伤寒心热。口舌生疮：生地黄汁三合，蜜五合，右搅匀，慢火煎如稠饧，每服半匙含化，徐徐咽津，不计时。

15. 治汗不止方：地黄三斤，切，以水一斗，煮取三升，分三服。

16. 治伤寒虚羸，盗汗不止方：右用熟干地黄五两，细㕮咀，以水三大盏，煎至一大盏，去滓，分为三服，空心午前临卧时服。

（六）《圣济总录》

1. 治伤寒鼻衄地黄饮方。生地黄汁二合，蜜二合。右二味。搅匀顿服。

2. 治伤寒心热。口舌生疮。地黄煎方：生地黄汁三合，蜜五合。右二味。搅匀。慢火煎如稠汤。每服半匙含化。徐徐咽津。不拘时。

3. 治伤寒心脾有热。舌本肿痛。地黄煎方：生地黄汁半斤，蜜八两。右二味。搅匀和匀。慢火煎如稠汤。每服半匙。含化咽津。不拘时候。日二三服。

4. 治热暍欲死闷乱方。生地黄洗捣取汁一盏，右一味，旋旋灌之。

5. 治心虚热多汗。熟干地黄汤方：熟干地黄五两。右一味。剉如麻豆大。以水五盏。去滓温分三服。空心日午临卧服。

6. 治吐血不止方。生地黄汁，右一味。和生蜜。每服半盏。不拘时候。

7. 治忧恚伤肝唾血。胸胁疼痛。地黄煎方：生地黄汁五升。右一味。于银石器内。慢火煎至三升。入白蜜一盏。酒一盏。再煎至三升。每食后温服半盏。

8. 治小便出血。地黄饮方：生地黄汁一升。生姜汁一合。右二味。并取自然汁相和。分作三服。每服煎一沸温服。自早至日中服尽。

9. 治目赤肿痛。地黄膏方：生地黄，粟米饭淀极酸者。右二味等分。烂研向和如膏。匀摊于薄纱绢上。方圆可二寸。用贴熨眼。干热即换。

10. 治暴赤眼肿痛。地黄膏方：生地黄净洗切研，黑豆各二两生捣末。右二味。捣成膏。临卧时。以盐汤洗眼后闭目。以药膏厚罨眼上。更不动。至晓水润药令软取下。

11. 治牙齿痛，地黄饼方。地黄五斤，右一味。洗净取苗后。于甑内蒸。先铺布一重。以土一层。密闭令熟。出暴之。当日干。如此经三度。以生地黄汁二升洒之。却暴干。然后捣为饼子含化。一治齿。二生津液。三变白须发。其功极妙。

12. 治牙齿根欲脱方。生地黄不拘多少右一味研。以绵裹。著齿上咬。嚼以渍齿。日三。

13. 治附骨痈方。生地黄取汁一盏。右一味。银石器中煎至膏。候冷涂傅肿上。日三五度即差。

14. 治石疽坚鞕不消。地黄煎方：生地黄净洗三斤。右一味。剉碎细研。以布绞取汁。入铜器内盛。重汤上煮。柳篦搅匀乳糖。以瓷合盛。每日空心。取一丸如弹子大。温酒调下。日午晚间再服即差。

15. 治热痈肿结热振焮。欲作脓。地黄膏涂贴之：生地黄三斤细切捣绞取汁。右一味。于铜器内慢火煎搅成膏。取敷肿处。以故帛涂贴之。亦得。日三五次易。即溃。

16. 治倒仆筋蹴。不得舒展。地黄酒方：生地黄洗切研八两。酒三升。右二味。共煎数沸去滓。每服一盏温服。不拘时候。

17. 治骨节蹉跌。不归臼疼痛。地黄膏方：生地黄二斤洗细切。右一味。捣研细。用好醋一升。煎得所和之。乘热摊绢帛上。裹蹉跌处。日一易。

18. 治妇人月水。连绵不绝。生地黄方：生地黄捣取自然汁。右一味。每服三分一盏。入酒四分一盏。和匀煎令沸。放温服。日三。

19. 治妊娠因漏血伤胎。子死未久。地黄酒方：生地黄二斤净洗切右一味。捣取自然汁。每服用七分盏。酒三分盏。同煎才沸。稍热便服三二服。未下再服。

20. 治妊娠颠扑内损。致子死腹中。速服滑气血。生地黄汁。生姜汁。右二味。各取汁半盏。相和一处。煎取七分。后下酒少许相和。温服之。

21. 治产后血运。心闷气绝。地黄饮方：生地黄肥嫩者半斤。右一味。捣取自然汁。每服半盏。煎令沸服之。未效再服。

22. 治产后血虚烦热。引饮不止。地黄散方：生干地黄焙一两。熟干地黄焙四两。右二味。捣罗为散。每服三钱匕。温酒调下。温粥饮调亦得。日三。

参考文献

[1] 邵文杰，李顺发，邵巍．地黄的保健作用．河南中医药学刊．1994，9（1）：8~10.
[2] 刘玉娟．熟地黄治疗药源性便秘．山东中医杂志．1999年，18（8）：380.
[3] 王槐三，梁庆昌，李俊英，等．熟地黄治疗银屑病的临床及实验研究．新乡医学院学报．1988，5（1）：15~17.
[4] 王贵森，李一立．地黄的临床应用．吉林中医药．1985（2）：32~33.
[5] 刘秋鹤．河南中医．2002，22（2）：67.
[6] 卢存寿．地黄治疗席汉氏综合征临床疗效报告．中西医结合杂志．1985，5（8）：476~479.
[7] 李晏霞，李慕芝．鲜地黄酊滴耳剂治疗耳部疾病54例．辽宁中医杂志．1988（11）：25页.
[8] 罗勤芬，陈晓飞．鲜地黄治疗麦粒肿、霰粒肿58例．中国实验方剂学杂志．1998，4（6）：2.
[9] 卫万保．地黄叶可治伤口化脓．中成药．1987（1）：47.
[10] 田陟广．新鲜地黄叶治疗呋喃丹皮肤中毒1例．医学理论与实践．1993，6（3）：46页.